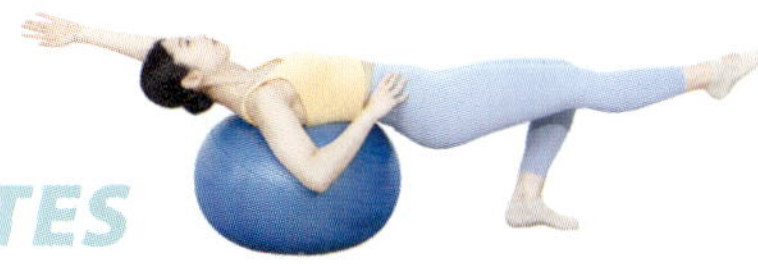

PROPS PILATES

소도구 필라테스

소도구 필라테스
Props pilates

2022년 1월 10일 1판 1쇄 인쇄
2022년 1월 20일 1판 1쇄 발행

지은이 | 김창민 · 김도은
펴낸이 | 김진환
펴낸곳 | 학지사메디컬 HAKJISA MEDICAL
04031 서울특별시 마포구 양화로 15길 20 마인드월드빌딩
대표전화_ 02-330-5188 팩스_ 02-326-0338
등 록 | 2010년 2월 8일 제313-2010-36호
메 일 | hakjisamd@hakjisamd.co.kr
홈페이지 | http://www.hakjisamd.co.kr

ISBN 978-89-6069-948-9 93510

가 격 | 45,000원

소도구 필라테스

PROPS PILATES

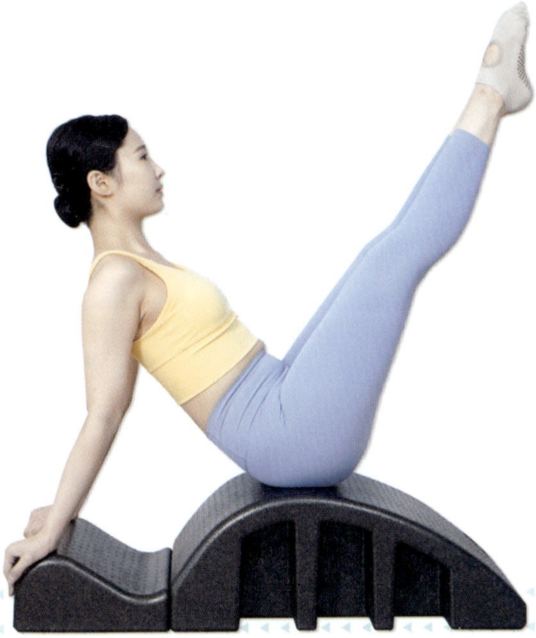

학지사메디컬
HAKJISA MEDICAL

저자소개

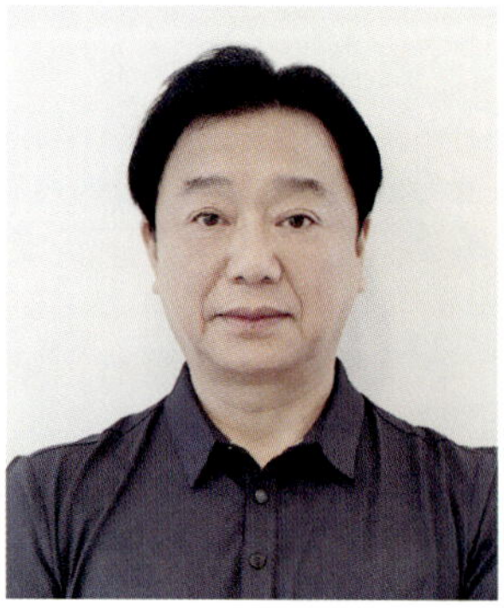

대표저자

김창민 국제코어필라테스협회 회장
대구보건대학교, 대구가톨릭대학교(물리치료학과) 외래교수
필라테스 국제강사(영국, 호주)

김도은 국제코어필라테스협회 교육강사(instructor)
PMA-NCPT(세계필라테스연맹 국제인증강사)

머리말

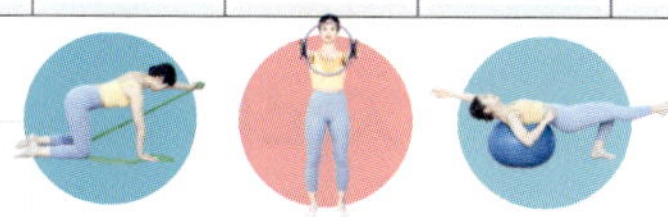

2003년 물리치료사로 병원에 근무하던 중 우연히 필라테스를 알게 되었다. 그 후 병원 물리치료실에서 필라테스 동작과 호흡법을 적용한 재활운동 프로그램을 활용해 많은 환자들에게 재활치료를 하면서 자부심을 얻게 되었고, 필라테스 동작을 통한 재활 운동을 연구하게 되었다.

필라테스를 조금 더 깊이 있고 체계적으로 배우기 위하여 영국에 있는 바디컨트롤필라테스협회와 산학협력을 체결하여 서로 교류하고, PMA(세계필라테스연맹)의 컨퍼런스에 참여하는 등 필라테스 연구에 집중하게 되었다.

2004년에 국제코어필라테스협회를 창립하여 현재 전국 각 지역에 20여 개의 지부와 지회가 있다. 2014년에는 물리치료학과에 재활필라테스를 소개하면서 과목을 개설하여 현재에도 계속해서 지도해오고 있으며, 2018년에 물리치료학과 대학원과정 메디컬 스포츠전공에 재활필라테스 전공과목을 개설하여 지도하고 있다. 그리고 지금까지의 경험을 바탕으로 제대로 된 필라테스 지도자를 양성하고 필라테스를 널리 알리고자 책을 집필하게 되었다.

우리가 자신이 가진 에너지를 온전히 사용하기 위해서는 몸의 움직임이 원활해야 한다. 그런데 잘못된 생활습관, 부상이나 통증으로 인해 골격과 근육에 긴장과 스트레스를 주게 되면 신체의 비효율적인 움직임이 나타나게 된다. 일상생활 속에서 바른 자세를 유지하려면 신체의 관절들이 정렬되어 있고 근육이 기능적으로 균형을 이루어야 한다.

소도구 필라테스의 종류에는 신체의 안정성을 발달시키는 링, 근력을 강화하는 밴드, 유연성을 길러주는 볼, 근육을 이완해주는 폼롤러 그리고 필라테스 전용 소도구인 아크바렐과 스파인코렉터가 있다. 아크바렐과 스파인코렉터는 코어의 강화와 척추 스트레칭에 도움을 주고 척추의 가동성을 향상시키며 신체의 불균형을 개선하는데 효과가 있다.

이 책은 6부로 구성되어 있다. 1부에서는 링 필라테스 동작, 2부에서는 밴드 필라테스 동작, 3부에서는 볼 필라테스 동작, 4부에서는 폼롤러 필라테스 동작, 5부에서는 아크바렐 필라테스 동작, 6부에서는 스파인코렉터 필라테스 동작에 대해 자세히 다루고 있다. 저자들은 안전하고 효과적인 운동방법을 개발하고 보급하여 필라테스를 배우는 사람들이 필라테스의 정확한 원리를 이해하고 동작을 습득할 수 있도록 노력하고 있다.

이 책이 필라테스에 관심이 있는 일반인과 강사, 임상선생님들이 소도구 필라테스를 배우거나 가르칠 때, 관심을 가져야 하는 범위를 제시하는 지침서 역할을 할 수 있기를 기대한다. 또한 정확한 이해를 바탕으로 동작을 응용하거나 변형을 적용할 수 있고 보다 디테일한 이해와 티칭이 가능하도록 도움을 주었으면 한다.

이 책이 출판되기까지 함께 연구하며 많은 시간을 같이 했던 김도은 원장에게 감사드리며, 마지막으로 이 책을 완성하는데 협조를 아끼지 않은 학지사메디컬의 모든 관계자분들께 깊은 감사를 드린다.

I-CORE PILATES
아이코어필라테스

차례

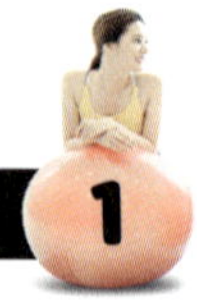

CHAPTER 1

RING 1

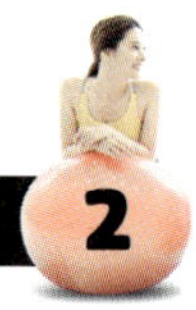

CHAPTER 2

BAND 37

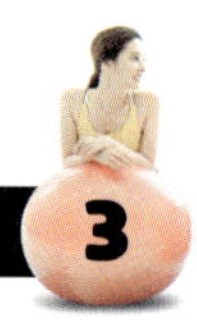

CHAPTER 3

BALL 81

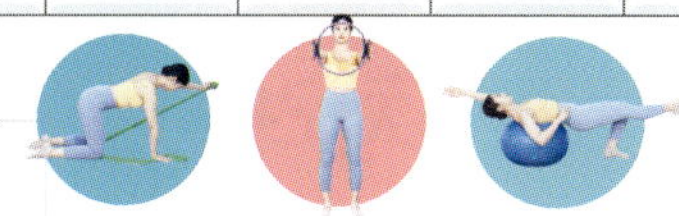

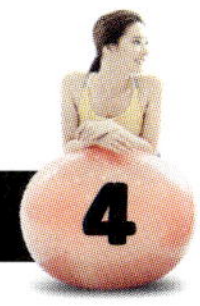

CHAPTER 4

FORM ROLLER 121

차례

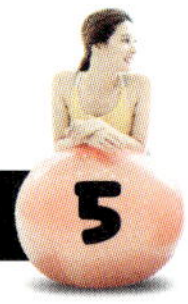

CHAPTER 5

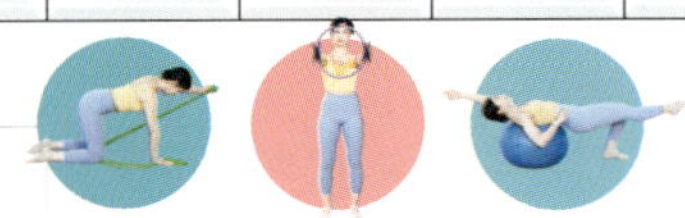

CHAPTER 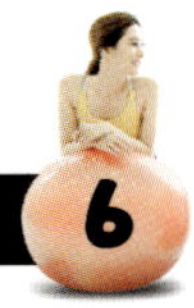 6

SPINE CORRECTOR 309

CHAPTER 1

RING

01 스탠딩 포지션 Standing position

02 사이드라잉 포지션 Sidelying position

03 프론 포지션 Prone position

04 수파인 포지션 Supine position

05 시팅 포지션 Sitting position

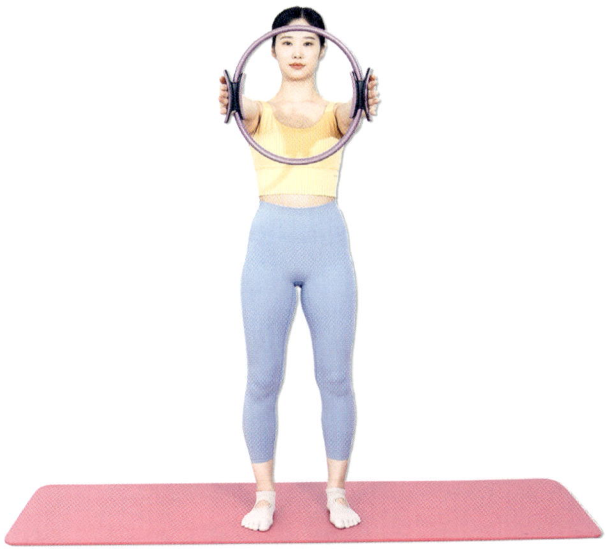

01 스탠딩 포지션 Standing position

1.1 암 오버 헤드 Arm over head

- 정렬된 자세로 서서 정면으로 양쪽 팔을 길게 펴 양손으로 링을 잡는다.
- 숨을 내쉬면서 머리 위로 올리면서 링을 누른다.
- 숨을 들이마시면서 자세를 유지한다.
- 숨을 내쉬면서 시작 자세로 돌아온다.
- 5회 반복한다.

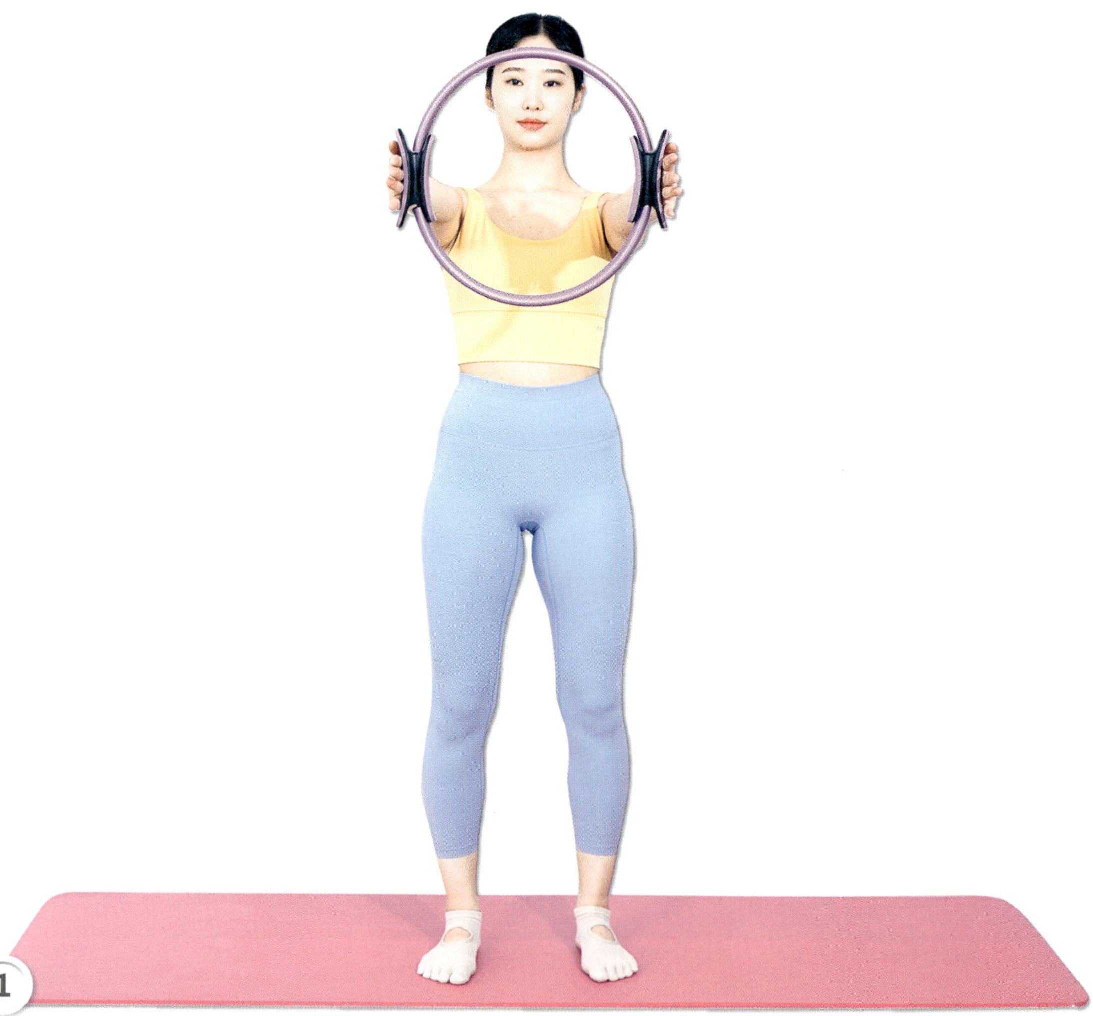

1.1 1

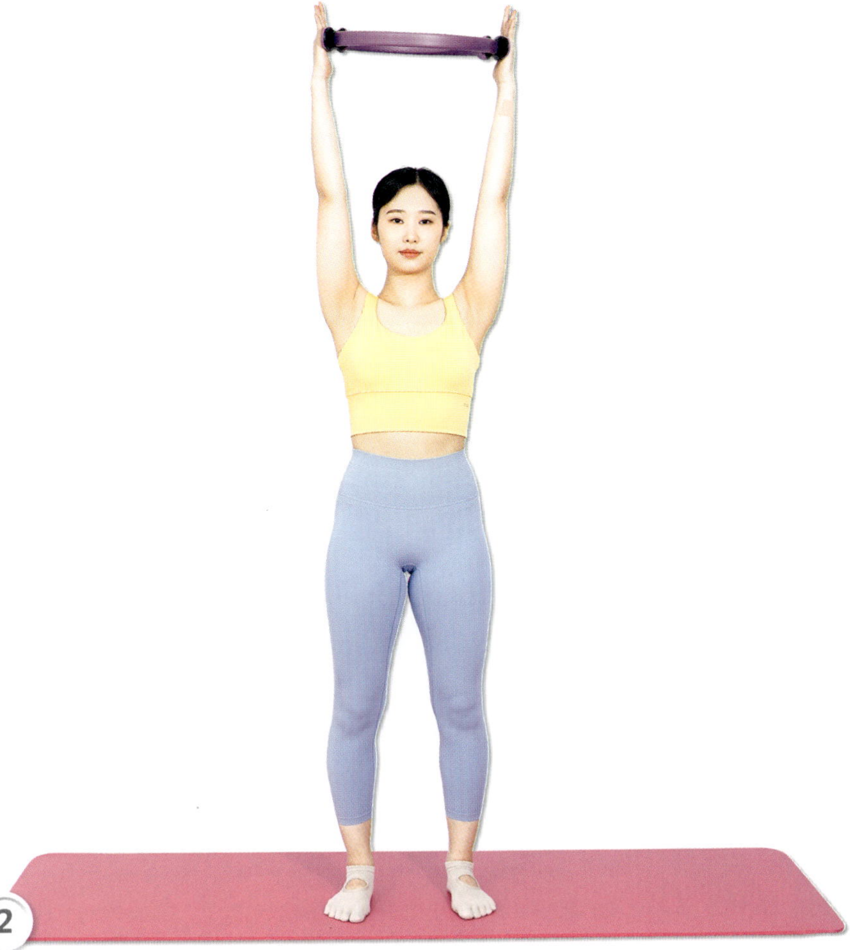

1.1 2

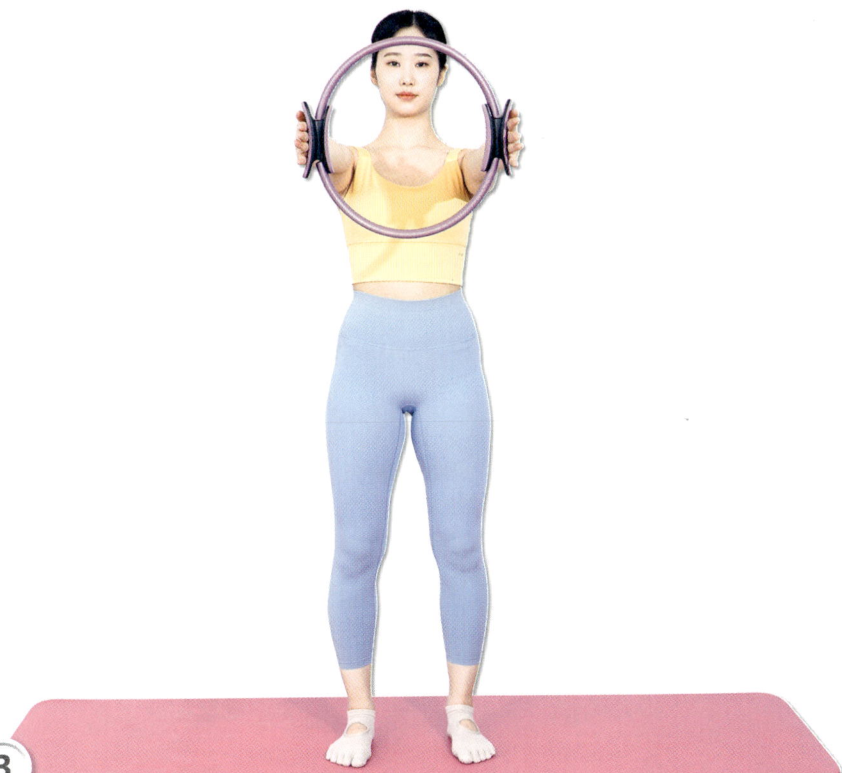

1.1 3

1.2 프론트 스퀴즈 Front squeeze

- 정렬된 자세로 서서 정면으로 양쪽 팔을 길게 펴 양손으로 링을 잡는다.
- 숨을 내쉬면서 링을 누른다.
- 숨을 들이마시면서 자세를 유지한다.
- 숨을 내쉬면서 시작 자세로 돌아온다.
- 10회 반복한다.

1.2 1

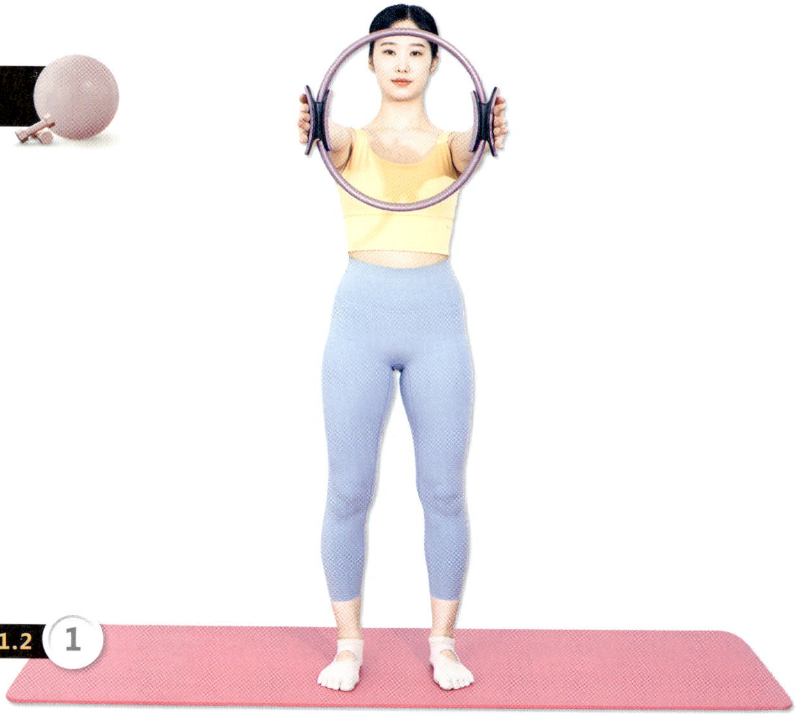

1.2 2

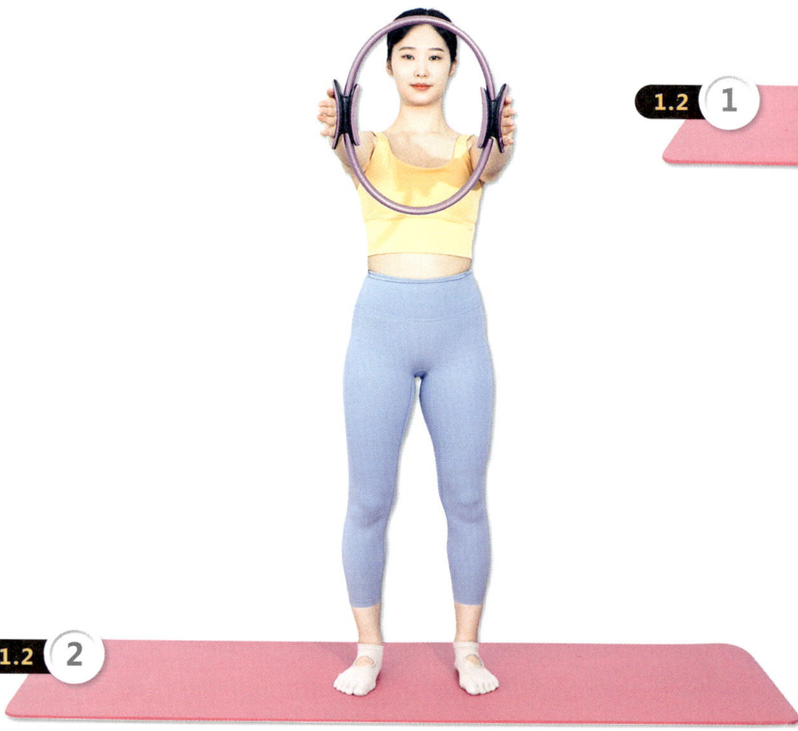

1.2 3

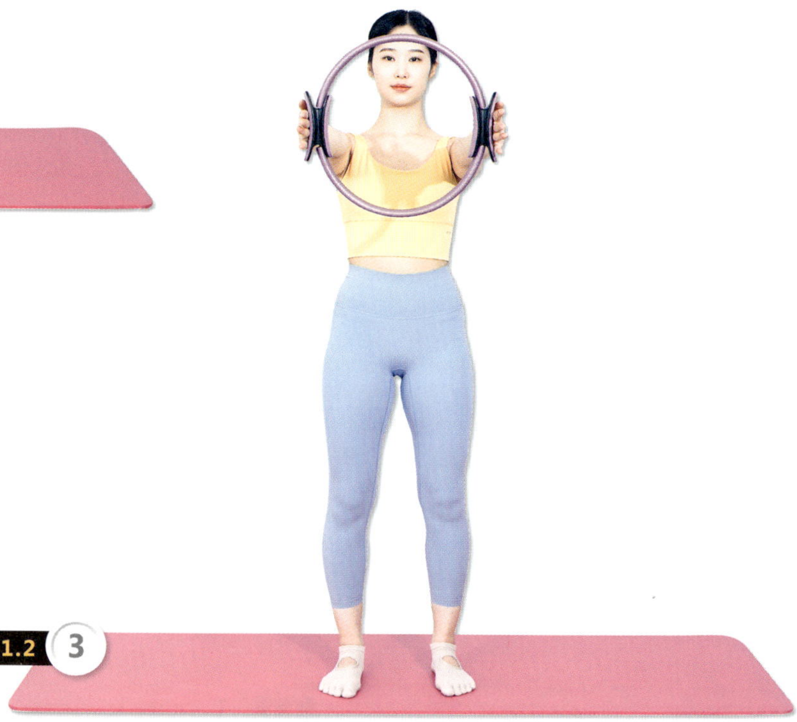

1.3 프론트 로워 스퀴즈 Front lower squeeze

- 정렬된 자세로 서서 정면 아래로 양쪽 팔을 길게 펴 양손으로 링을 잡는다.
- 숨을 내쉬면서 링을 누른다.
- 숨을 들이마시면서 자세를 유지한다.
- 숨을 내쉬면서 시작 자세로 돌아온다.
- 10회 반복한다.

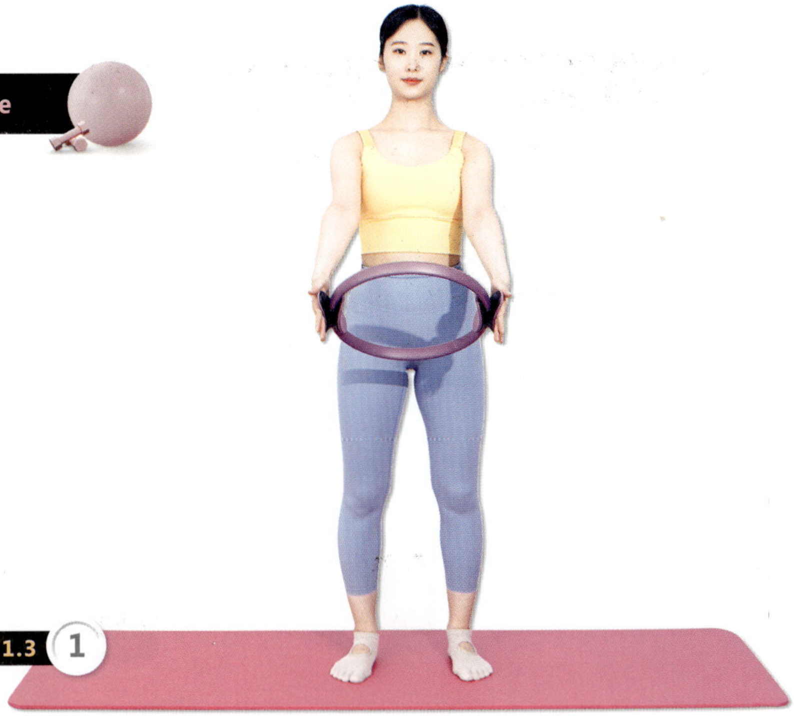

1.3 1

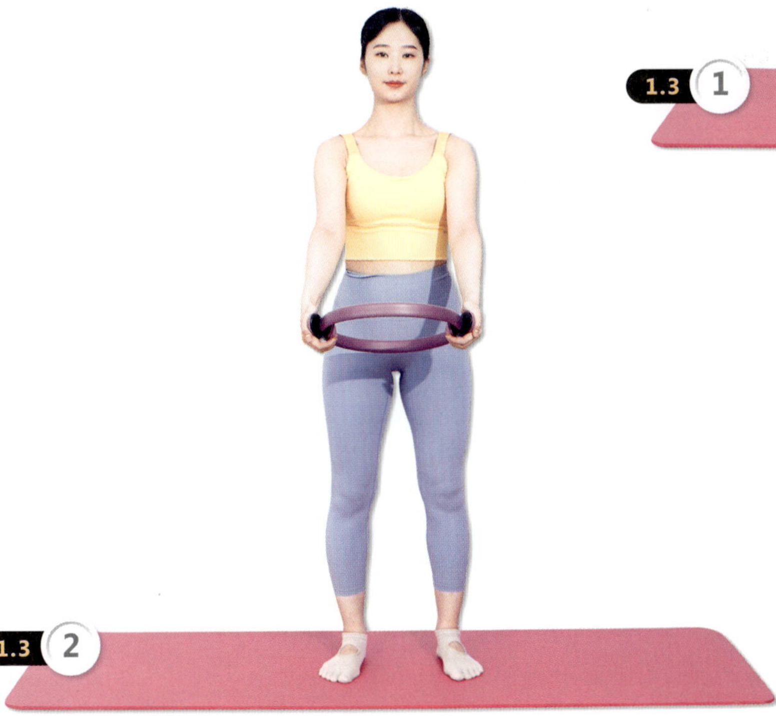

1.3 2

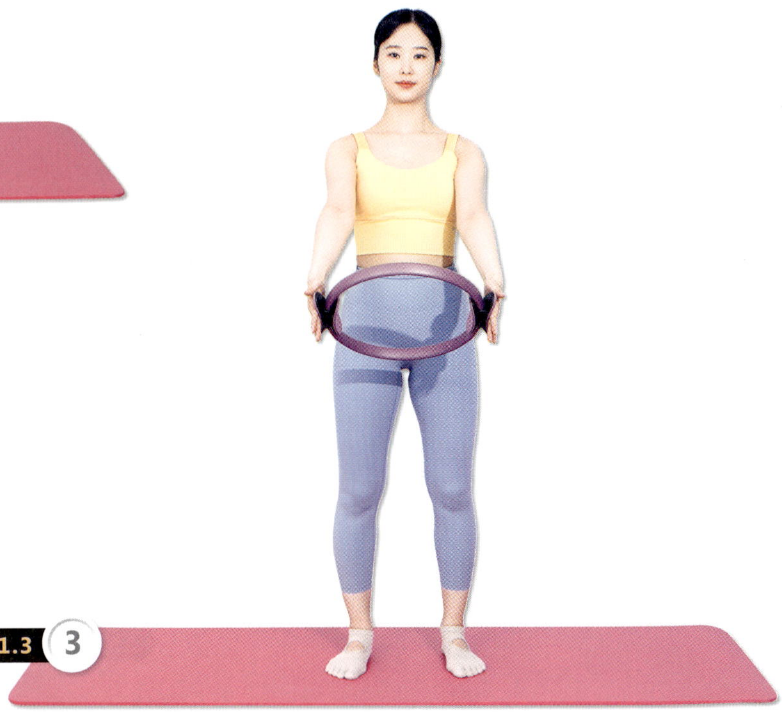

1.3 3

1.4 백 스퀴즈 Back squeeze

- 정렬된 자세로 서서 양쪽 팔을 몸통 뒤로 길게 펴 양손으로 링을 잡는다.
- 숨을 내쉬면서 링을 누른다.
- 숨을 들이마시면서 자세를 유지한다.
- 숨을 내쉬면서 시작 자세로 돌아온다.
- 10회 반복한다.

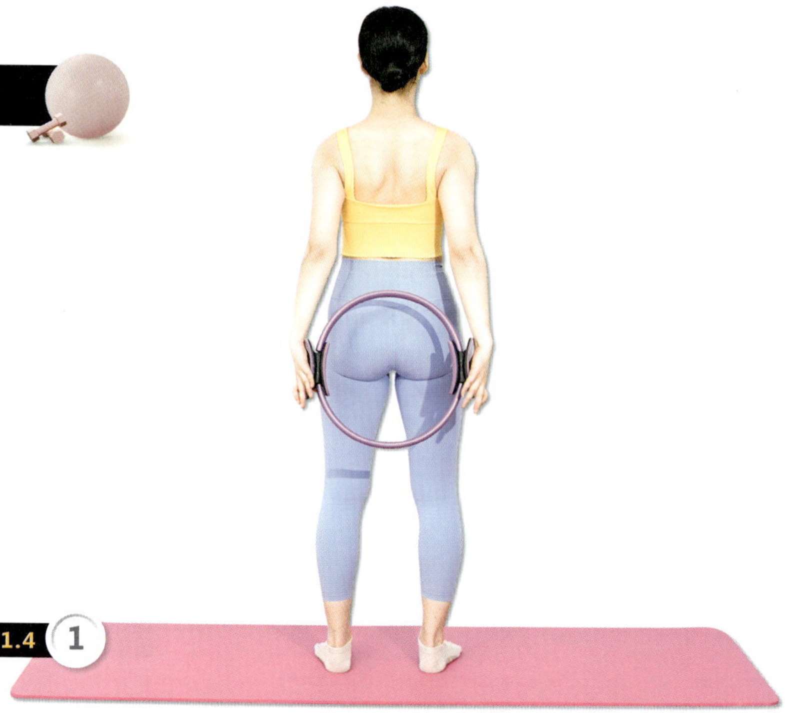

1.4 1

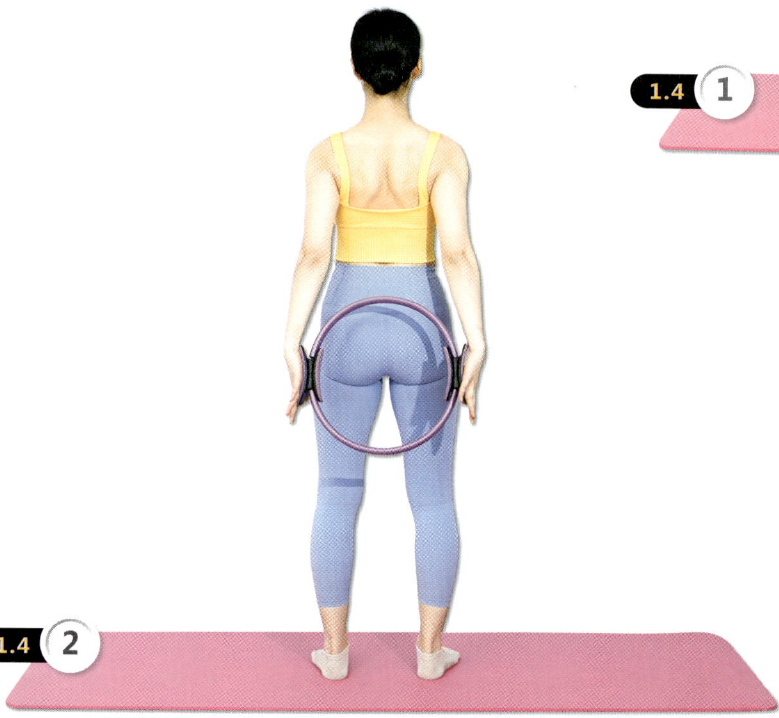

1.4 2

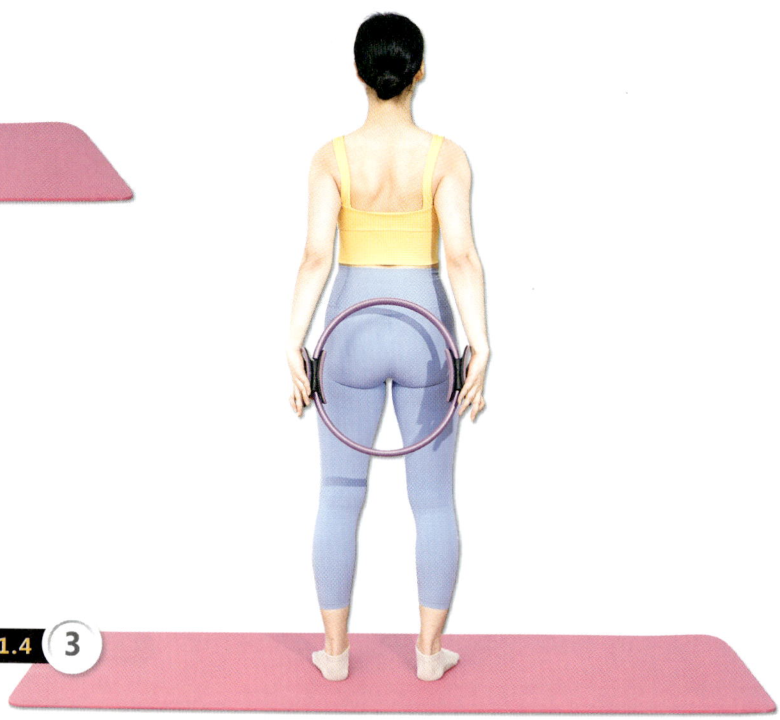

1.4 3

1.5 프론트 니 스퀴즈 Front knee squeeze

- 정렬된 자세로 서서 양쪽 팔을 골반에 대고 무릎 사이에 링을 끼운다.
- 숨을 내쉬면서 양쪽 무릎으로 링을 누른다.
- 숨을 들이마시면서 자세를 유지한다.
- 숨을 내쉬면서 시작 자세로 돌아온다.
- 10회 반복한다.

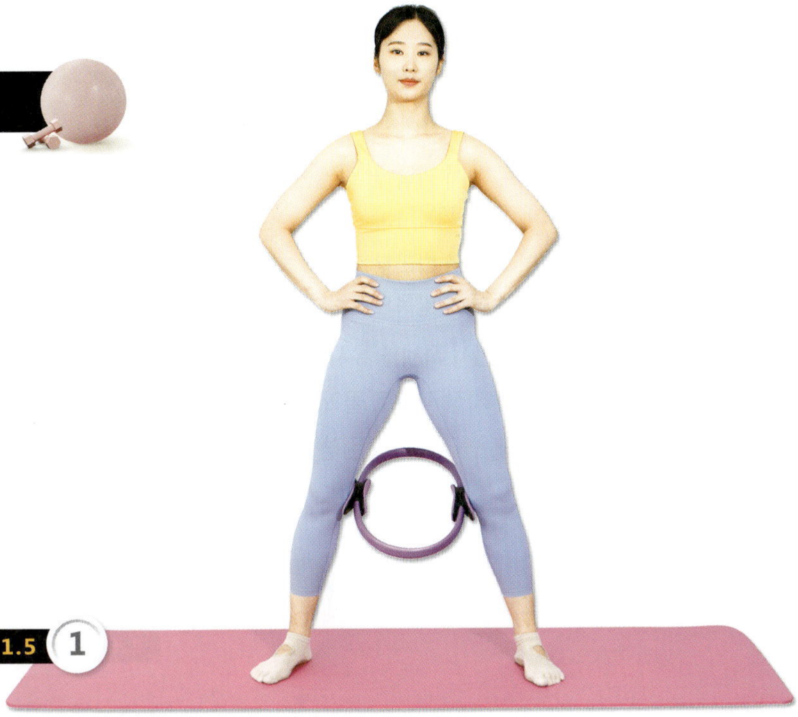

1.5 ①

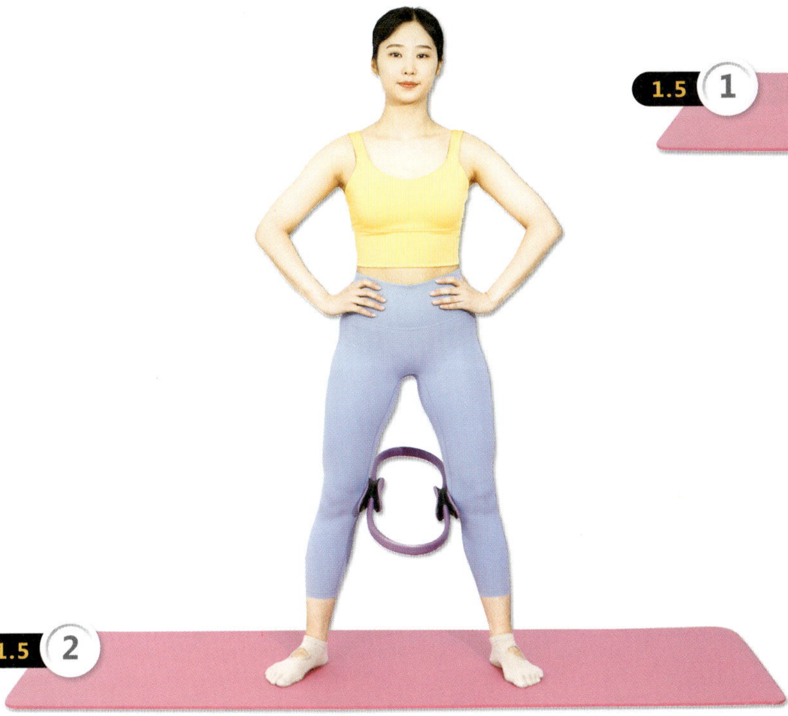

1.5 ②

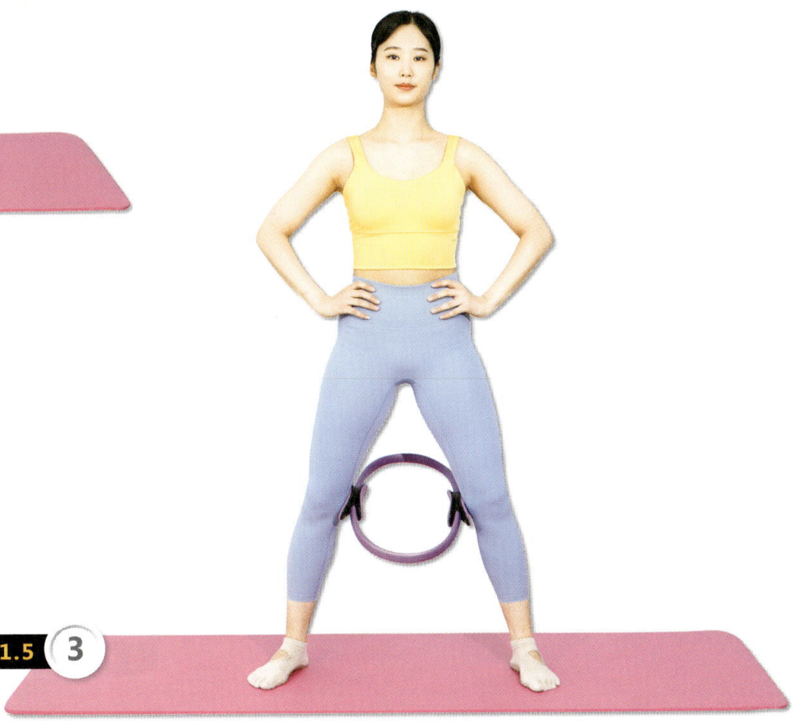

1.5 ③

1.6 프론트 앵클 스퀴즈 Front ankle squeeze

- 정렬된 자세로 서서 양쪽 팔을 골반에 대고 발목 사이에 링을 끼운다.
- 숨을 내쉬면서 한쪽 다리로 체중을 지지하고 반대쪽 다리를 들어 발목으로 링을 누른다.
- 숨을 들이마시면서 자세를 유지한다.
- 숨을 내쉬면서 시작 자세로 돌아온다.
- 10회 반복한다. 반대쪽도 같은 방법으로 실시한다.

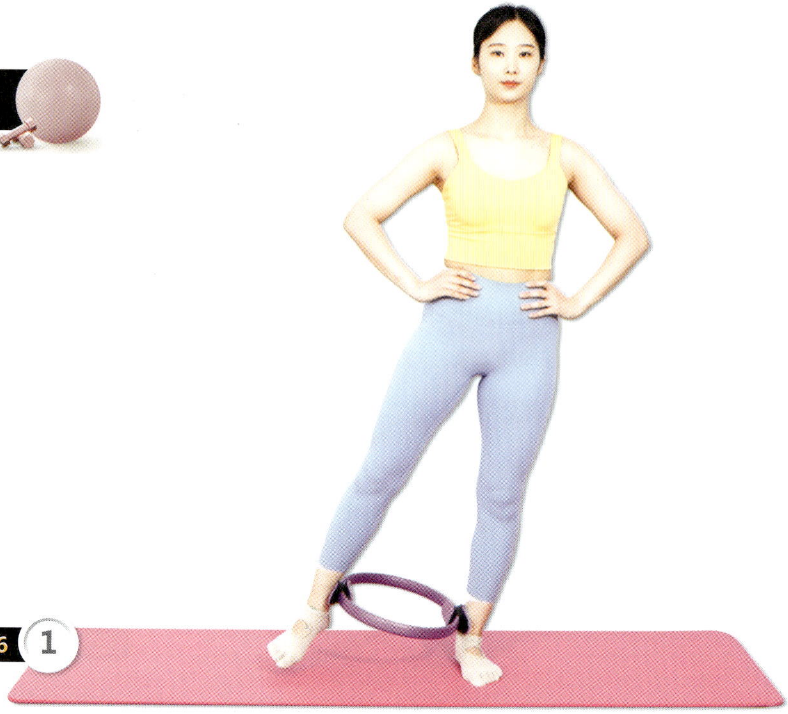
1.6 1

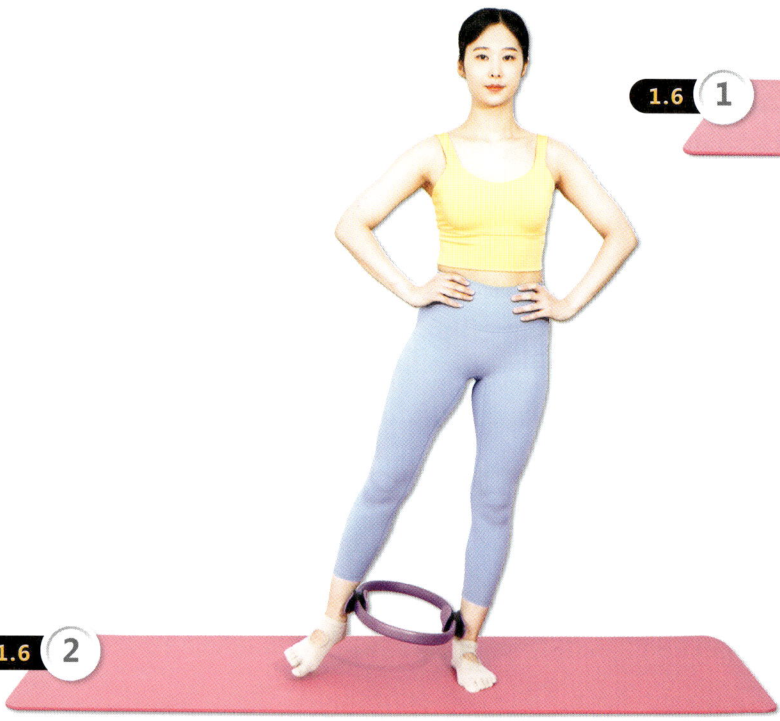
1.6 2

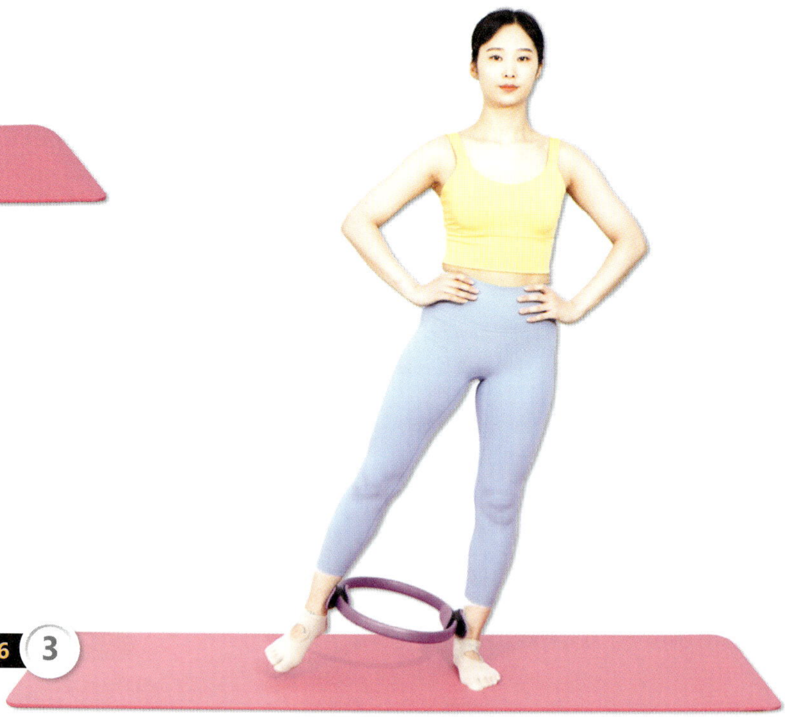
1.6 3

02 사이드라잉 포지션 Sidelying position

2.1 앵클 스퀴즈 Ankle squeeze

- 옆으로 누운 자세로 위쪽 팔을 가슴 앞 바닥에 대고 체중을 지지하며 균형을 유지한다.
- 양쪽 발목에 링을 끼운다.
- 숨을 내쉬면서 양쪽 발목으로 링을 누른다.
- 숨을 들이마시면서 자세를 유지한다.
- 숨을 내쉬면서 시작 자세로 돌아온다.
- 10회 반복한다. 반대쪽도 같은 방법으로 실시한다.

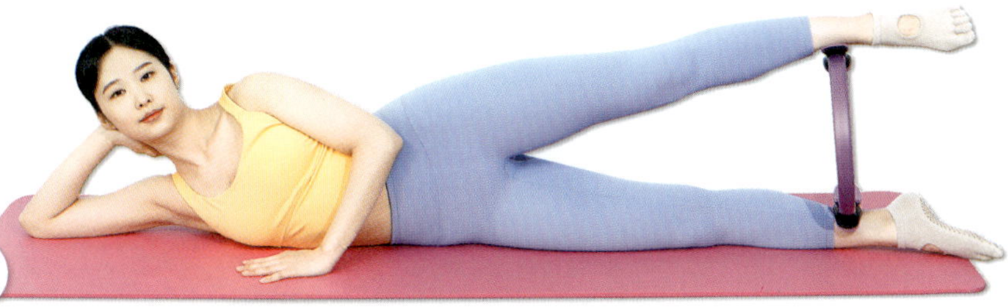

2.1 1

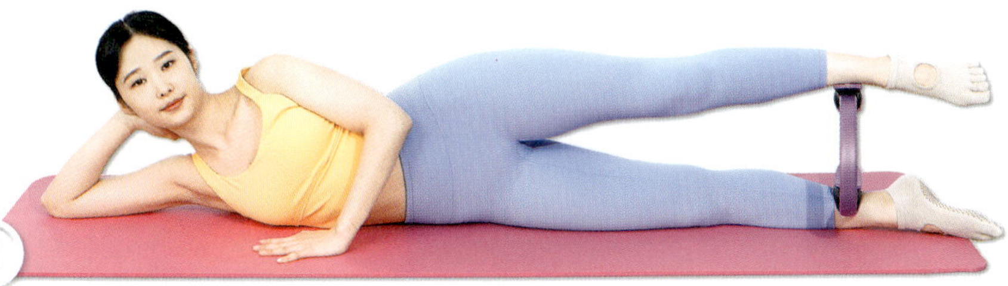

2.1 2

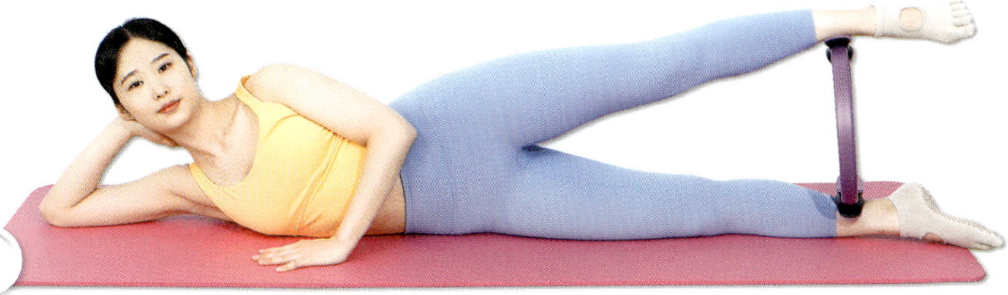

2.1 3

2.2 앵클 스퀴즈 아웃 Ankle squeeze out

- 옆으로 누운 자세로 위쪽 팔을 가슴 앞 바닥에 대고 체중을 지지하며 균형을 유지한다.
- 양쪽 발목을 링 안쪽으로 넣는다.
- 숨을 내쉬면서 양쪽 발목으로 링을 벌린다.
- 숨을 들이마시면서 자세를 유지한다.
- 숨을 내쉬면서 시작 자세로 돌아온다.
- 10회 반복한다. 반대쪽도 같은 방법으로 실시한다.

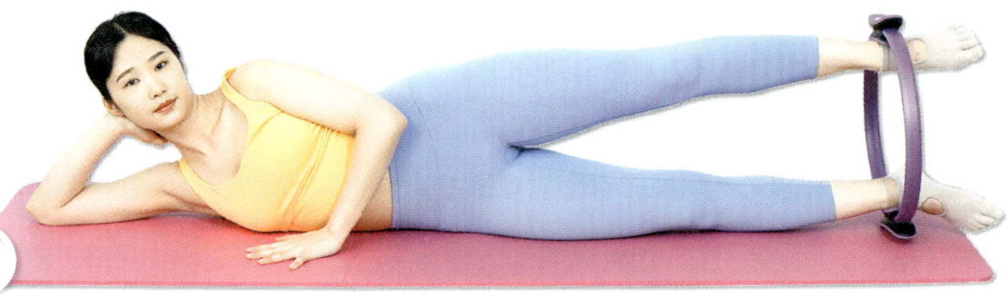

2.2 1

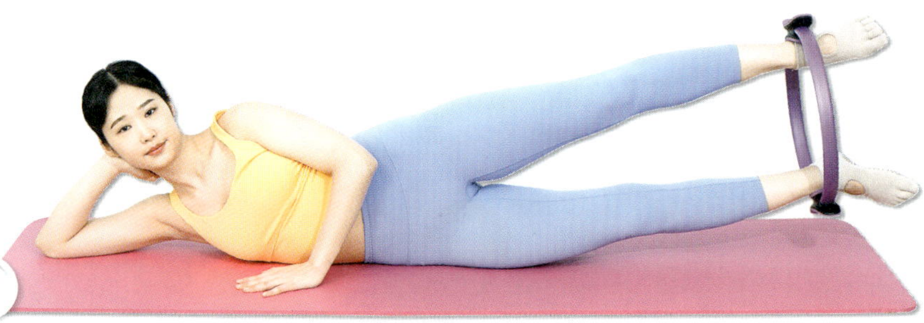

2.2 2

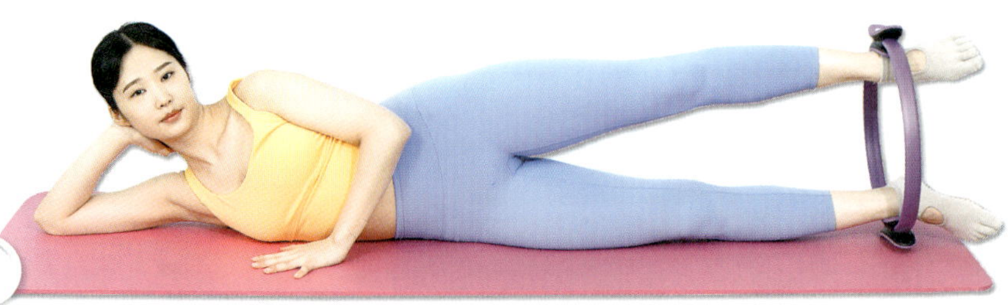

2.2 3

2.3 레그 스윙 Leg swing

- 옆으로 누운 자세로 위쪽 팔을 가슴 앞 바닥에 대고 체중을 지지하며 균형을 유지한다.
- 양쪽 발목을 링 안쪽으로 넣는다.
- 숨을 내쉬면서 양쪽 다리를 몸통 앞쪽으로 스윙한다.
- 숨을 들이마시면서 시작 자세로 돌아온다.
- 10회 반복한다. 반대쪽도 같은 방법으로 실시한다.

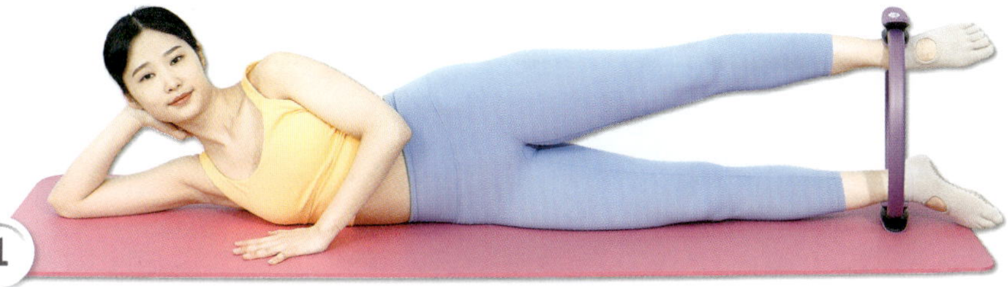
2.3 ①

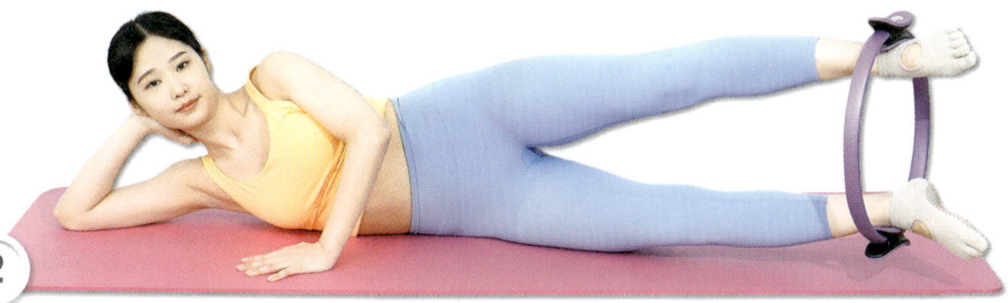
2.3 ②

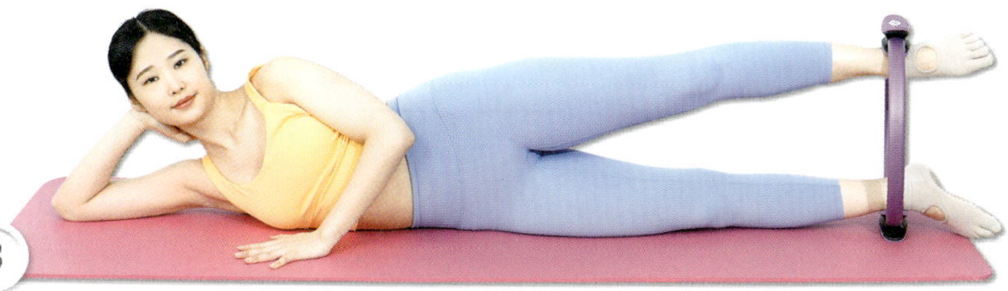
2.3 ③

2.4 따이 스트레치 Thigh stretch

- ❖ 옆으로 누운 자세로 위쪽 팔을 가슴 앞 바닥에 대고 체중을 지지하며 균형을 유지한다.
- ❖ 위쪽 발목을 링 안쪽으로 넣고 위쪽 손으로 링을 잡는다.
- ❖ 숨을 내쉬면서 위쪽 다리를 엉덩이 쪽으로 당긴다.
- ❖ 숨을 들이마시면서 시작 자세로 돌아온다.
- ❖ 10회 반복한다. 반대쪽도 같은 방법으로 실시한다.

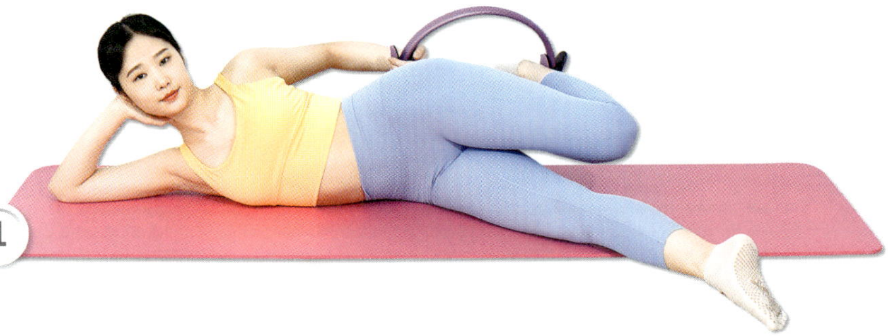

2.4 1

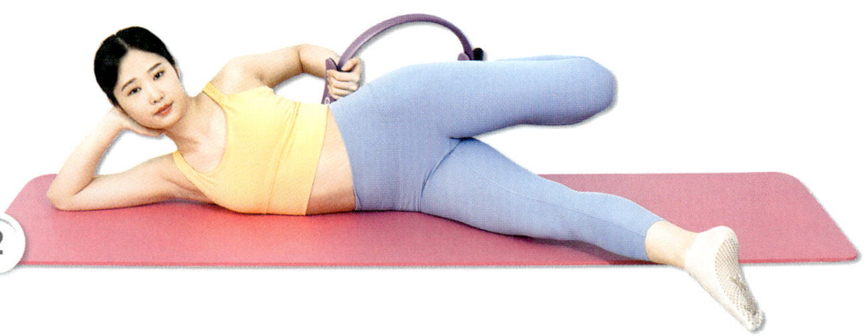

2.4 2

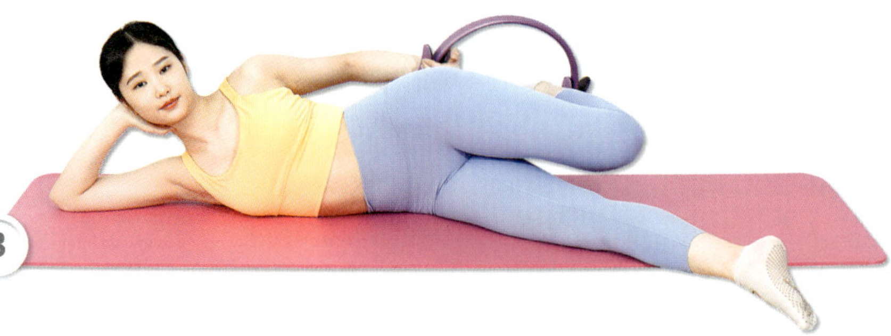

2.4 3

2.5 레그 리프트 Leg lift

- 옆으로 누운 자세로 위쪽 팔을 가슴 앞 바닥에 대고 체중을 지지하며 균형을 유지한다.
- 양쪽 발목을 링 안쪽으로 넣는다.
- 숨을 내쉬면서 양쪽 발목으로 링을 벌리면서 들어 올린다.
- 숨을 들이마시면서 시작 자세로 돌아온다.
- 10회 반복한다. 반대쪽도 같은 방법으로 실시한다.

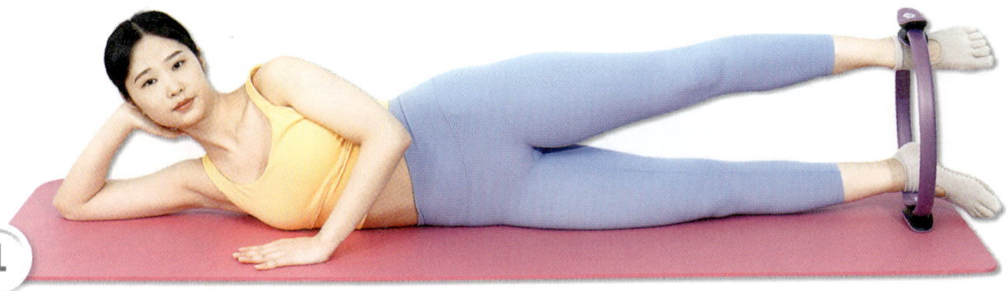

2.5 1

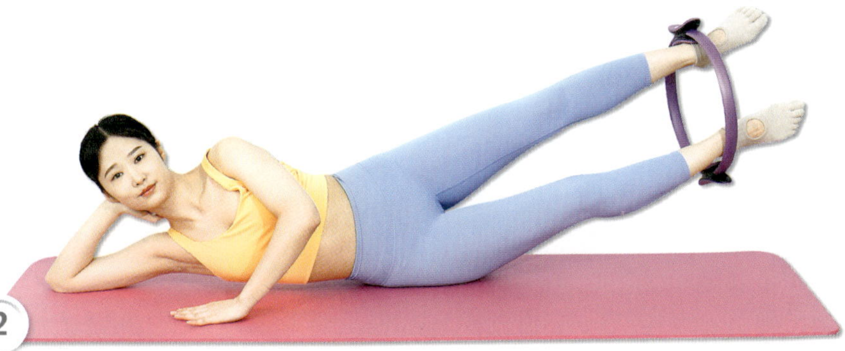

2.5 2

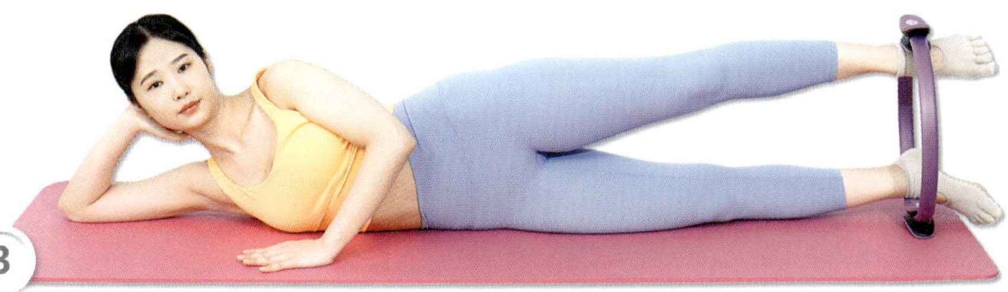

2.5 3

2.6 레그 써클 Leg circle

- 옆으로 누운 자세로 위쪽 팔을 가슴 앞 바닥에 대고 체중을 지지하며 균형을 유지한다.
- 양쪽 발목을 링의 안쪽으로 넣는다.
- 숨을 내쉬면서 양쪽 발목으로 링을 벌리면서 들어 올려 원을 그린다.
- 숨을 들이마시면서 시작 자세로 돌아온다.
- 10회 반복한다. 반대쪽도 같은 방법으로 실시한다.

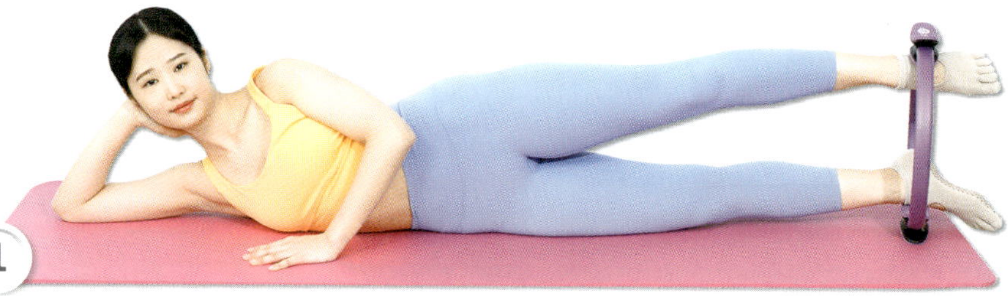

2.6 ①

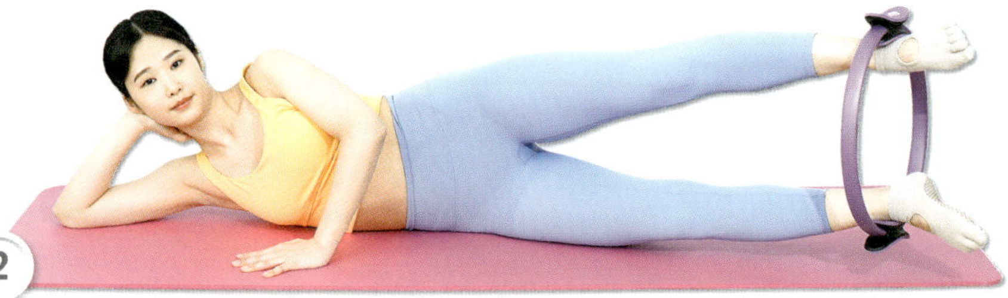

2.6 ②

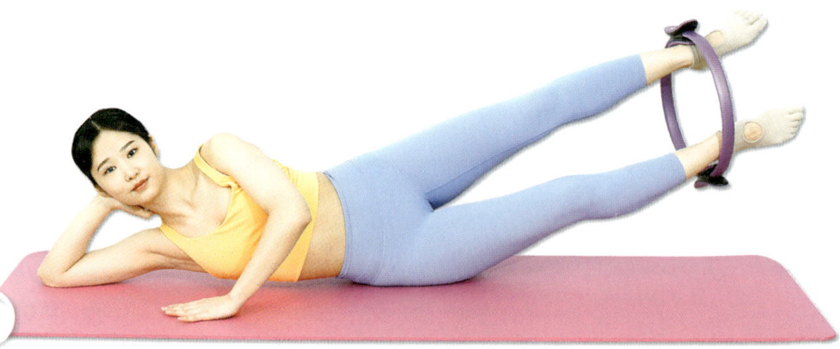

2.6 ③

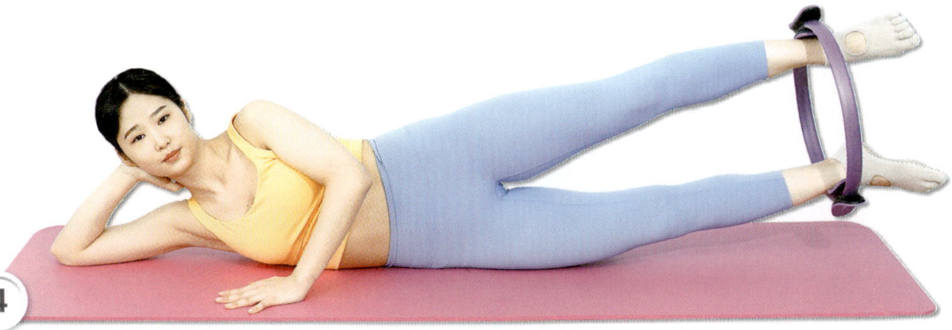

2.6 4

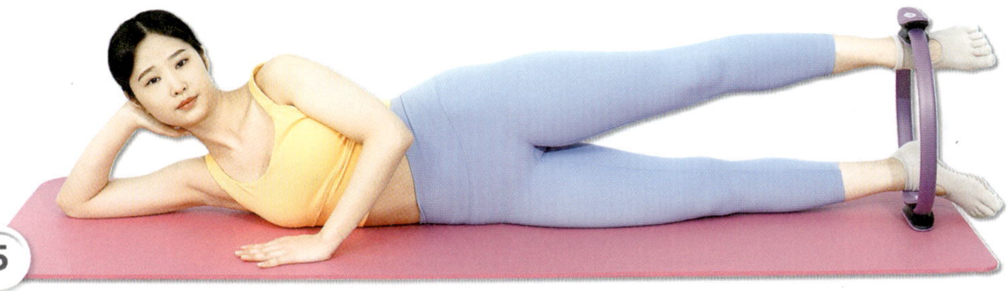

2.6 5

03 프론 포지션 Prone position

3.1 체스트 헤드 리프트 Chest head lift

- 엎드린 자세로 양쪽 팔을 머리 위로 올린다.
- 양쪽 발목을 링 안쪽으로 넣는다.
- 숨을 내쉬면서 양쪽 팔을 골반 쪽으로 내리면서 가슴과 머리를 들고 다리는 뒤쪽으로 길게 뻗는다.
- 숨을 들이마시면서 시작 자세로 돌아온다.
- 10회 반복한다.

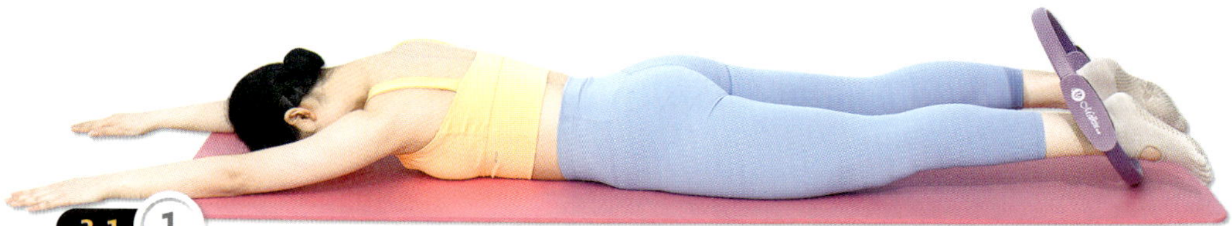

3.1 ①

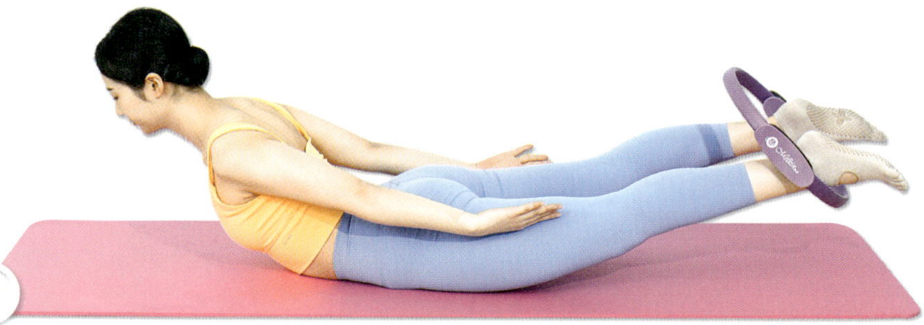

3.1 ②

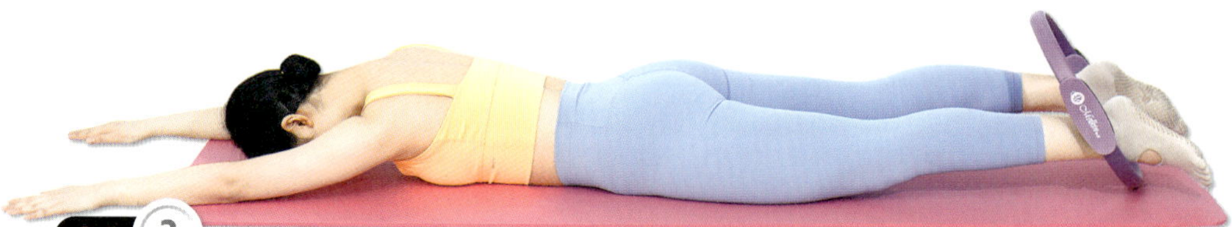

3.1 ③

3.2 락킹 Rocking

- 엎드린 자세로 양쪽 팔을 머리 위로 올린다.
- 양쪽 발목을 링 안쪽으로 넣고 양쪽 손을 뒤로 뻗어 링을 잡는다.
- 숨을 내쉬면서 링을 골반 쪽으로 당기면서 머리와 가슴을 들고 활자세를 만든다.
- 숨을 들이마시면서 시작 자세로 돌아온다.
- 10회 반복한다.

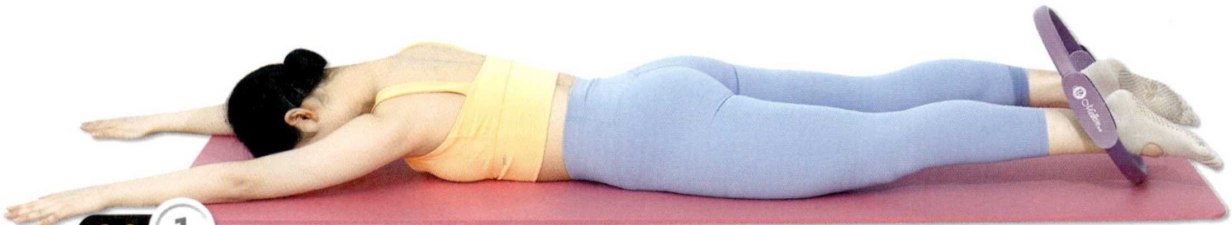

3.2 1

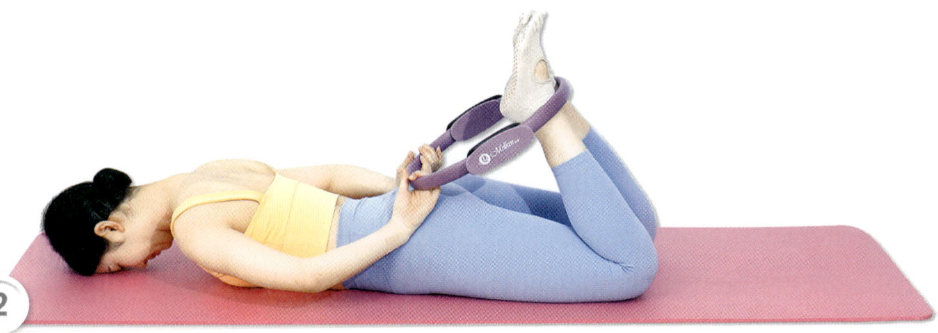

3.2 2

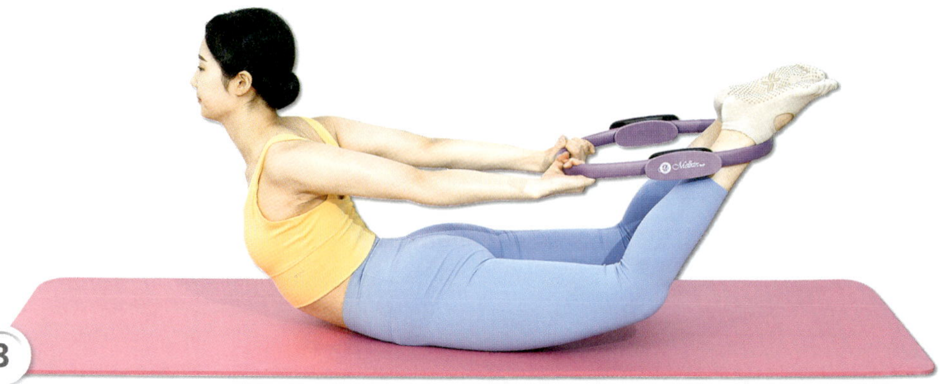

3.2 3

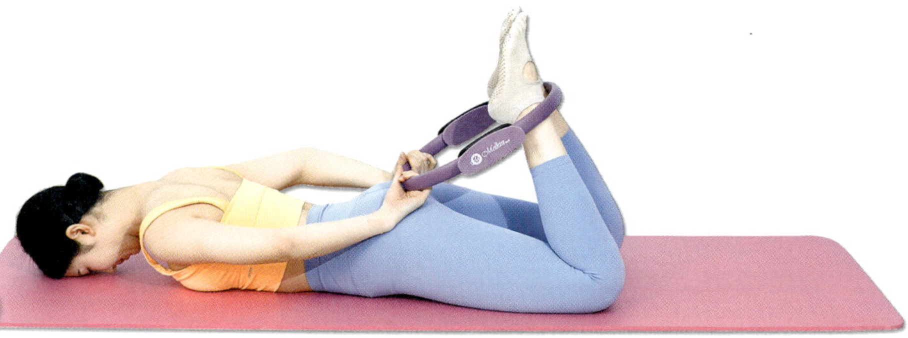

3.2 4

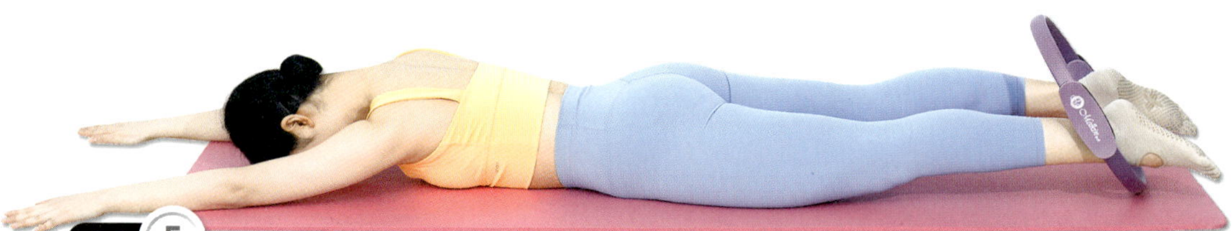

3.2 5

04 수파인 포지션 Supine position

4.1 암 스퀴즈 Arm squeeze

- 바로 누운 자세로 양쪽 손으로 링을 잡고 가슴 위로 올린다.
- 숨을 내쉬면서 링을 누르며 머리 뒤로 이동했다가 시작 자세로 돌아온다.
- 10회 반복한다.

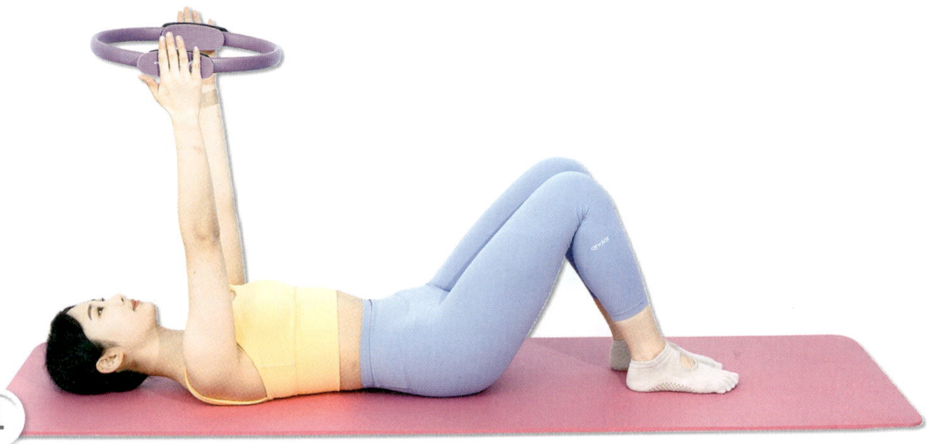

4.1 1

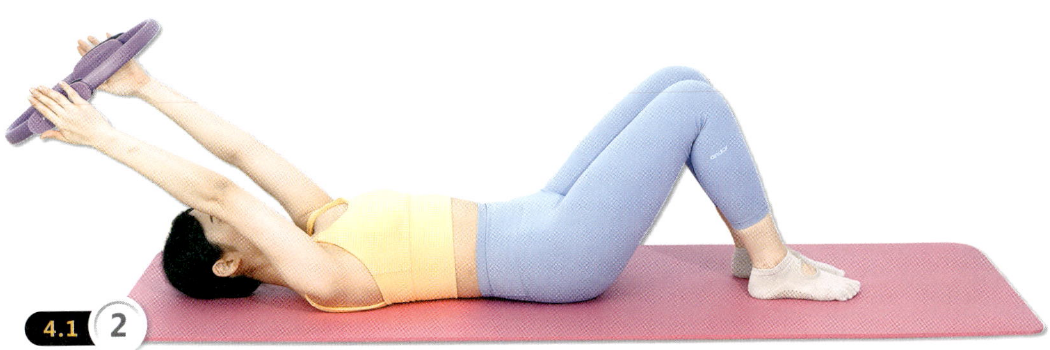

4.1 2

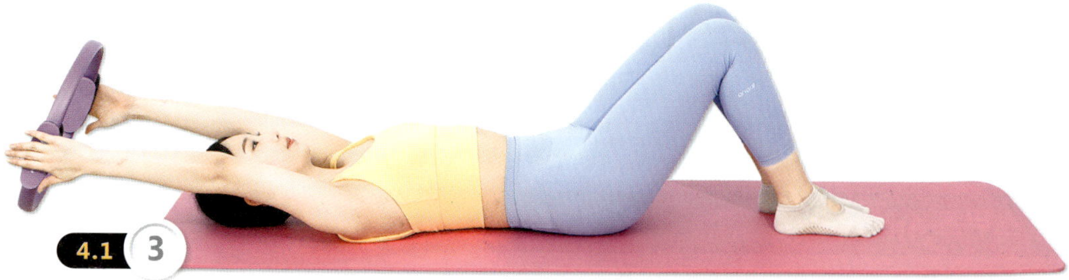
4.1 3

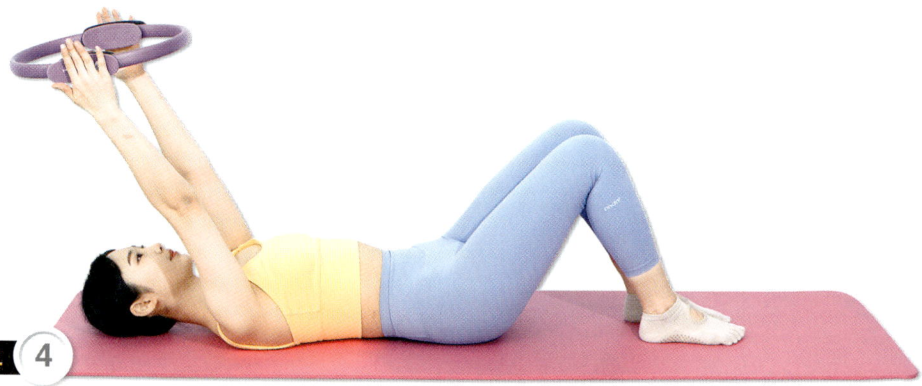
4.1 4

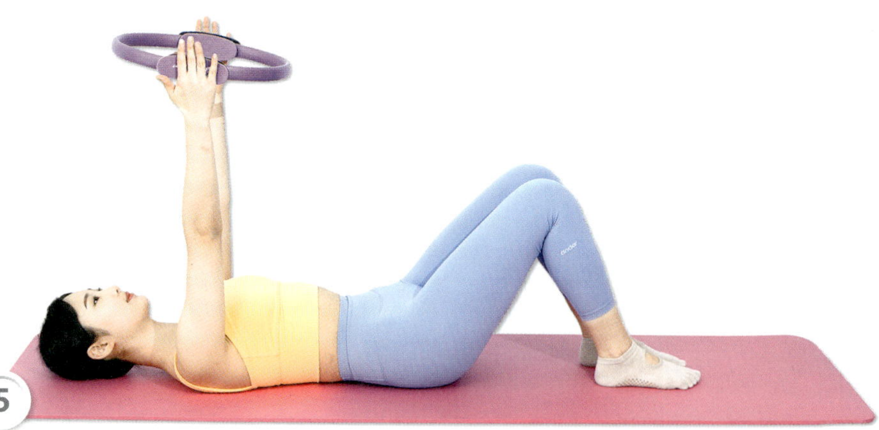
4.1 5

4.2 암 써클 Arm circle

- 바로 누운 자세로 양쪽 손으로 링을 잡고 가슴 위로 올린다.
- 숨을 내쉬면서 링으로 원을 그린다(squeeze 없이).
- 10회 반복한다.

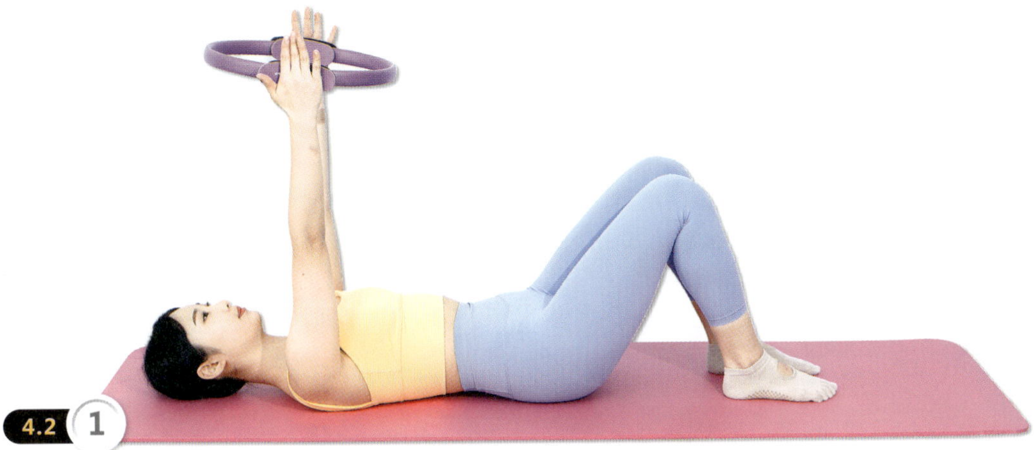

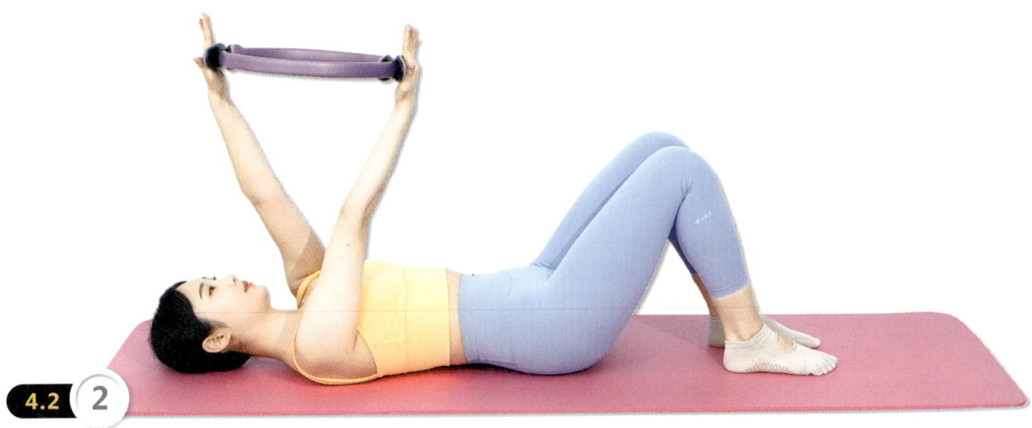

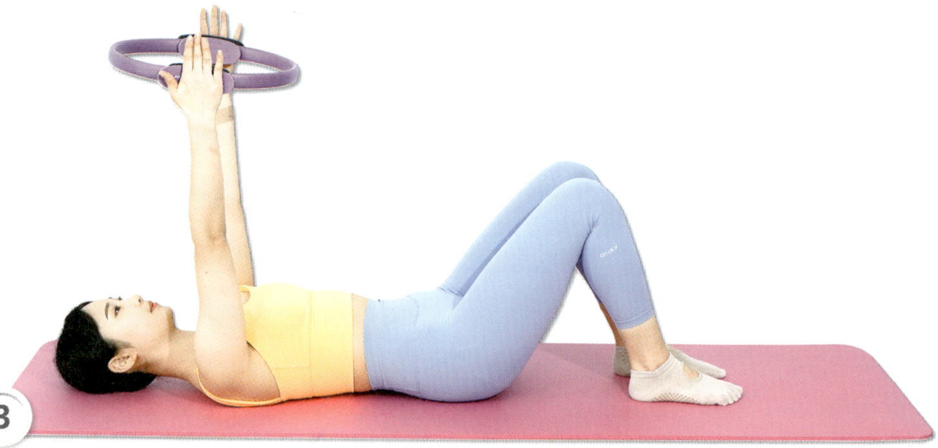

4.2 3

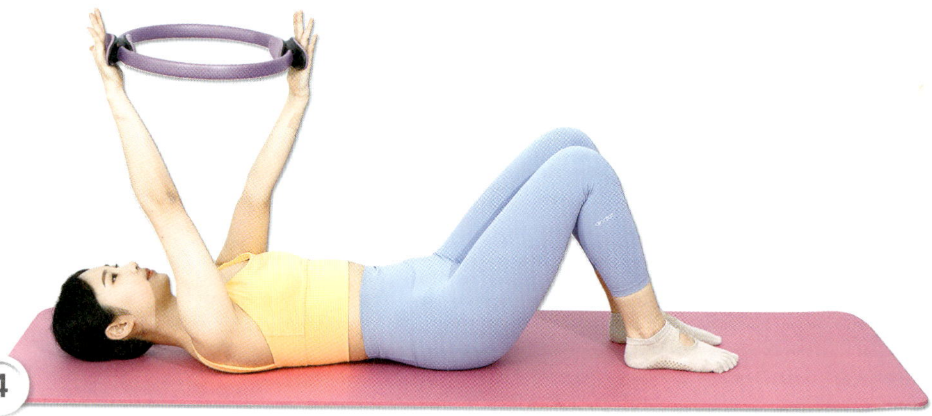

4.2 4

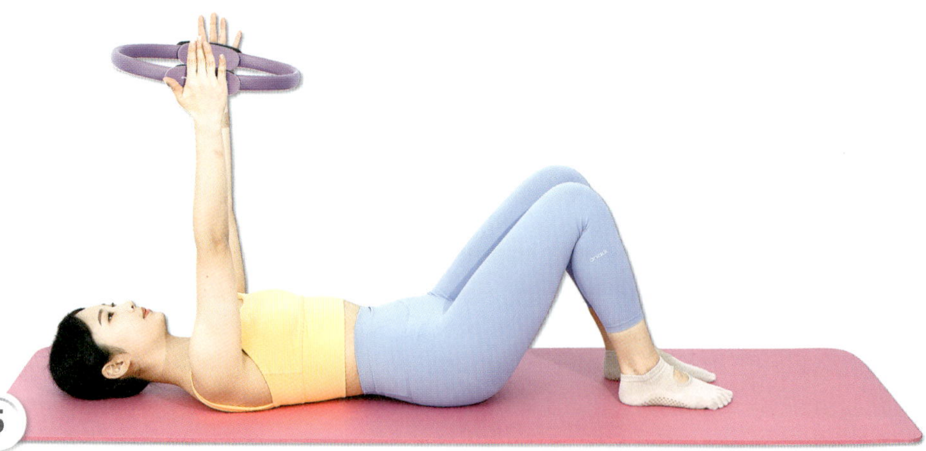

4.2 5

4.3 컬업 Curl up

- 바로 누운 자세로 양쪽 손으로 링을 잡고 머리 뒤로 올린다.
- 숨을 내쉬면서 링을 무릎 쪽으로 이동하며 머리와 가슴을 들어 올린다.
- 숨을 들이마시면서 시작 자세로 돌아온다.
- 10회 반복한다.

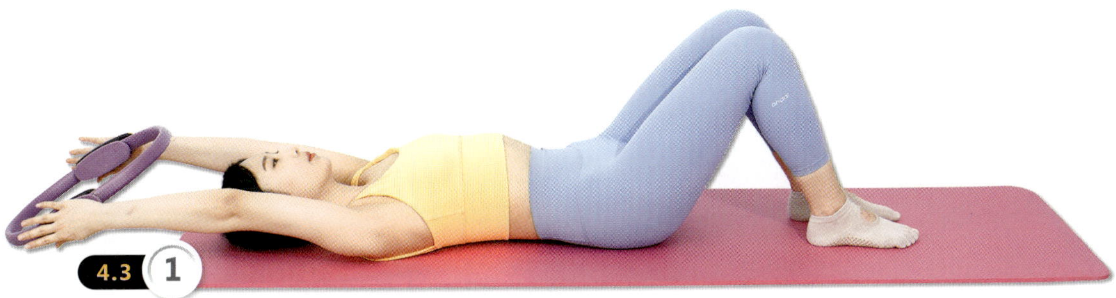

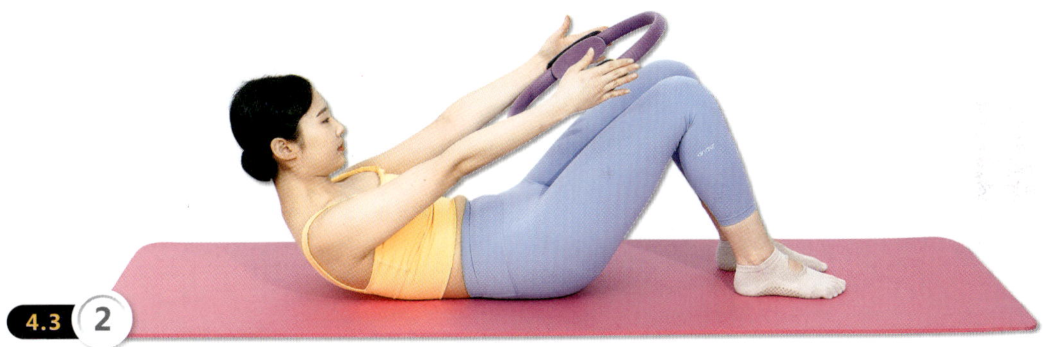

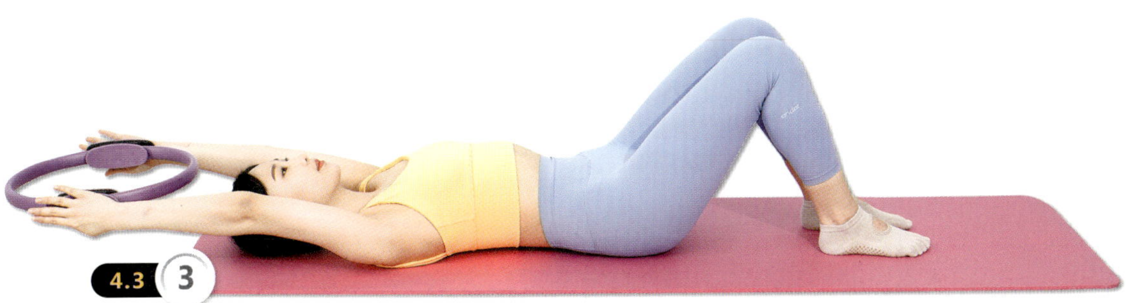

4.4 다이애거널 컬 업 Diagonal curl up

- 바로 누운 자세로 양쪽 손으로 링을 잡고 머리 뒤로 올린다.
- 숨을 내쉬면서 몸통을 사선으로 들어 올리면서 링을 오른쪽 무릎으로 이동하며 머리와 가슴을 들어 올린다.
- 숨을 들이마시면서 시작 자세로 돌아온다.
- 반대쪽도 같은 방법으로 실시한다.
- 5회 반복한다.

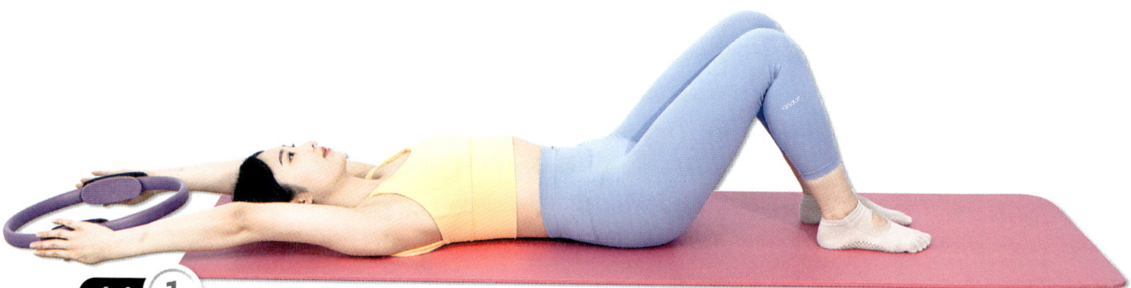

4.4 1

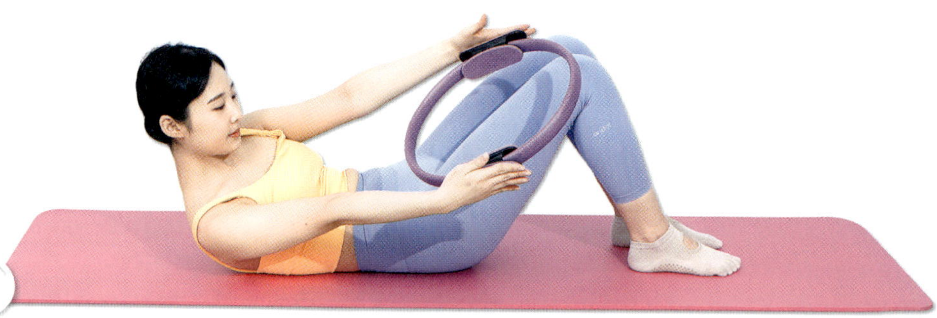

4.4 2

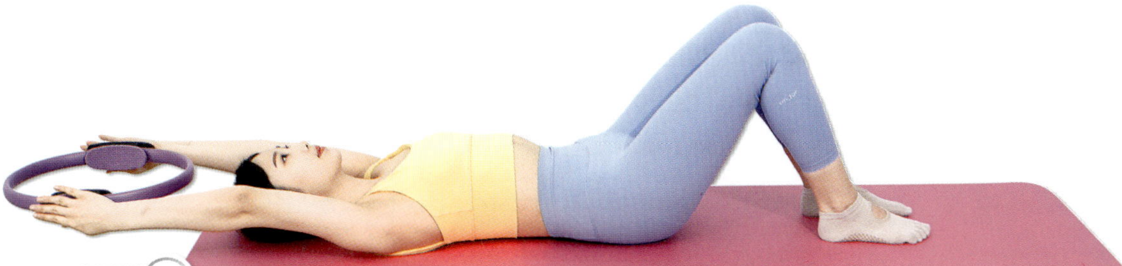

4.4 3

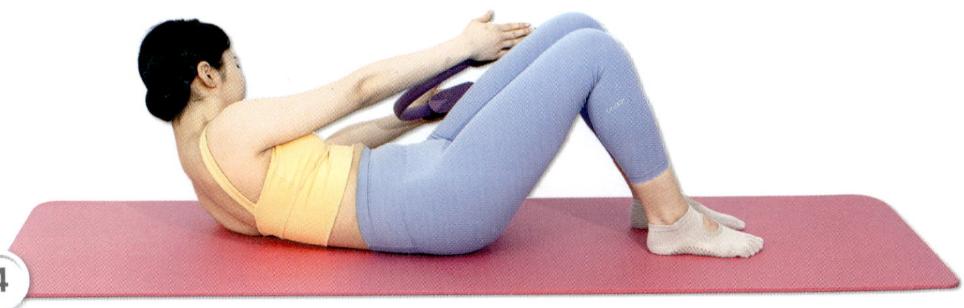

4.4 4

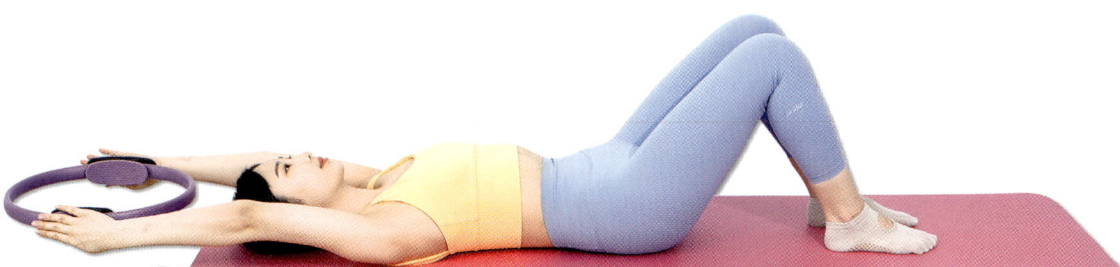

4.4 5

4.5 스파인 트위스트 Spine twist

- 바로 누운 자세로 양쪽 손으로 바닥을 지지하고 링 안쪽으로 양쪽 발목을 넣고 균형을 유지한다.
- 숨을 내쉬면서 다리를 수직으로 들어 올린다.
- 숨을 들이마시면서 자세를 유지한다.
- 숨을 내쉬면서 다리를 옆으로 내렸다가 시작 자세로 돌아온다.
- 반대쪽도 같은 방법으로 실시한다.
- 5회 반복한다.

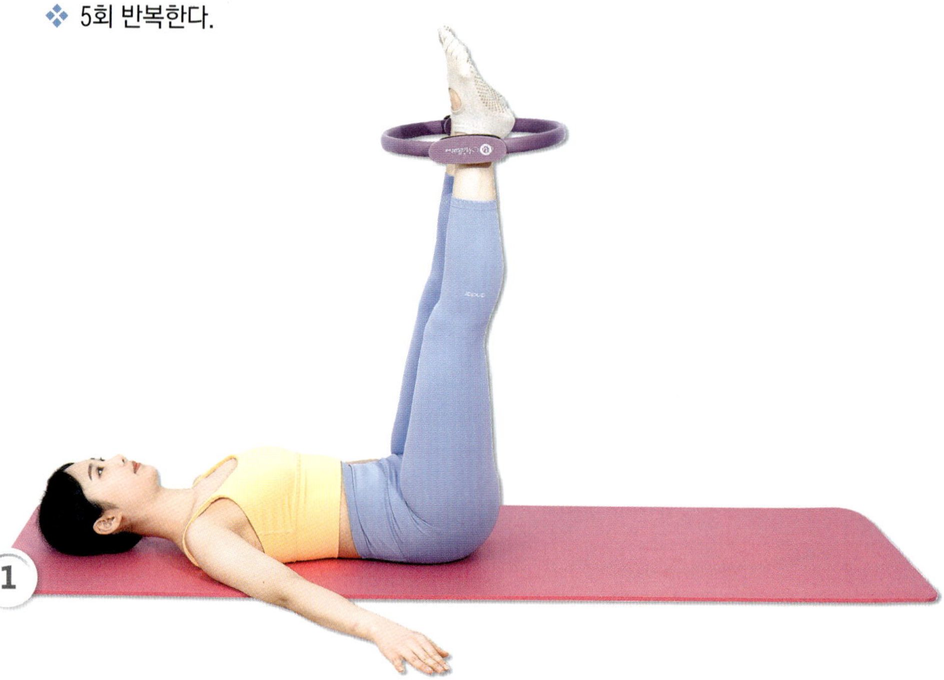

4.5 1

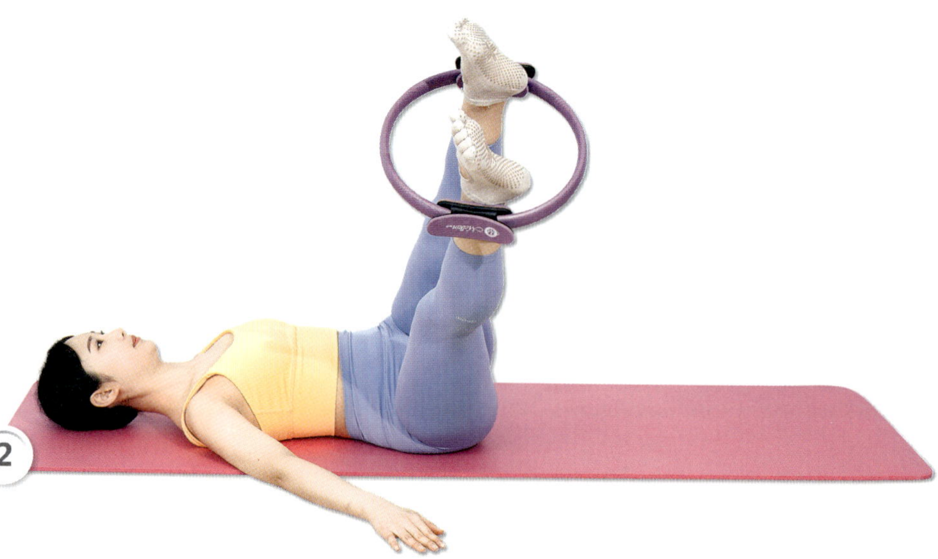

4.5 2

4.5 3

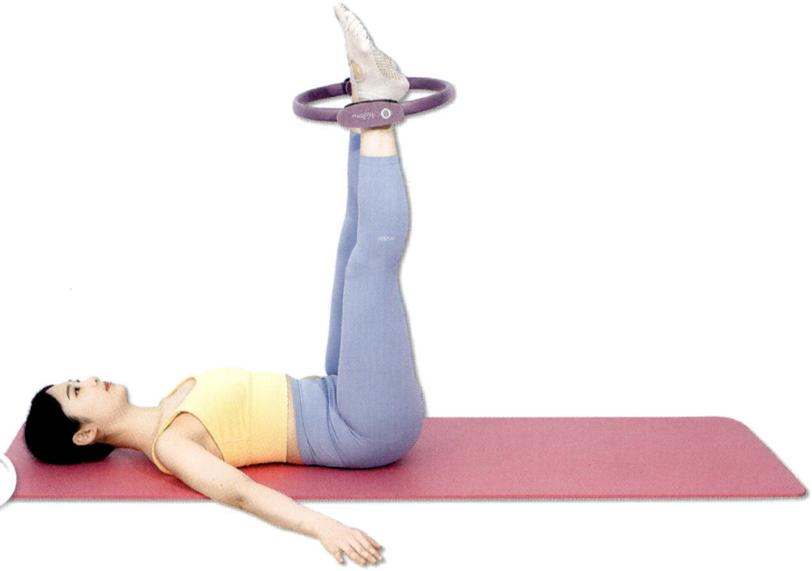

4.5 4

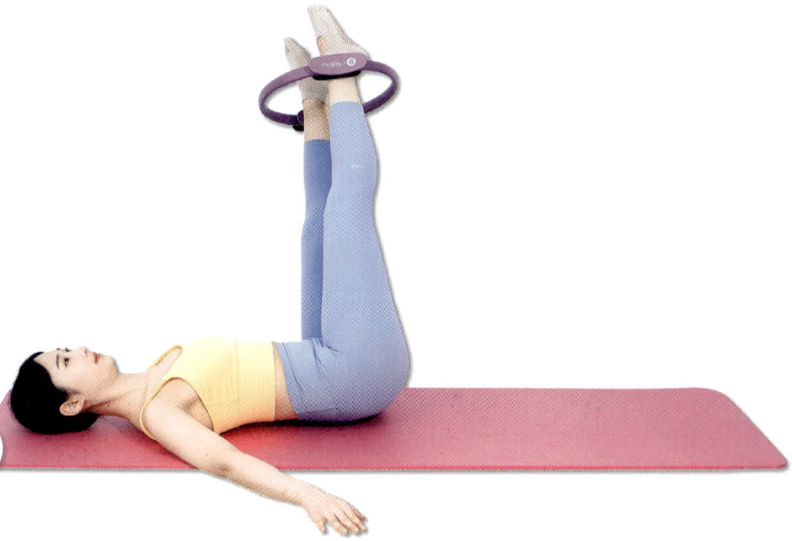

4.5 5

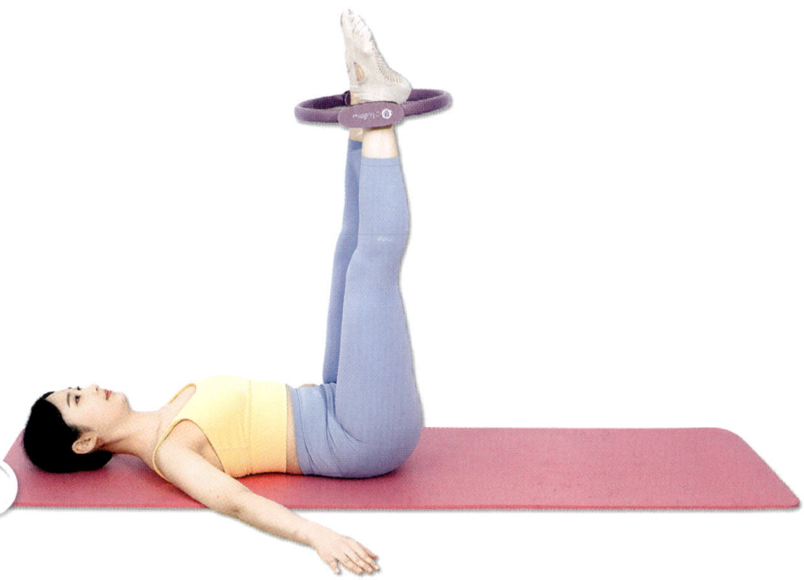

4.6 더블 레그 리프트 Double leg lift

- 바로 누운 자세로 양쪽 손으로 바닥을 지지하고 링 안쪽으로 양쪽 발목을 넣고 균형을 유지한다.
- 숨을 내쉬면서 다리를 수직으로 들어 올린다.
- 숨을 들이마시면서 자세를 유지한다.
- 숨을 내쉬면서 다리를 밑으로 내렸다가 시작 자세로 돌아온다.
- 10회 반복한다.

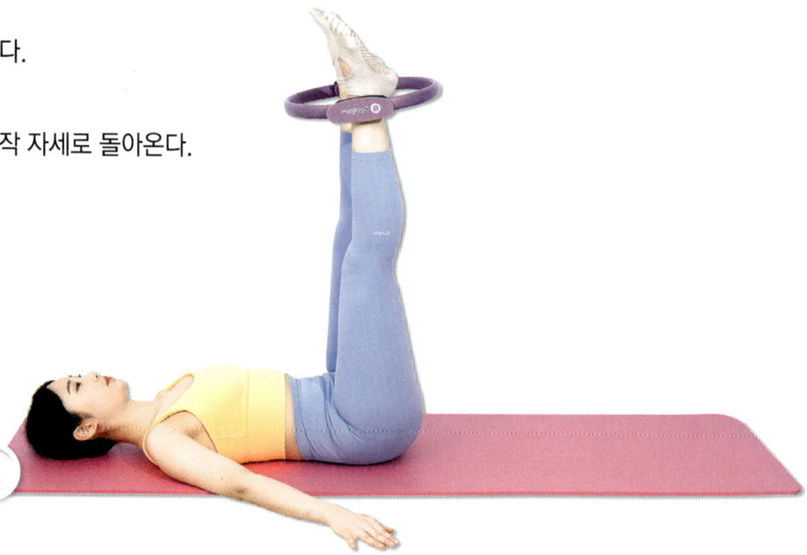

4.6 1

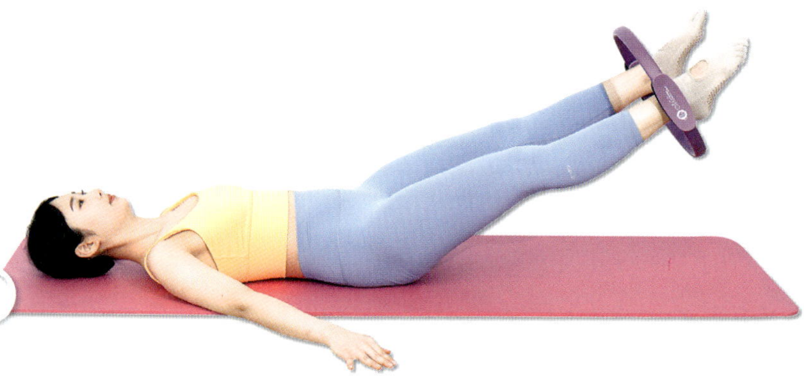

4.6 2

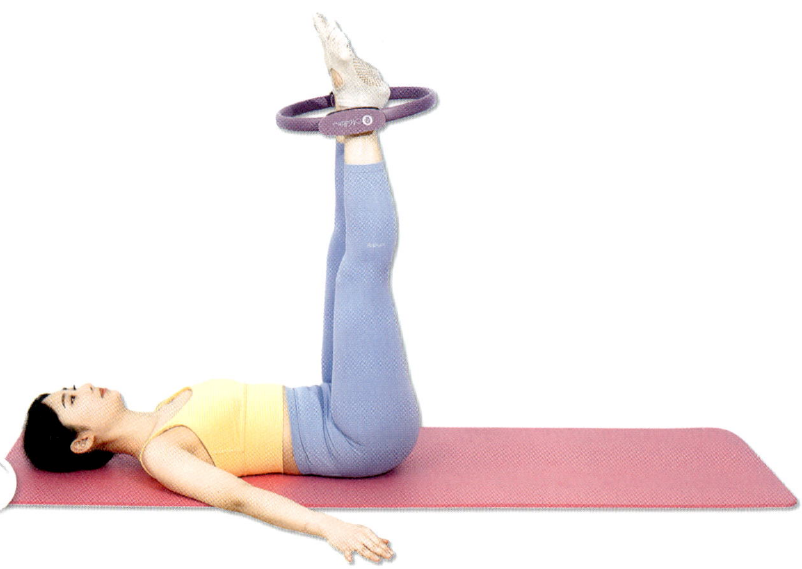

4.6 3

05 시팅 포지션 Sitting position

5.1 프론트, 사이드 스퀴즈 Front, side squeeze

- 앉은 자세로 양쪽 팔을 앞으로 뻗어 손으로 링을 잡는다.
- 숨을 내쉬면서 링을 누르면서 척추 커브를 만든다.
- 숨을 들이마시면서 시작 자세로 돌아온다.
- 링을 몸통 옆으로 놓고 팔을 뻗어 손으로 링을 잡는다.
- 숨을 내쉬면서 링을 누른다.
- 숨을 들이마시면서 시작 자세로 돌아온다.
- 각 5회씩 반복한다.

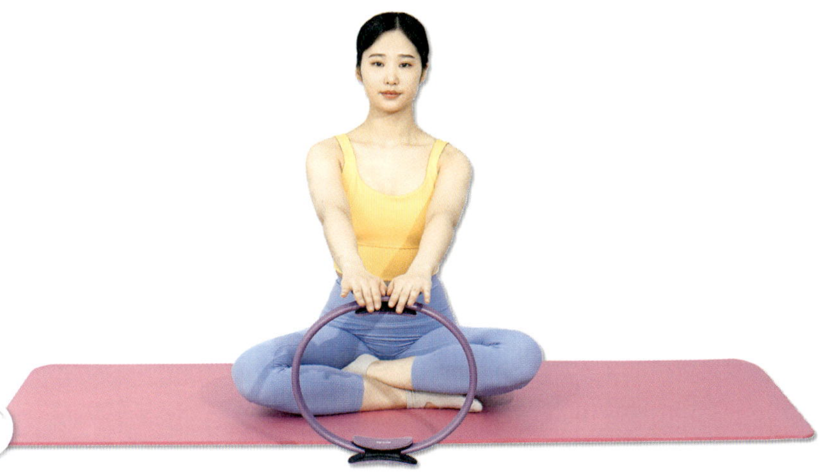

5.1 ①

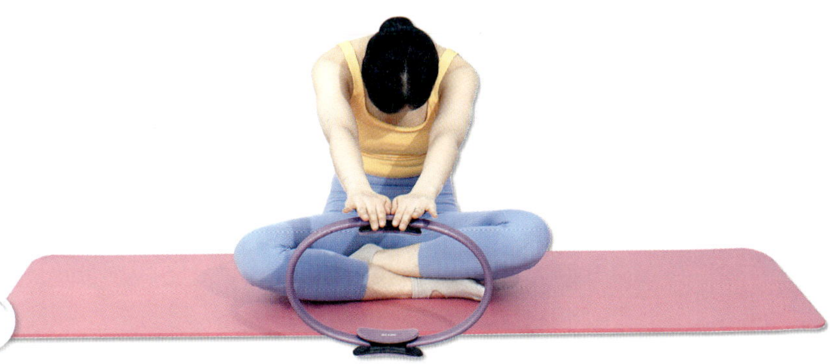

5.1 ②

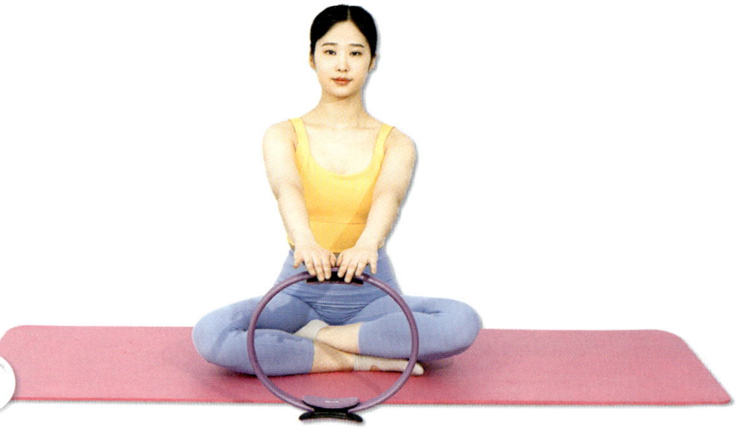
5.1 3

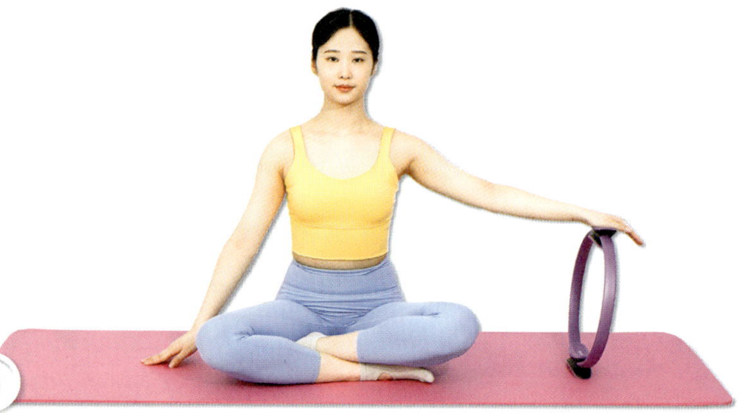
5.1 4

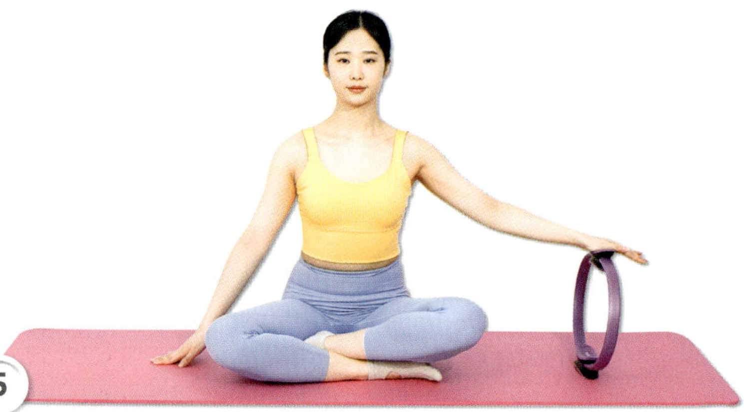
5.1 5

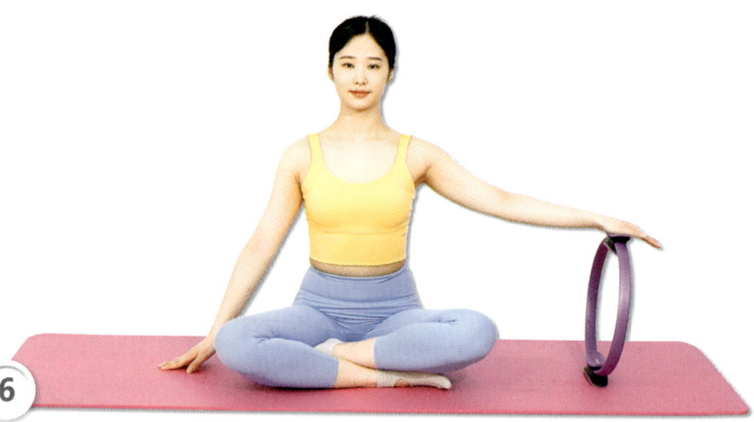
5.1 6

5.2 스파인 스트레치 스퀴즈 Spine stretch squeeze

- 다리를 벌려 앉는다. 양쪽 팔을 앞으로 뻗어 손으로 링을 잡는다.
- 숨을 내쉬면서 링을 누르면서 C-곡선을 만들어 척추를 스트레칭 한다.
- 숨을 들이마시면서 시작 자세로 돌아온다.
- 5회 반복한다.

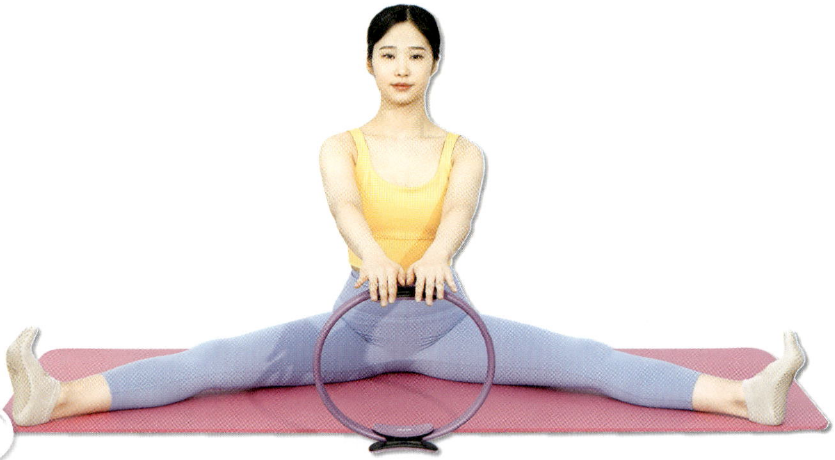

5.2 1

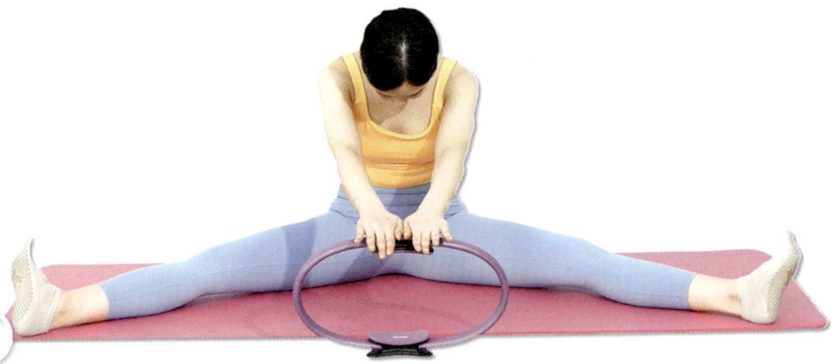

5.2 2

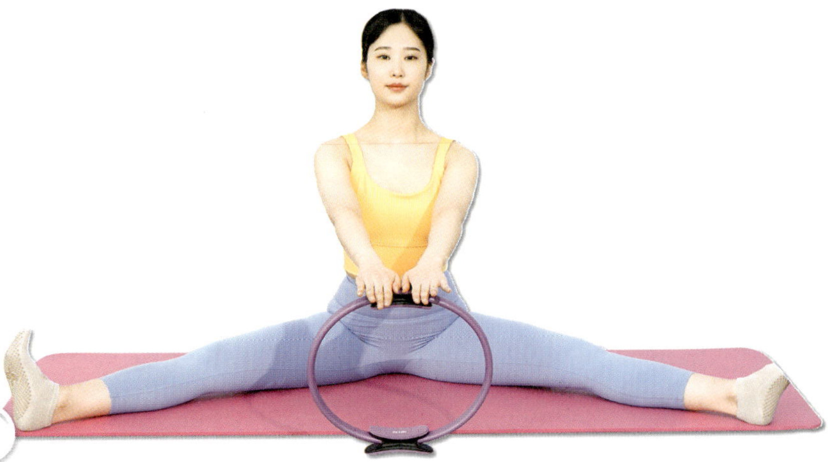

5.2 3

5.3 시팅 써클즈 Sitting circles

- 다리를 벌려 앉는다. 양쪽 팔을 머리 위로 뻗어 손으로 링을 잡는다.
- 숨을 내쉬면서 몸통을 중심으로 링을 잡은 양쪽 팔을 오른쪽을 시작으로 원을 그린다.
- 숨을 들이마시면서 시작 자세로 돌아온다.
- 반대쪽도 같은 방법으로 실시한다.
- 5회 반복한다.

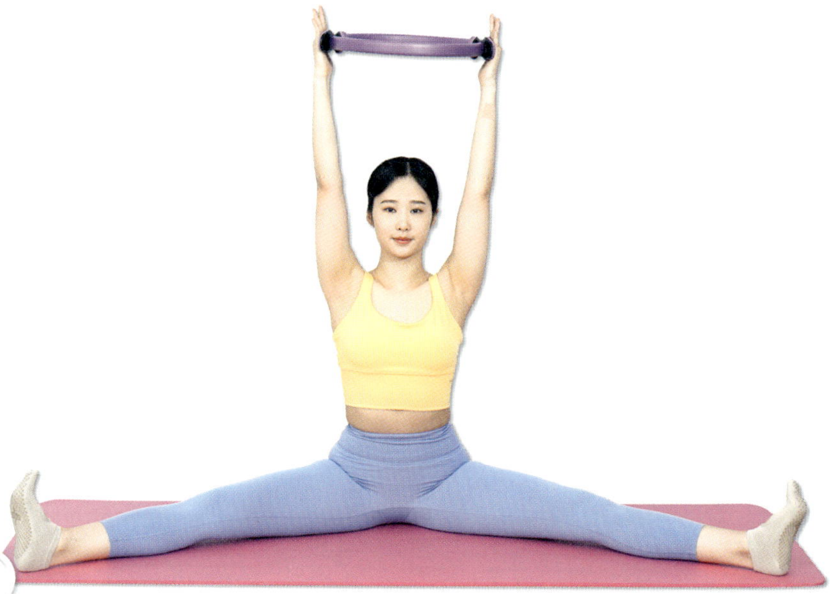

5.3 1

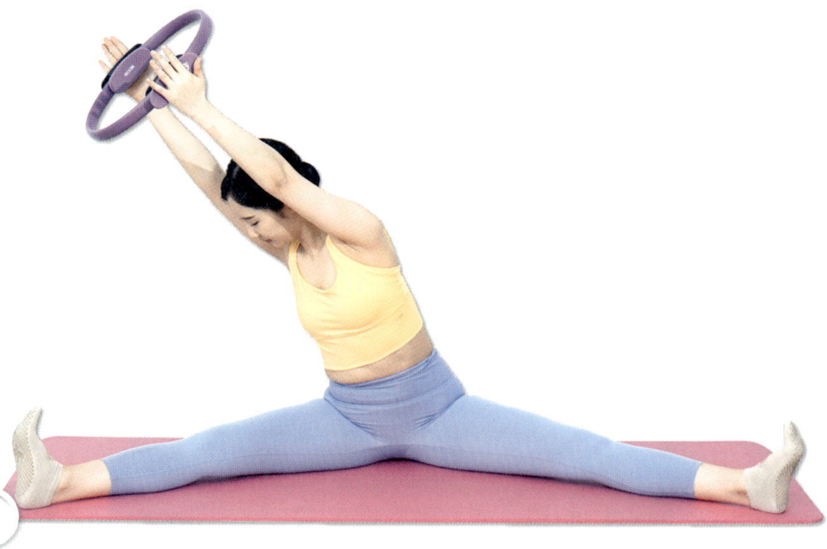

5.3 2

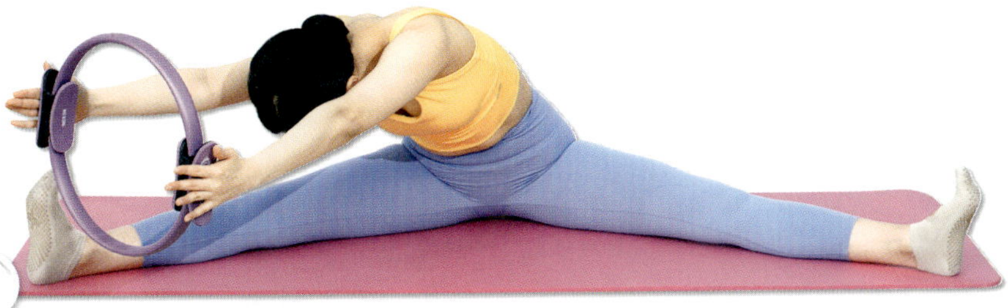

5.3 ③

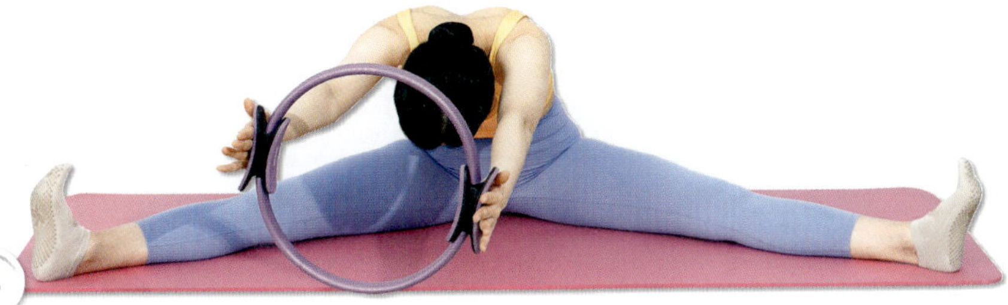

5.3 ④

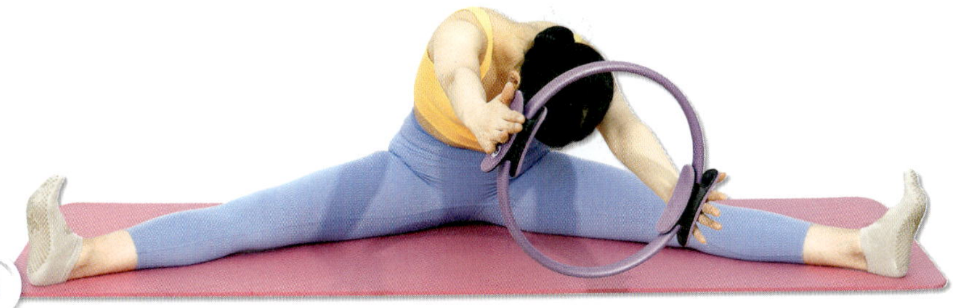

5.3 ⑤

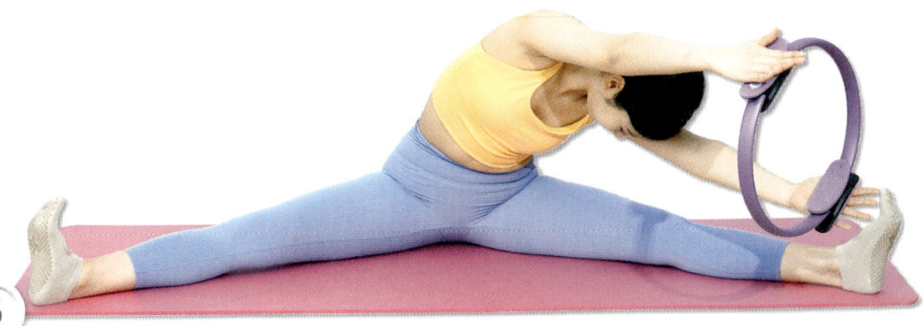

5.3 ⑥

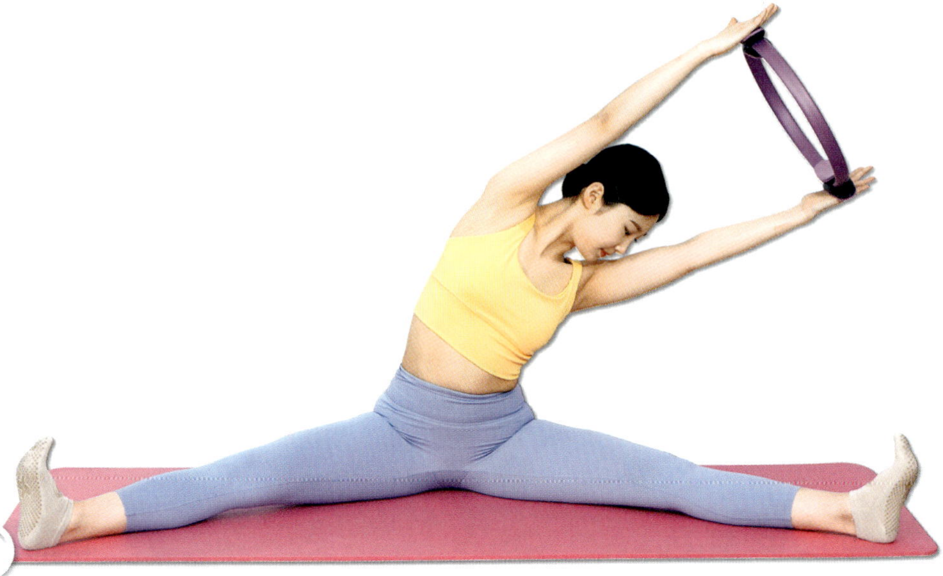

5.3 7

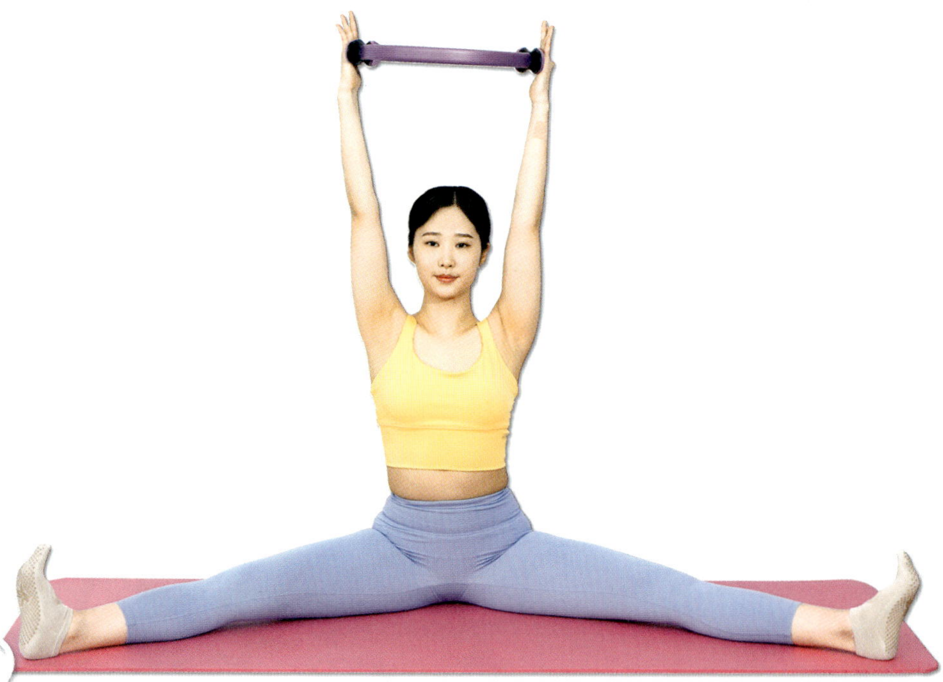

5.3 8

5.4 닐링 사이드 스트레치 Kneeling side stretch

- 무릎을 세워 앉는다. 양쪽 팔을 머리 위로 뻗어 손으로 링을 잡는다.
- 숨을 내쉬면서 몸통을 중심으로 오른쪽으로 앉았다 시작 자세로 돌아온다.
- 반대쪽도 같은 방법으로 실시한다.
- 5회 반복한다.

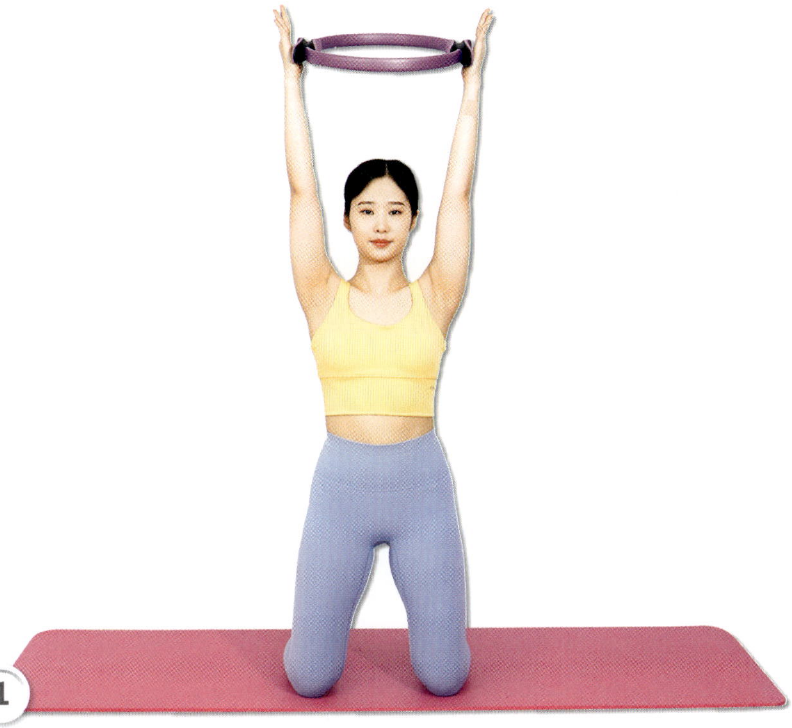

5.4 1

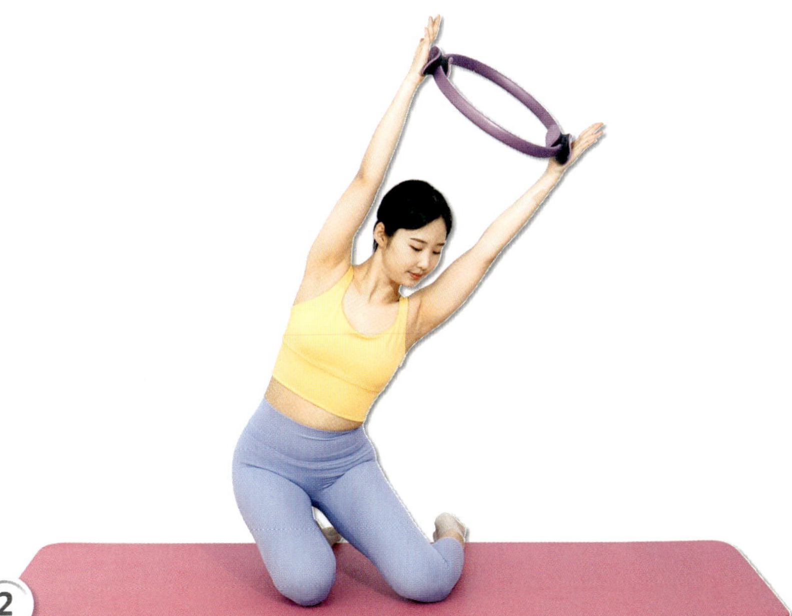

5.4 2

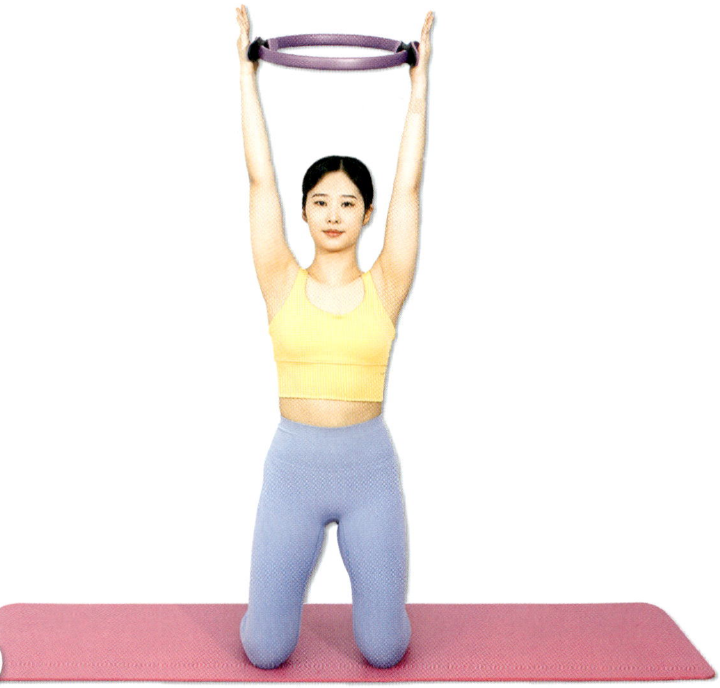

5.4 3

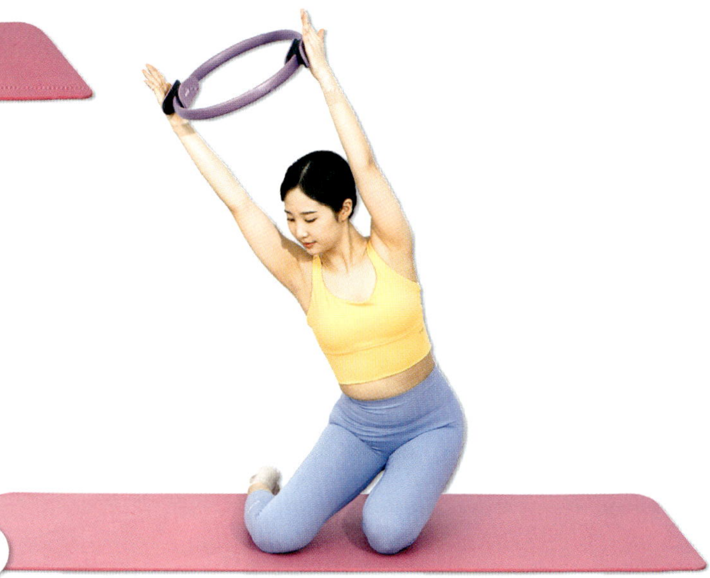

5.4 4

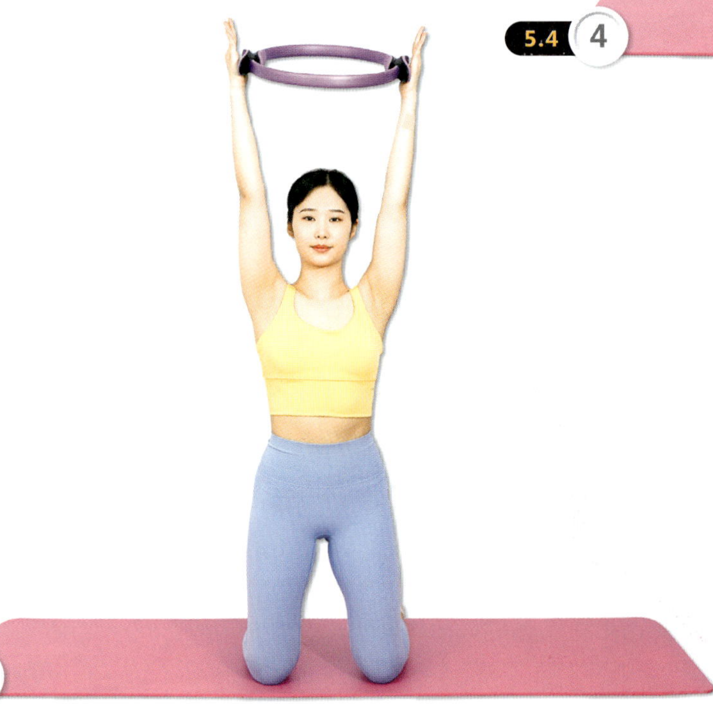

5.4 5

CHAPTER 2

BAND

01 스탠딩 포지션 Standing position

02 시팅 포지션 Sitting position

03 수파인 포지션 Supine position

04 사이드라잉 포지션 Sidelying position

05 프론 포지션 Prone position

06 닐링 포지션 Kneeling position

07 포 포인트 닐링 포지션 Four point kneeling position

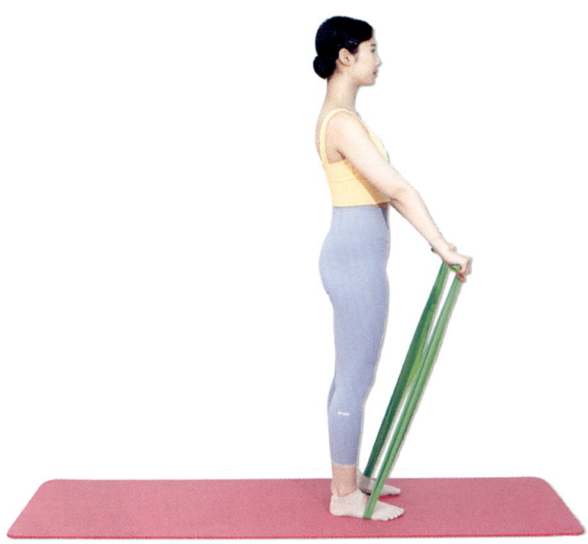

01 스탠딩 포지션 Standing position

1.1 숄더 플렉션 Shoulder flexion

- 바로 선 자세에서 손등이 위로(앞으로) 보게 밴드를 잡고 중립 척추를 유지하며 균형을 잡는다.
- 숨을 내쉬면서 팔을 위로 뻗는다.
- 숨을 들이마시면서 자세를 유지한다.
- 숨을 내쉬면서 시작 자세로 돌아온다.
- 5~10회 반복한다.

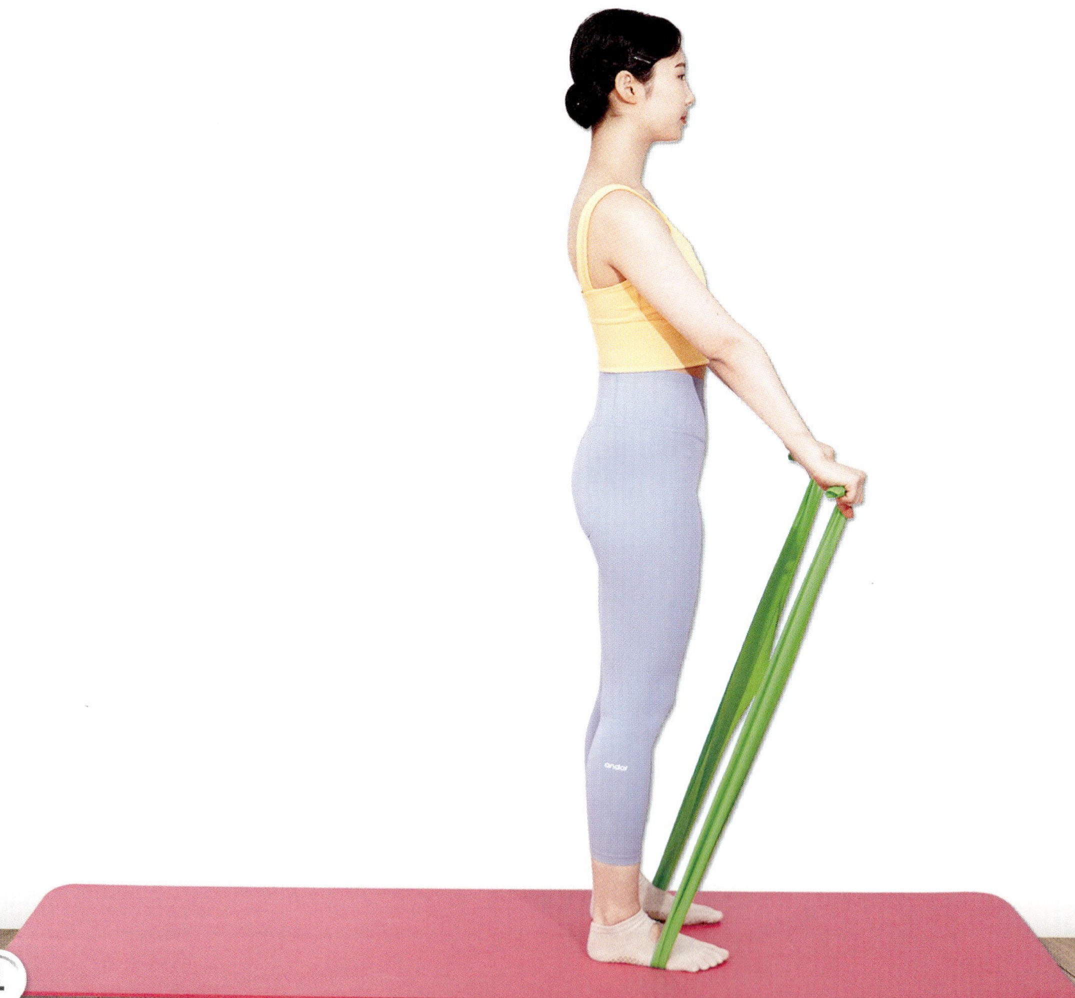

1.1 ①

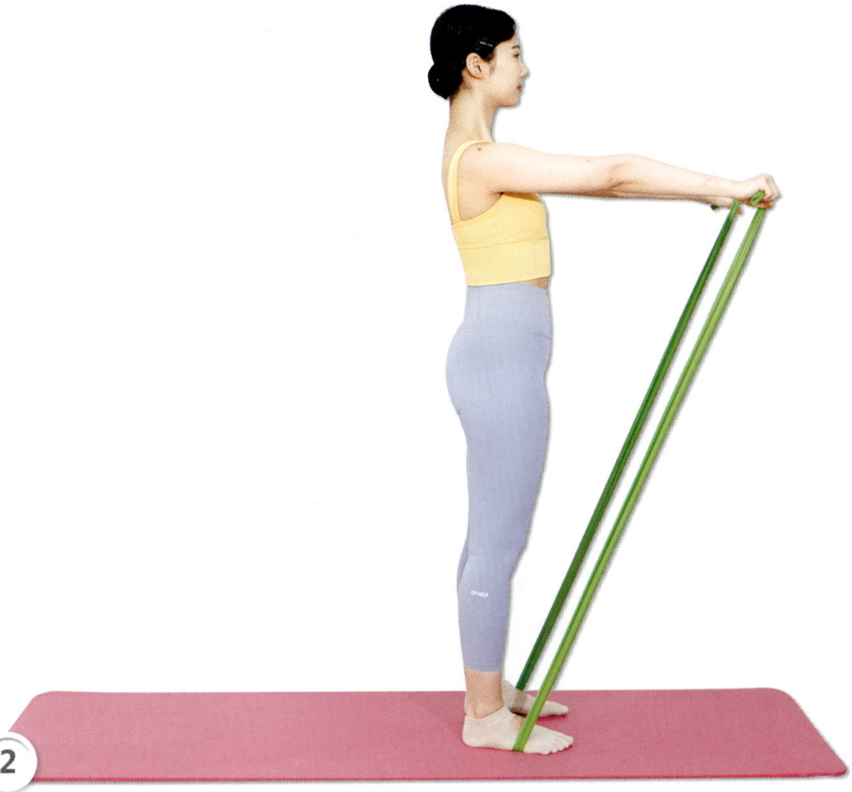

1.1 2

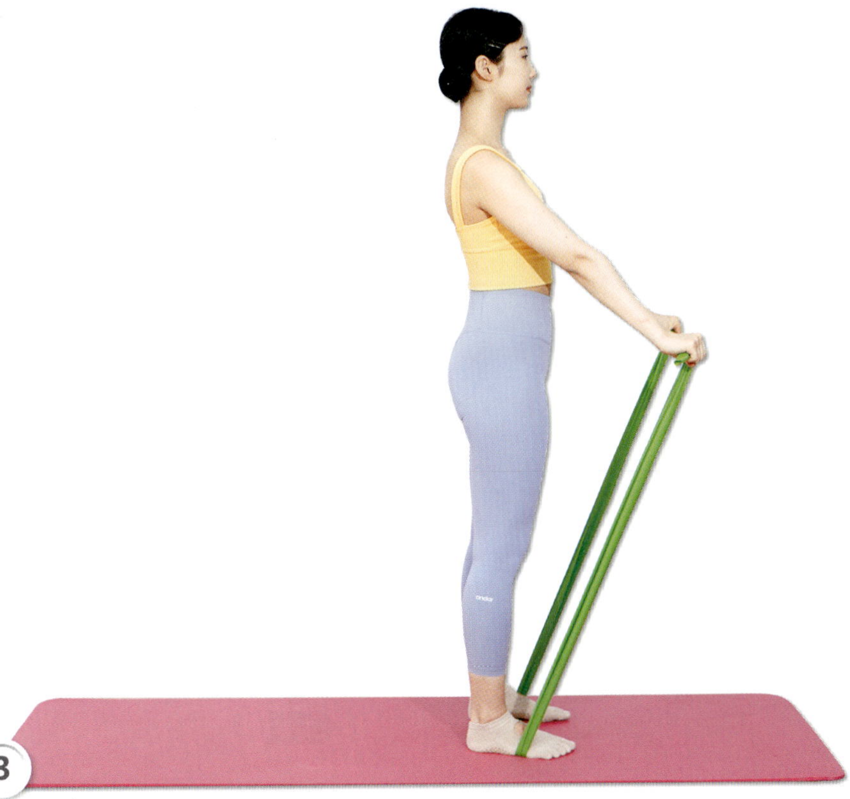

1.1 3

1.2 숄더 익스텐션 Shoulder extension

- 바로 선 자세에서 손등이 위로(앞으로) 보게 밴드를 잡고 중립 척추를 유지하며 균형을 잡는다.
- 숨을 내쉬면서 팔을 몸통 뒤로 뻗는다.
- 숨을 들이마시면서 자세를 유지한다.
- 숨을 내쉬면서 시작 자세로 돌아온다.
- 5~10회 반복한다.

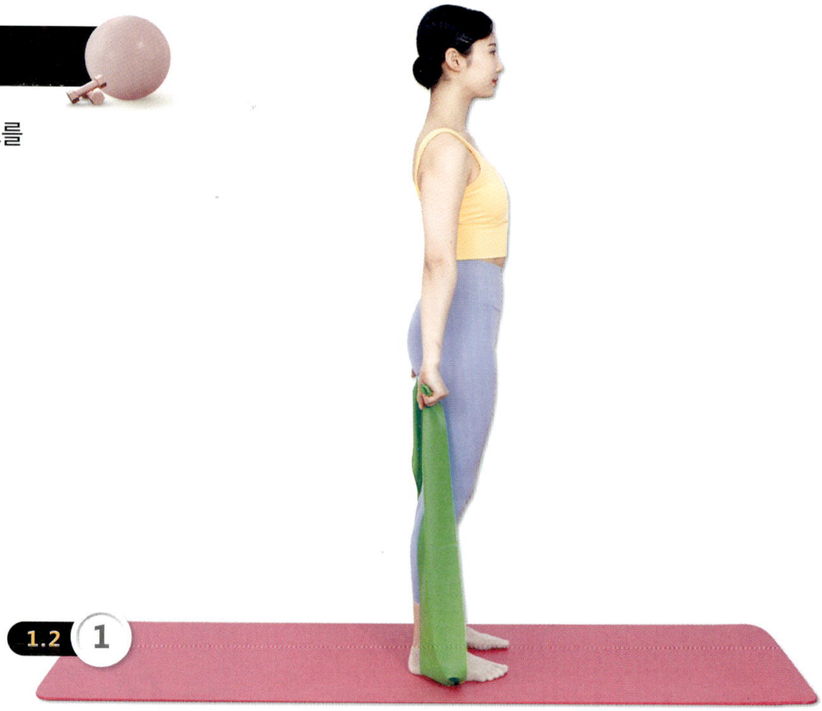
1.2 1

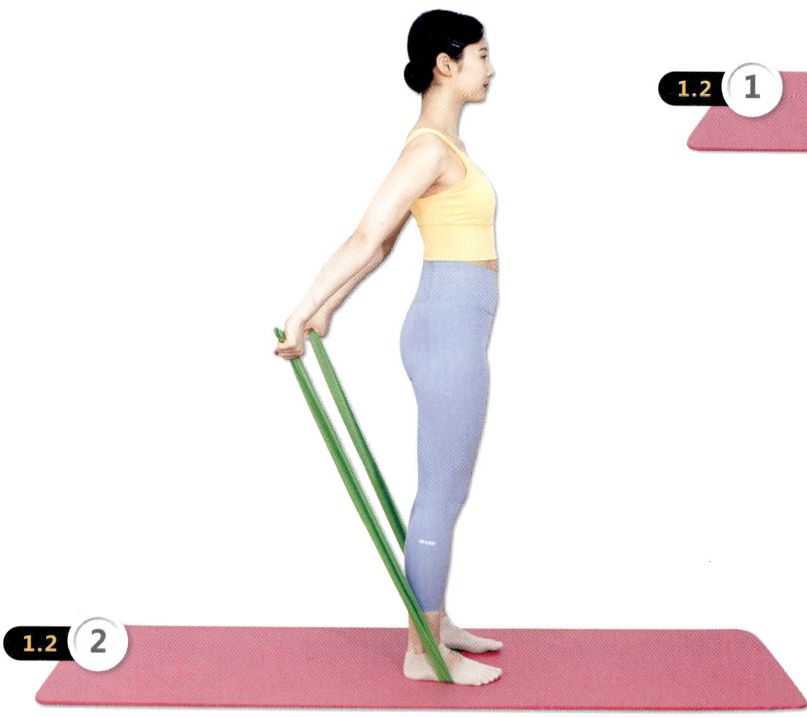
1.2 2

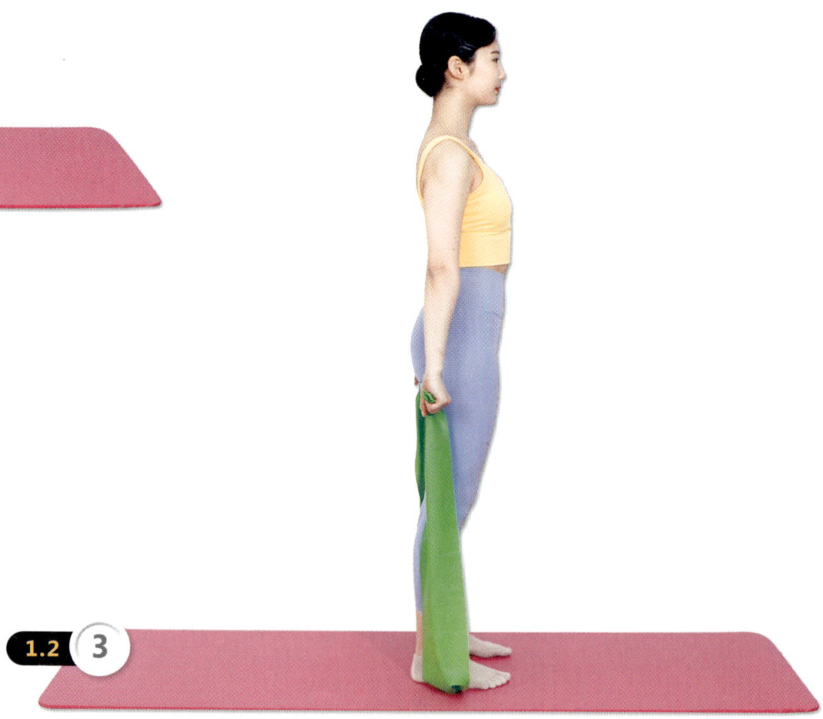
1.2 3

1.3 숄더 어브덕션 Shoulder abduction

- 바로 선 자세에서 손등이 위로(앞으로) 보게 밴드를 잡고 중립 척추를 유지하며 균형을 잡는다.
- 숨을 내쉬면서 팔을 몸통 옆으로 뻗는다.
- 숨을 들이마시면서 자세를 유지한다.
- 숨을 내쉬면서 시작 자세로 돌아온다.
- 5~10회 반복한다.

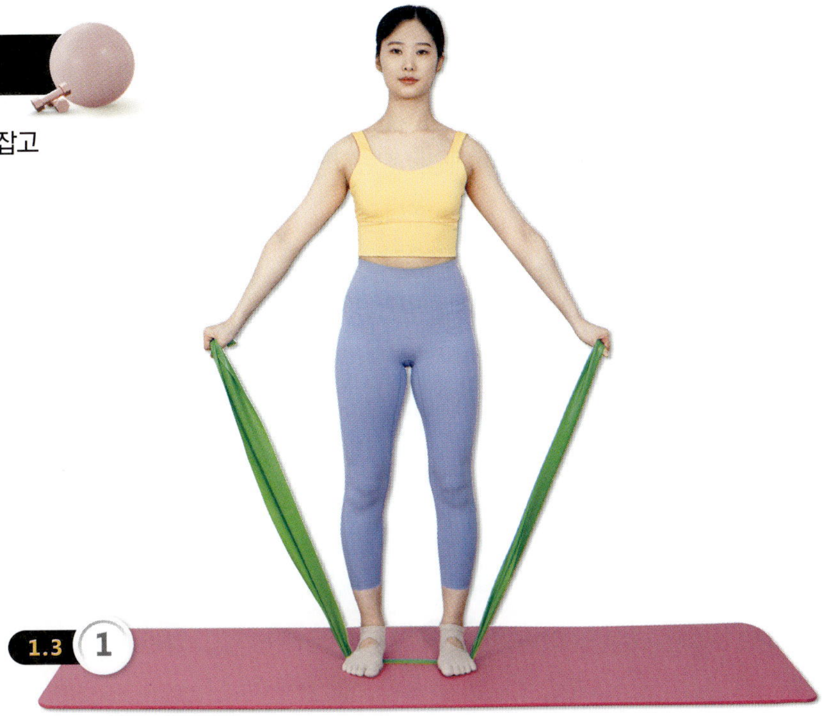

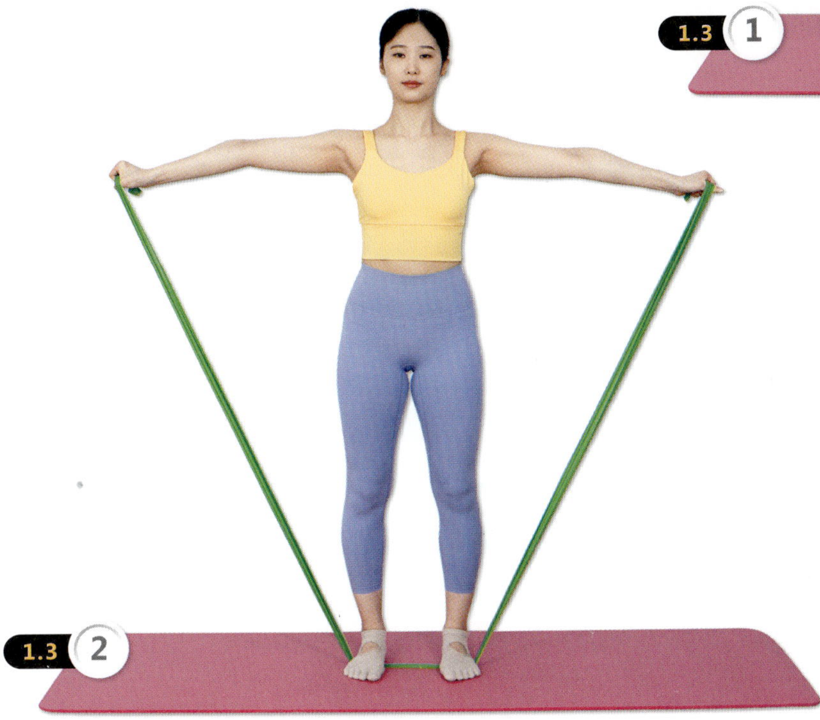

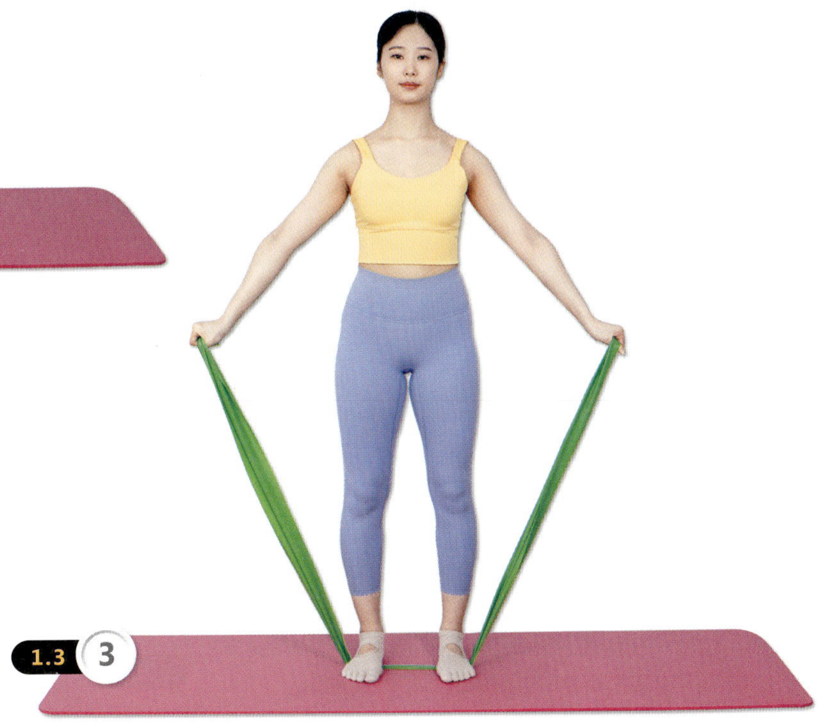

1.4 엘보우 플렉션 Elbow flexion

- 바로 선 자세에서 손등이 아래로 보게 밴드를 잡고 중립 척추를 유지하며 균형을 잡는다.
- 숨을 내쉬면서 팔꿈치를 굽힌다.
- 숨을 들이마시면서 자세를 유지한다.
- 숨을 내쉬면서 시작 자세로 돌아온다.
- 5~10회 반복한다.

1.4 1

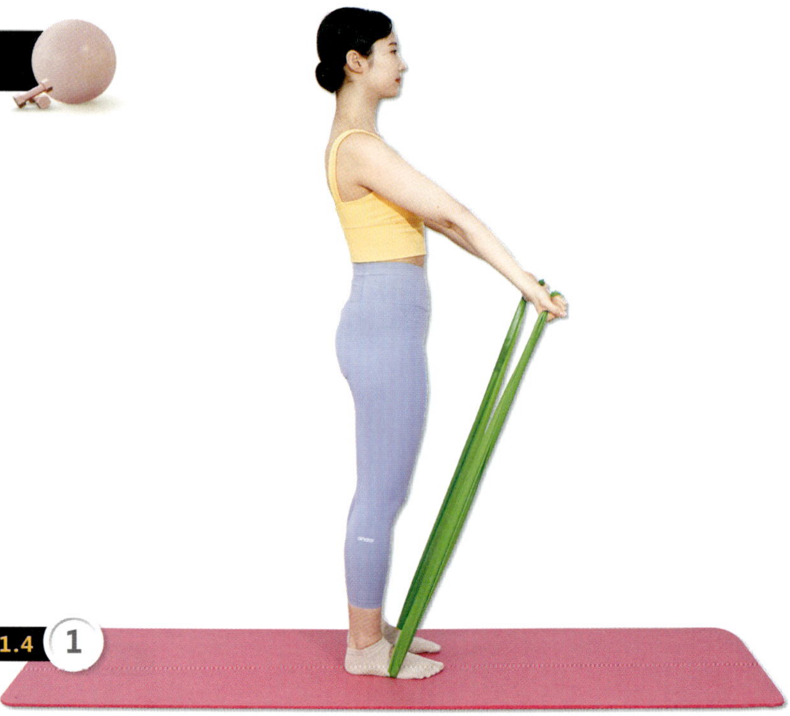

1.4 2

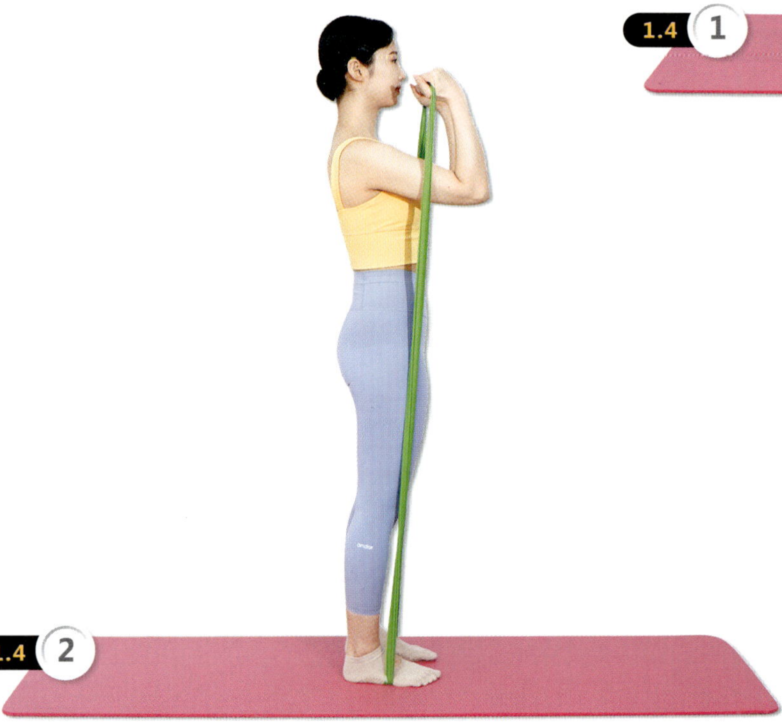

1.4 3

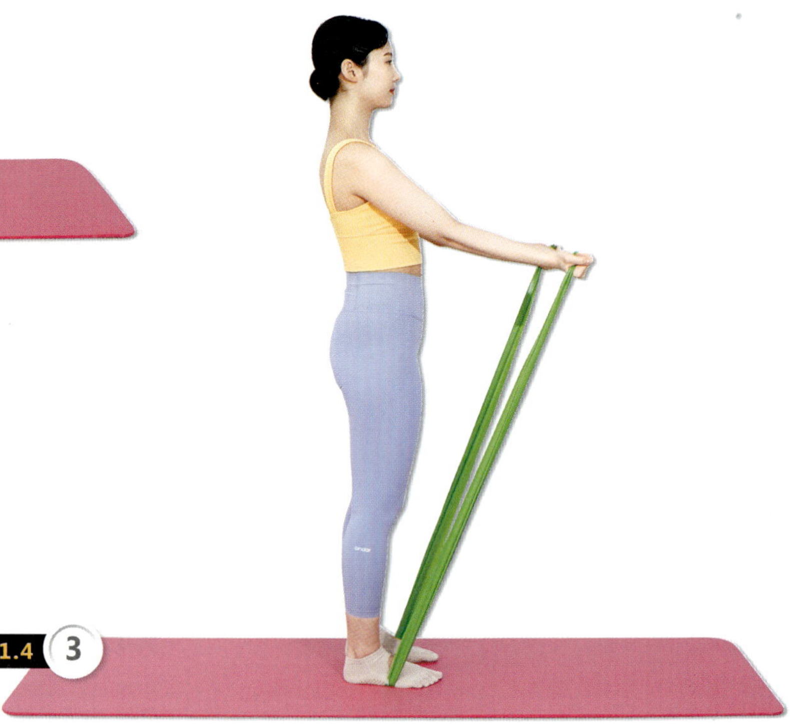

1.5 트위스트 Twist

- 바로 선 자세에서 손등이 위로(앞으로) 보게 밴드를 잡고 중립 척추를 유지하며 균형을 잡는다.
- 숨을 내쉬면서 팔을 몸통 옆으로 뻗는다.
- 숨을 들이마시면서 자세를 유지한다.
- 숨을 내쉬면서 하체를 고정하고 척추를 돌림한다.
- 숨을 들이마시면서 자세를 유지한다.
- 숨을 내쉬면서 시작 자세로 돌아온다.
- 반대쪽도 같은 방법으로 실시한다.
- 5~10회 반복한다.

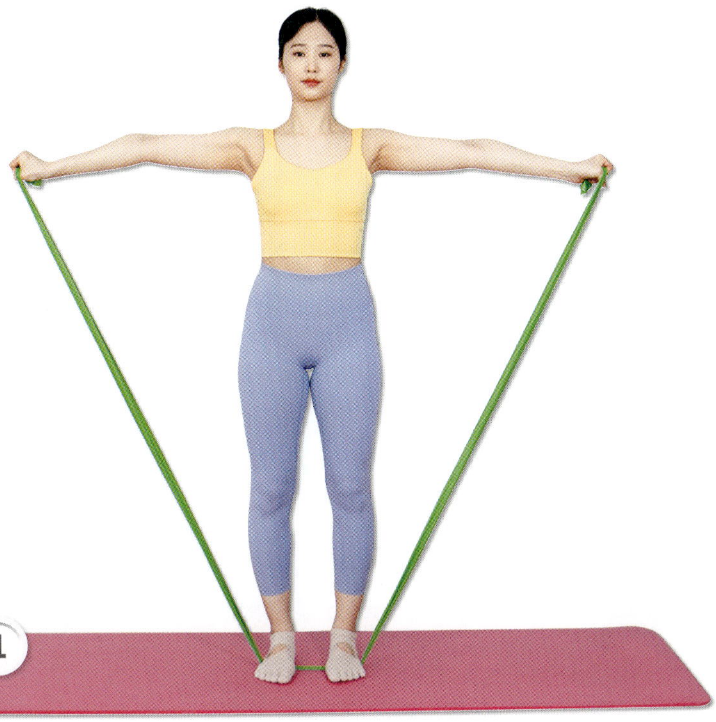

1.5 1

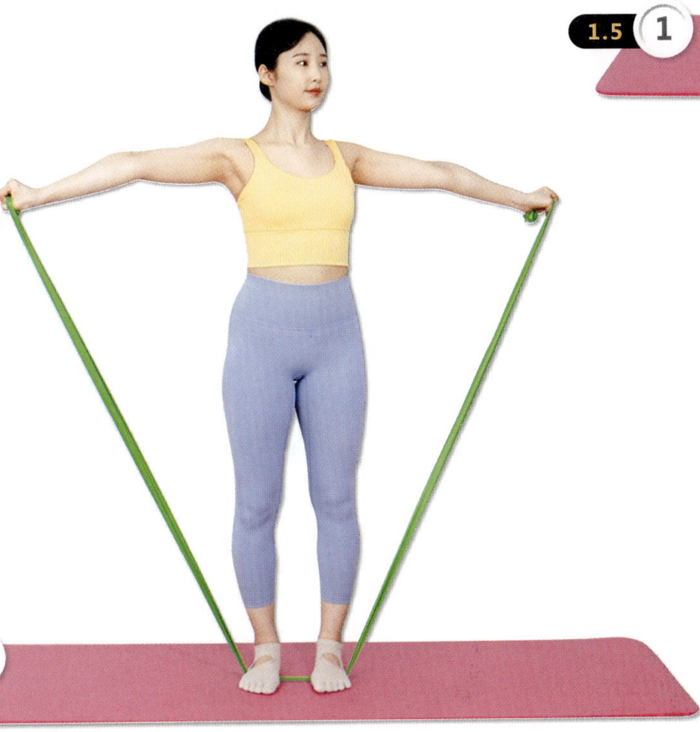

1.5 2

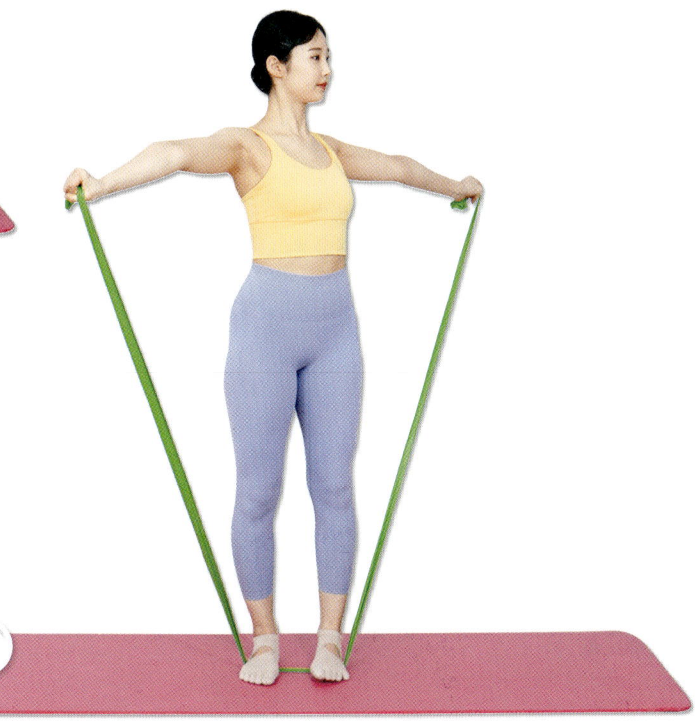

1.5 3

1.5 4

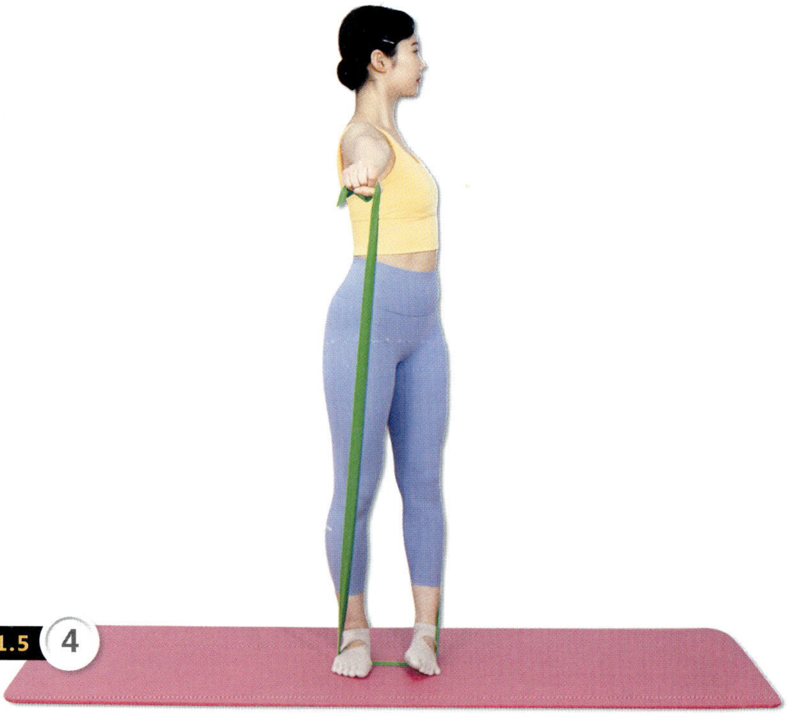

1.5 5

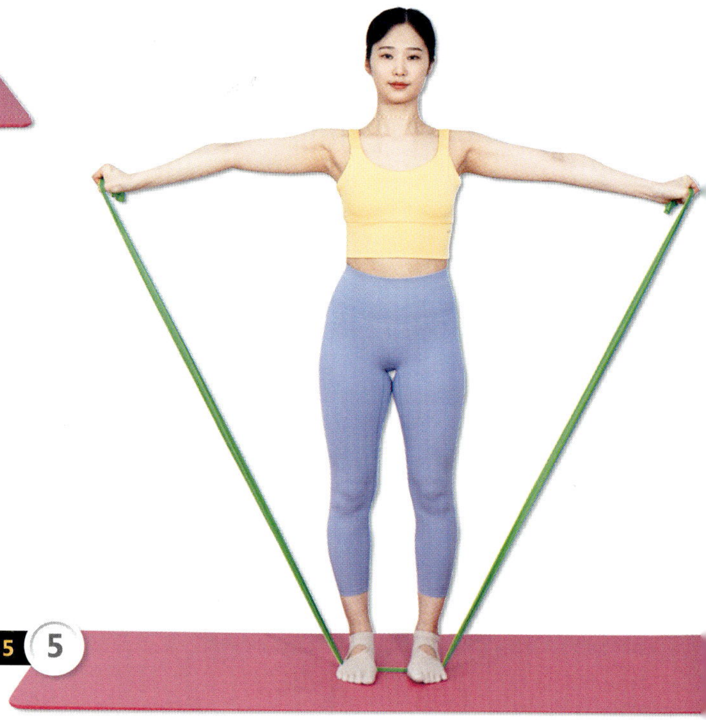

1.5 6

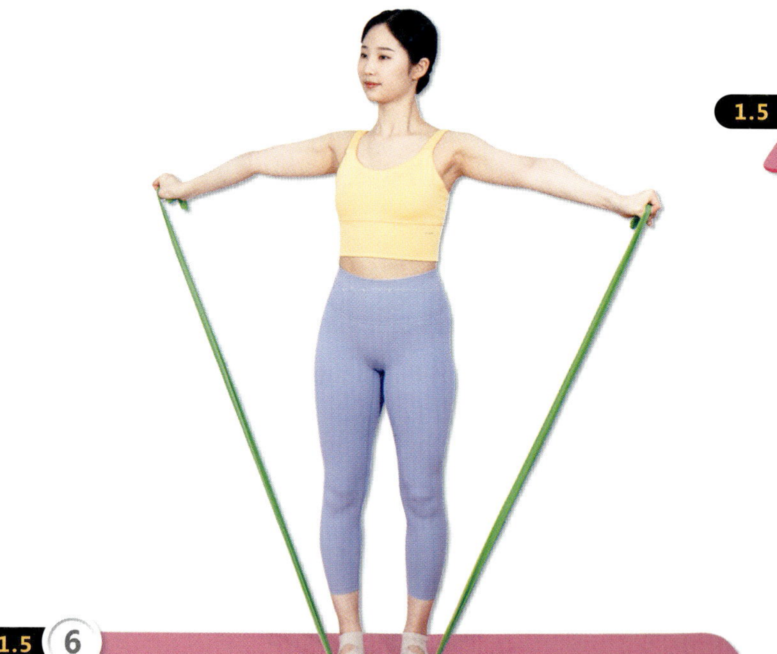

1.5 7

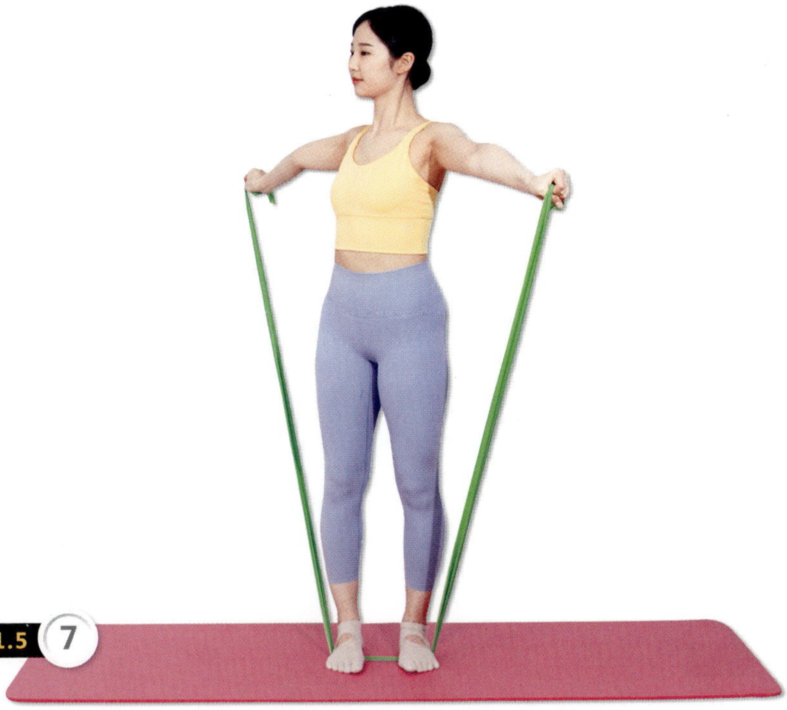

1.5 8

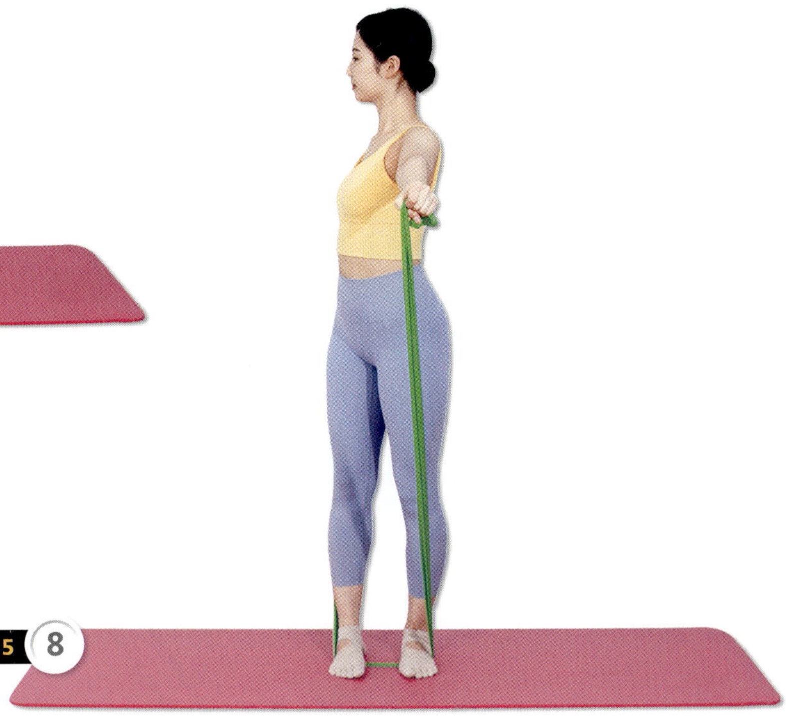

1.5 9

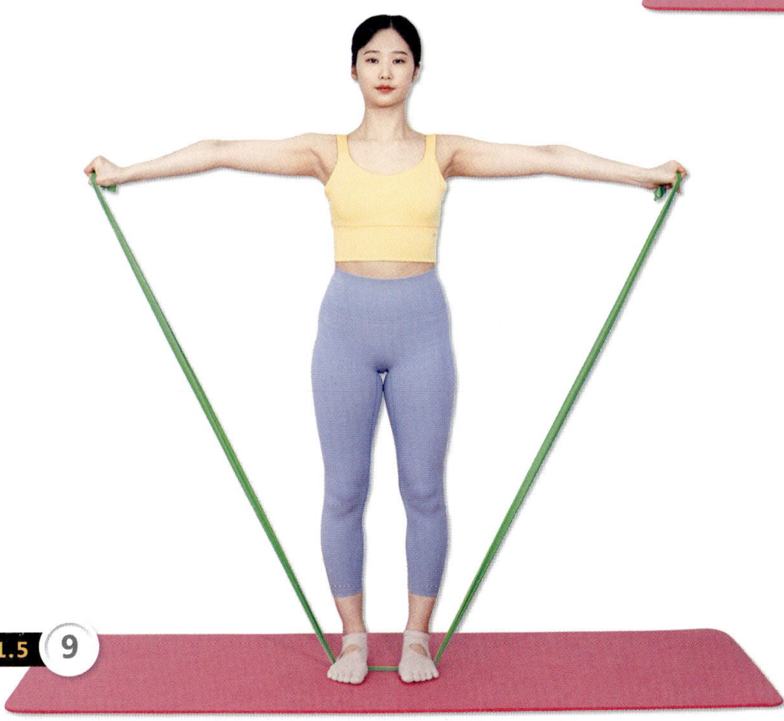

1.6 넙다리갈래근 Quadriceps

- 바로 선 자세에서 손등이 위로(앞으로) 보게 밴드를 잡고 중립 척추를 유지하며 균형을 잡는다.
- 숨을 내쉬면서 팔을 몸통 앞으로 어깨 높이까지 올리며 무릎을 굽혀 앉는다(무릎이 발끝을 지나지 않게 앉는다).
- 숨을 들이마시면서 자세를 유지한다.
- 숨을 내쉬면서 무릎을 펴 시작 자세로 돌아온다.
- 10회 반복한다.

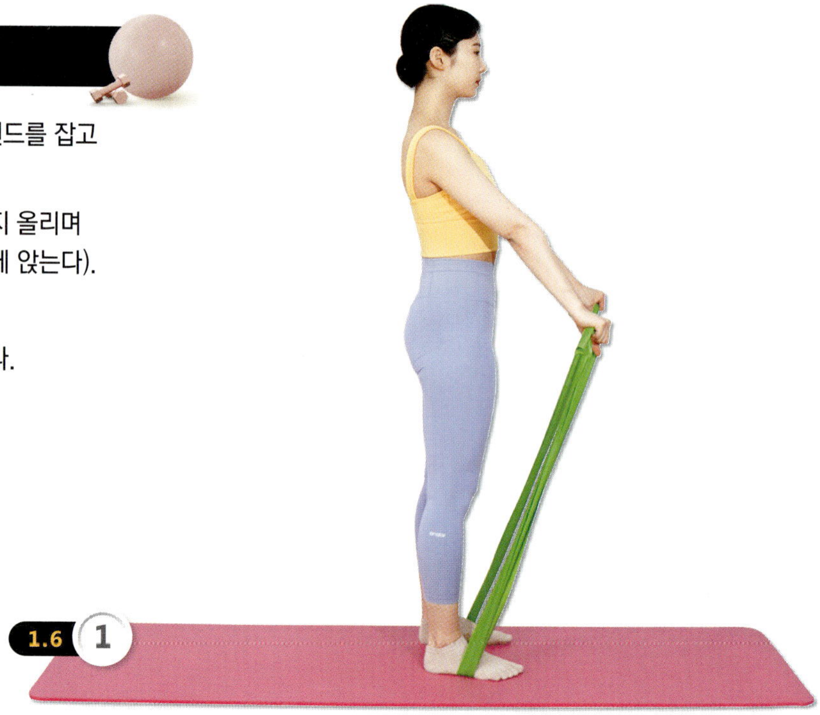

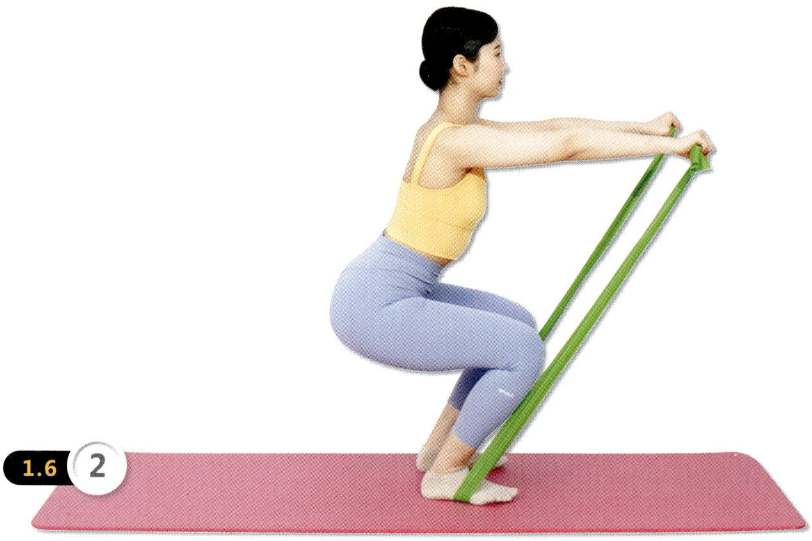

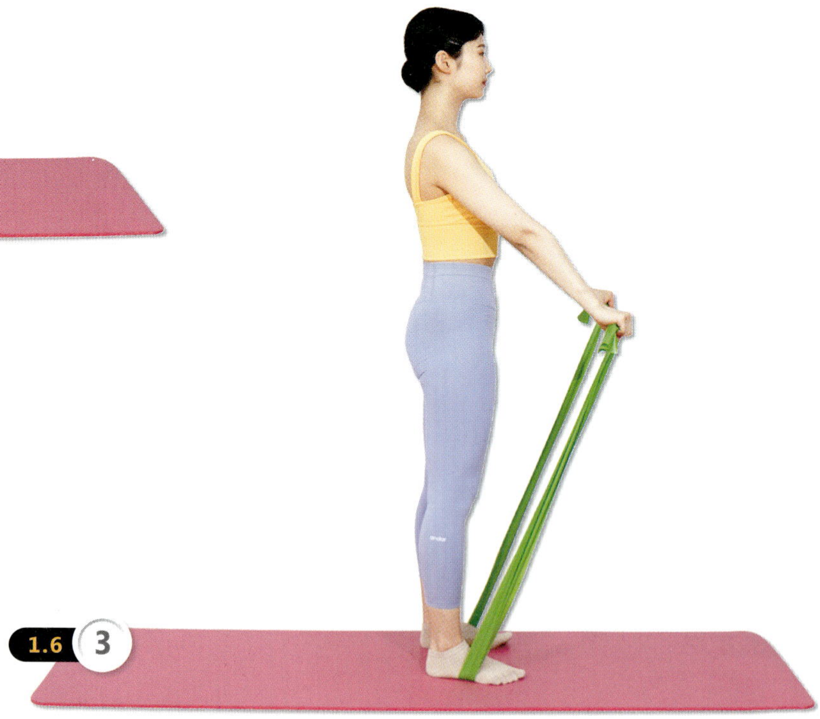

02 시팅 포지션 Sitting position

2.1 프로그 라운드 백 Frog round back

- 앉은 자세에서 밴드를 어깨에 걸어 밴드 끝을 잡고 중립 척추를 유지한다.
- 숨을 내쉬면서 팔을 몸통 중앙으로 모으면서 머리부터 척추뼈를 분절하며 내려간다(C-곡선).
- 숨을 들이마시면서 자세를 유지한다.
- 숨을 내쉬면서 꼬리뼈부터 차례로 분절하면서 시작 자세로 돌아온다.
- 10회 반복한다.

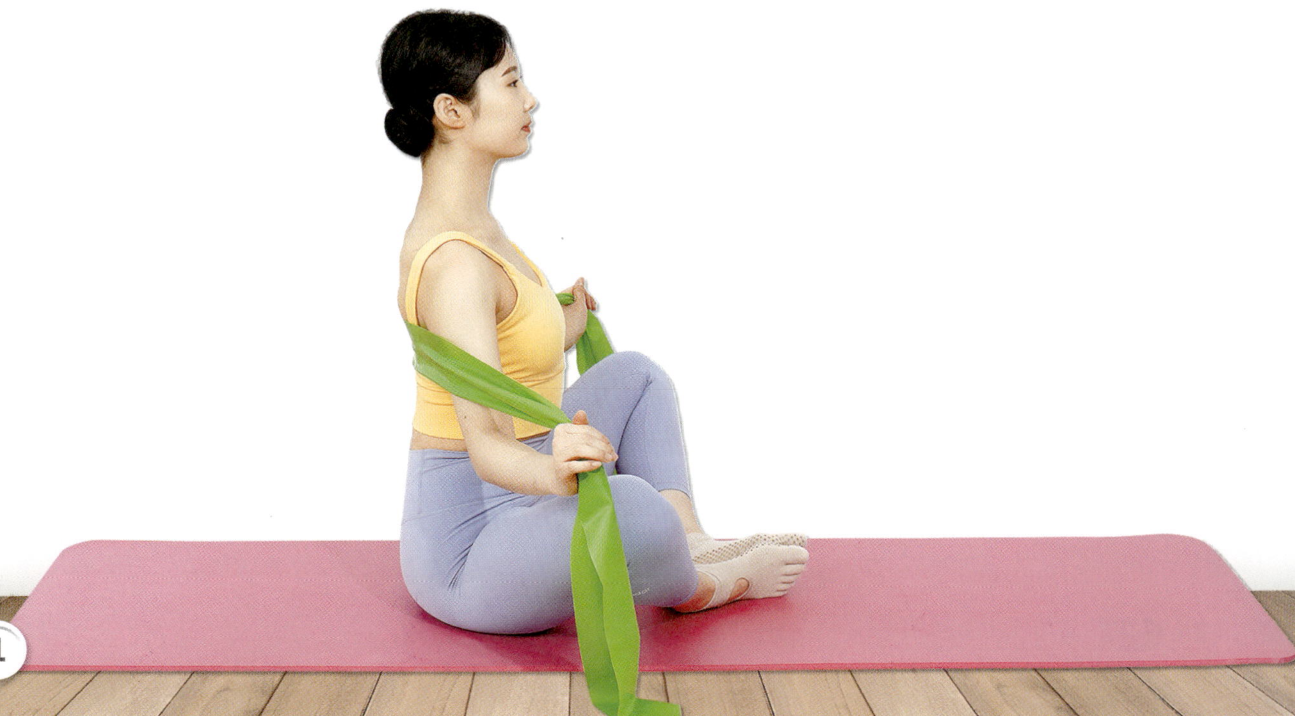

2.1 ①

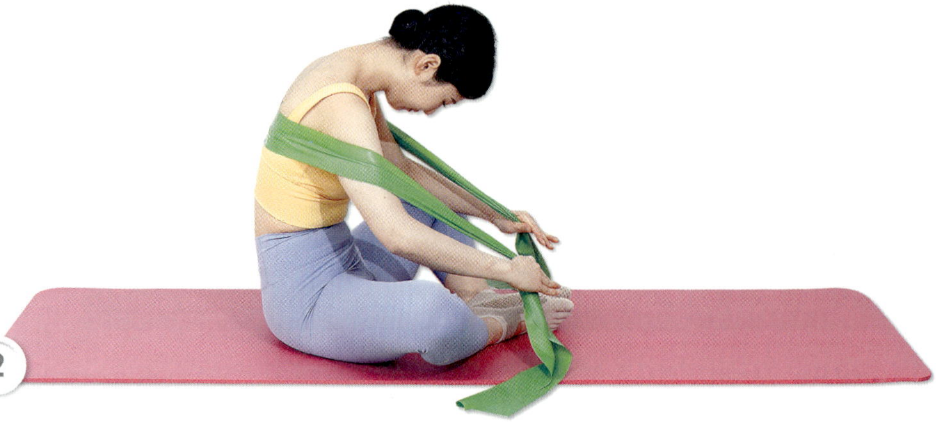

2.1 2

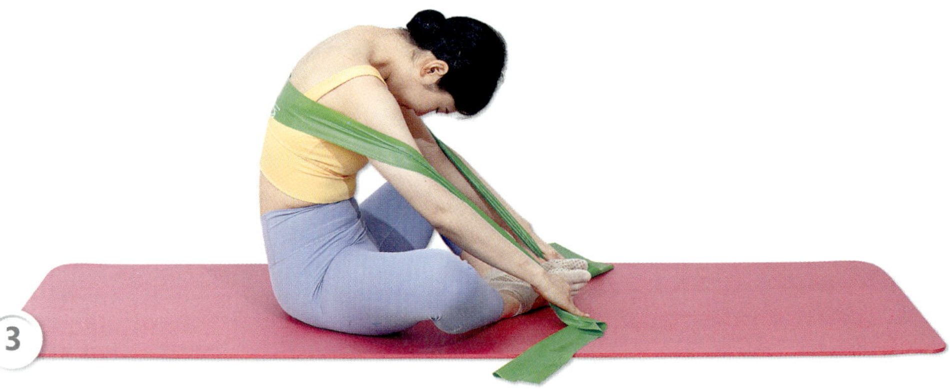

2.1 3

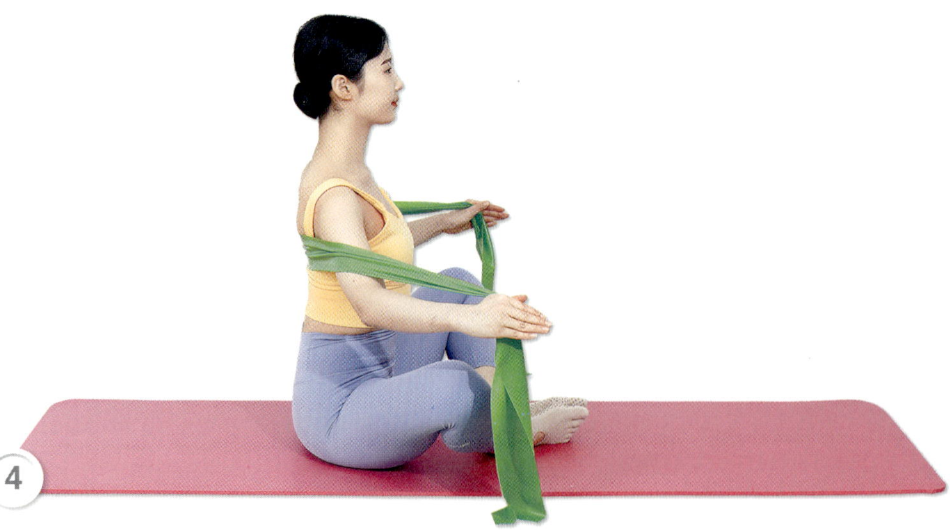

2.1 4

2.2 레그 스트레이트 라운드 백 Leg straight round back

- 앉은 자세에서 밴드를 어깨에 걸고 밴드 끝을 잡아 양팔을 옆으로 뻗는다. 양쪽 무릎을 펴고 중립 척추를 유지한다.
- 숨을 내쉬면서 팔을 몸통 중앙으로 모으면서 목뼈부터 척추를 분절하며 내려간다(C-곡선).
- 숨을 들이마시면서 자세를 유지한다.
- 숨을 내쉬면서 꼬리뼈부터 차례로 분절하면서 시작 자세로 돌아온다.
- 10회 반복한다.

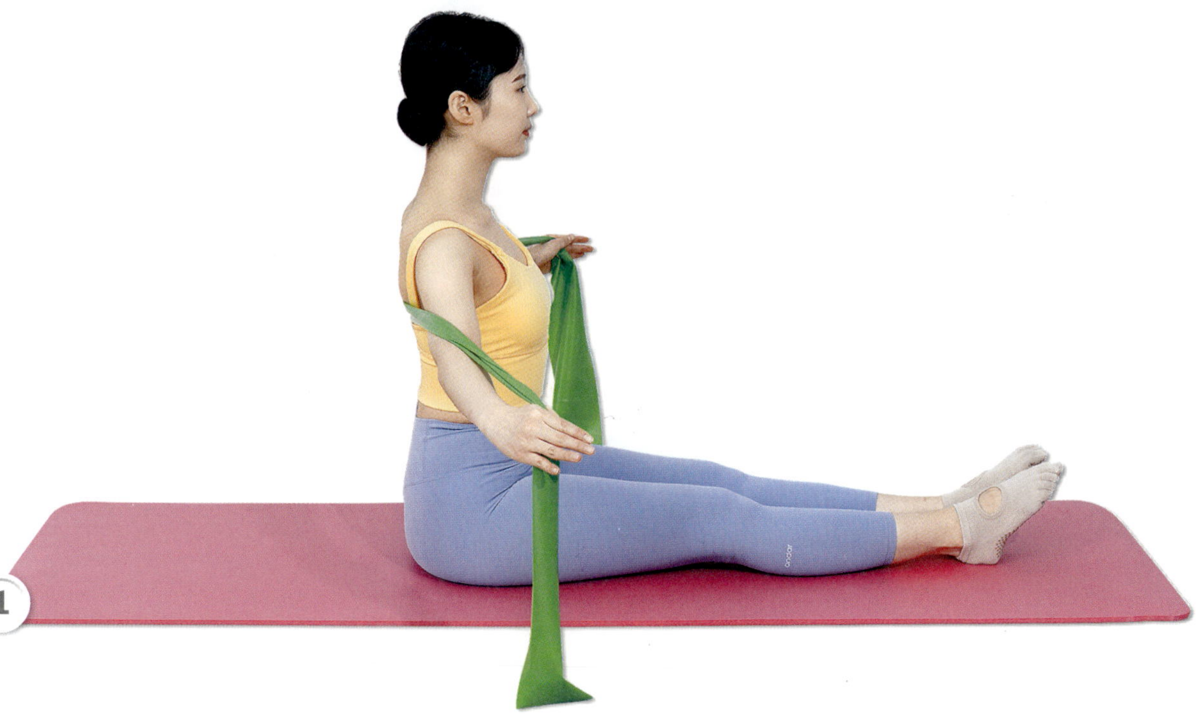

2.2 1

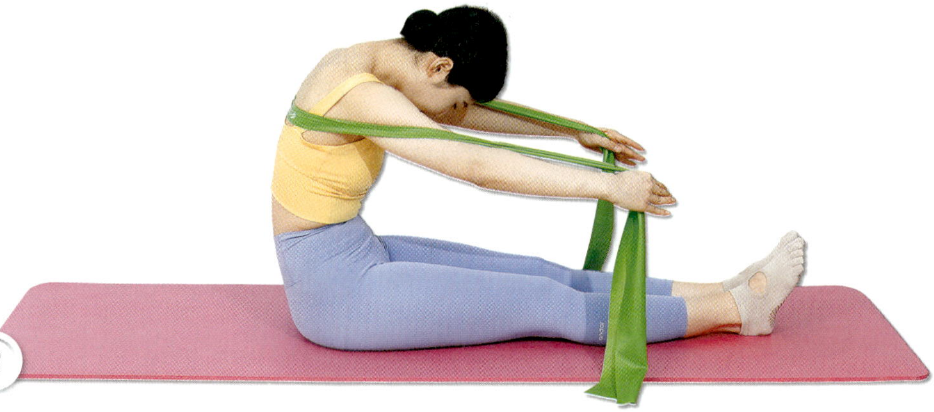

2.2 2

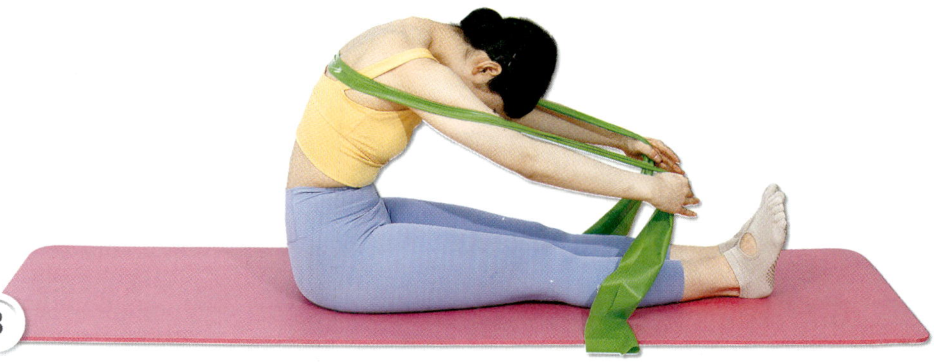

2.2 3

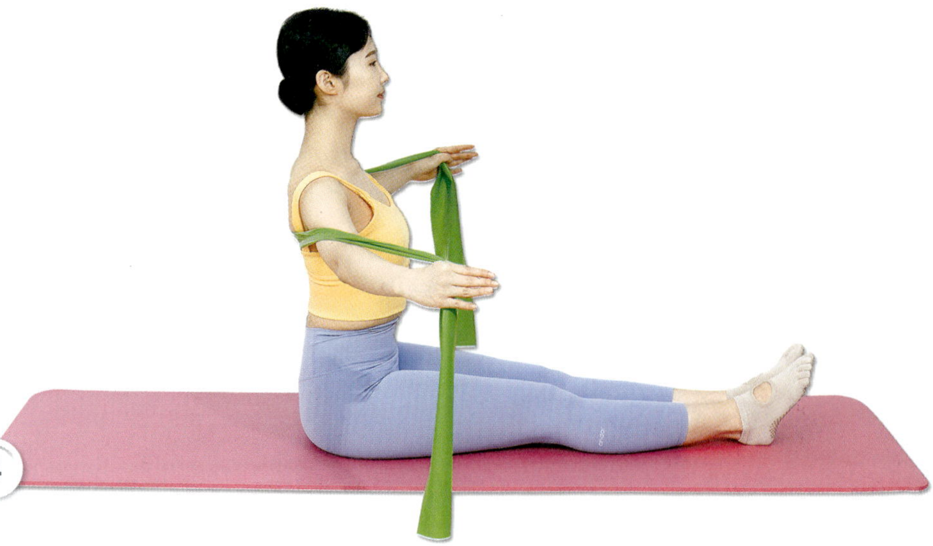

2.2 4

2.3 원 레그 스트레이트 라운드 백 One leg straight round back

- 앉은 자세에서 밴드를 어깨에 걸고 밴드 끝을 잡아 양팔을 옆으로 뻗는다. 한쪽 무릎을 굽히고 중립 척추를 유지한다.
- 숨을 내쉬면서 팔을 몸통 중앙으로 모으면서 목뼈부터 척추를 분절하며 내려간다(C-곡선).
- 숨을 들이마시면서 자세를 유지한다.
- 숨을 내쉬면서 꼬리뼈부터 차례로 분절하면서 시작 자세로 돌아온다.
- 반대쪽도 같은 방법으로 실시한다.
- 10회 반복한다.

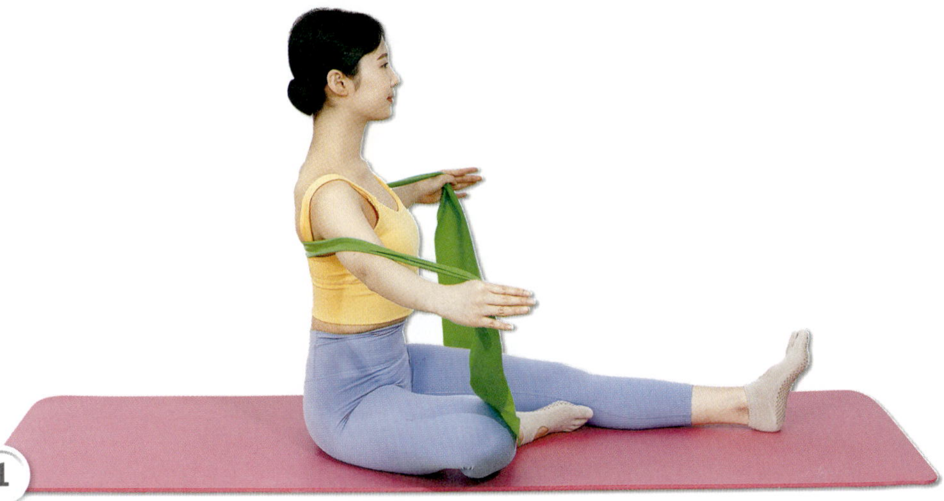

2.3 1

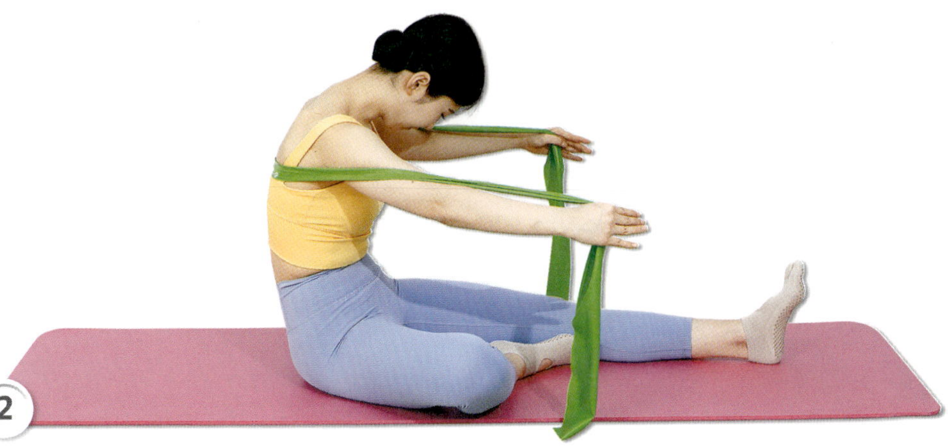

2.3 2

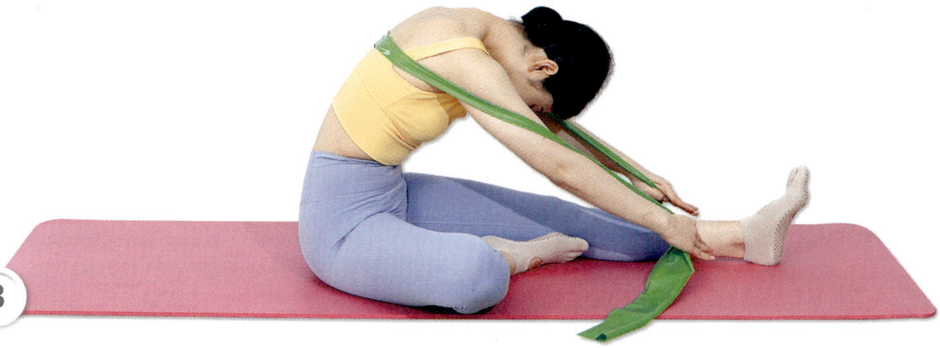

2.3 3

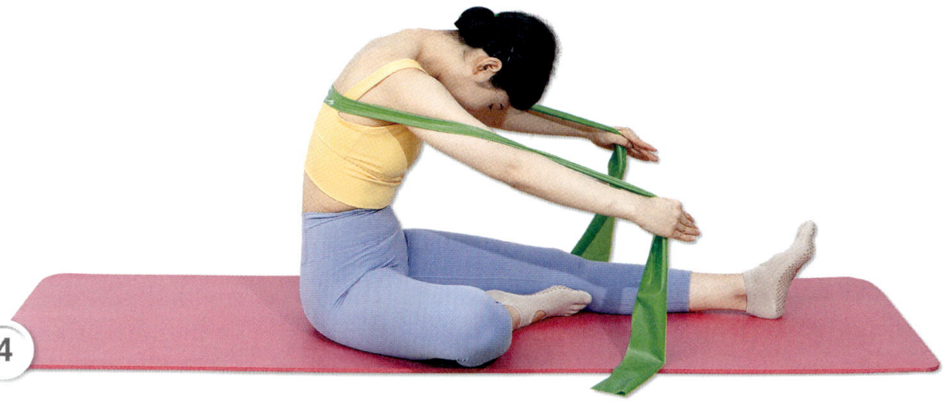

2.3 4

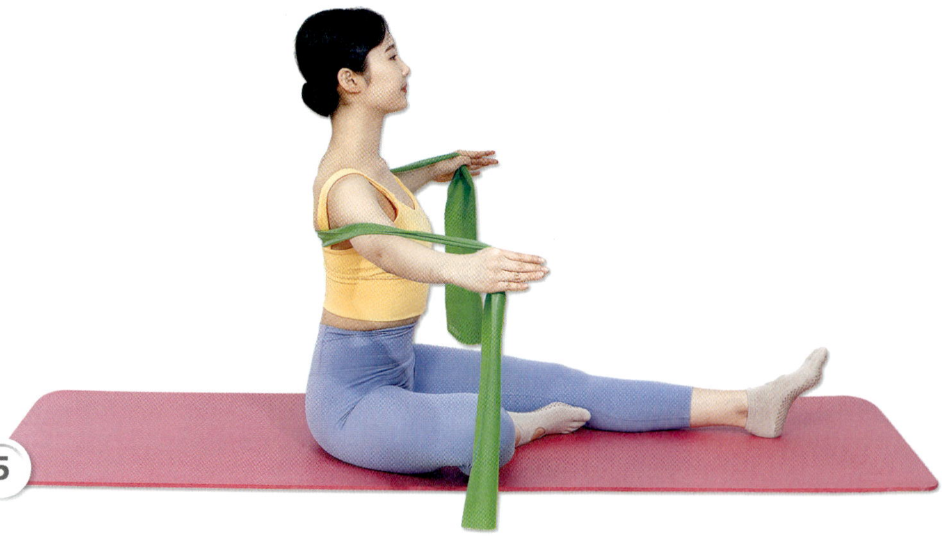

2.3 5

2.4 벤트 레그 머메이드 트위스트 Bent leg mermaid twist

- 인어 자세로 앉아 밴드를 어깨에 걸고 밴드 끝을 잡아 양팔을 앞으로 뻗는다. 중립 척추를 유지한다.
- 숨을 내쉬면서 팔을 몸통 옆으로 돌림한다.
- 숨을 들이마시면서 자세를 유지한다.
- 숨을 내쉬면서 시작 자세로 돌아온다.
- 반대쪽도 같은 방법으로 실시한다.
- 10회 반복한다.

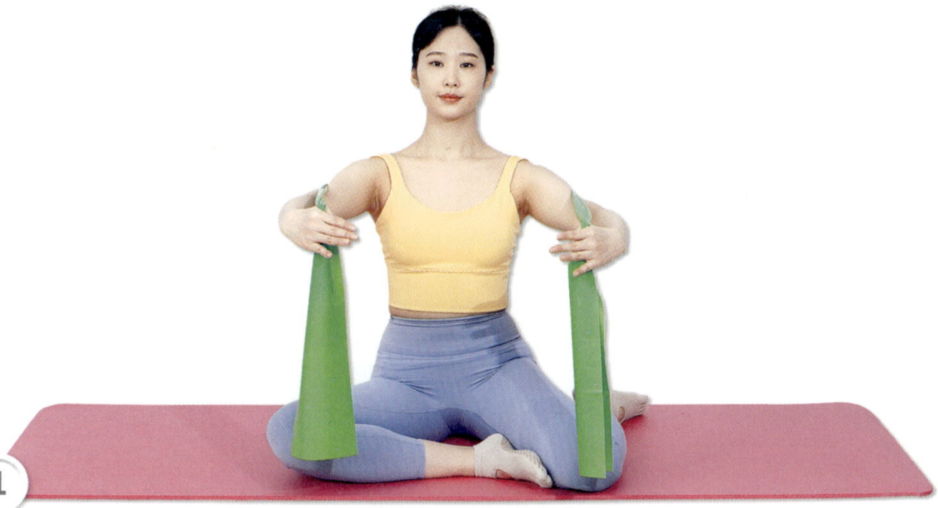

2.4 1

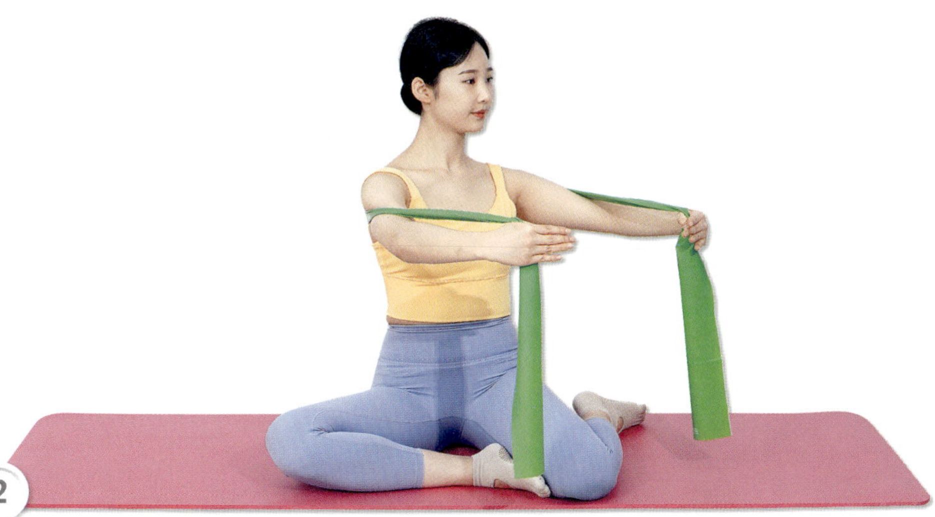

2.4 2

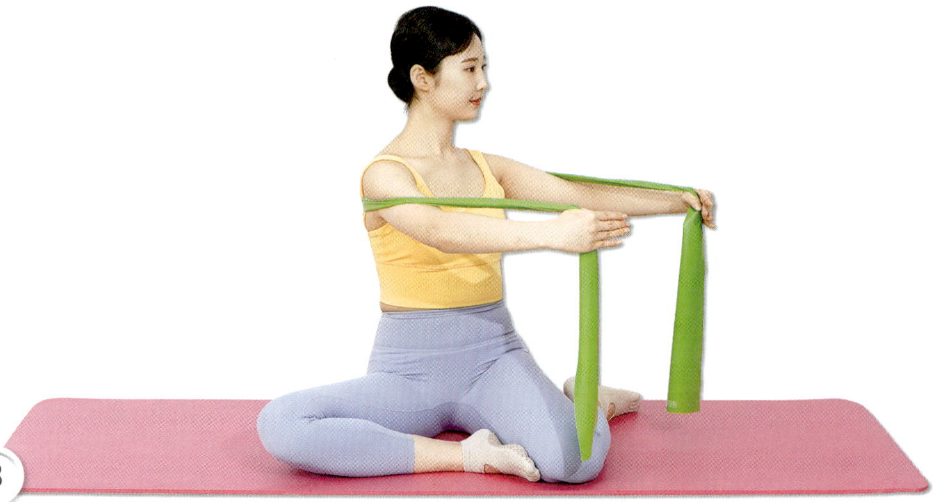

2.4 3

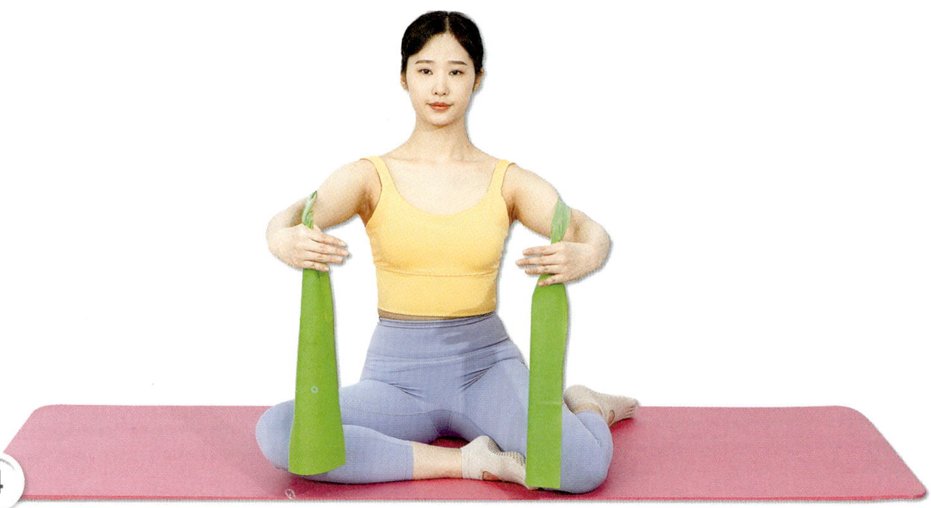

2.4 4

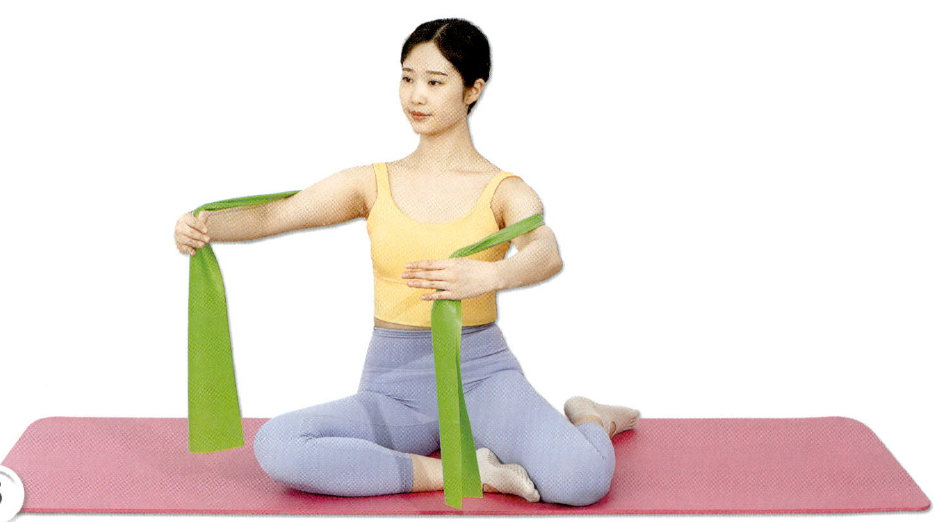

2.4 5

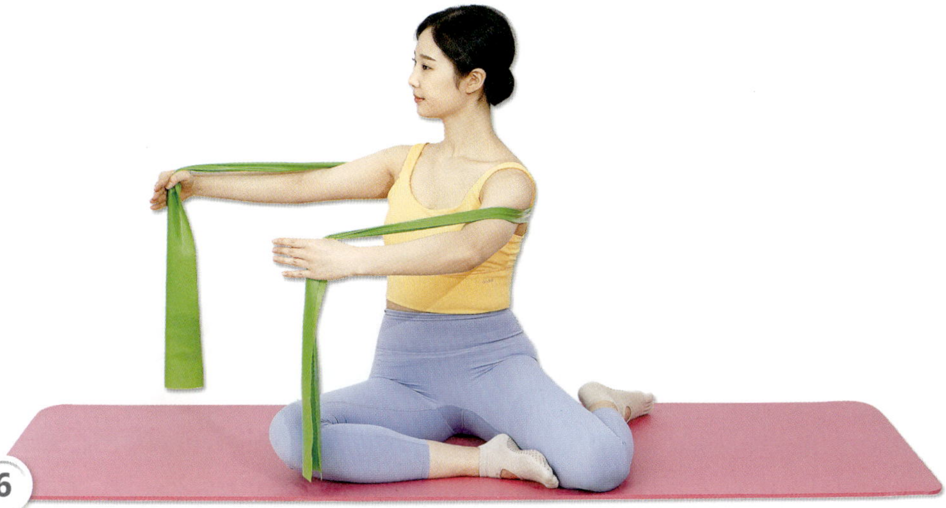

2.4 6

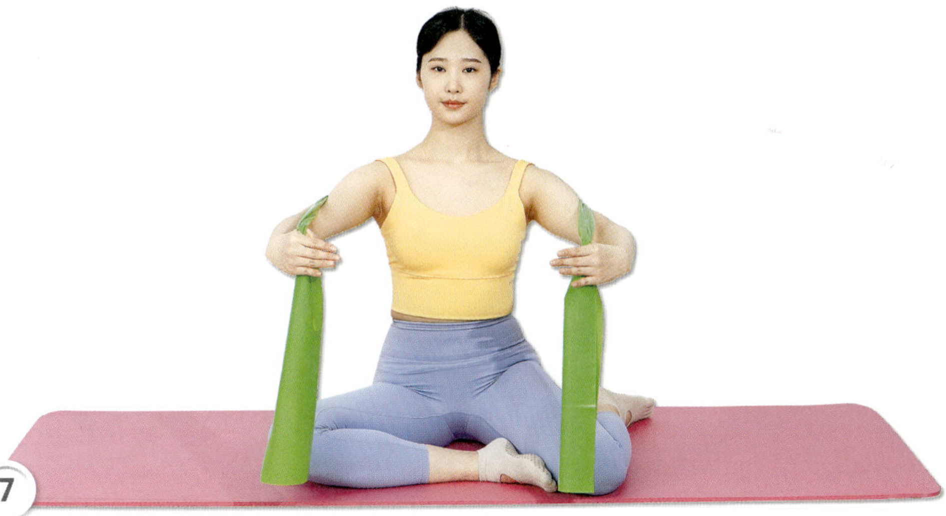

2.4 7

2.5 스파인 트위스트 Spine twist

- 두 다리를 뻗어 발끝을 몸 쪽으로 굽혀 앉아 밴드를 어깨에 걸어 손등이 위를 보도록 밴드 끝을 잡고 중립 척추를 유지한다.
- 팔을 몸통 옆으로 뻗어 내쉬는 호흡으로 세 번에 나눠 몸통을 돌림한다.
- 숨을 들이마시면서 시작 자세로 돌아온다.
- 반대쪽도 같은 방법으로 실시한다.
- 5회 반복한다.

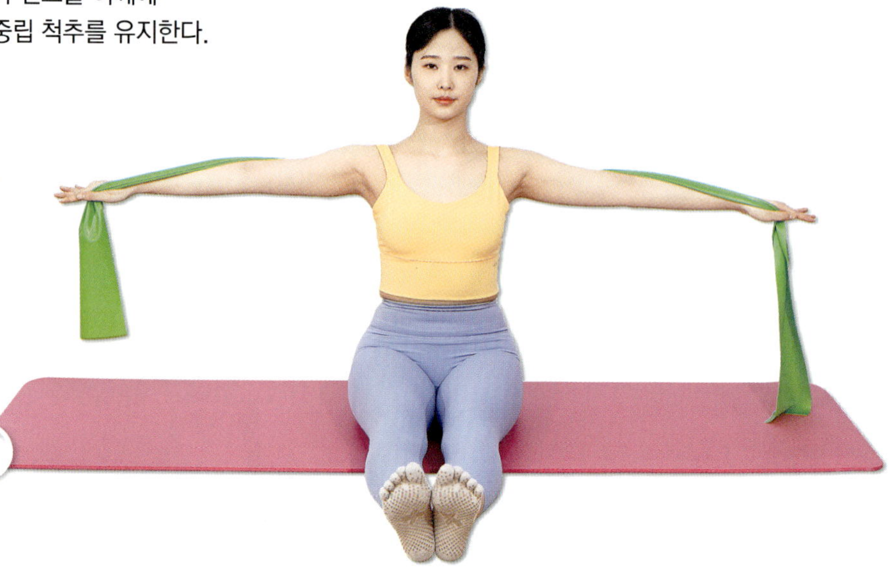

2.5 1

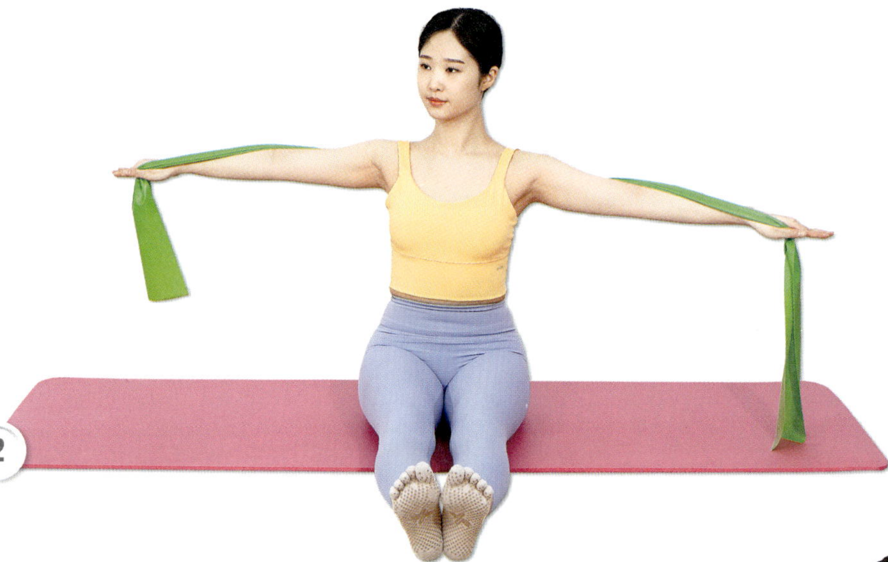

2.5 2

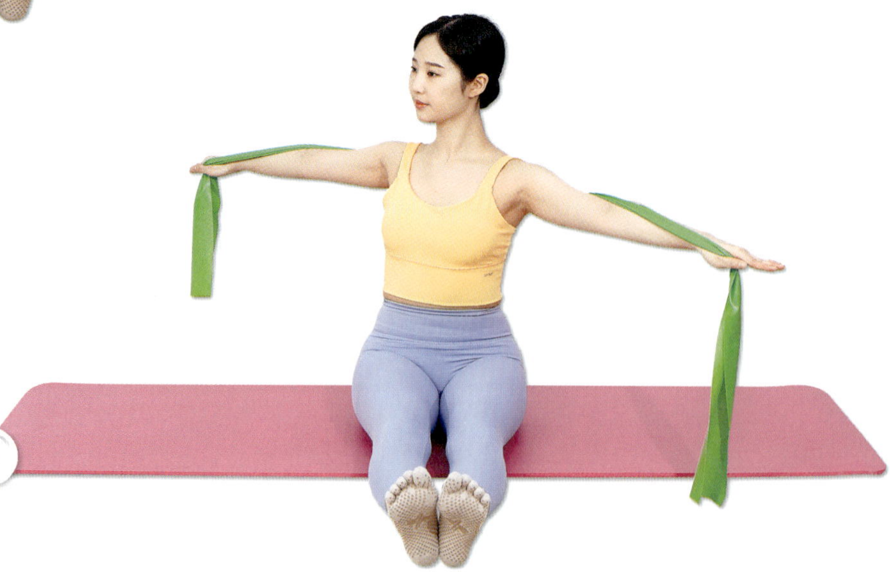

2.5 3

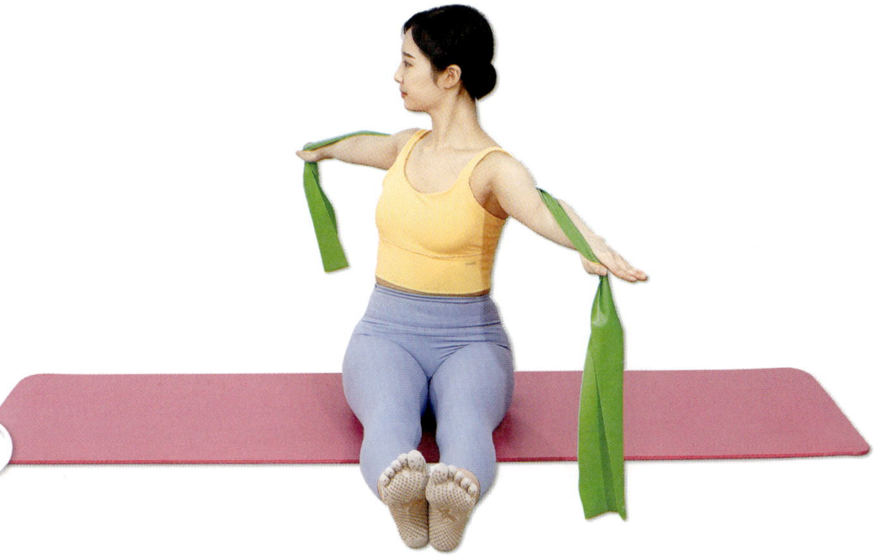

2.5 4

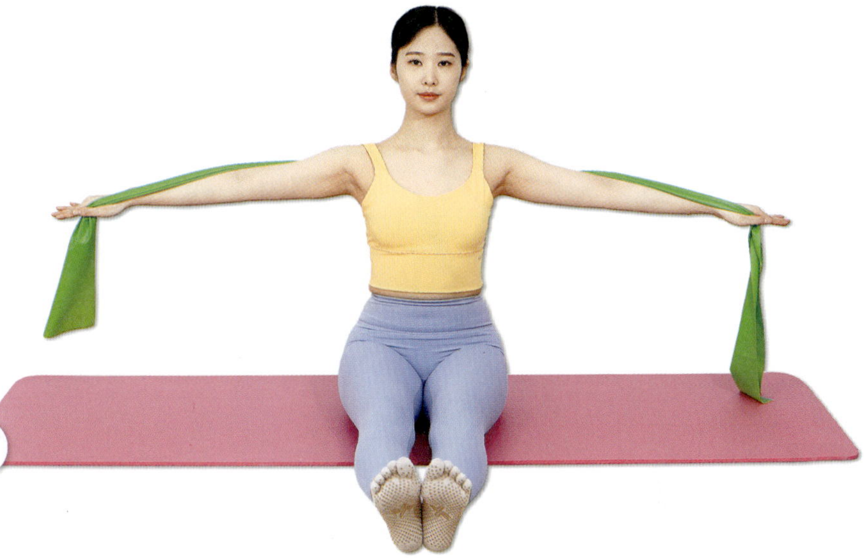

2.5 5

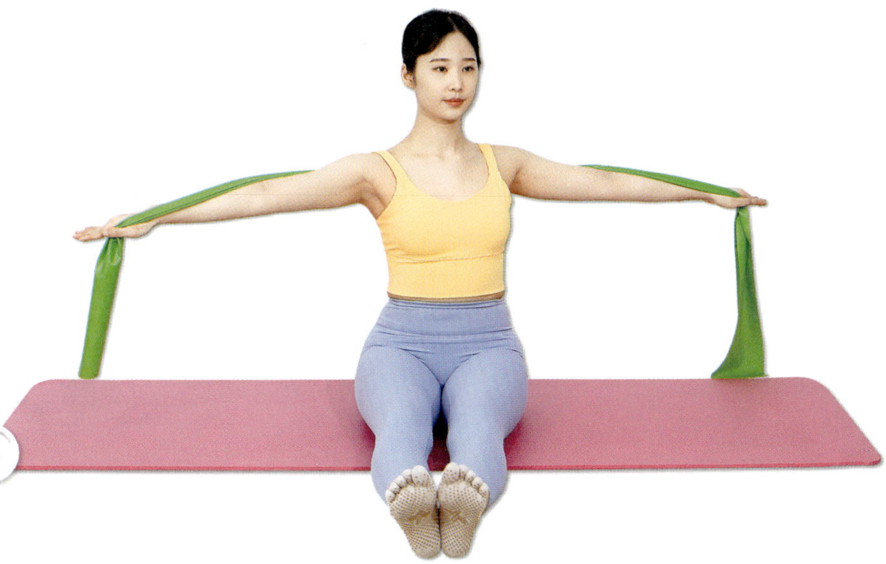

2.5 6

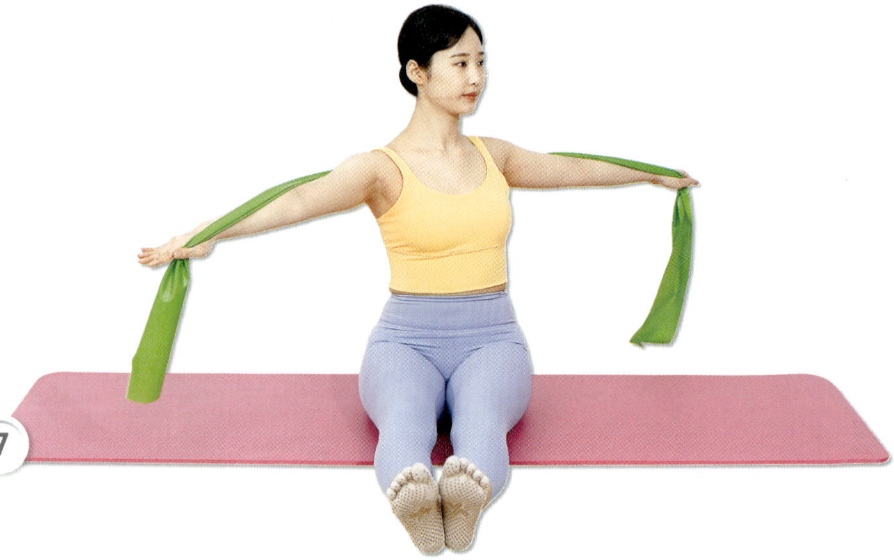
2.5 7

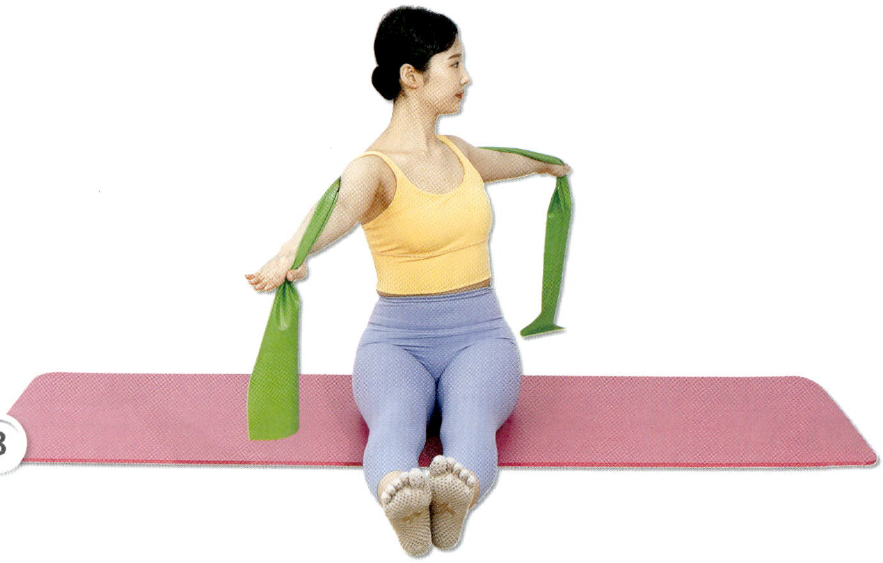
2.5 8

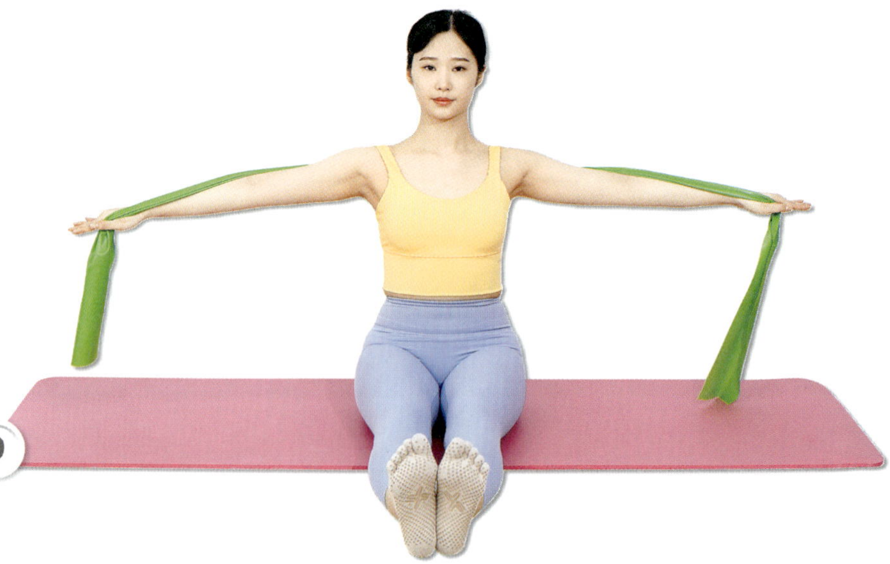
2.5 9

2.6 롤 업 Roll up

- 밴드를 발바닥에 걸고 무릎을 굽혀 앉아 중립 척추를 유지한다.
- 숨을 내쉬면서 척추를 분절하면서 뒤로 굴려 내려간다.
- 숨을 들이마시면서 자세를 유지한다.
- 숨을 내쉬면서 꼬리뼈부터 분절하면서 시작 자세로 돌아온다.
- 5~10회 반복한다.

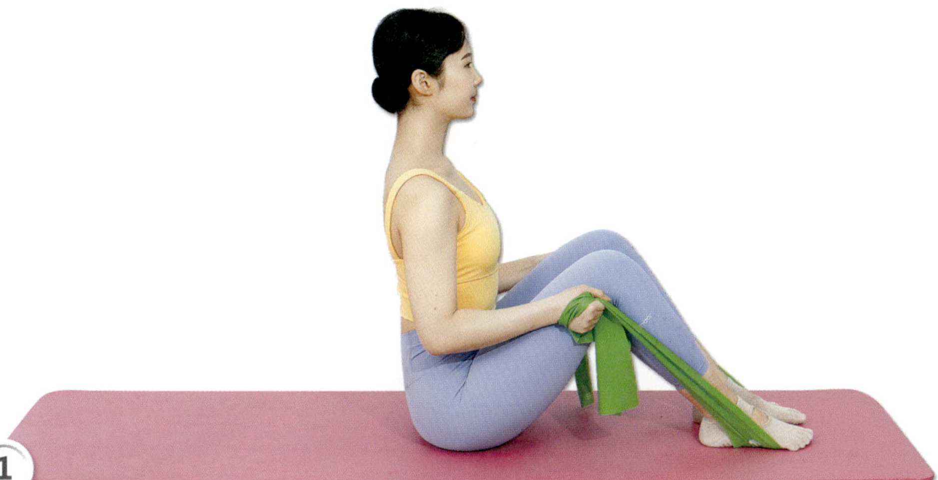

2.6 1

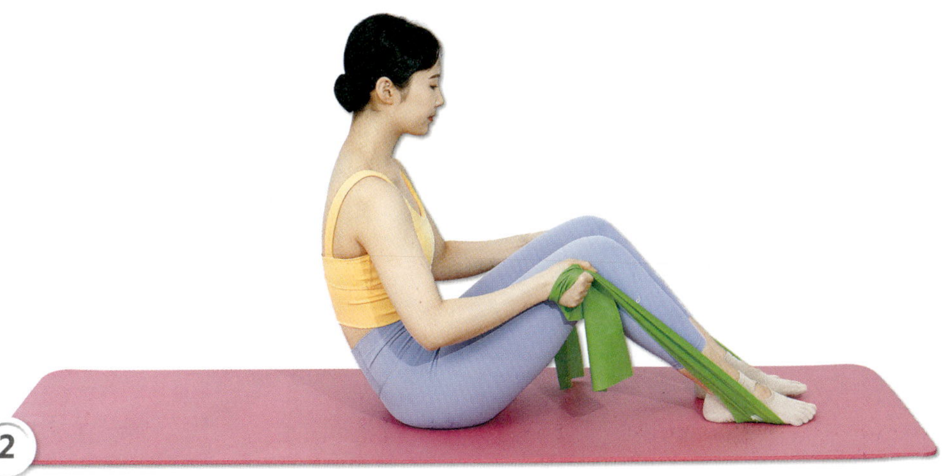

2.6 2

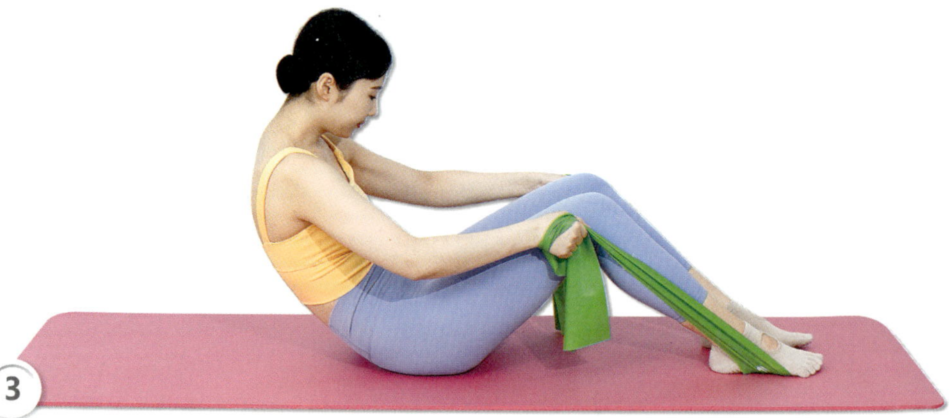

2.6 3

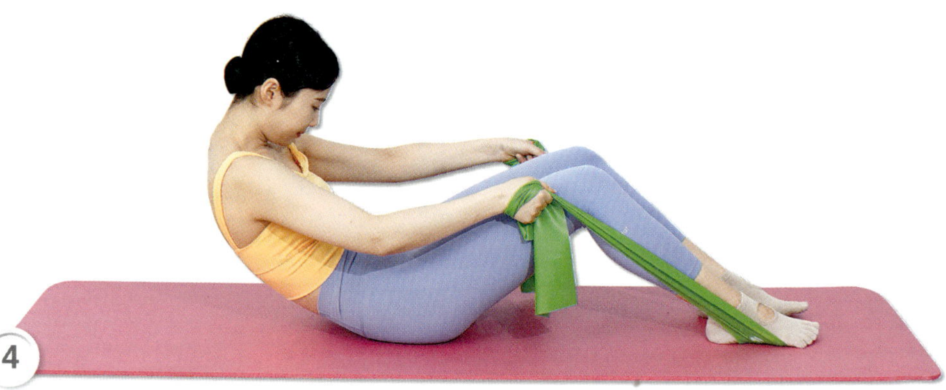

2.6 4

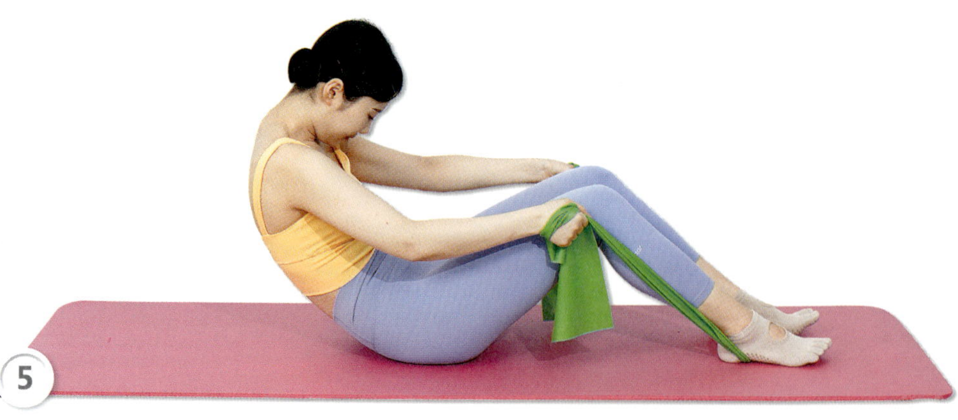

2.6 5

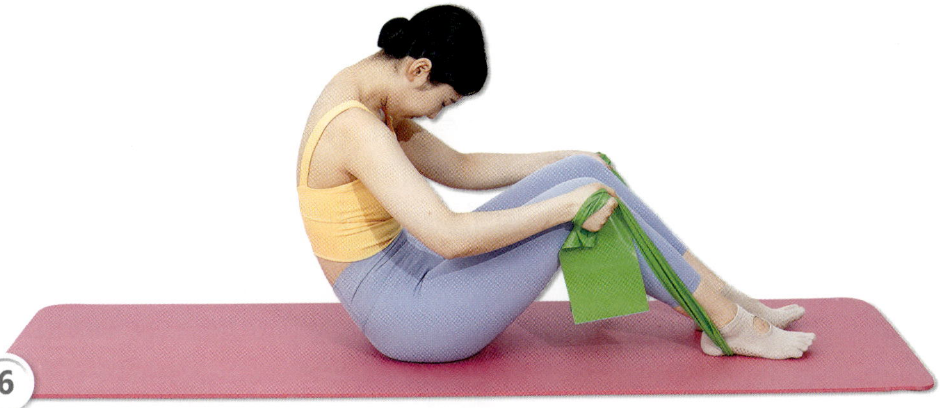

2.6 6

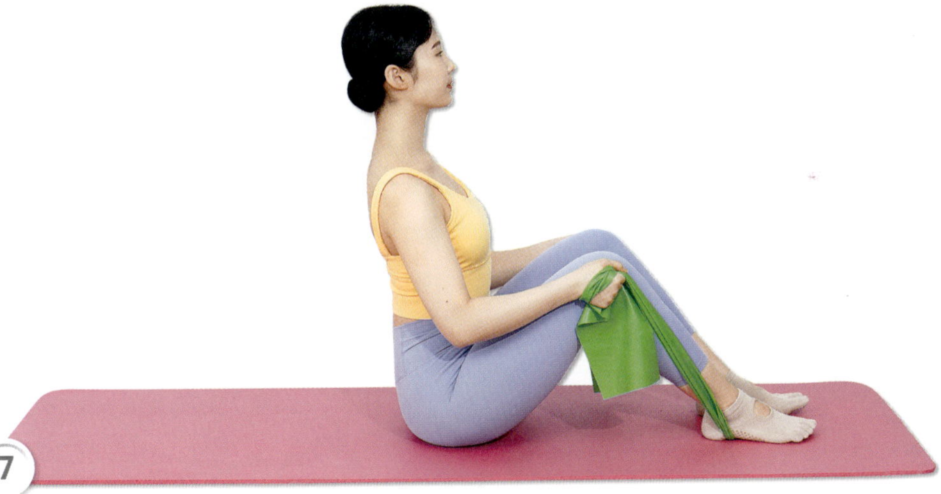

2.6 7

2.7 사이드 롤 업 Side roll up

- 밴드를 발바닥에 걸고 무릎을 굽혀 앉아 중립 척추를 유지한다.
- 숨을 내쉬면서 척추를 분절하면서 뒤로 굴려 내려간다.
- 숨을 들이마시면서 자세를 유지한다.
- 숨을 내쉬면서 몸통을 돌림하여 대각선으로 내려간다.
- 숨을 들이마시면서 자세를 유지한다.
- 숨을 내쉬면서 중립 자세로 돌아온다.
- 반대쪽도 같은 방법으로 실시한다.
- 숨을 내쉬면서 꼬리뼈부터 분절하면서 시작 자세로 돌아온다.
- 5~10회 반복한다.

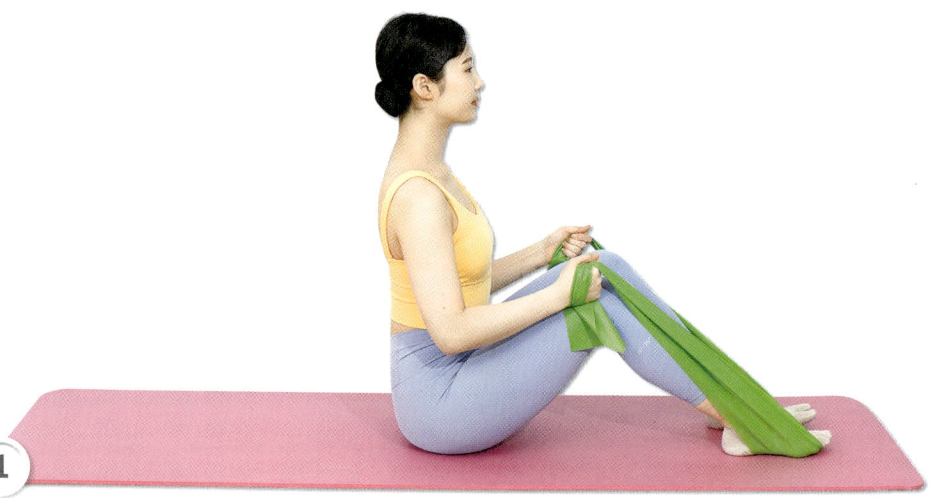

2.7 1

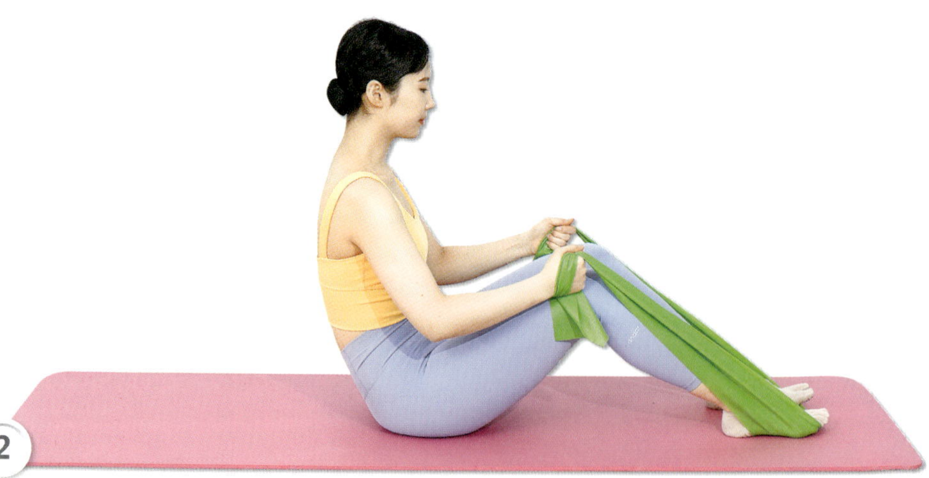

2.7 2

2.7 3

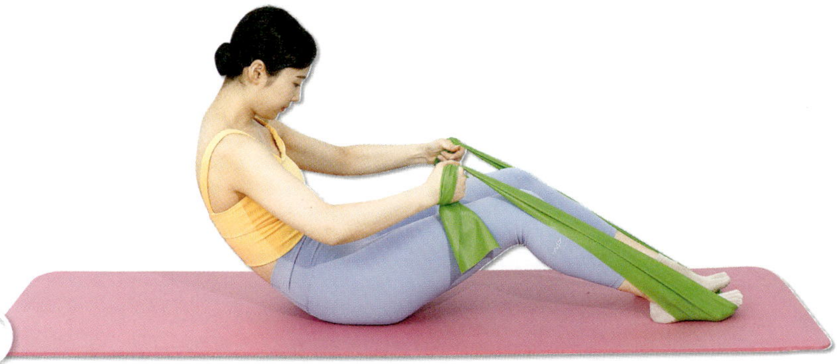

2.7 4

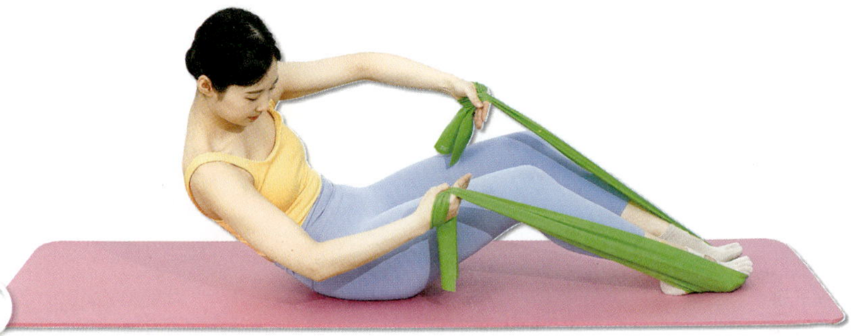

2.7 5

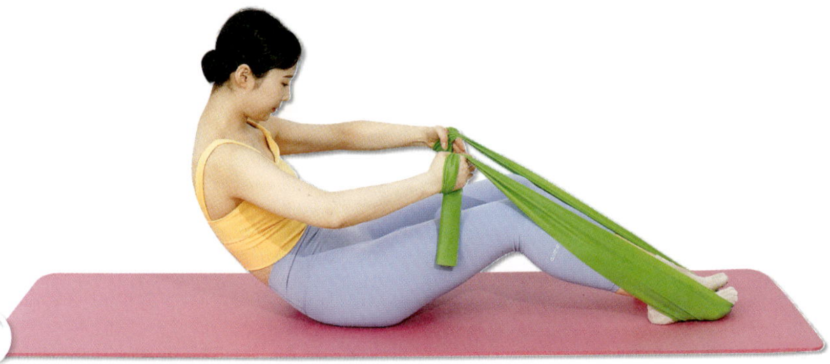

2.7 6

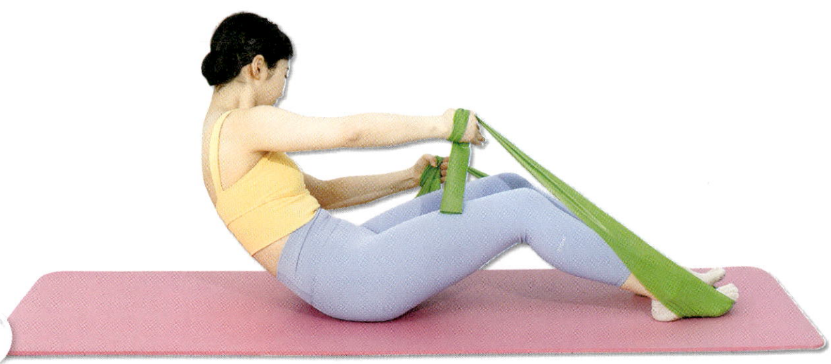

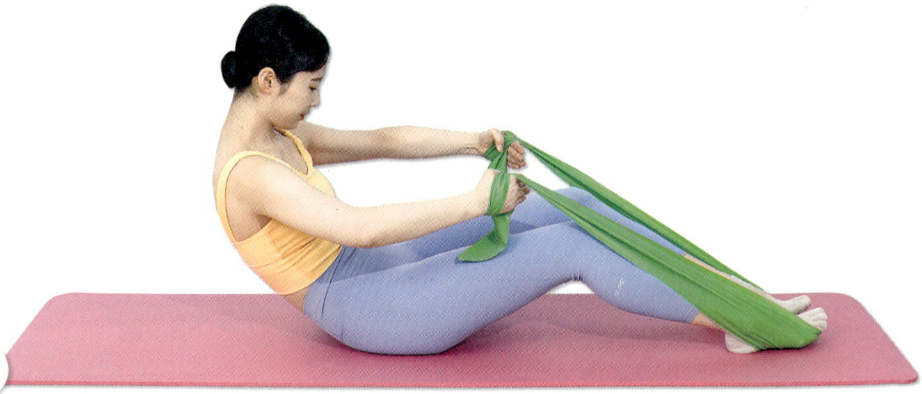

2.7 7

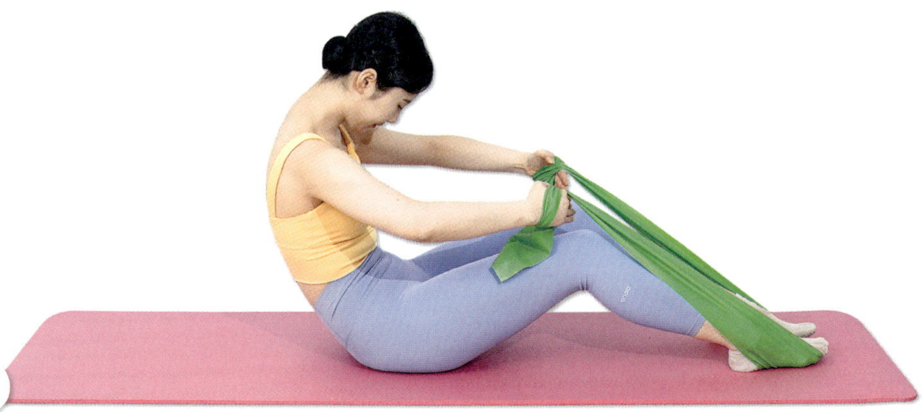

2.7 8

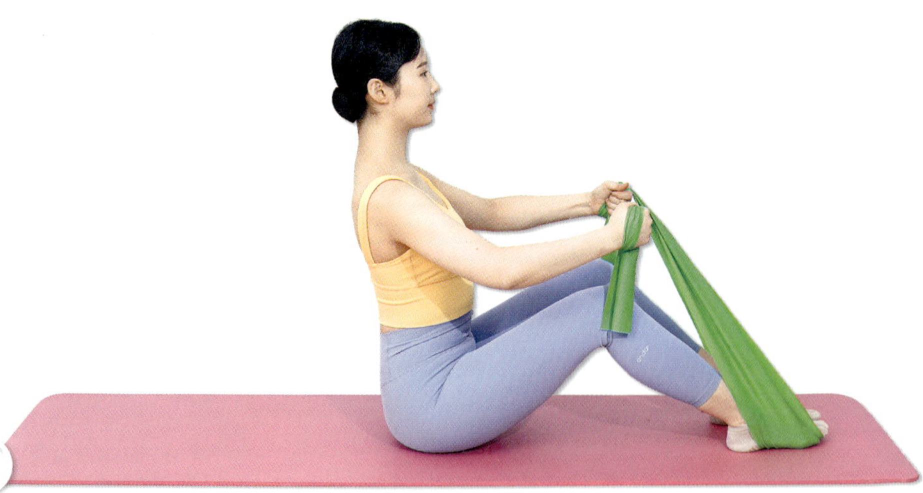

2.7 9

03 수파인 포지션 Supine position

3.1 니 써클 Knee circle

- 바로 누워 무릎 굽힌 자세에서 한쪽 무릎을 굽혀 들어 올린다.
- 밴드를 무릎 밑 허벅지에 걸어서 잡는다.
- 숨을 내쉬면서 중립 골반을 유지하며 무릎으로 원을 그린다.
- 반대쪽도 같은 방법으로 실시한다.
- 5~10회 반복한다.

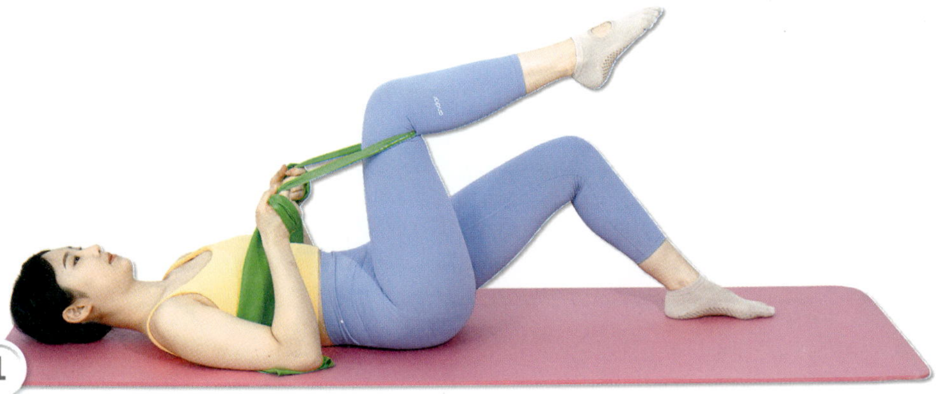

3.1 1

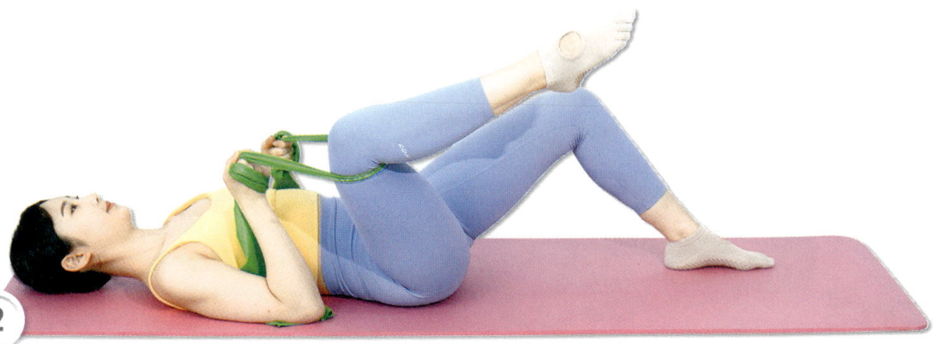

3.1 2

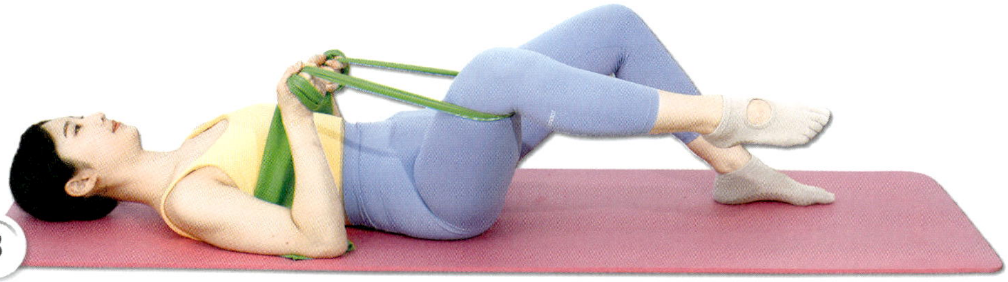

3.1 3

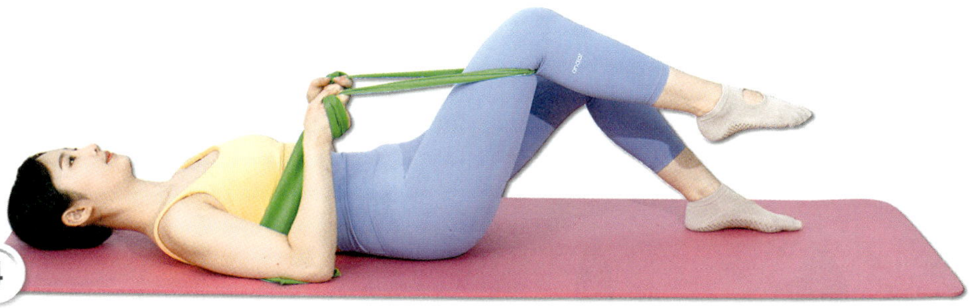

3.1 4

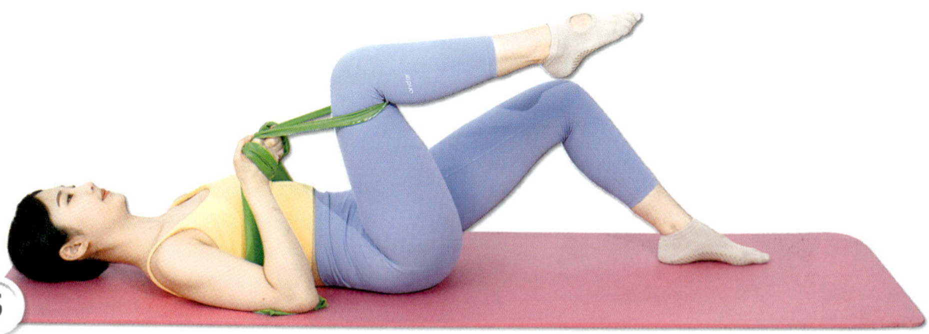

3.1 5

3.2 원 레그 써클 One leg circle

- 바로 누워 한쪽 무릎을 펴서 들어 올린다.
- 발에 밴드를 감아 고정하고 밴드 끝을 잡는다.
- 숨을 내쉬면서 중립 골반을 유지하며 다리로 원을 그린다.
- 반대쪽도 같은 방법으로 실시한다.
- 5~10회 반복한다.

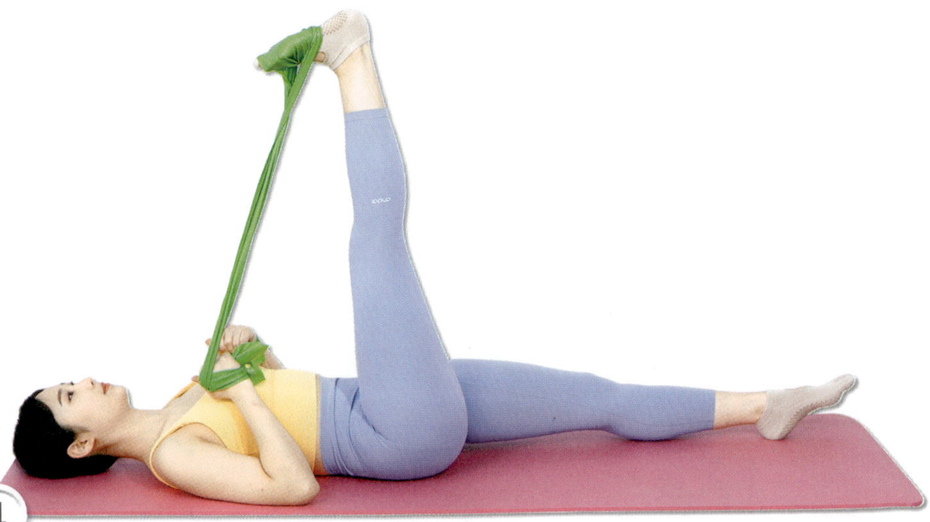

3.2 1

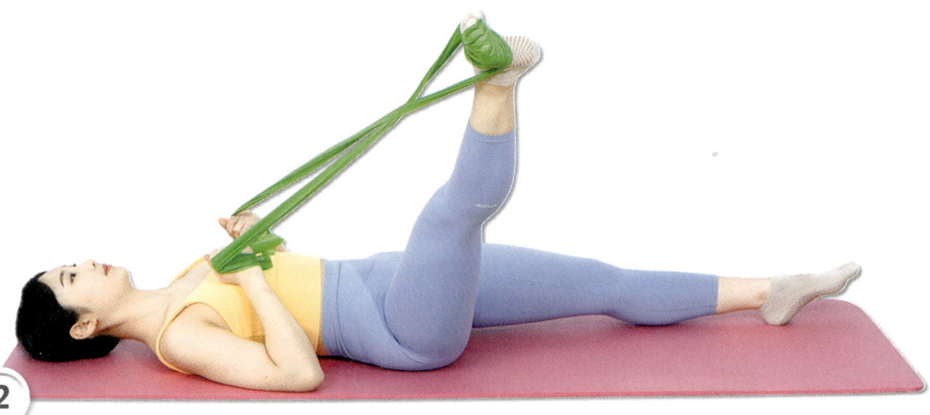

3.2 2

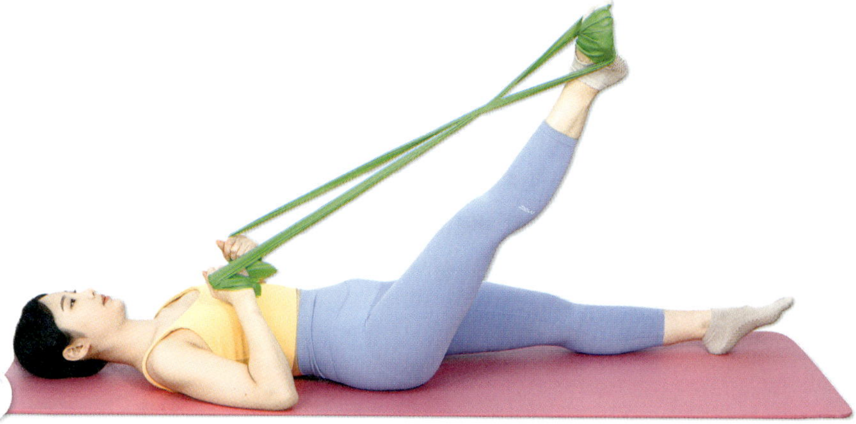
3.2 3

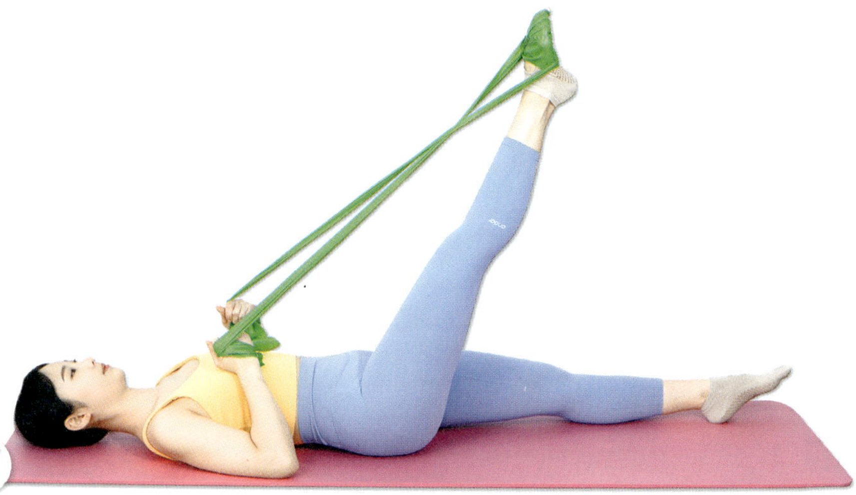
3.2 4

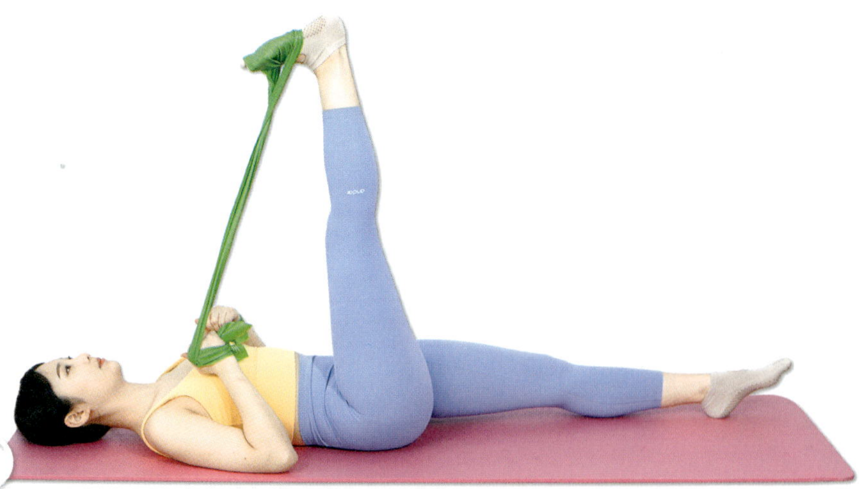
3.2 5

3.3 햄스트링 코디네이션 Hamstring coordination

- ❖ 바로 누워 양쪽 무릎을 펴서 들어 올린다.
- ❖ 밴드를 발끝에 걸고 밴드 끝을 잡는다.
- ❖ 숨을 내쉬면서 무릎을 굽혔다가 앞쪽 사선으로 펴면서 밴드를 밀어낸다.
- ❖ 숨을 들이마시면서 시작 자세로 돌아온다.
- ❖ 5~10회 반복한다.

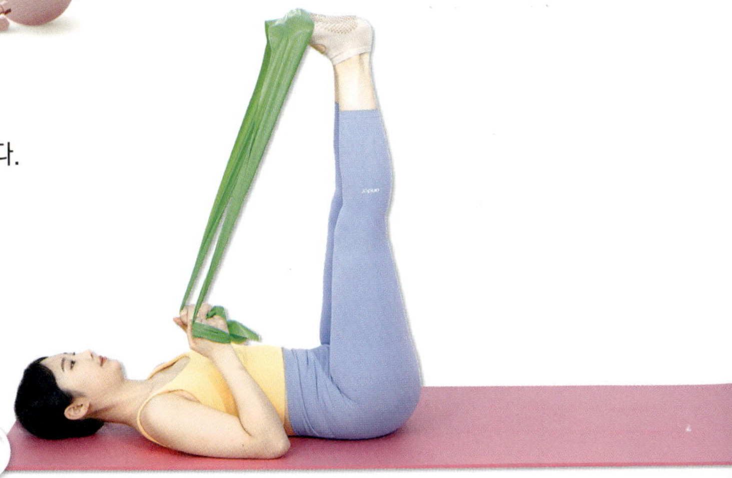

3.3 1

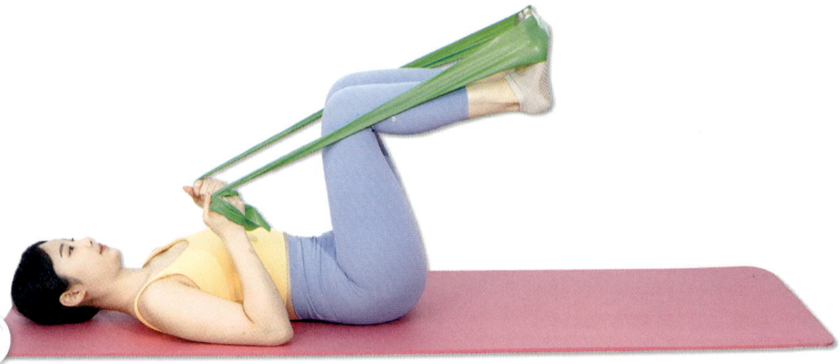

3.3 2

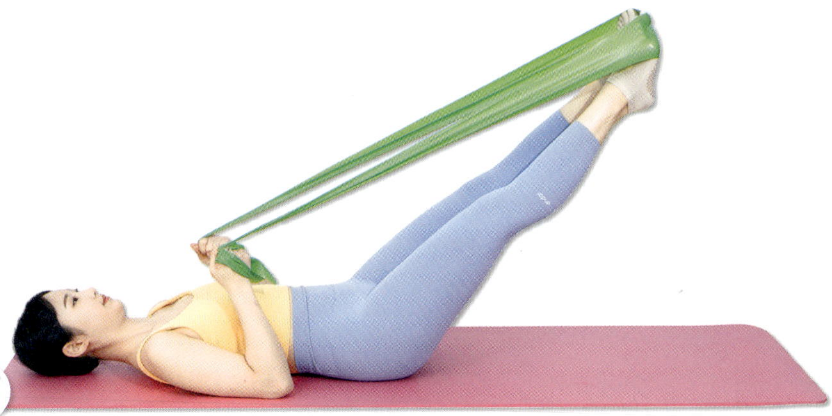

3.3 3

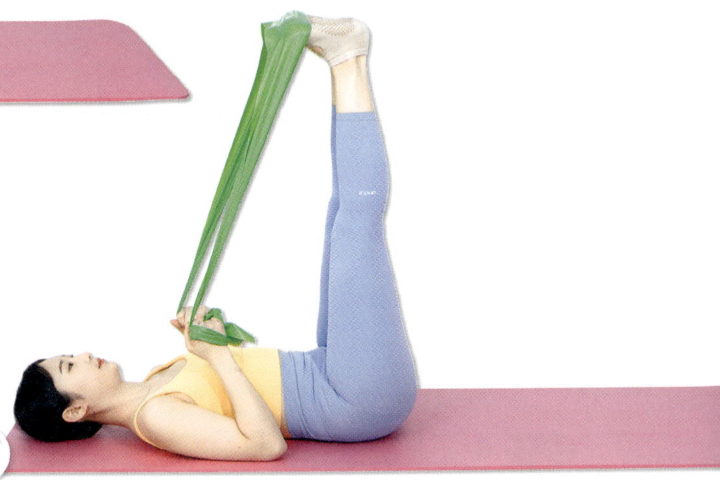

3.3 4

3.4 햄스트링 코디네이션 컬 업 Hamstring coordination curl up

- 바로 누워 양쪽 무릎을 펴서 들어 올린다.
- 밴드를 발끝에 걸고 밴드 끝을 잡는다.
- 숨을 내쉬면서 무릎을 굽혔다가 앞쪽 사선으로 펴면서 동시에 머리 상체를 들어 올린다.
- 숨을 들이마시면서 시작 자세로 돌아온다.
- 5~10회 반복한다.

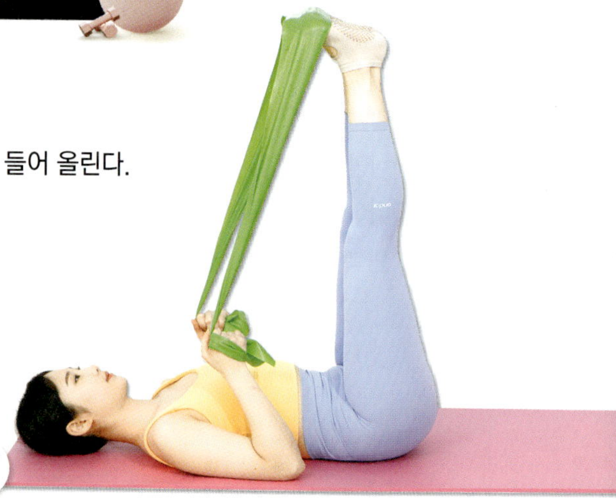

3.4 1

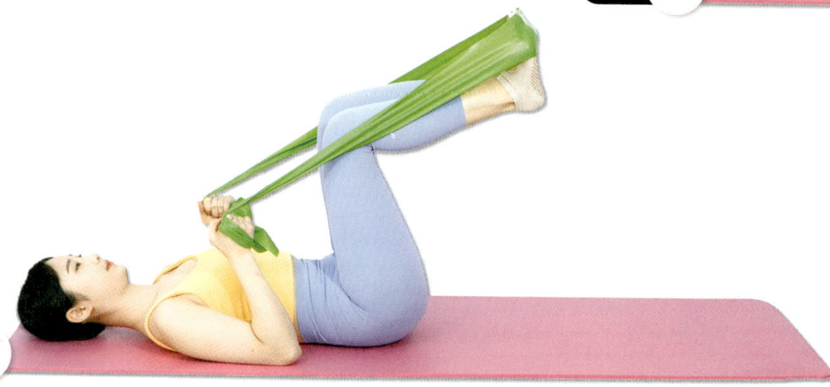

3.4 2

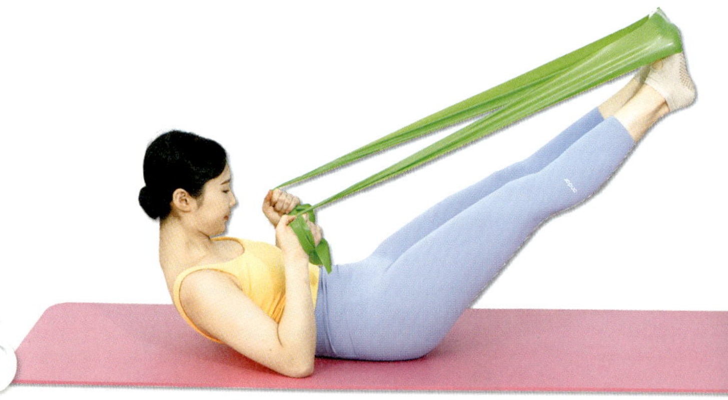

3.4 3

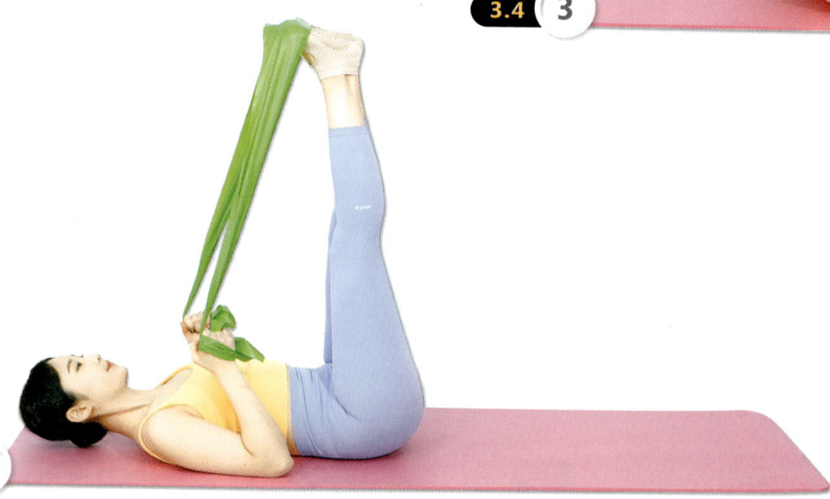

3.4 4

3.5 패러럴 컬 업 Parallel curl up

- 바로 누워 양쪽 무릎을 펴서 들어 올린다.
- 양쪽 다리를 골반 너비로 벌려 발에 밴드를 감아 고정하여 밴드 끝을 잡는다.
- 숨을 내쉬면서 무릎을 굽혔다가 앞쪽 사선으로 펴면서 머리와 상체를 들어 올린다.
- 숨을 들이마시면서 시작 자세로 돌아온다.
- 5~10회 반복한다.

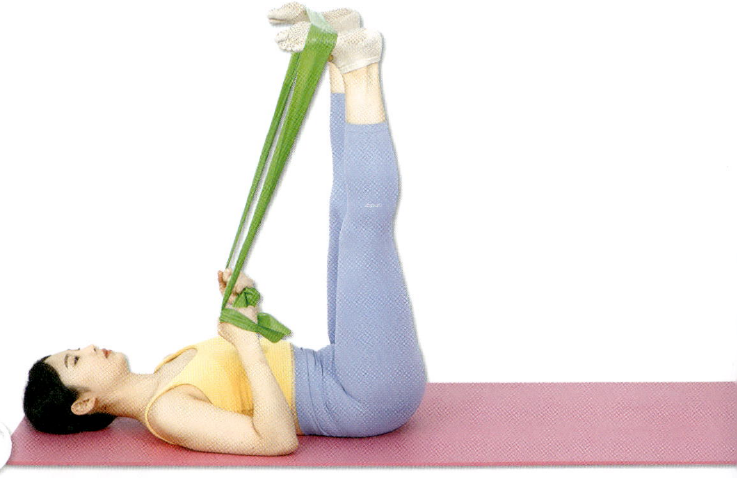

3.5 1

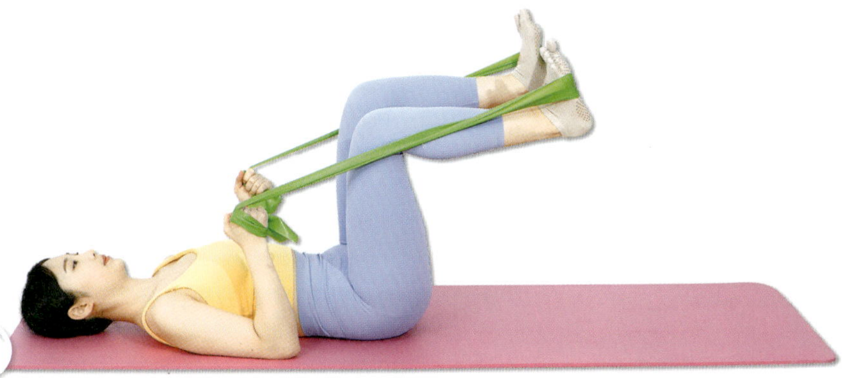

3.5 2

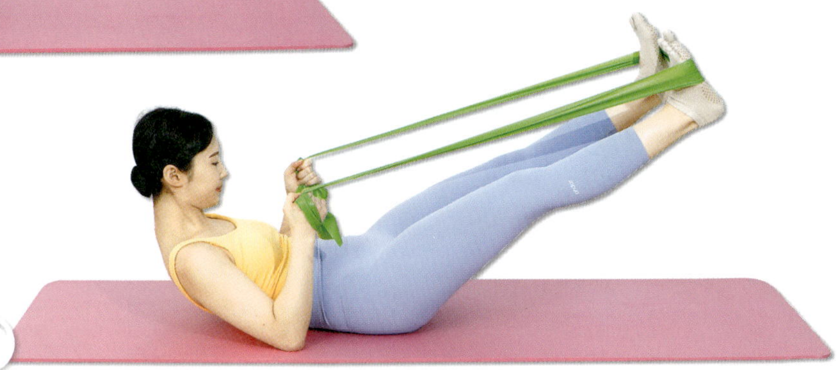

3.5 3

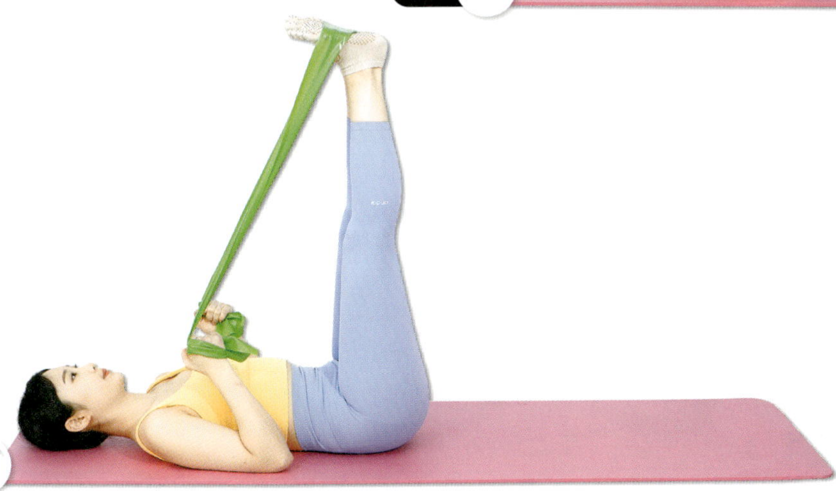

3.5 4

3.6 더블 카프 스트레치 Double calf stretch

- 바로 누워 양쪽 무릎을 펴서 들어 올린다.
- 발에 밴드를 감아 고정하고 밴드 끝을 잡는다.
- 숨을 내쉬면서 발등굽힘하고 동시에 밴드를 당긴다.
- 숨을 들이마시면서 시작 자세로 돌아온다.
- 5~10회 반복한다.

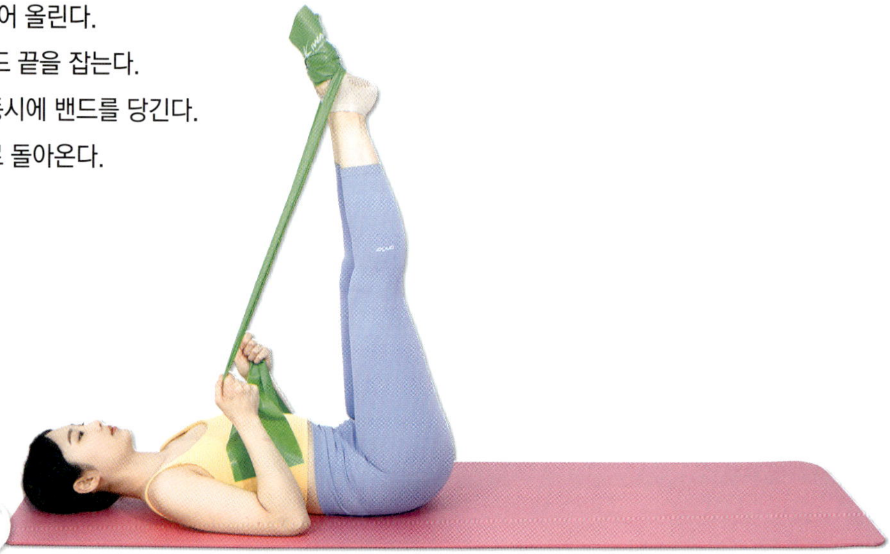

3.6 1

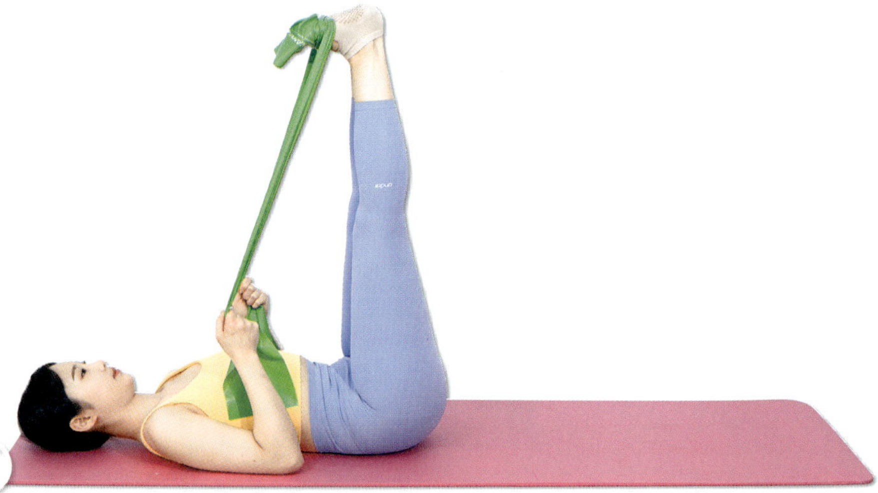

3.6 2

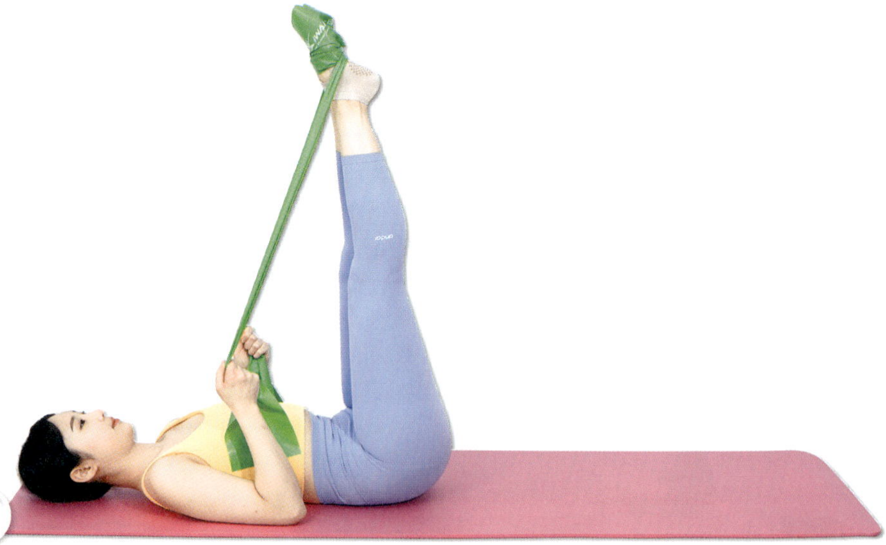

3.6 3

3.7 싱글 카프 스트레치 Single calf stretch

- 바로 누워 무릎 굽힌 자세에서 한쪽 무릎을 펴서 들어 올린다.
- 한쪽 발에 밴드를 걸고 밴드 끝을 잡는다.
- 숨을 내쉬면서 발등굽힘하고 동시에 밴드를 당긴다.
- 숨을 들이마시면서 시작 자세로 돌아온다.
- 반대쪽도 같은 방법으로 실시한다.
- 5~10회 반복한다.

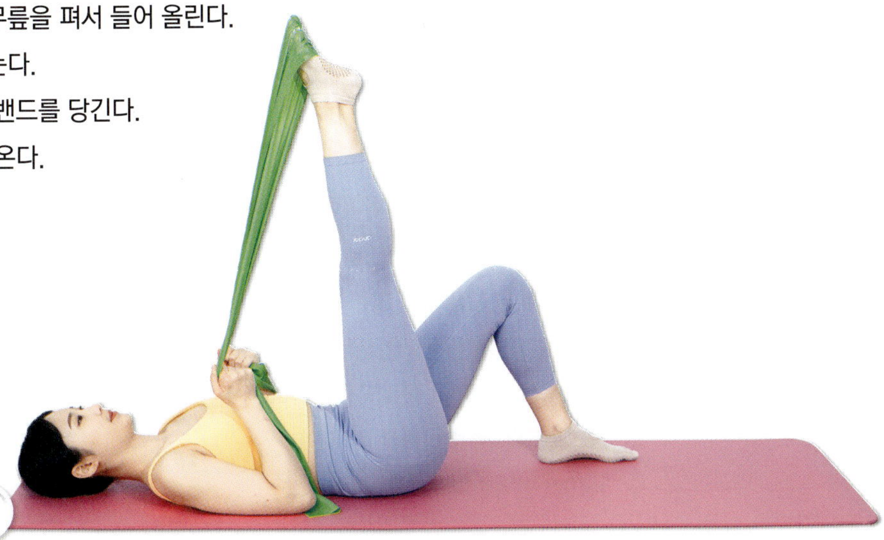

3.7 1

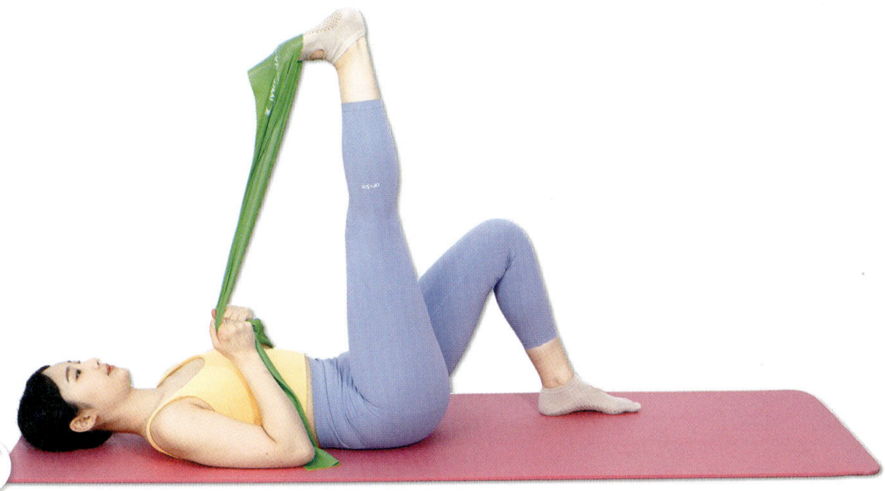

3.7 2

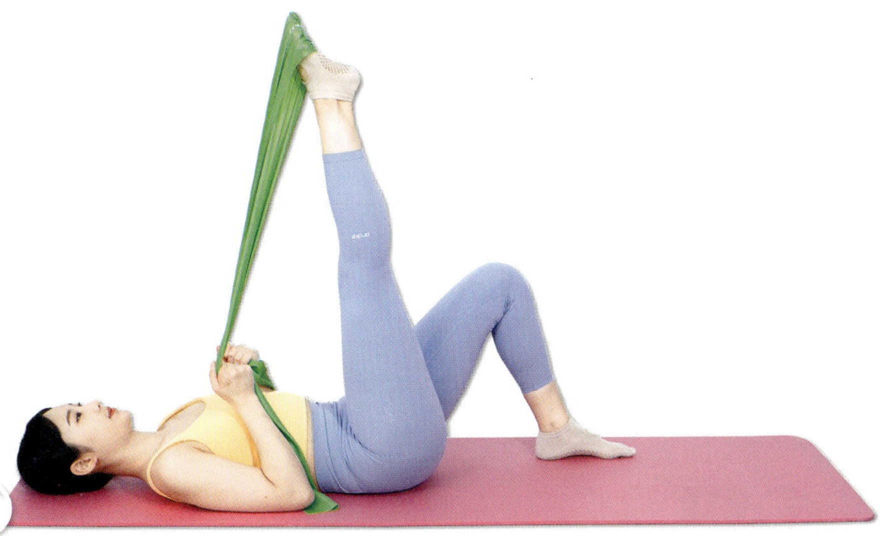

3.7 3

04 사이드라잉 포지션 Sidelying position

4.1 사이드 킥 Side kick

- 옆으로 누운 자세에서 위쪽 발에 밴드를 걸고 한 손으로 밴드를 모아 잡는다.
- 숨을 내쉬면서 발등굽힘하여 몸통 앞으로 킥한다(밴드를 이용하여 안정성을 유지한다).
- 숨을 들이마시면서 발바닥굽힘하여 돌아온다.
- 반대쪽도 같은 방법으로 실시한다.
- 5~10회 반복한다.

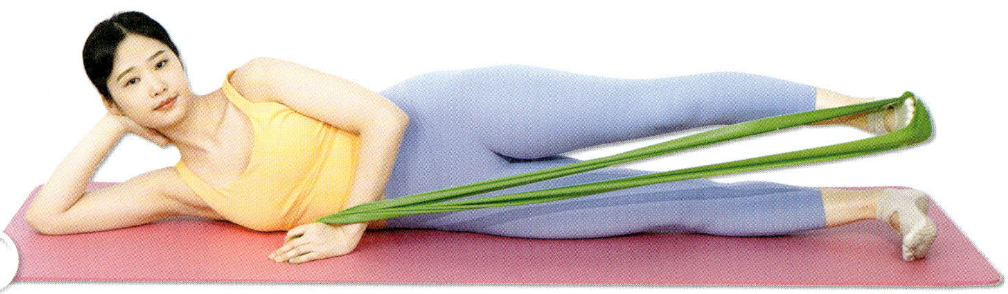

4.1 ①

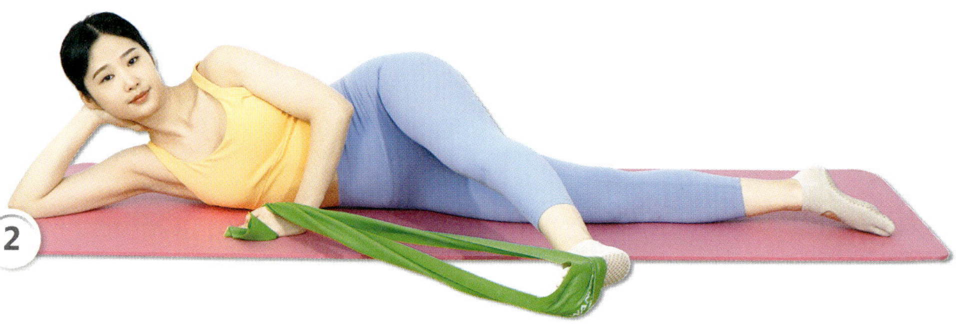

4.1 ②

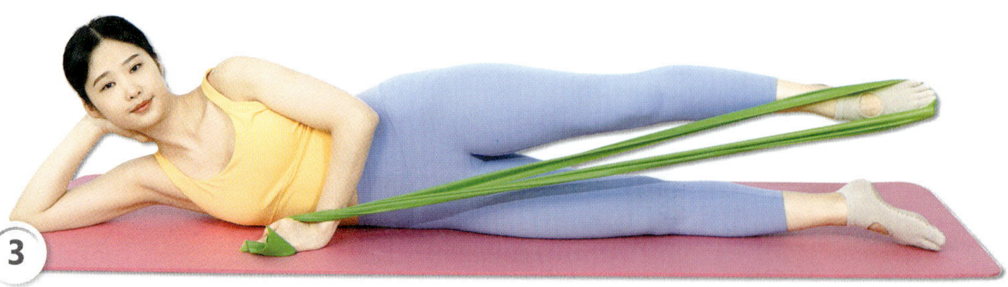

4.1 ③

4.2 사이드 레그 리프트 Side leg lift

- 옆으로 누운 자세에서 위쪽 발에 밴드를 걸고 한 손으로 밴드를 모아 잡는다.
- 숨을 내쉬면서 발등굽힘하여 위쪽 다리를 들어 올린다(밴드를 이용하여 안정성을 유지한다).
- 숨을 들이마시면서 시작 자세로 돌아온다.
- 반대쪽도 같은 방법으로 실시한다.
- 5~10회 반복한다.

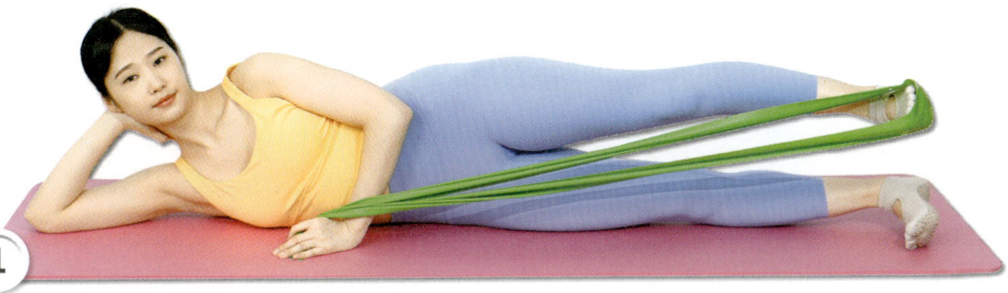

4.2 1

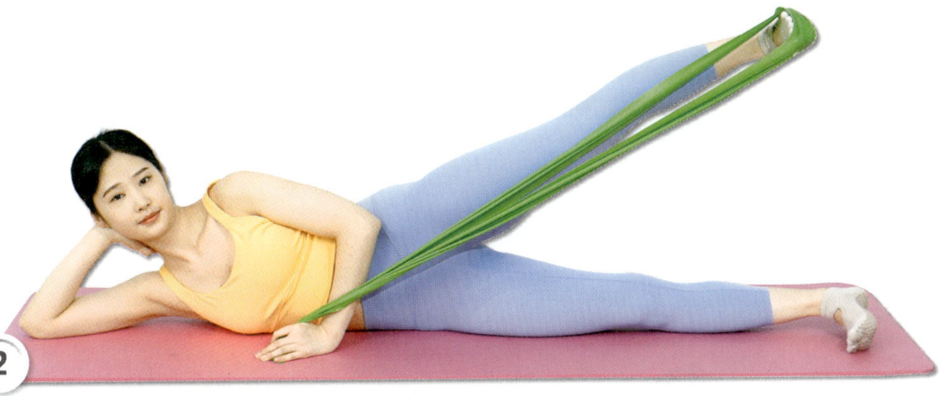

4.2 2

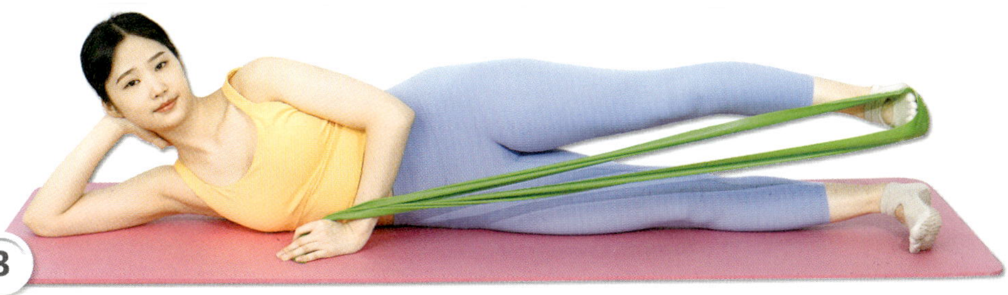

4.2 3

05 프론 포지션 Prone position

5.1 암 오픈 스완 Arm open swan

- 엎드린 자세에서 밴드를 어깨에 걸고 양팔을 벌려 밴드 끝을 잡는다.
- 숨을 내쉬면서 머리를 들어 올리기 시작하고, 척추를 분절하여 상체를 들어 올린다.
- 숨을 들이마시면서 시작 자세로 돌아온다.
- 5~10회 반복한다.

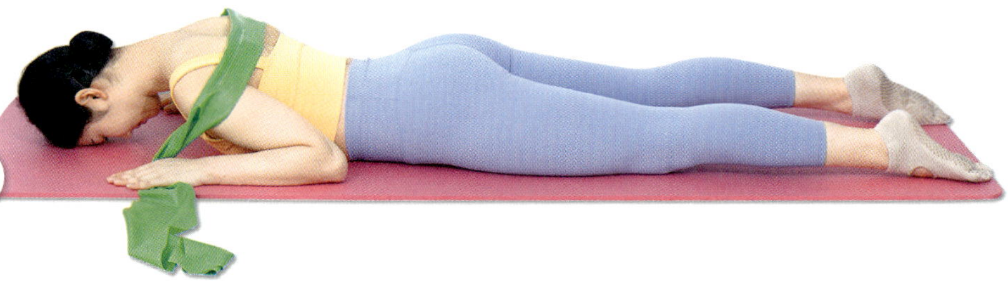

5.1 ①

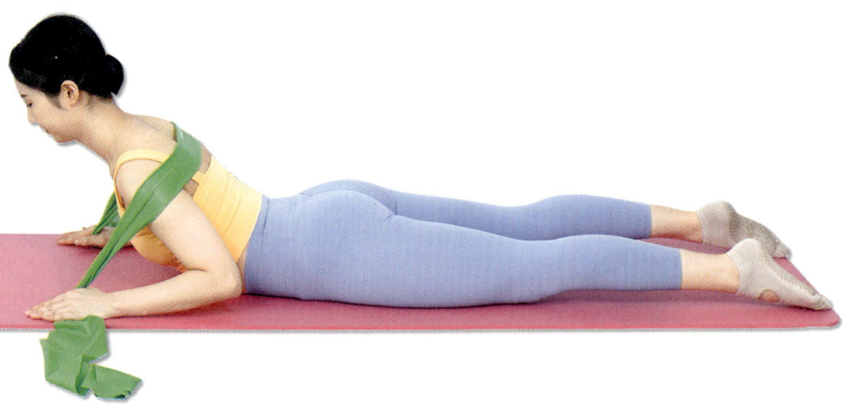

5.1 ②

5.1 3

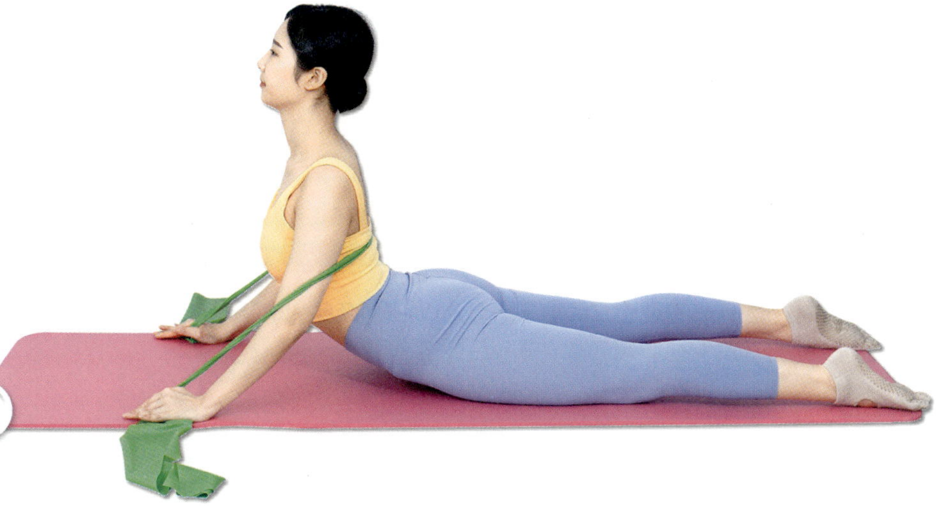

5.1 4

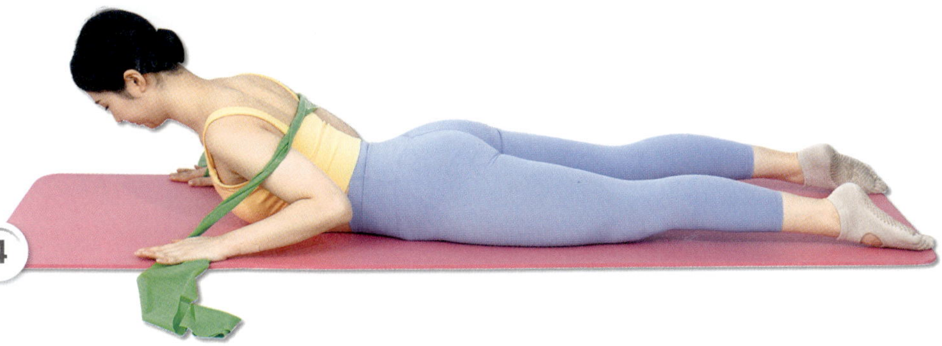

5.1 5

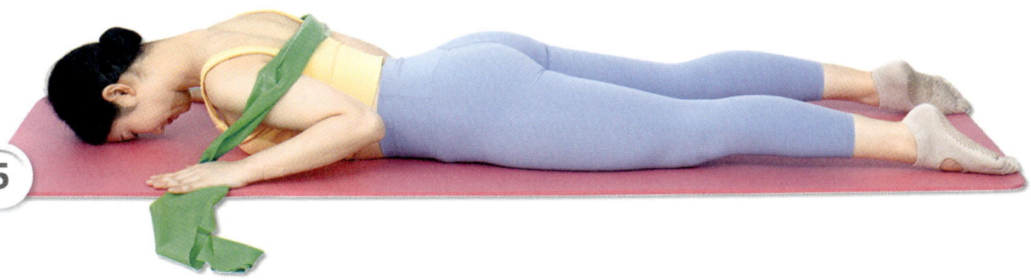

06 닐링 포지션 Kneeling position

6.1 사이드 스트레치 Side stretch

- 무릎 굽혀 앉은 자세에서 한쪽 손으로 밴드를 잡고, 밴드 한쪽은 반대쪽 무릎 밑에 고정한 뒤 다리를 벌려 무릎을 펴고 발밑에 밴드를 고정한다.
- 숨을 내쉬면서 밴드를 사선으로 당기면서 옆구리를 늘인다(스트레칭).
- 숨을 들이마시면서 시작 자세로 돌아온다.
- 반대쪽도 같은 방법으로 실시한다.
- 5~10회 반복한다.

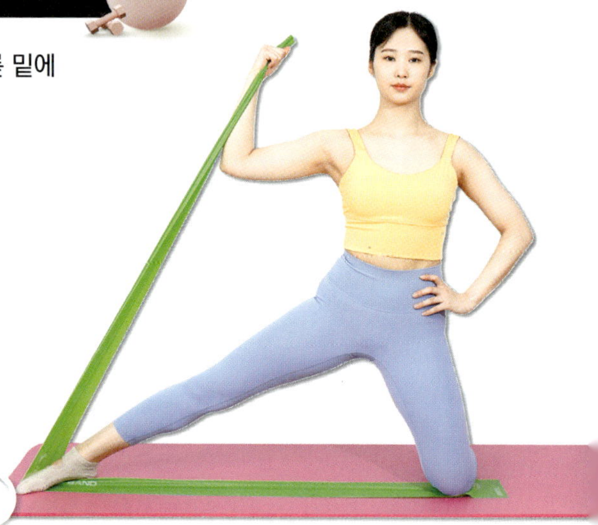

6.1 1

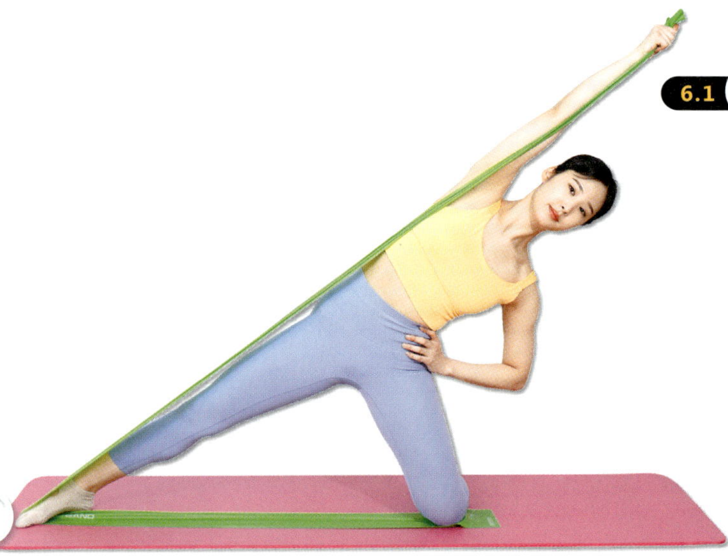

6.1 2

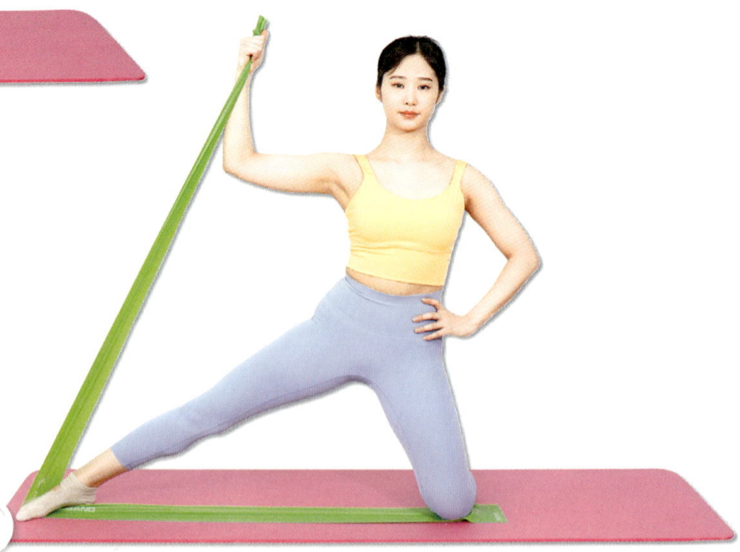

6.1 3

07 포 포인트 닐링 포지션 Four point kneeling position

7.1 싱글 레그 리프트 Single leg lift

- 네발기기 자세에서 양쪽 손으로 밴드 끝을 잡고 양쪽 무릎 밑에 밴드를 고정한다.
- 숨을 내쉬면서 한쪽 팔을 들어 올리며 밴드를 당긴다.
- 숨을 들이마시면서 시작 자세로 돌아온다.
- 반대쪽도 같은 방법으로 실시한다.
- 5~10회 반복한다.

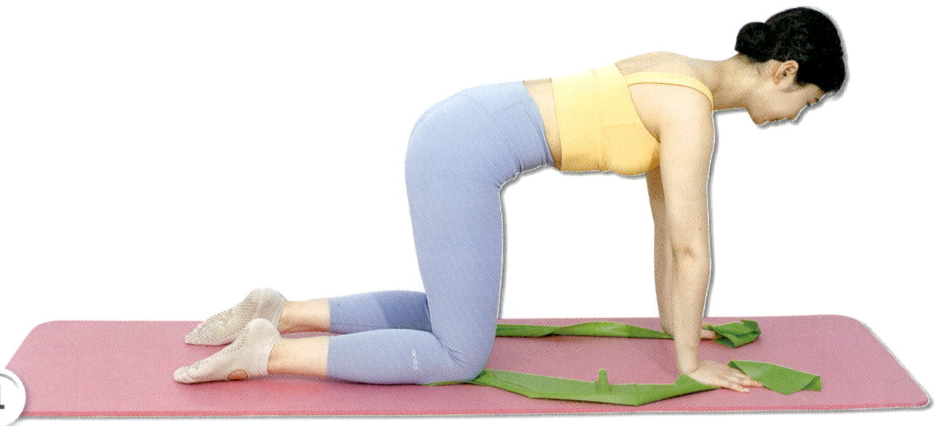

7.1 1

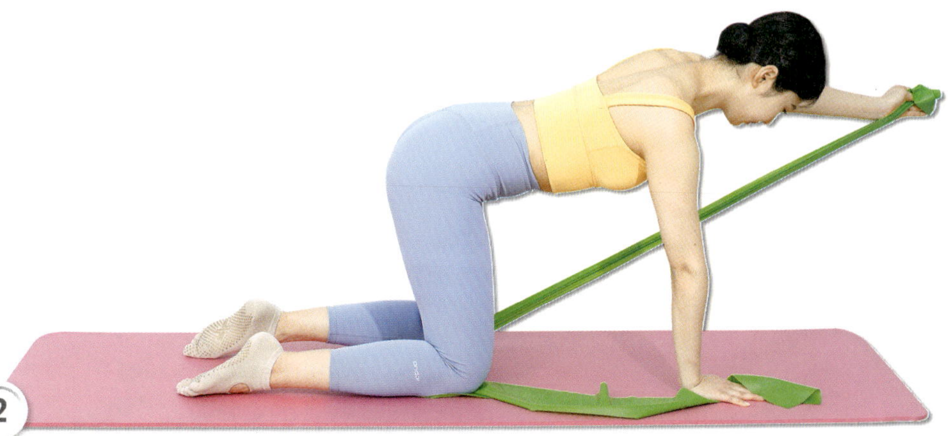

7.1 2

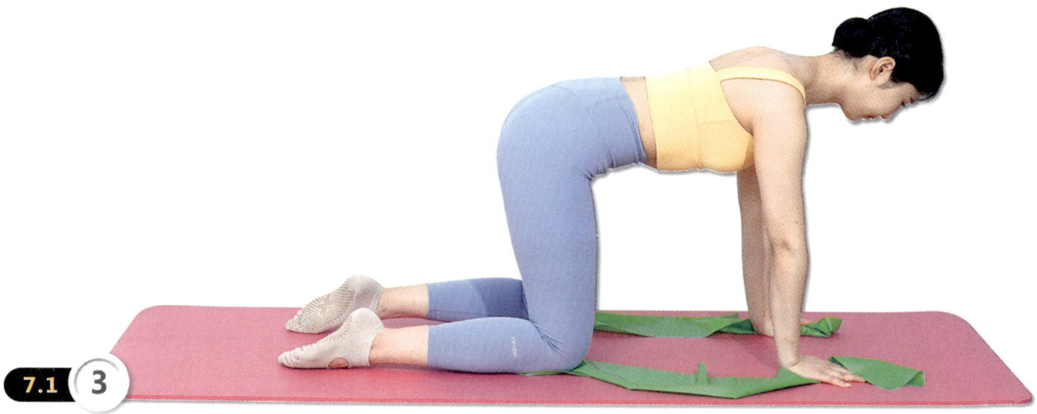
7.1
3

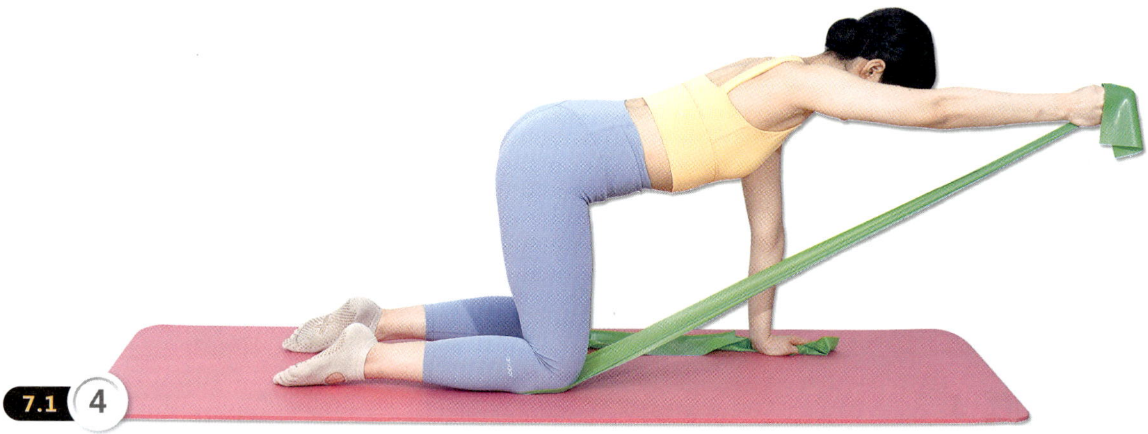
7.1
4

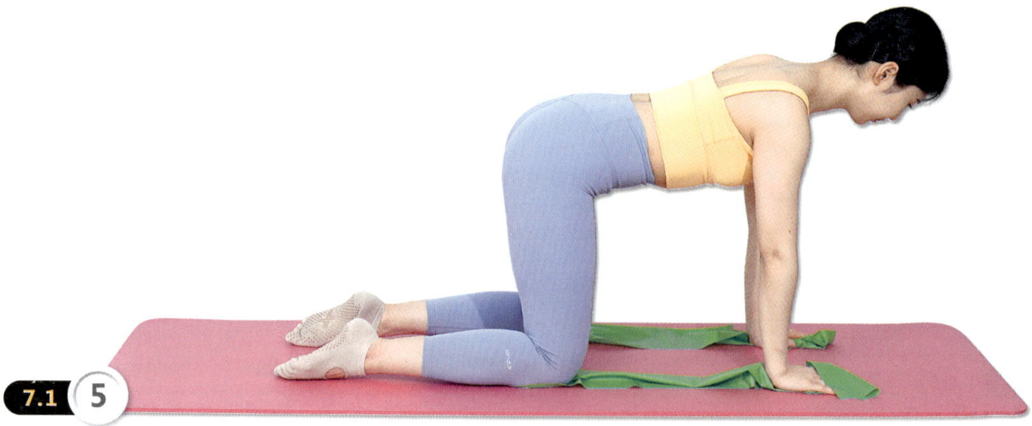
7.1
5

CHAPTER 3

BALL

01 베이직 포지션 Basic position

02 스트레치 포지션 Stretch position

03 트렁크 스트렝스 엑설사이즈 포지션 Trunk strength exercise position

04 압도미널 스트렝스 엑설사이즈 포지션 Abdominal strength exercise position

05 버턱 스트렝스 엑설사이즈 포지션 Buttock strength exercise position

06 밸런스 포지션 Balance position

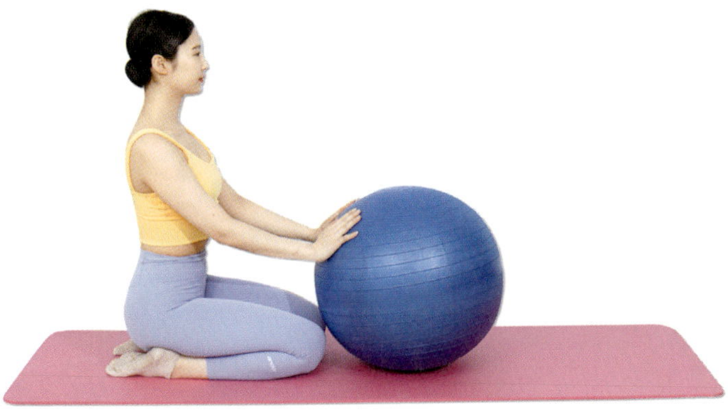

01 베이직 포지션 Basic position

1.1 수파인 포지션 Supine position

❖ 바닥에 등을 대고 누워 몸 옆에 양팔을 가지런히 놓은 자세에서 볼에 다리를 올려 정렬하고 균형을 유지한다.

- 볼을 이용한 운동에서는 모든 자세에서 편안한 마음과 자세를 유지하여야 한다.
- 허리와 목을 편안히 곧게 펴고 자연스러운 자세를 유지한다.

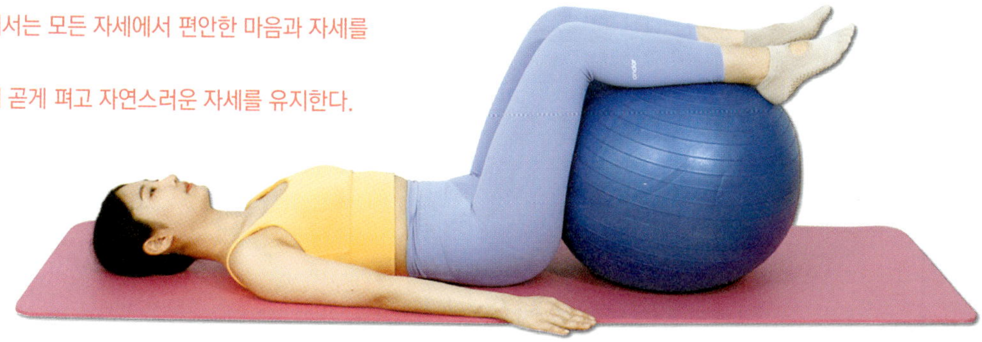

1.2 시팅 포지션 Sitting position

❖ 볼의 중앙에 앉아 다리를 어깨너비만큼 벌리고 무릎과 발이 일직선상에 오도록 정렬하고 균형을 유지한다.

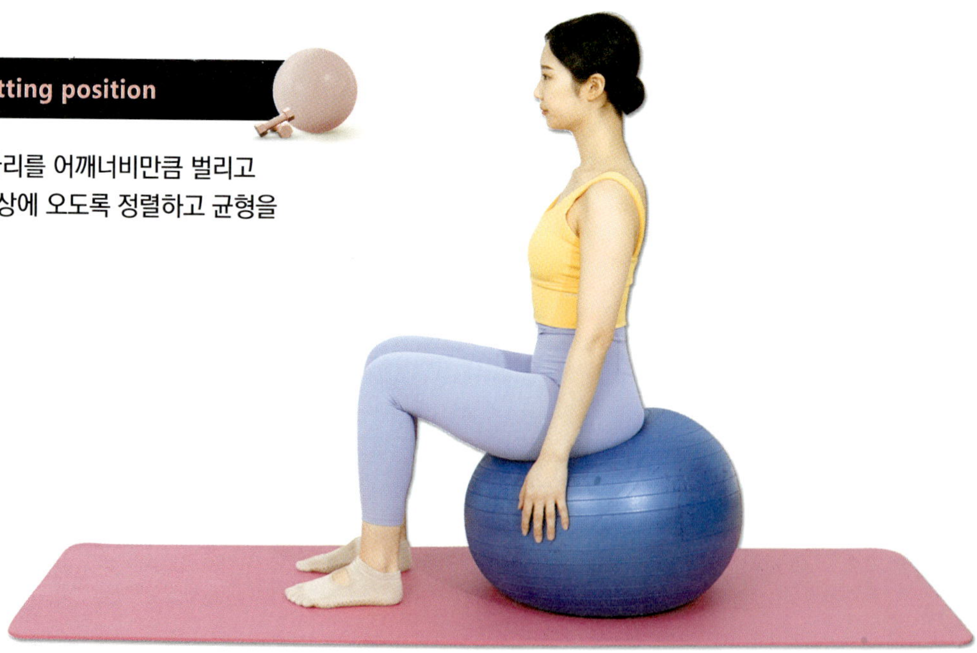

1.3 포 포인트 닐링 포지션 Four point kneeling position

❖ 복부에 볼을 대고 어깨와 일직선상에 있는 손을 바닥에 댄다.
엉덩이와 무릎을 90° 구부려 네발기기 자세를 하고 균형을 유지한다.

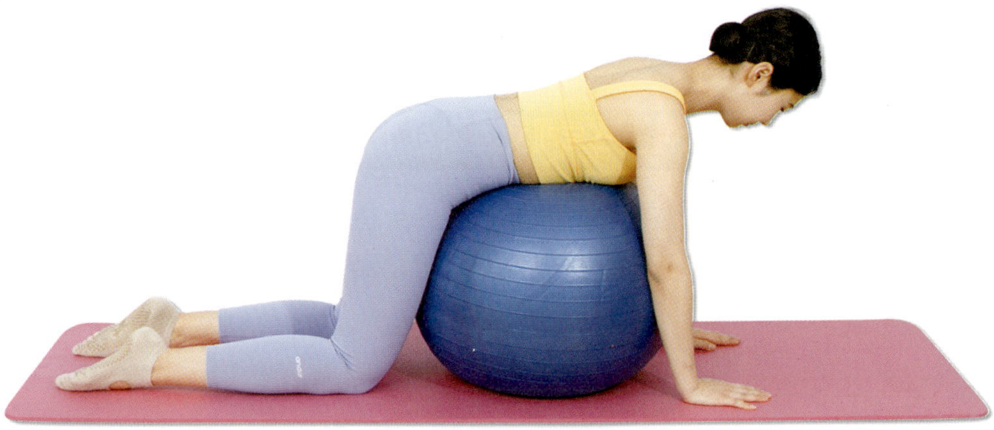

1.4 테이블 탑 포지션 Table top position

❖ 앉은 자세에서 앞으로 전진하면서 목과 위쪽 등을 볼에 의지하도록 한다.
허리와 엉덩이를 곧게 펴고 무릎과 발이 일직선상에 놓여지게 하며,
양손은 가볍게 바닥으로 내려놓고 균형을 유지한다.

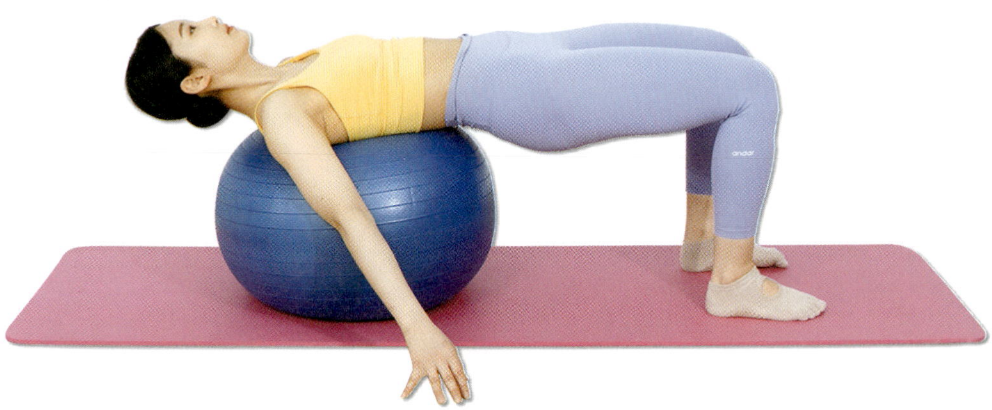

02 스트레치 포지션 Stretch position

2.1 트렁크 로테이션 스트레치 포지션 1 Trunk rotation stretch position 1

- 무릎을 꿇고 앉은 자세에서 볼을 양손으로 잡는다.
- 숨을 내쉬면서 몸을 낮추어 볼을 좌측으로 굴리듯 서서히 움직이면서 어깨와 신체 전체를 스트레칭한다.
- 숨을 들이마시면서 시작 자세로 돌아온다.
- 반대쪽도 같은 방법으로 실시한다.
- 5~7회 반복한다.
  - 스트레칭을 하는 동안에 편안함을 유지하여야 한다.

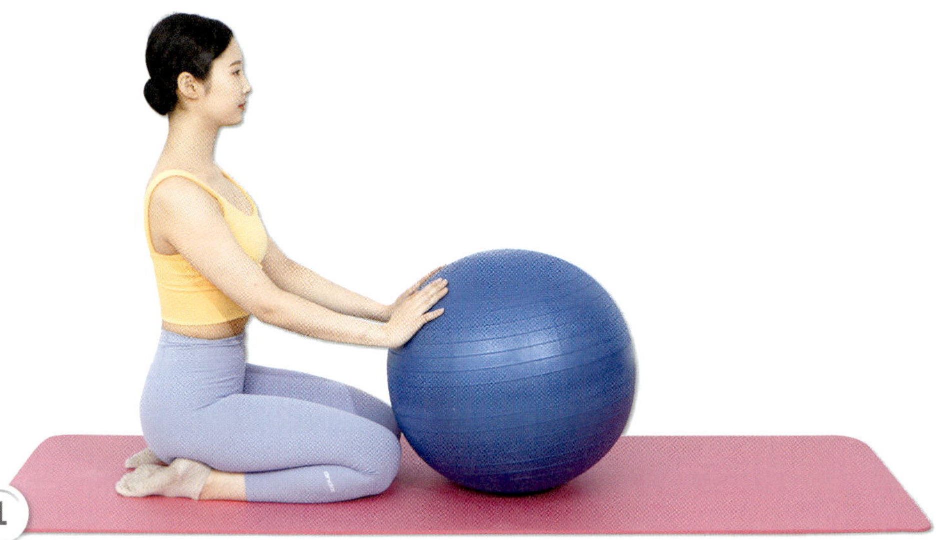

2.1 1

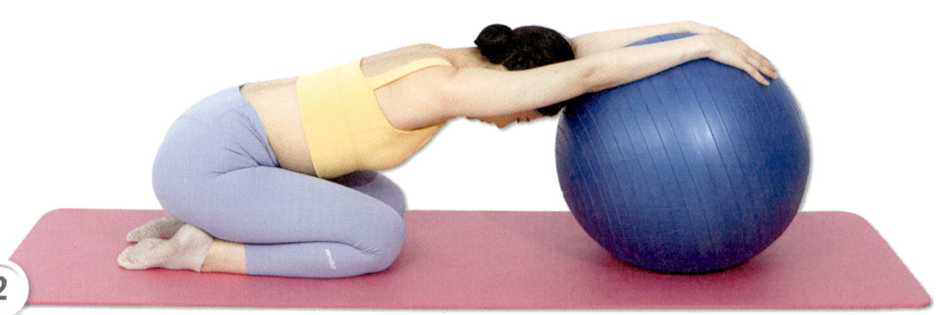

2.1 2

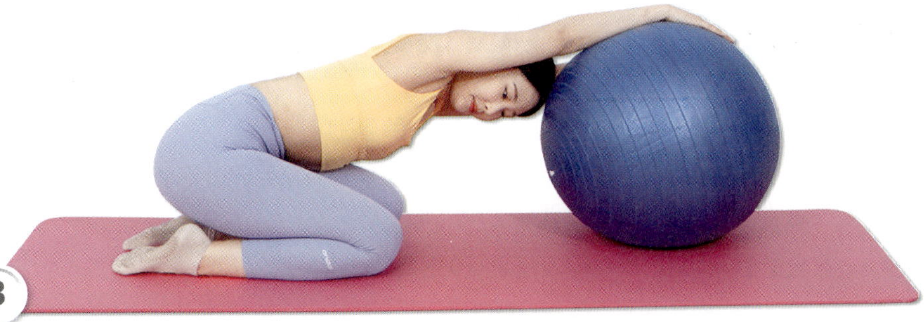

2.1 3

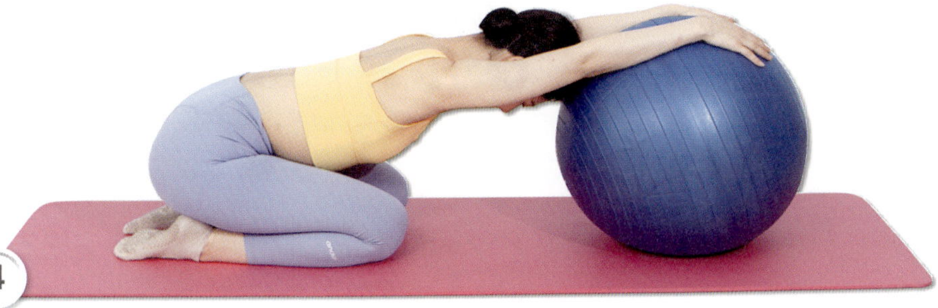

2.1 4

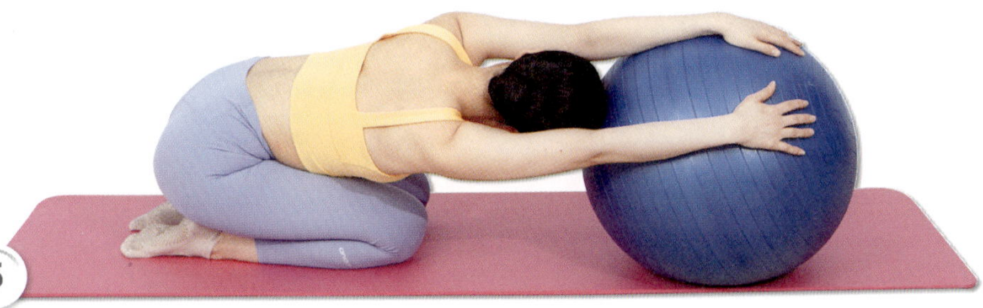

2.1 5

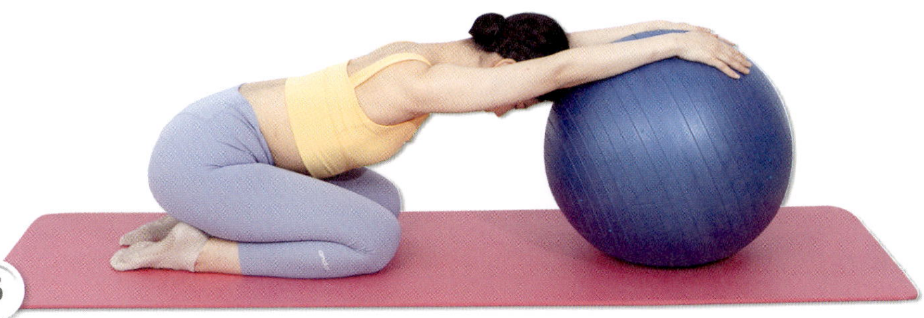

2.1 6

2.2 트렁크 로테이션 스트레치 포지션 2 Trunk rotation stretch position 2

- 무릎을 세워 앉은 자세에서 볼을 양손으로 잡는다.
- 숨을 내쉬면서 무릎을 펴서 몸을 낮추어 볼을 좌측으로 굴리듯 서서히 움직이면서 어깨와 신체 전체를 스트레칭 한다.
- 숨을 들이마시면서 시작 자세로 돌아온다.
- 반대쪽도 같은 방법으로 실시한다.
- 5~7회 반복한다.

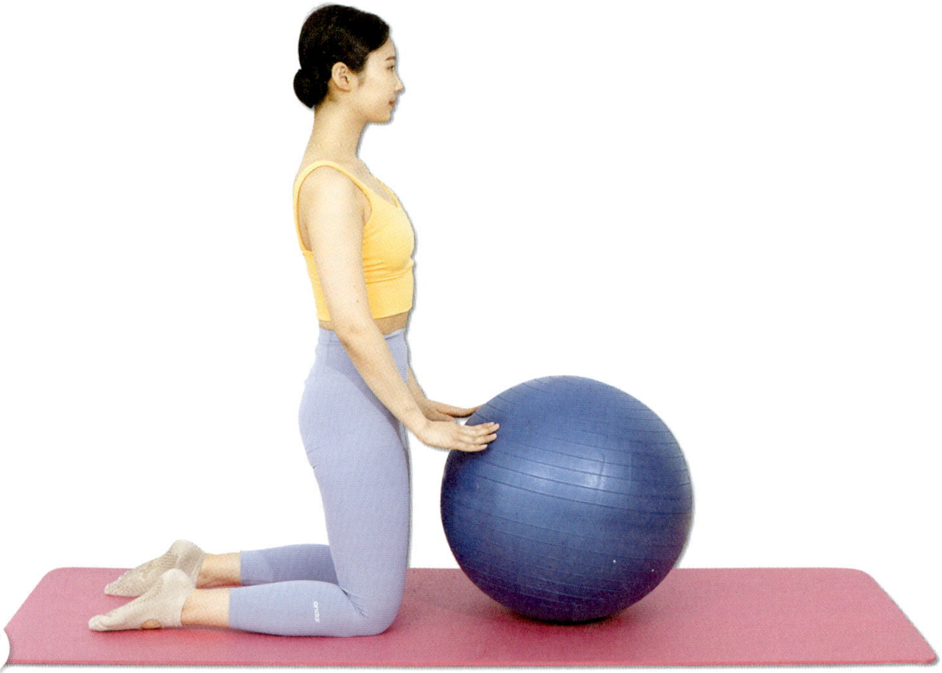

2.2 1

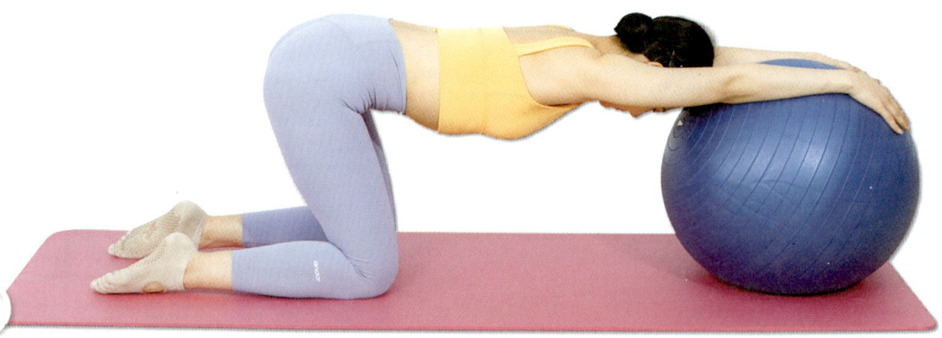

2.2 2

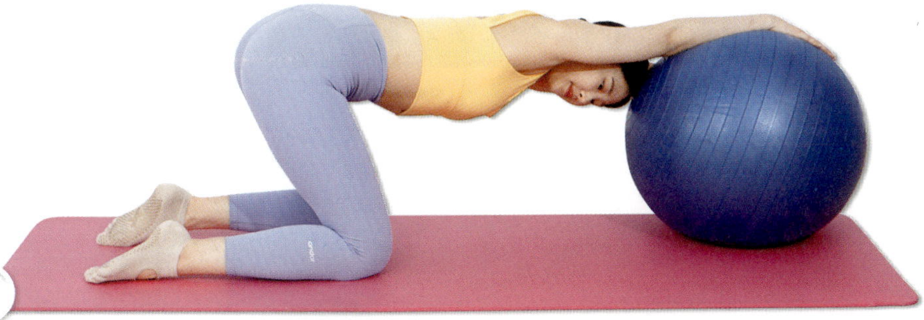

2.2 3

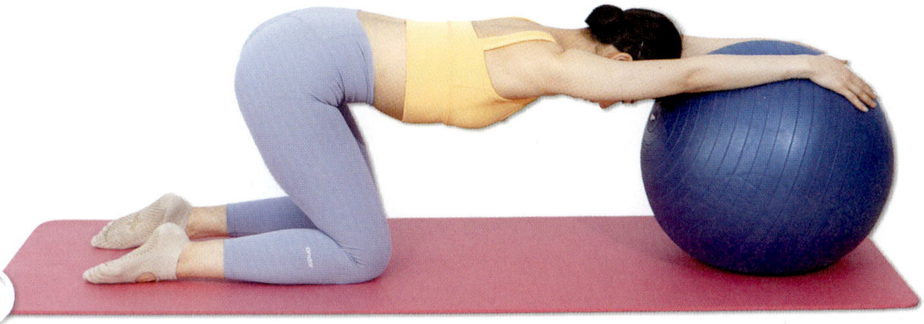

2.2 4

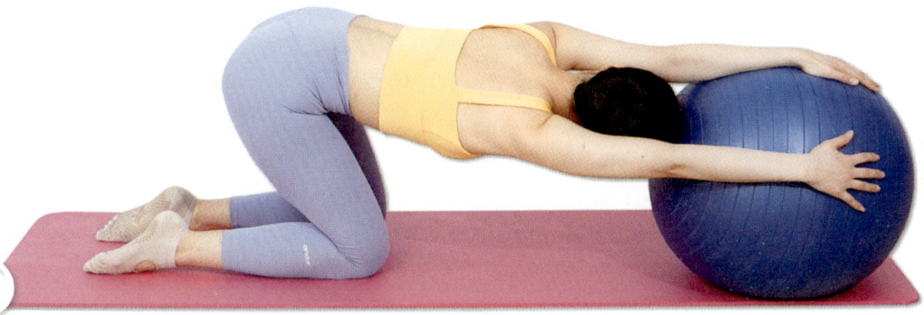

2.2 5

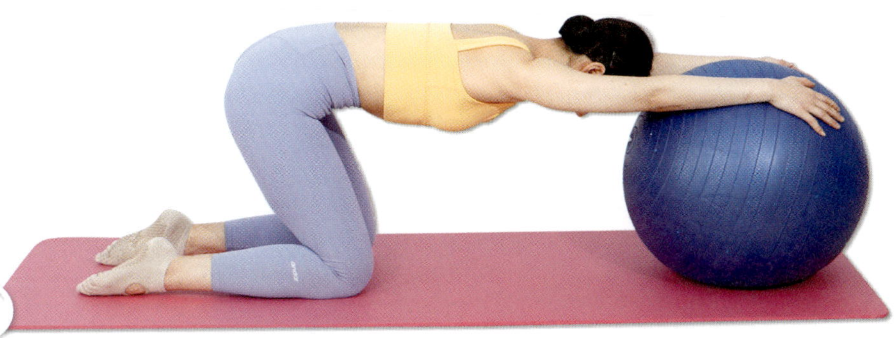

2.2 6

2.3 런지 스트레치 Lunge stretch

- 볼 위에 런지 자세로 앉는다.
- 숨을 내쉬면서 앞쪽 무릎을 굽히면서 볼을 앞쪽으로 굴리고 뒤쪽 다리의 무릎을 곧게 편다.
- 숨을 들이마시면서 시작 자세로 돌아온다.
- 반대쪽도 같은 방법으로 실시한다.
- 5~7회 반복한다.

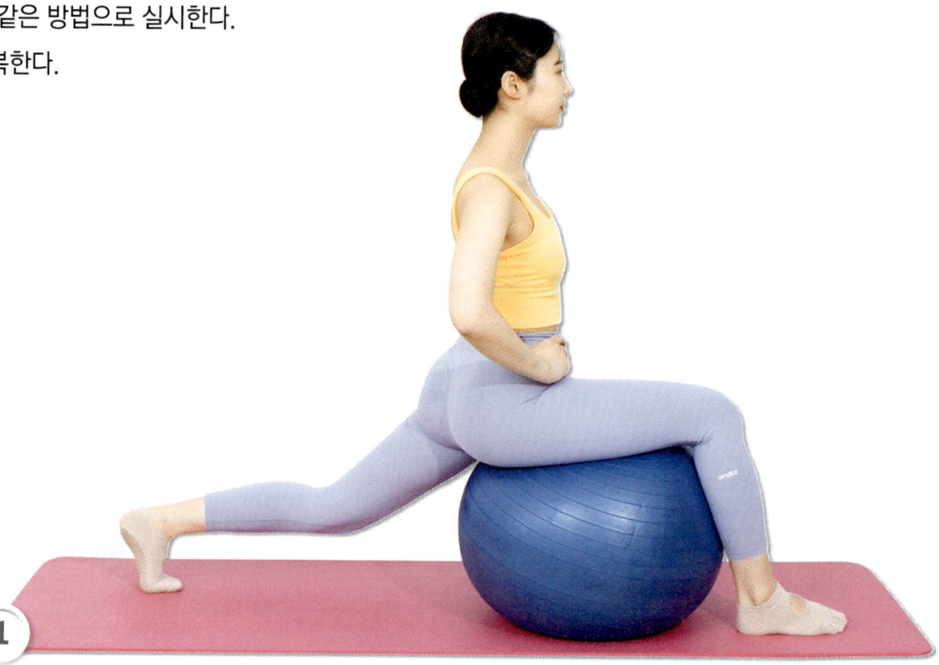

2.3 1

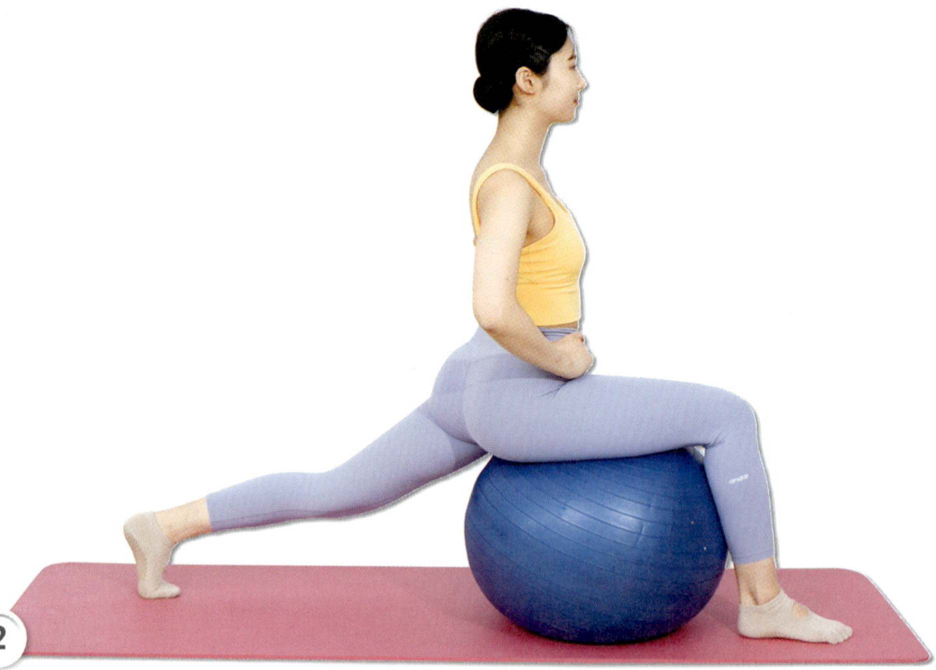

2.3 2

2.4 버턱 스트레치 Buttock stretch

- 바로 누운 자세에서 양쪽 다리를 골반 너비로 벌려 발을 볼 위에 올려놓고 균형을 유지한다.
- 왼쪽 다리의 무릎에 오른쪽 다리의 발목을 대고 숨을 내쉬면서 볼을 몸 쪽으로 굴린다.
- 숨을 들이마시면서 시작 자세로 돌아온다.
- 반대쪽도 같은 방법으로 실시한다.
- 5~7회 반복한다.

2.4 1

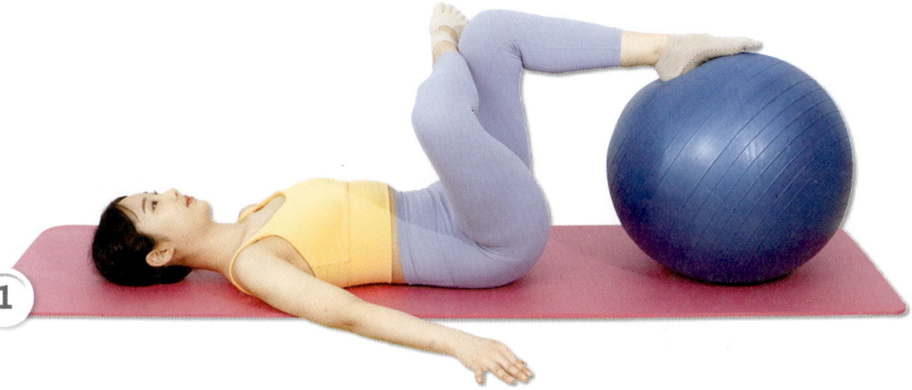

2.4 2

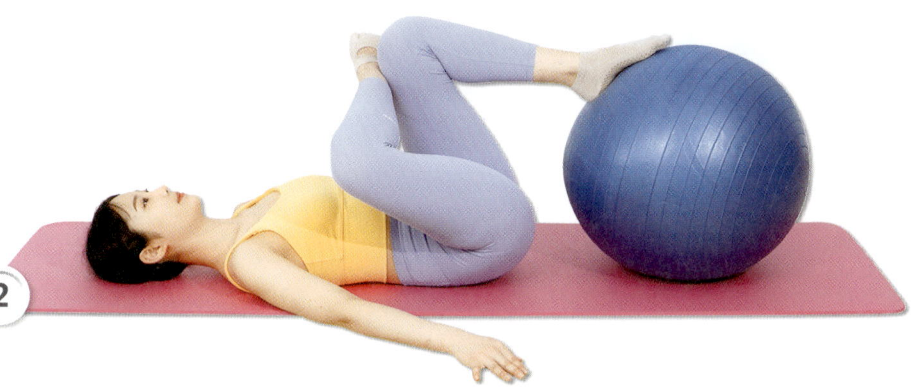

2.4 3

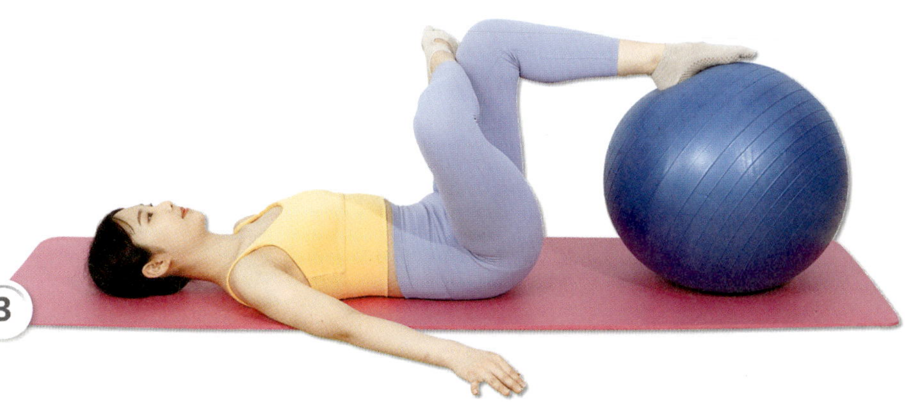

2.5 사이드 스트레치 Side stretch

- 볼 위에 앉은 자세에서 양쪽 팔을 옆으로 벌리고 균형을 유지한다.
- 숨을 내쉬면서 오른손을 머리 위로 올리고 왼쪽 손은 팔꿈치를 굽혀 배꼽에 대고 스트레칭한다.
- 숨을 들이마시면서 시작 자세로 돌아온다.
- 반대쪽도 같은 방법으로 실시한다.
- 5~7회 반복한다.

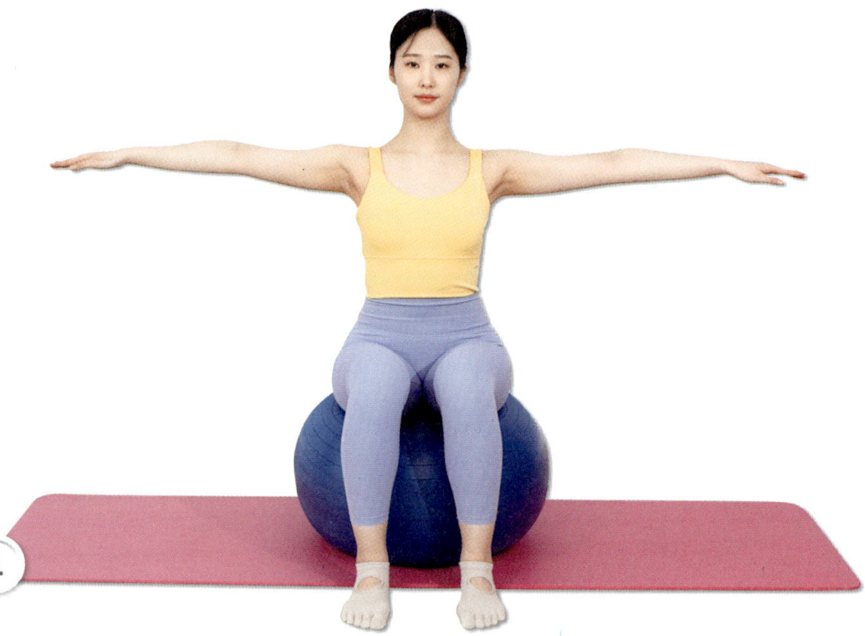

2.5 1

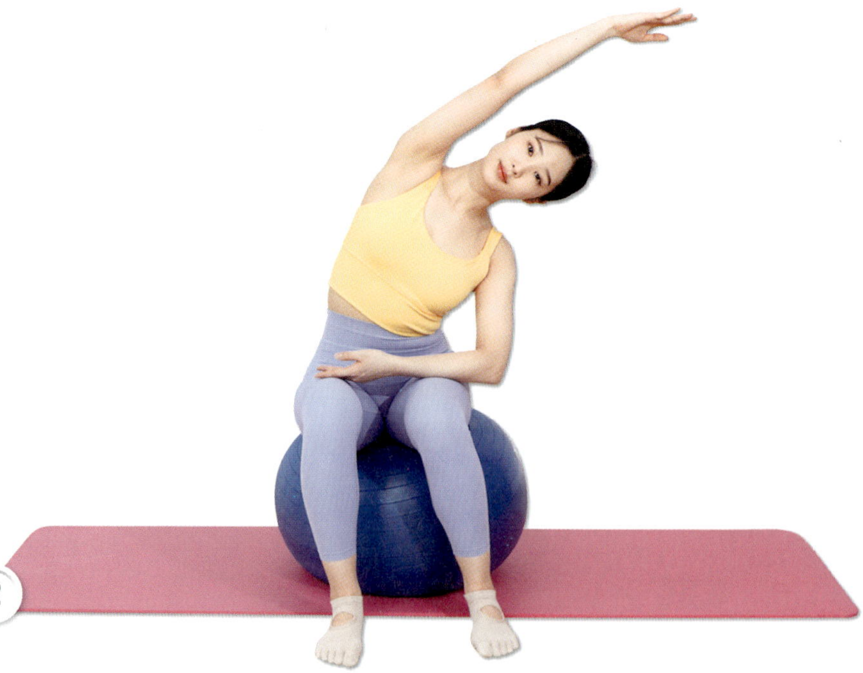

2.5 2

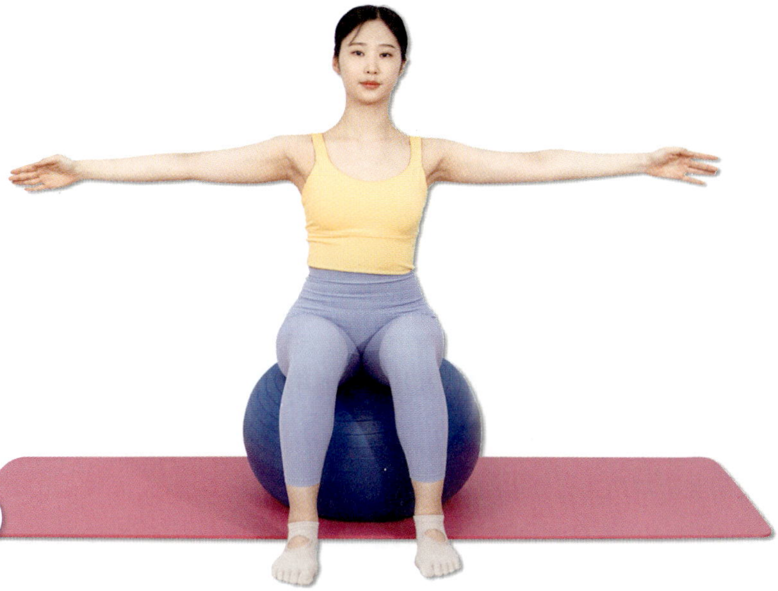

2.5 3

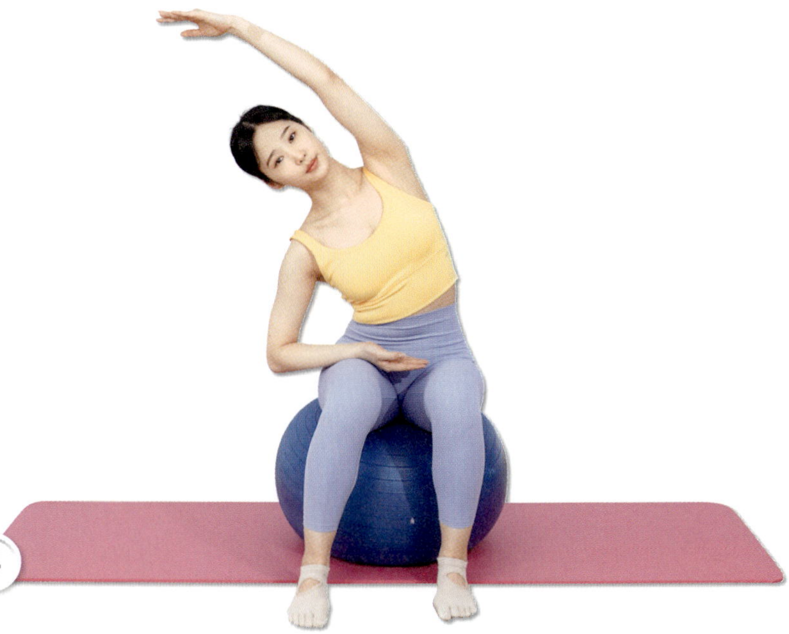

2.5 4

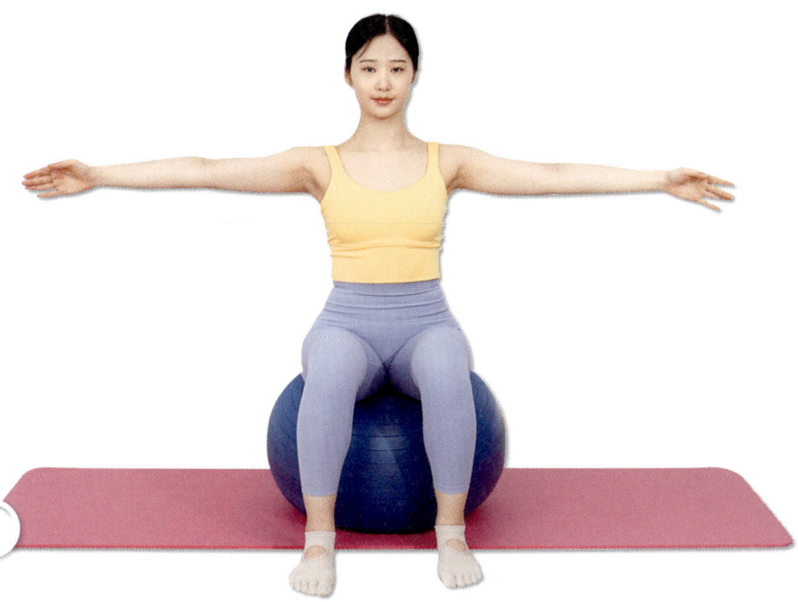

2.5 5

03 트렁크 스트렝스 엑설사이즈 포지션
Trunk strength exercise position

3.1 트렁크 익스텐션 Trunk extension

- 볼 위에 엎드려 네발기기 자세를 한다.
- 양쪽 손을 머리 뒤로 깍지 끼고 팔을 옆으로 벌려 균형을 유지한다.
- 숨을 내쉬면서 머리와 상체를 들어 올린다(등을 폄한다).
- 숨을 들이마시면서 시작 자세로 돌아온다.
- 5~7회 반복한다.
  - 목은 편안한 자세를 유지하고, 등의 과다폄은 피하면서 엉덩이는 처지지 않도록 운동한다.

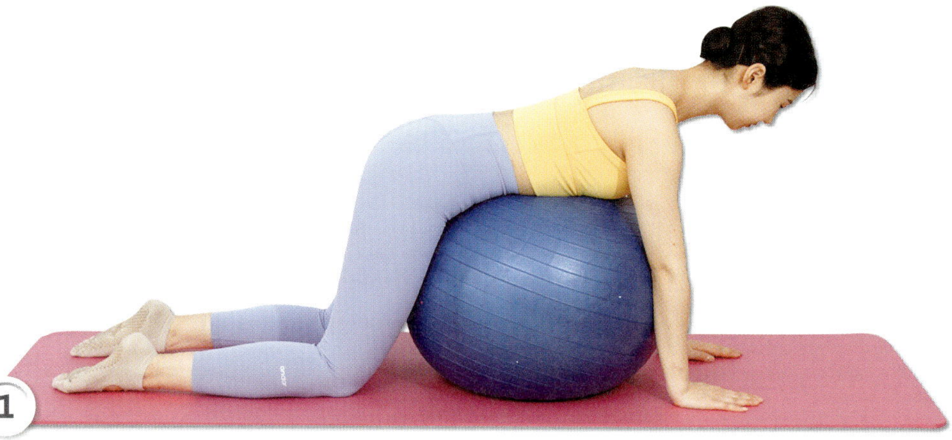

3.1 1

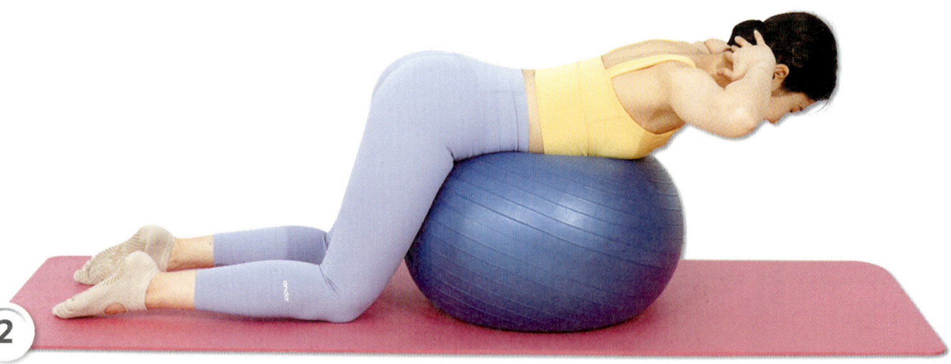

3.1 2

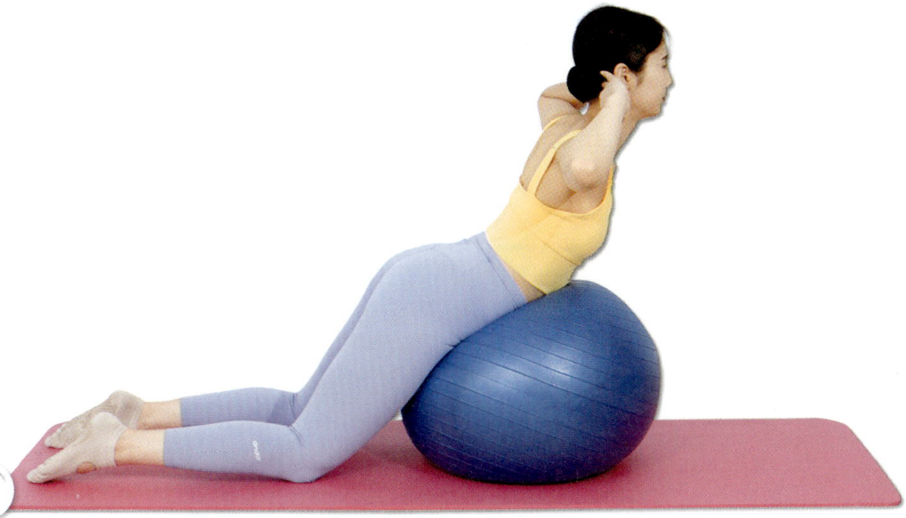

3.1 3

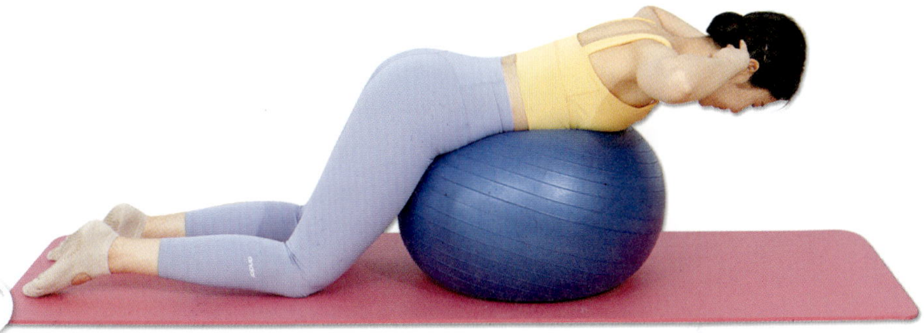

3.1 4

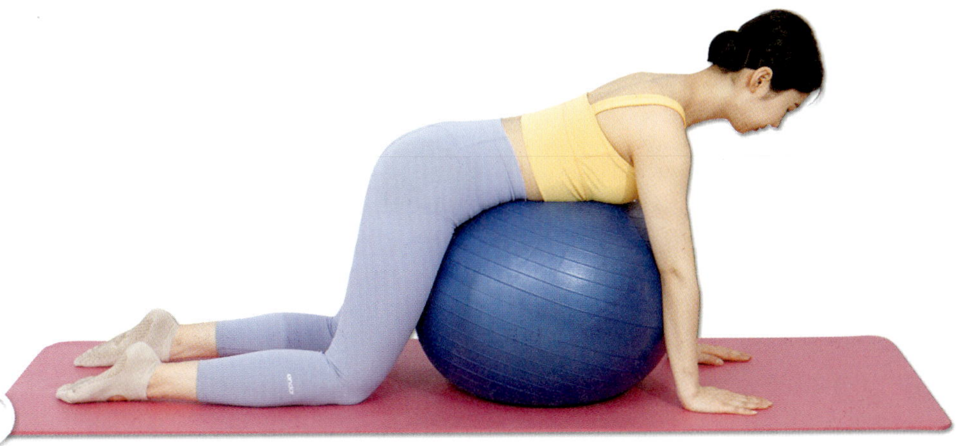

3.1 5

3.2 프론 워크아웃 Prone walkout

❖ 양쪽 다리를 볼 위에 올려놓고 엎드려 양쪽 팔을 펴 손으로 바닥을 짚는다.

❖ 숨을 내쉬면서 볼을 굴려 몸통을 앞, 뒤로 이동시킨다 (중립 척추와 균형을 유지한다).

❖ 숨을 들이마시면서 시작 자세로 돌아온다.

❖ 5~7회 반복한다.

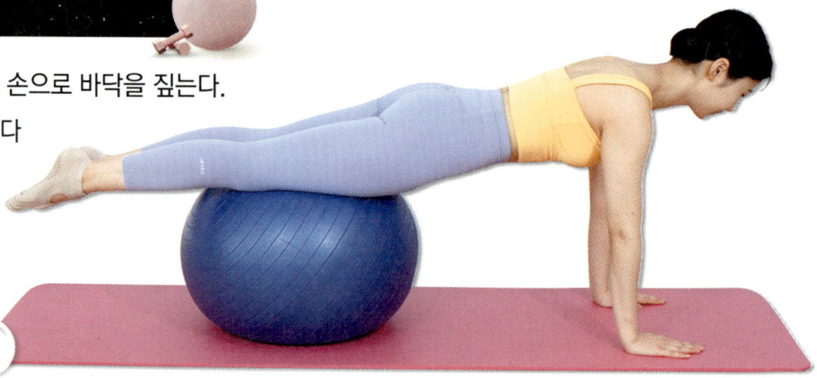

3.2 1

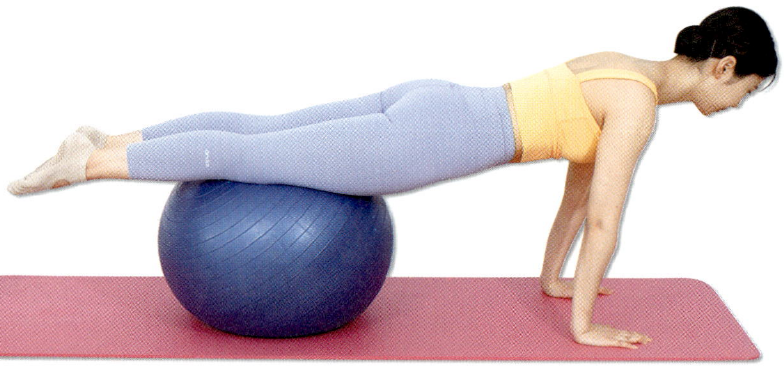

3.2 2

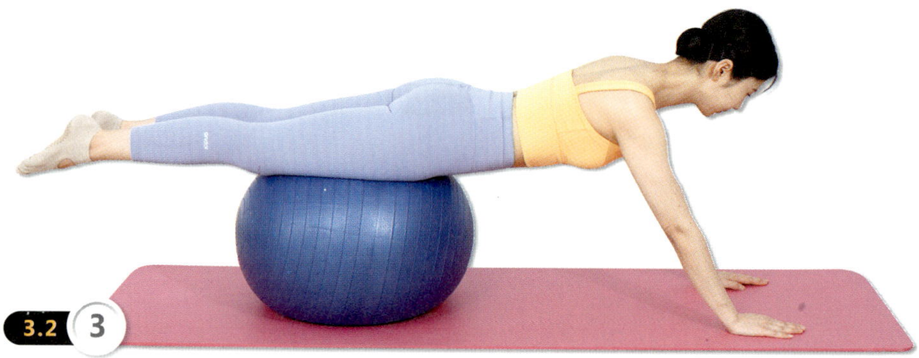

3.2 3

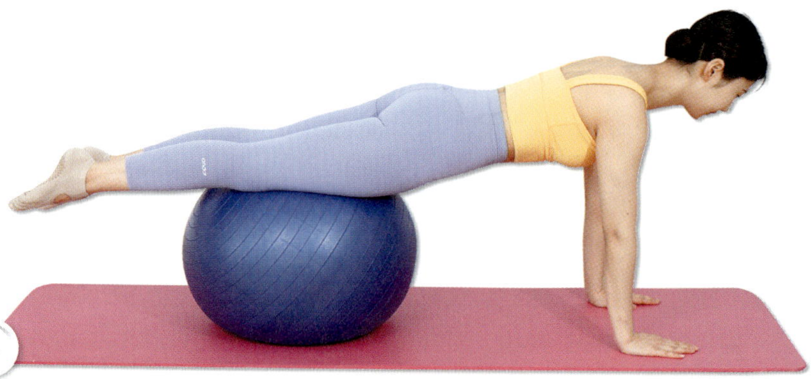

3.2 4

3.3 프론 프레스 업 Prone press up

- 볼 위에 엎드려 네발기기 자세를 한다.
- 숨을 내쉬면서 한쪽 다리 무릎을 펴 발끝을 매트에 댄다.
- 반대쪽 다리의 무릎을 펴고 중립 척추를 유지하며 플랭크 자세를 한다.
  발끝으로 균형을 유지한다.
- 숨을 들이마시면서 시작 자세로 돌아온다.
- 5~7회 반복한다.

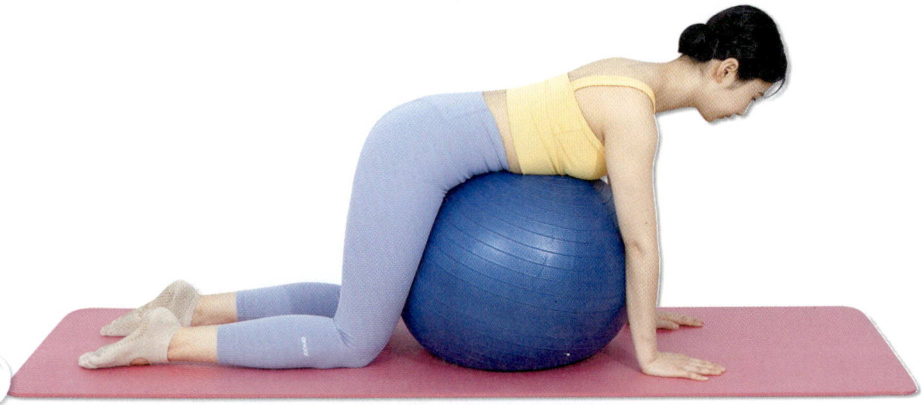

3.3 1

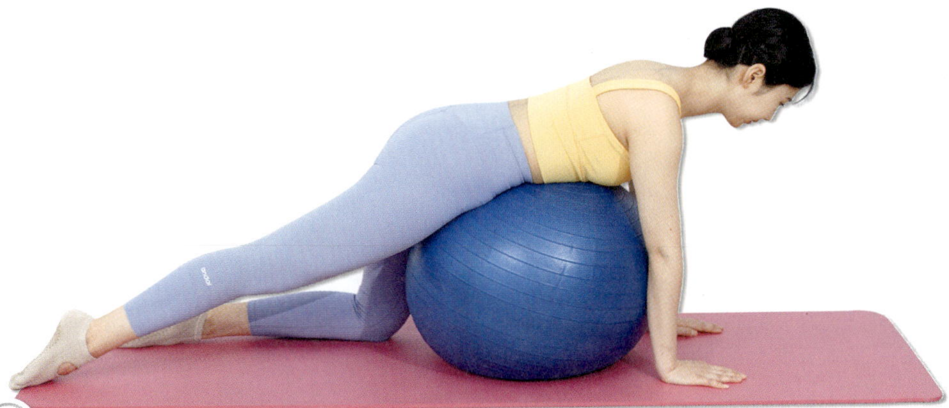

3.3 2

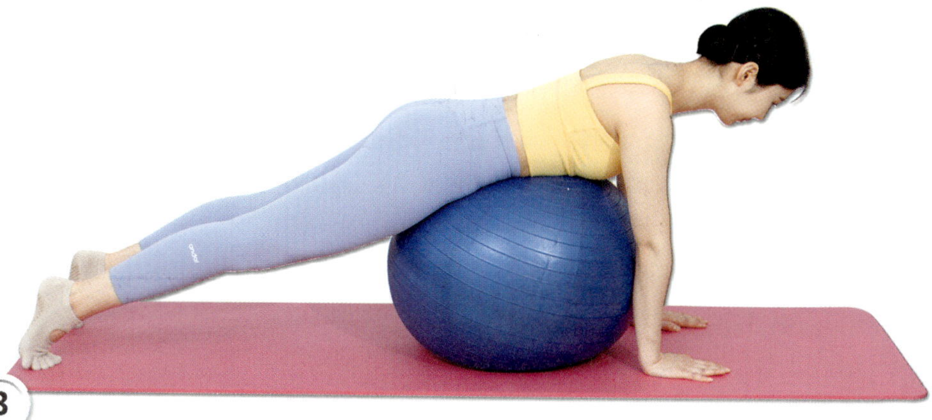

3.3 3

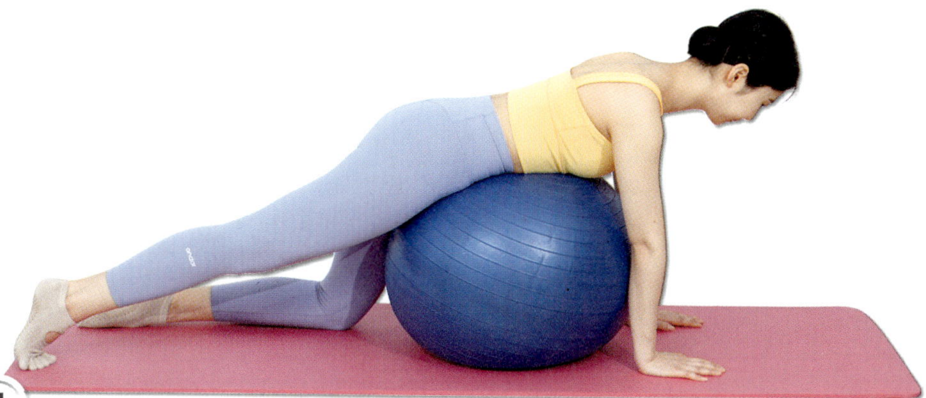

3.3 4

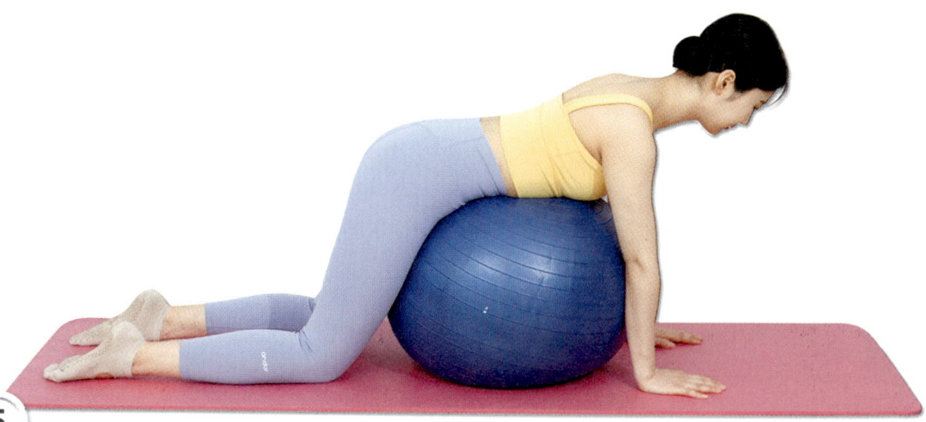

3.3 5

3.4 얼터네이트 웨이트 베어링 Alternate weight bearing

- 볼 위에 누워 테이블 탑 자세를 한다.
- 숨을 내쉬면서 한쪽 다리 무릎을 펴 일직선을 유지한다.
- 숨을 들이마시면서 시작 자세로 돌아온다.
- 반대쪽도 같은 방법으로 실시한다.
- 5~7회 반복한다.

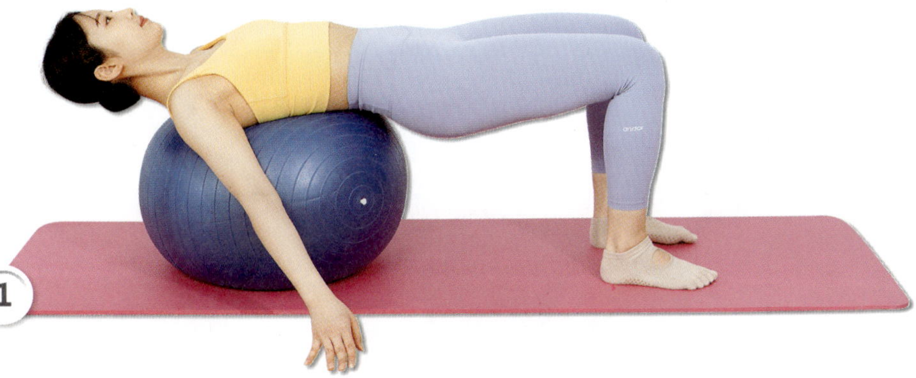

3.4 1

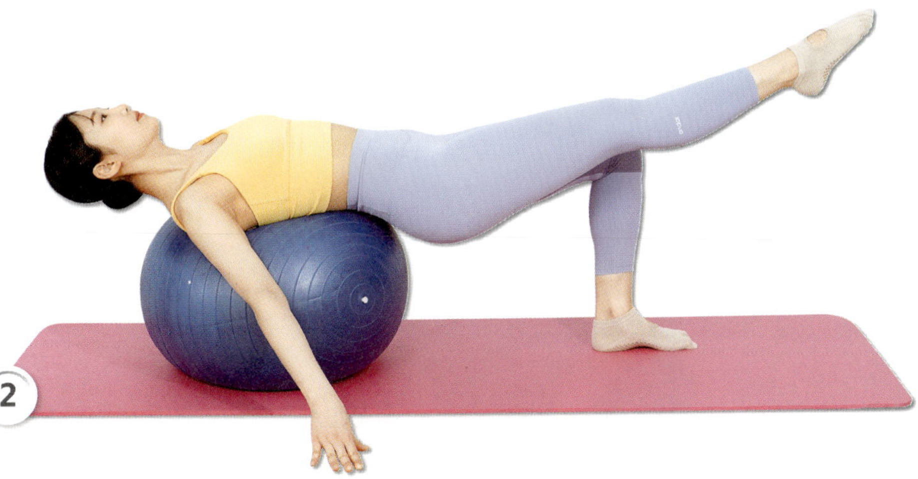

3.4 2

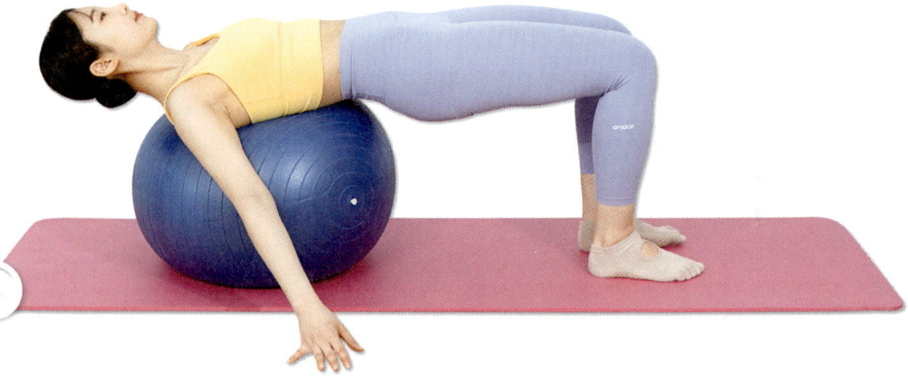

3.4 3

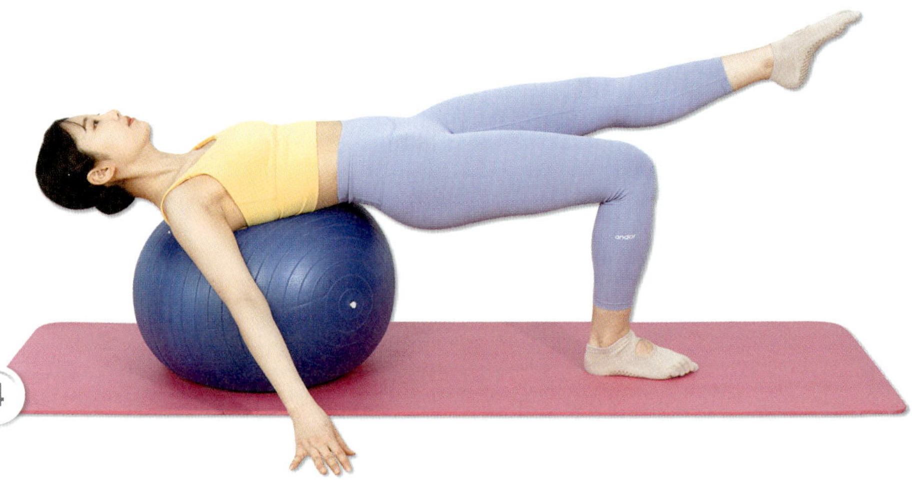

3.4 4

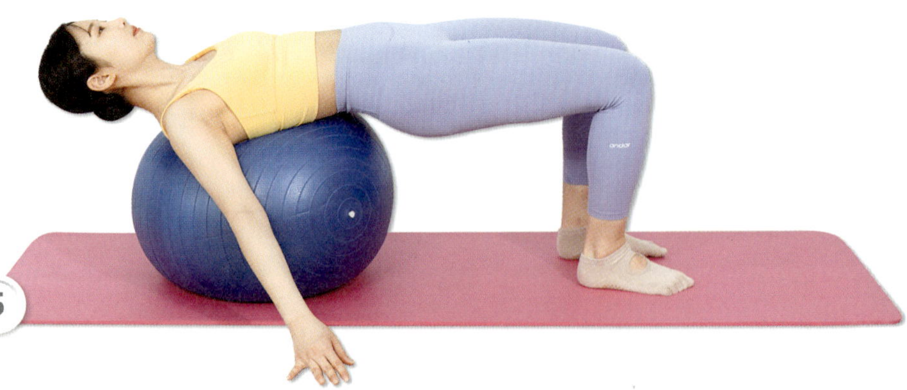

3.4 5

04 압도미널 스트렝스 엑설사이즈 포지션
Abdominal strength exercise position

4.1 펠빅 틸트 Pelvic tilt

- 볼 위에 앉은 자세에서 양쪽 팔을 골반에 대고 균형을 유지한다.
- 숨을 내쉬면서 골반을 왼쪽 방향으로 이동시킨다.
- 숨을 들이마시면서 시작 자세로 돌아온다.
- 반대쪽도 같은 방법으로 실시한다.
- 5~7회 반복한다.
  - 골반의 안정성을 위한 운동이다.

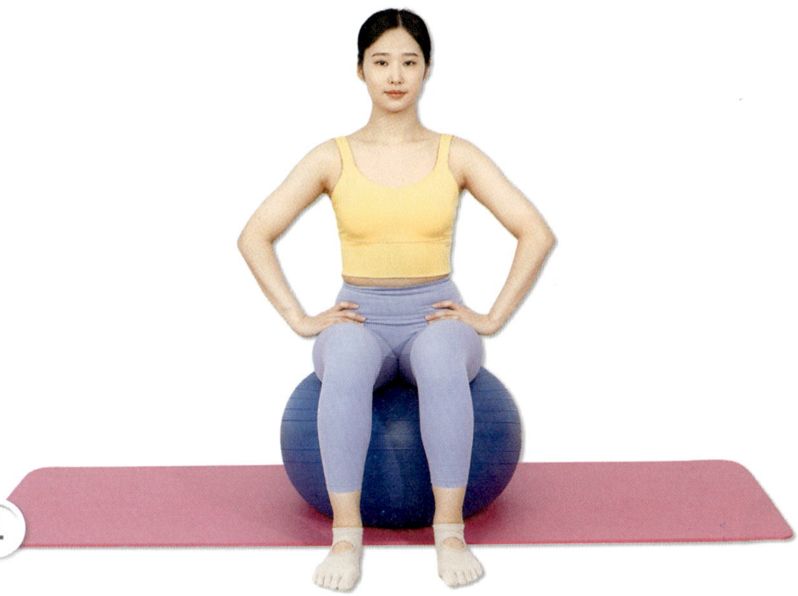

4.1 1

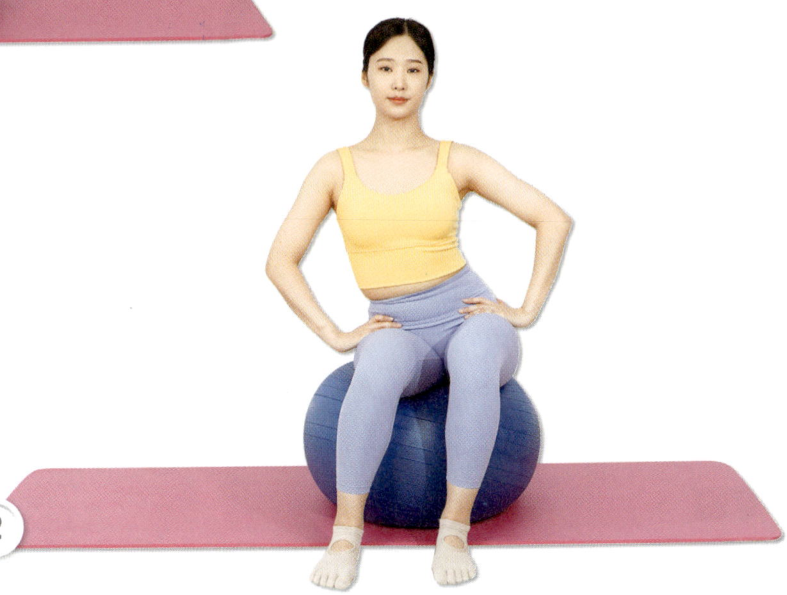

4.1 2

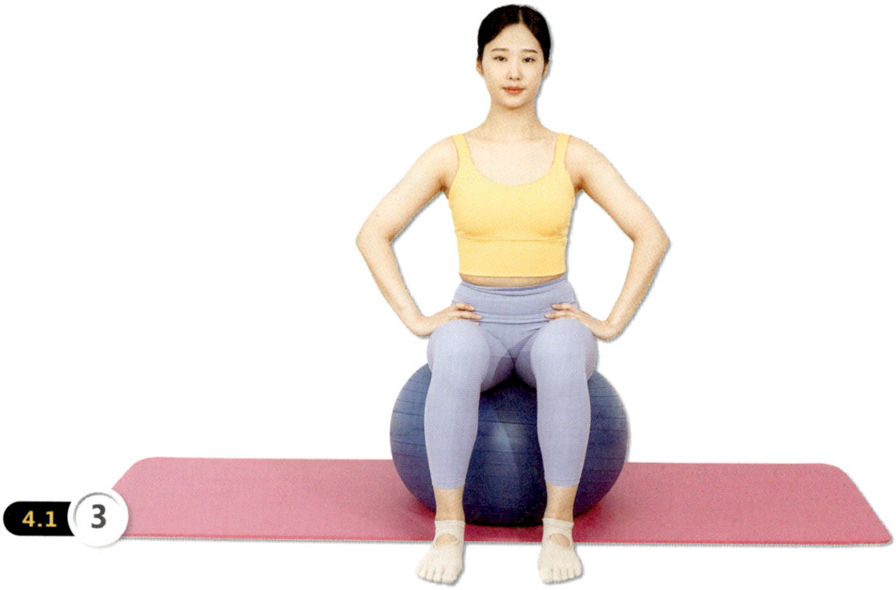
4.1 3

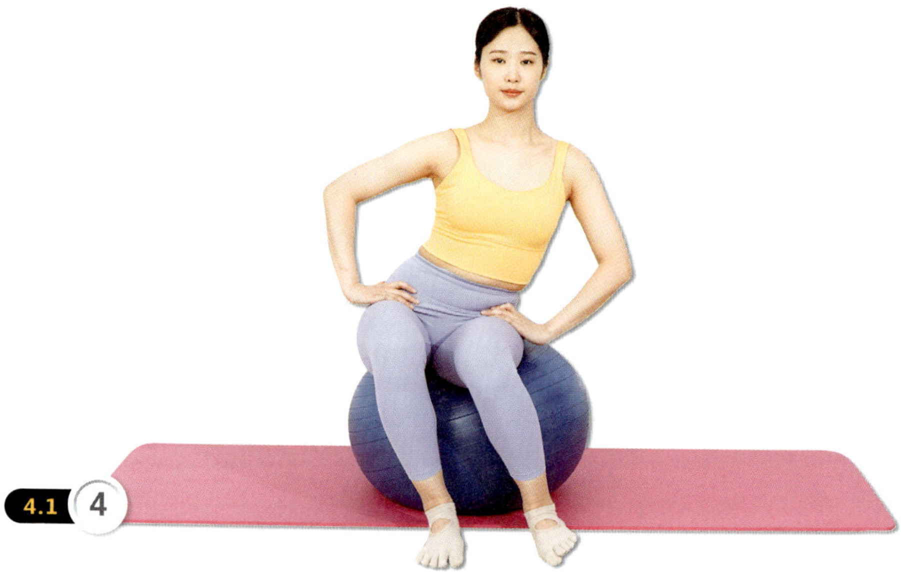
4.1 4

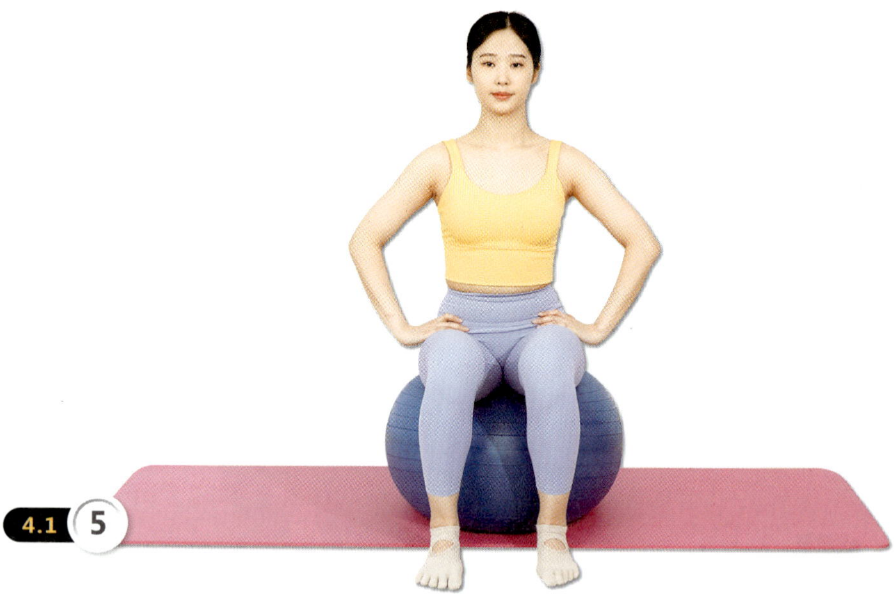
4.1 5

4.2 압도미널 컬 1 Abdominal curl 1

- 바로 누운 자세에서 볼 위에 무릎 굽혀 양쪽 다리를 정렬하여 올려놓고 균형을 유지한다.
- 숨을 내쉬면서 종아리와 넙다리 뒤에 볼을 고정하고 가슴 쪽으로 무릎을 끌어당기면서 꼬리뼈를 시작으로 척추를 감아올린다.
- 숨을 들이마시면서 시작 자세로 돌아온다.
- 5~7회 반복한다.

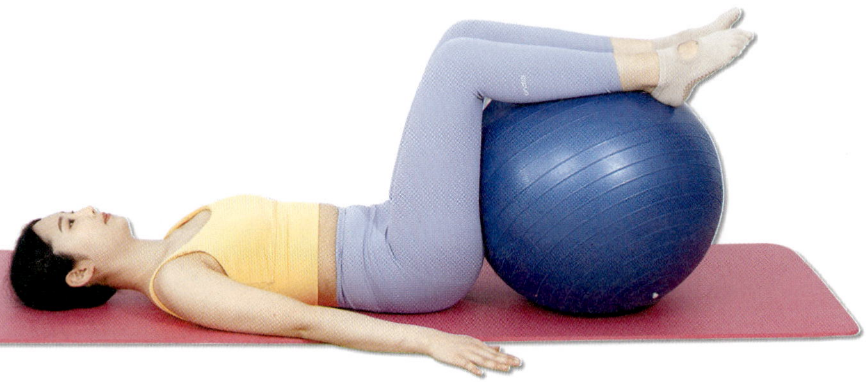

4.2 1

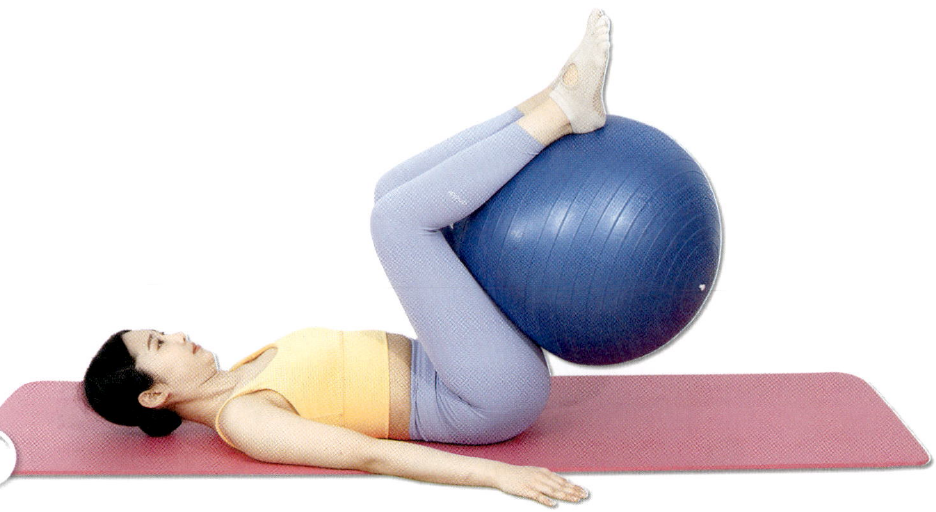

4.2 2

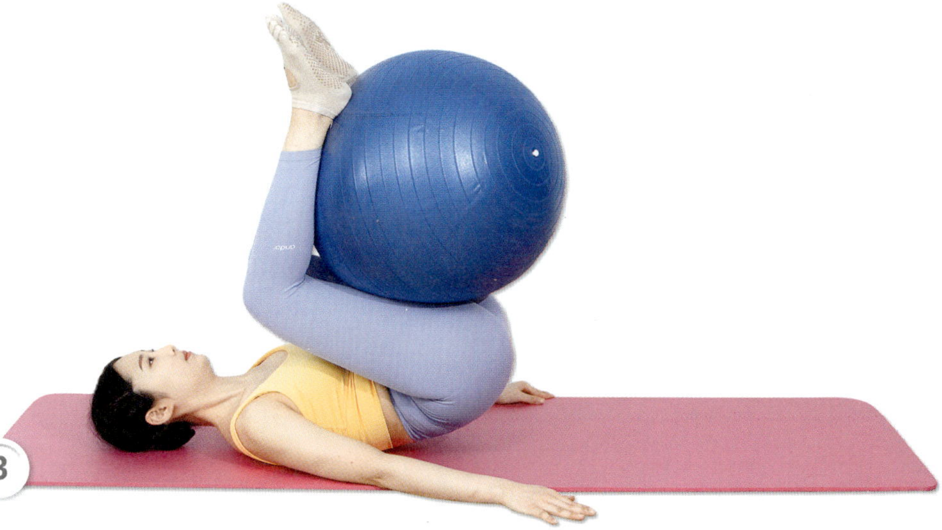

4.2 3

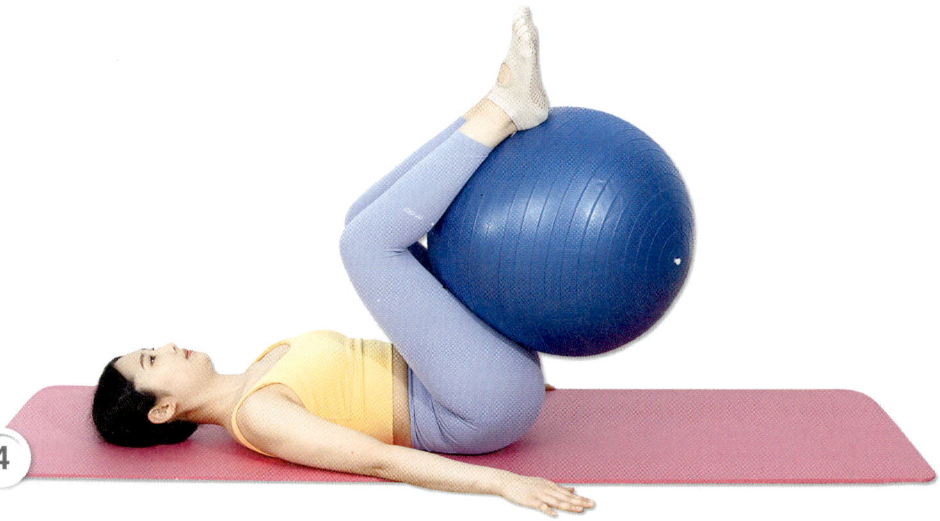

4.2 4

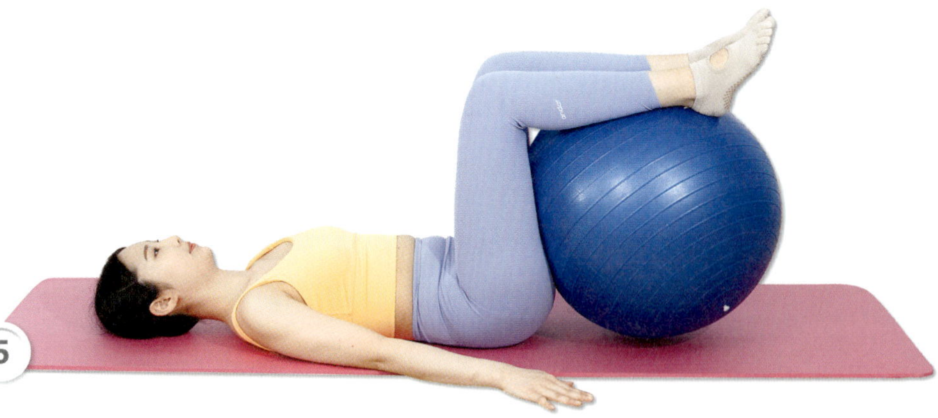

4.2 5

4.3 압도미널 컬 2 Abdominal curl 2

❖ 무릎 굽혀 양쪽 다리를 정렬하여 볼 위에 앉아 양쪽 팔을 앞으로 들어 올려 균형을 유지한다.

❖ 숨을 내쉬면서 볼을 굴려 누워 테이블 탑 자세를 만든다.

❖ 숨을 들이마시면서 천천히 머리부터 들어 올리며 시작 자세로 돌아온다.

❖ 5~7회 실시한다.

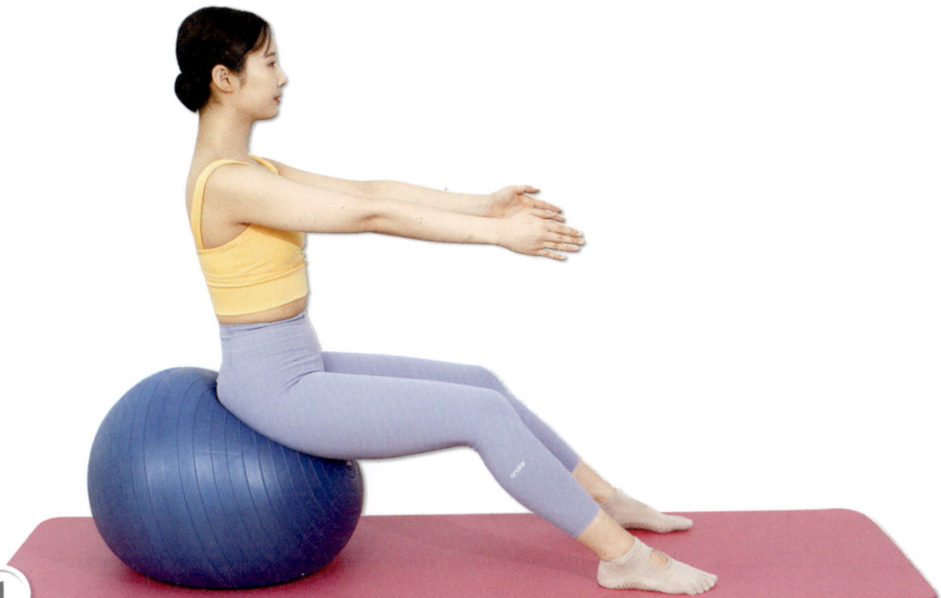

4.3 1

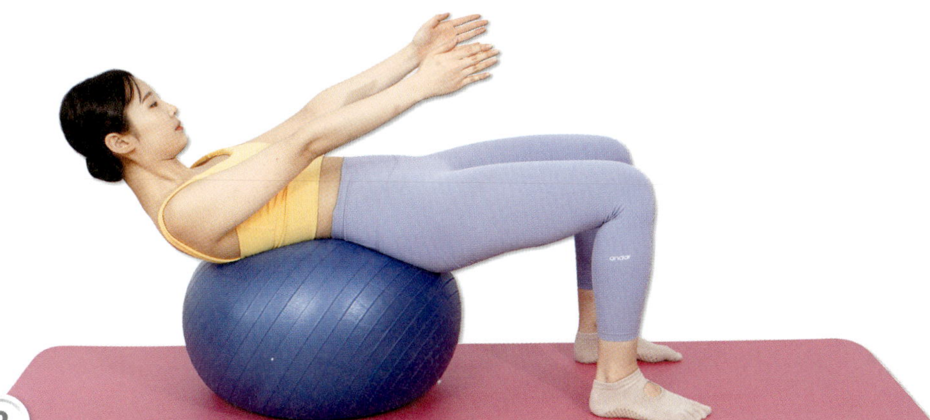

4.3 2

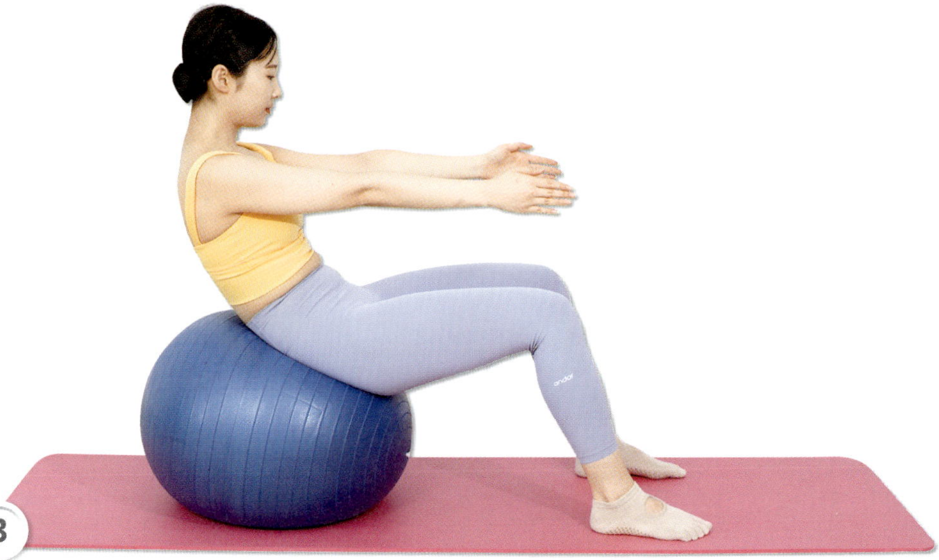

4.3 3

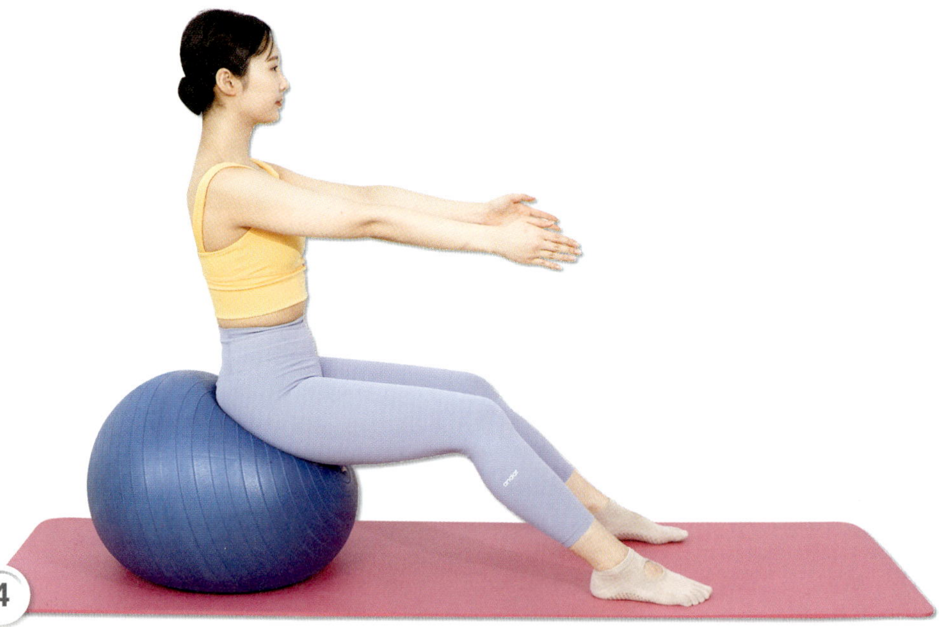

4.3 4

4.4 오블리크 압도미널 컬 Oblique abdominal curl

- 바로 누운 자세에서 무릎 굽혀 양쪽 다리를 정렬하여 볼을 복부에 놓고 균형을 유지한다. 오른쪽 팔은 머리 뒤쪽에 대고 왼쪽 팔은 볼을 잡는다.
- 숨을 내쉬면서 왼쪽 팔을 펴고, 오른쪽 무릎 방향으로 머리와 어깨를 바닥에서 들어 올린다.
- 숨을 들이마시면서 시작 자세로 돌아온다.
- 반대쪽도 같은 방법으로 실시한다.
- 5~7회 반복한다.

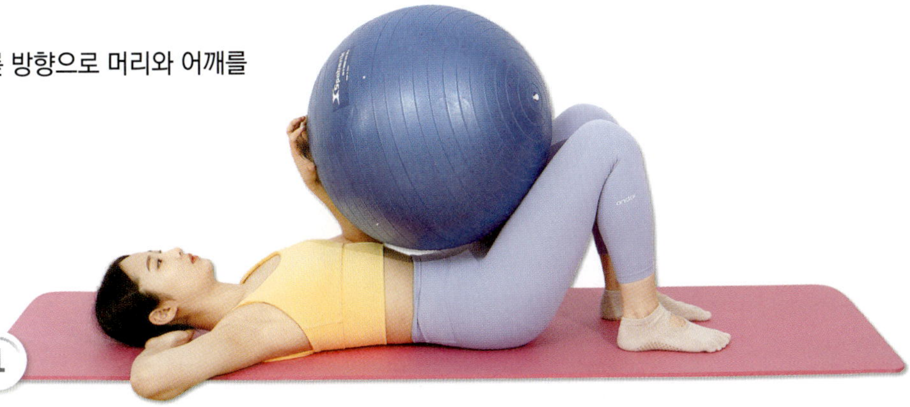

4.4 1

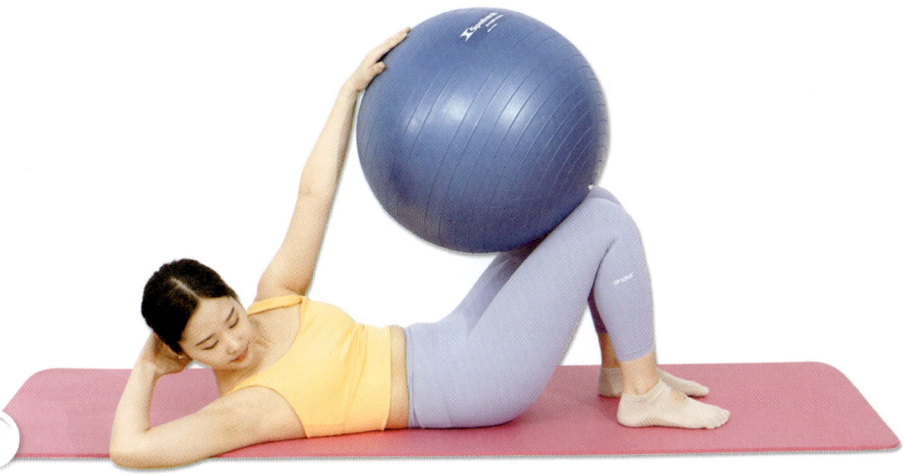

4.4 2

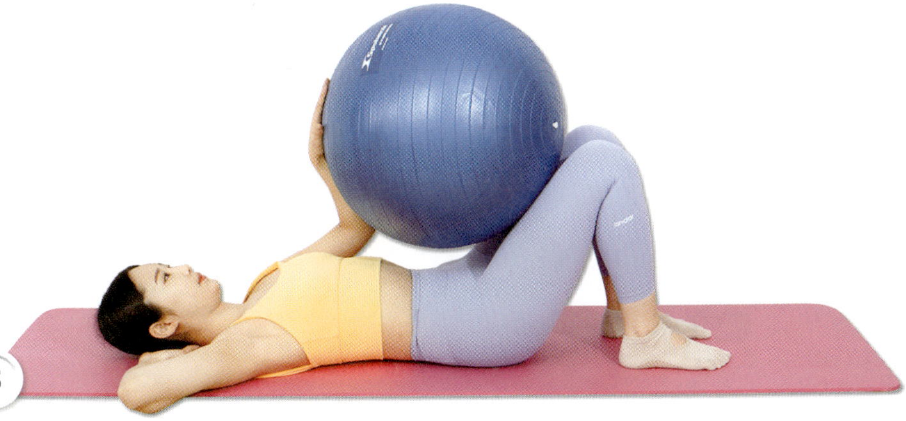

4.4 3

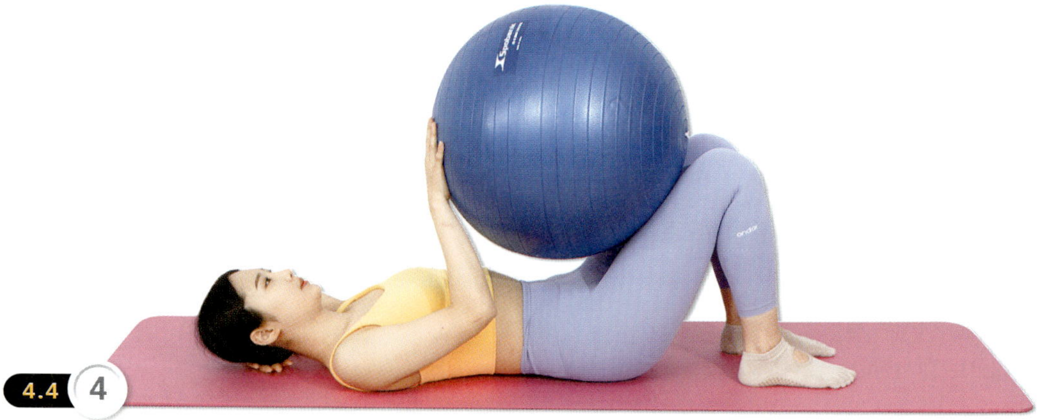

4.4 4

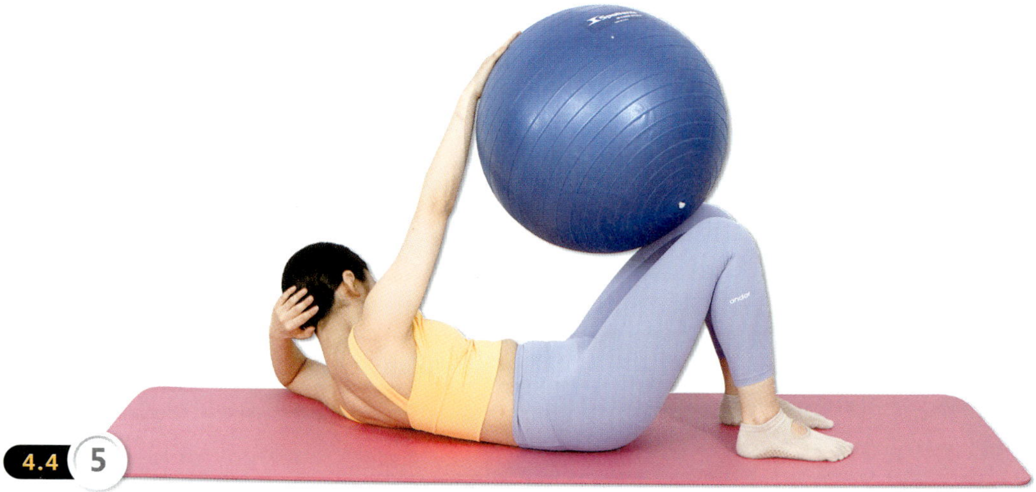

4.4 5

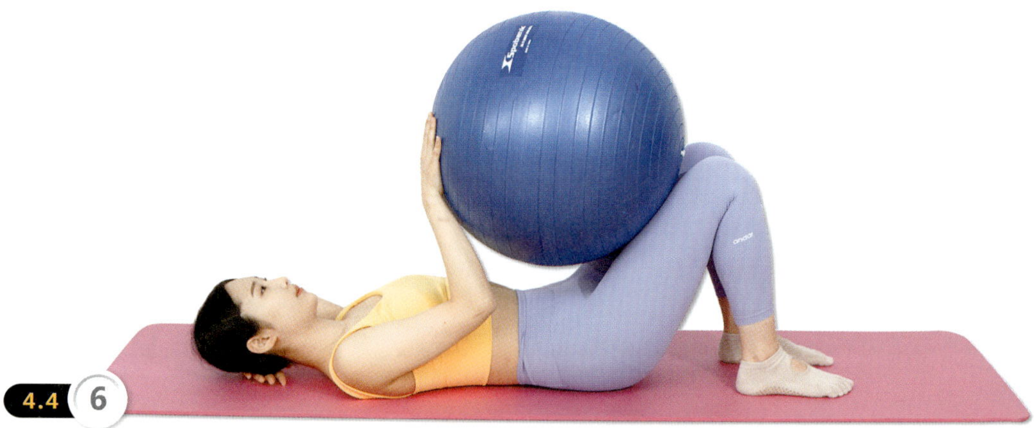

4.4 6

05 버턱 스트렝스 엑설사이즈 포지션
Buttock strength exercise position

5.1 이너 따이 스퀴즈 Inner thigh squeeze

- 바로 누운 자세에서 무릎을 굽혀 양쪽 다리 사이에 볼을 고정시키고 정렬하여 균형을 유지한다.
- 숨을 내쉬면서 다리의 모음근으로 볼을 누른다.
- 숨을 들이마시면서 천천히 근육을 이완하여 시작 자세로 돌아온다.
- 10회 반복한다.
  - 복부와 엉덩근육을 긴장시킨 상태에서 허리는 편안한 상태를 유지한다.

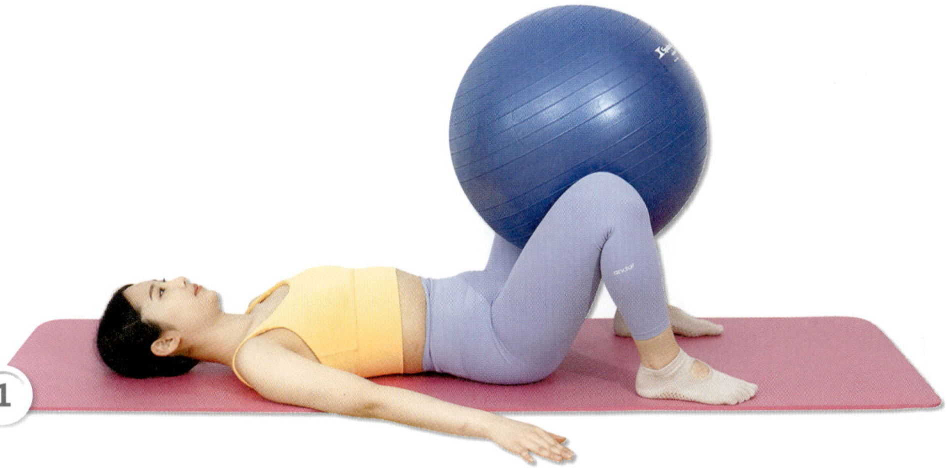

5.1 1

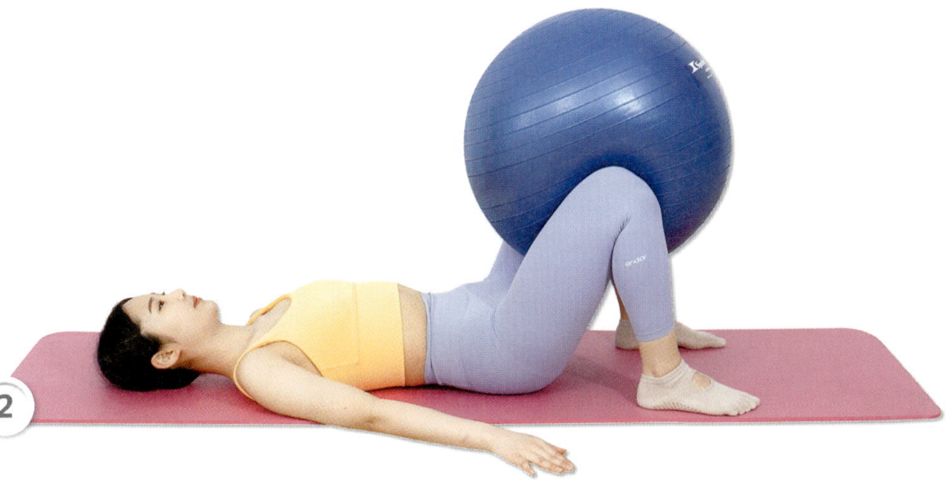

5.1 2

5.1 3

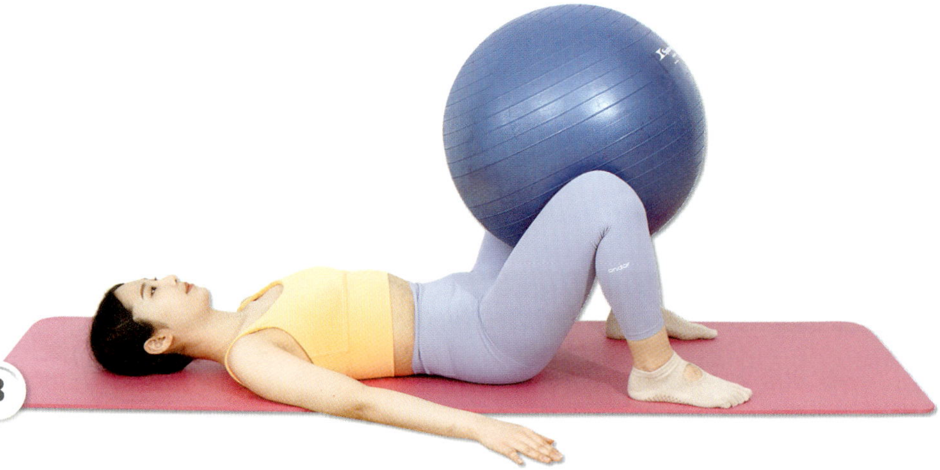

5.1 4

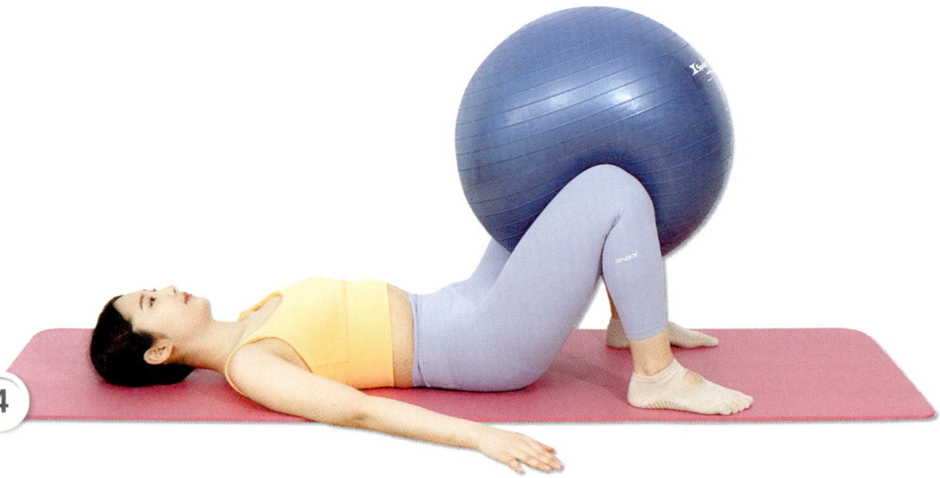

5.1 5

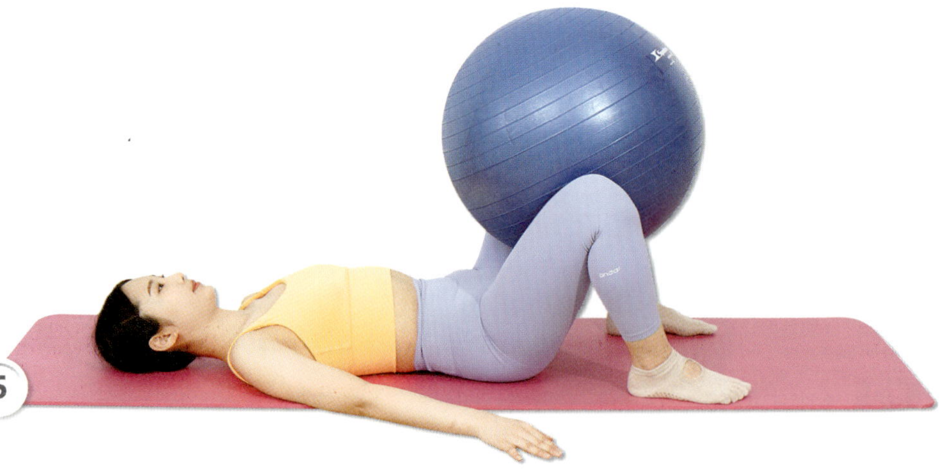

5.2 이너 앤 아우터 따이 리프트 Inner and outer thigh lift

- 옆으로 누운 자세에서 양쪽 다리 사이에 볼을 고정시키고 정렬하여 균형을 유지한다.
- 숨을 내쉬면서 다리를 들어 올린다.
- 숨을 들이마시면서 천천히 시작 자세로 돌아온다.
- 5~10회 반복한다.

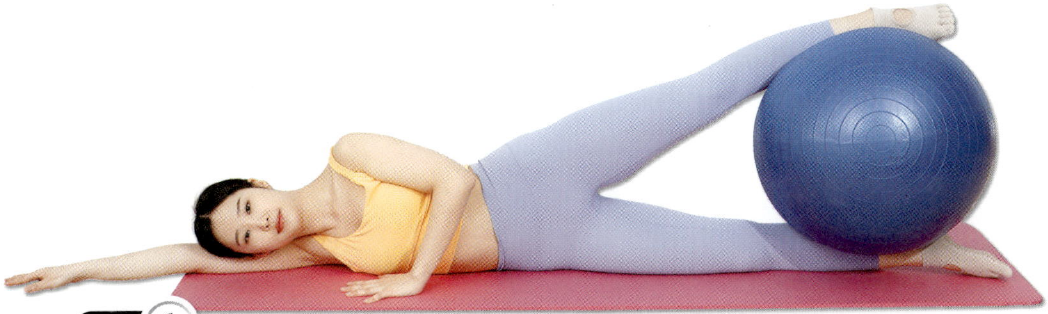

5.2 1

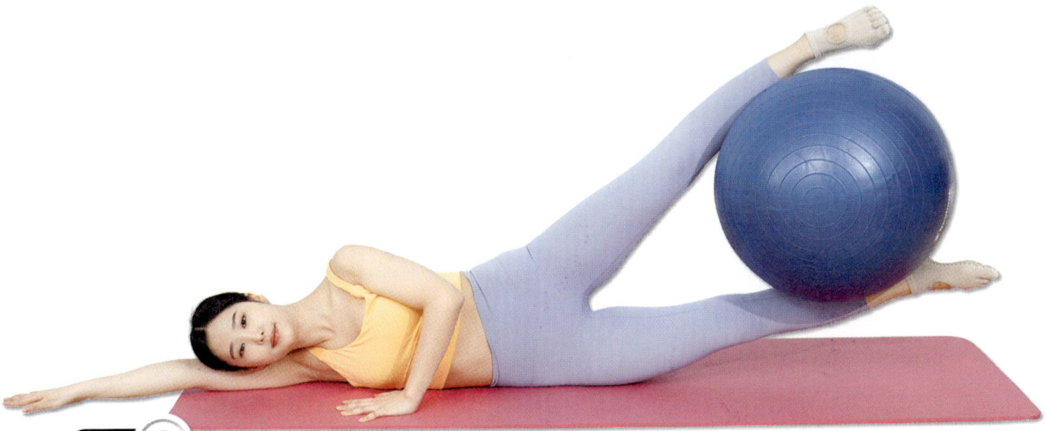

5.2 2

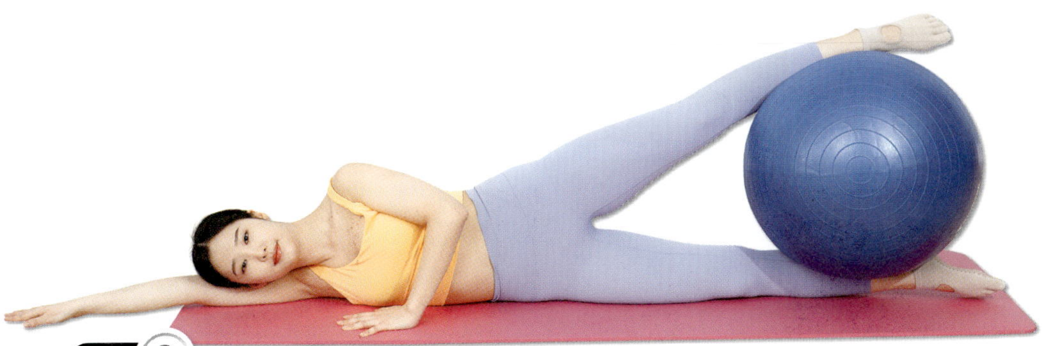

5.2 3

5.3 브리징 Bridging

❖ 바로 누운 자세에서 양쪽 다리를 골반 너비로 벌려 볼 위에 올려놓고 균형을 유지한다.

❖ 숨을 내쉬면서 꼬리뼈 들어 올림을 시작으로 천천히 척추를 분절하여 들어 올린다.

❖ 숨을 들이마시면서 등뼈부터 천천히 분절하여 시작 자세로 돌아온다.

❖ 5~7회 반복한다.

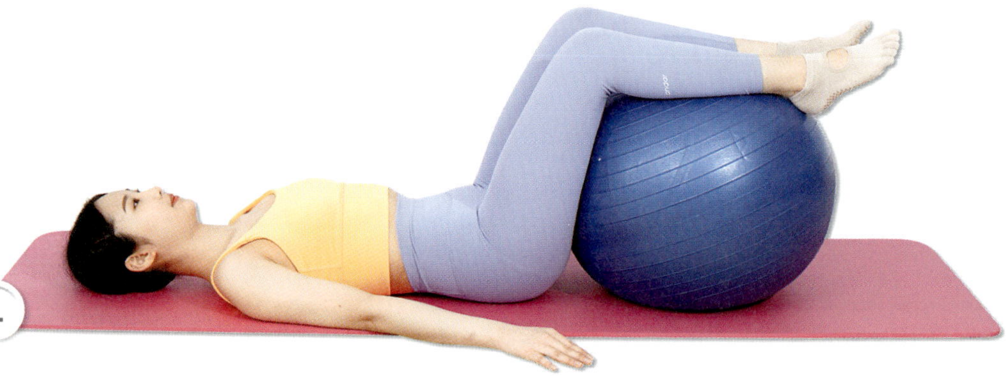

5.3 1

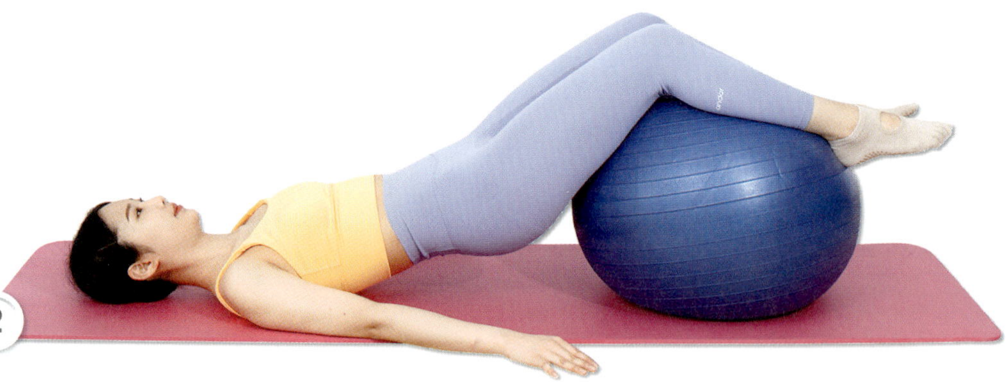

5.3 2

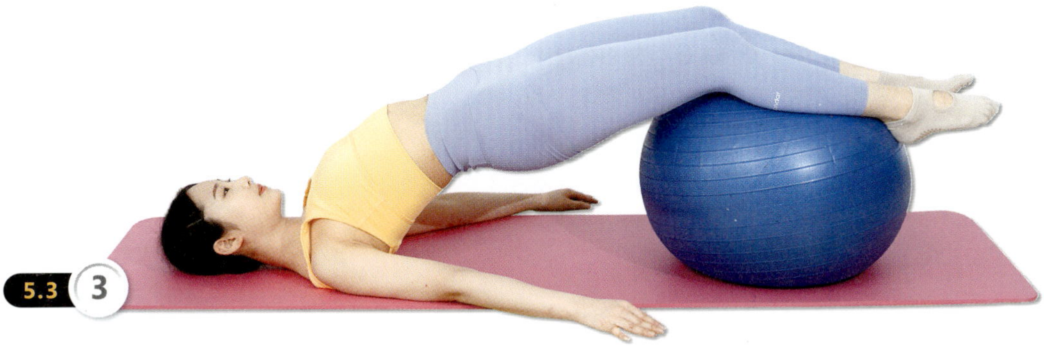
5.3 3

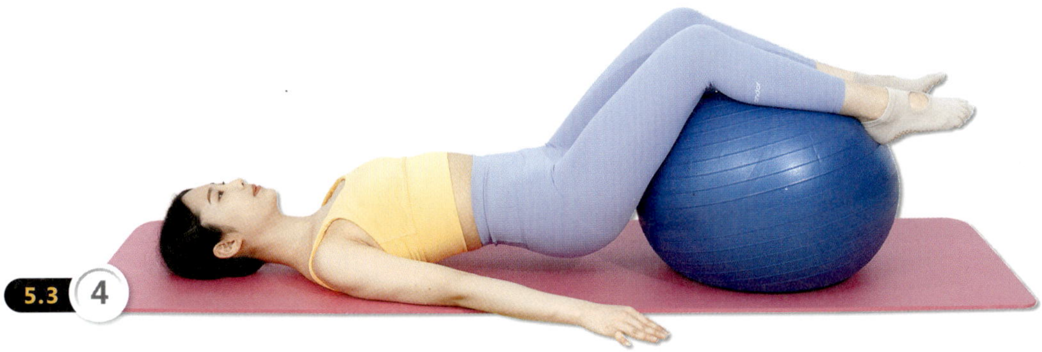
5.3 4

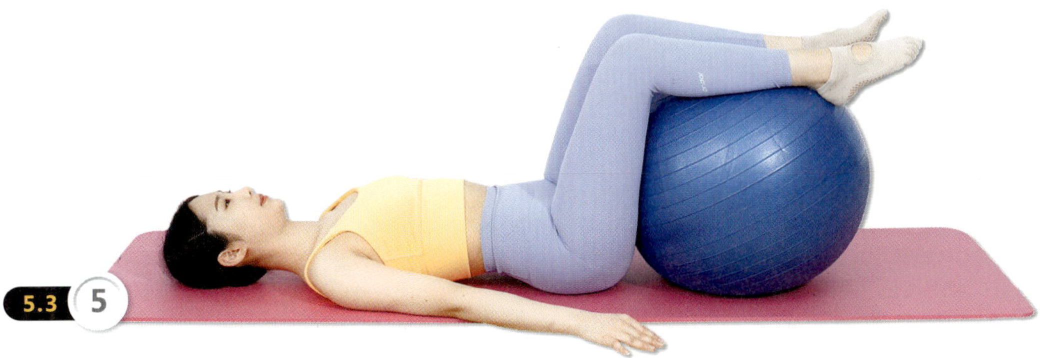
5.3 5

5.4 햄스트링 컬 Hamstring curl

- 엎드려 누운 자세에서 양쪽 다리를 펴 골반 너비로 벌려 양쪽 발목으로 볼을 고정하고 균형을 유지한다.
- 숨을 내쉬면서 볼을 엉덩이 쪽으로 끌어당긴다.
- 숨을 들이마시면서 시작 자세로 돌아온다.
- 5~7회 반복한다.

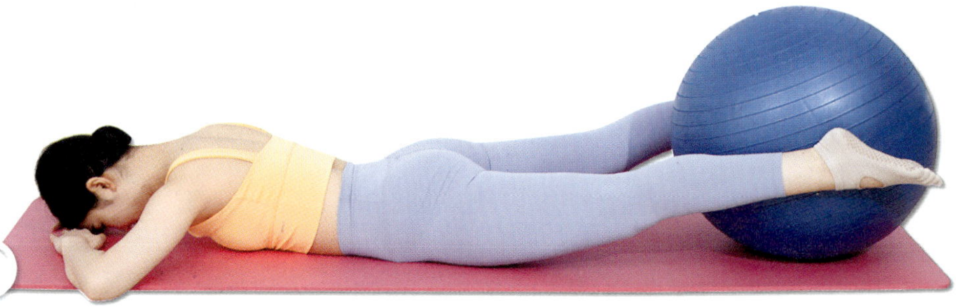

5.4 1

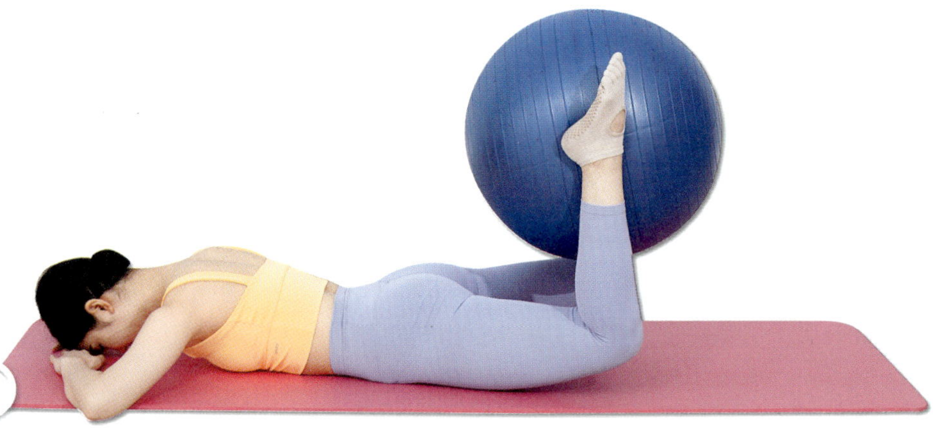

5.4 2

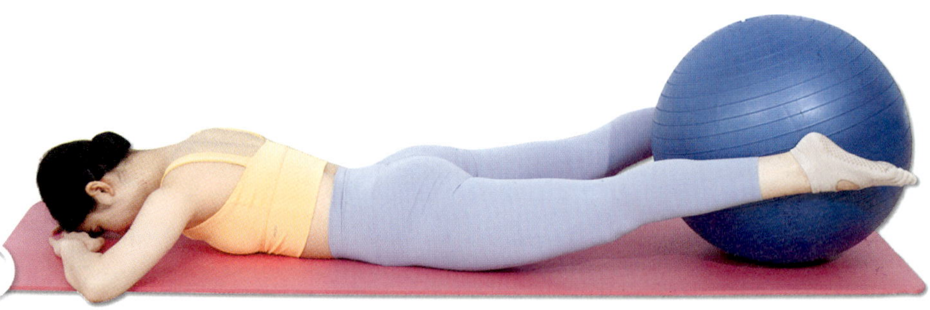

5.4 3

06 밸런스 포지션 Balance position

6.1 펄빅 써클즈 Pelvic circles

- 볼 위에 무릎 굽혀 앉은 자세에서 양쪽 팔을 골반에 대고 균형을 유지한다.
- 숨을 내쉬면서 골반을 시계 방향으로 돌림한다.
- 숨을 들이마시면서 시작 자세로 돌아온다.
- 반대쪽도 같은 방법으로 실시한다.
- 5~7회 반복한다.

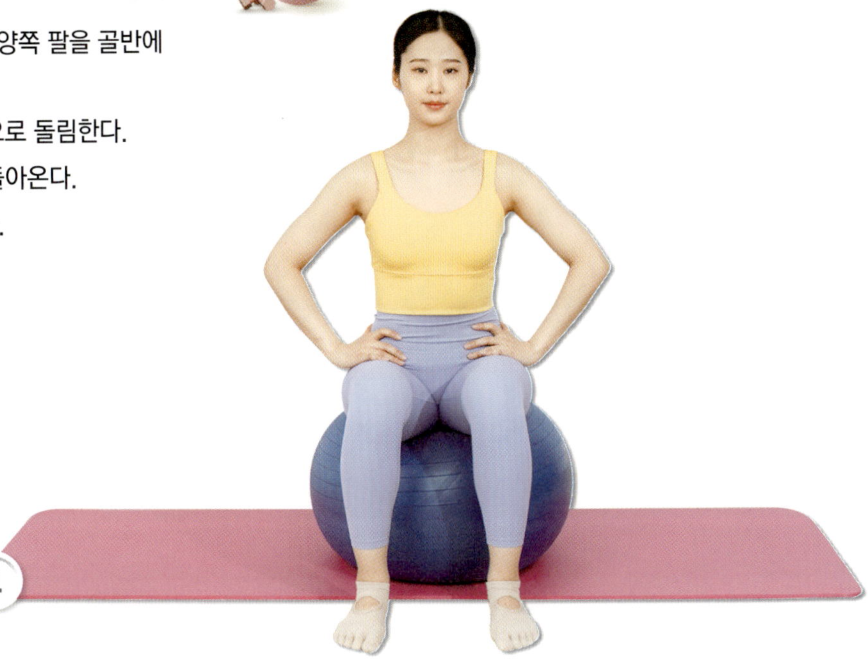

6.1 1

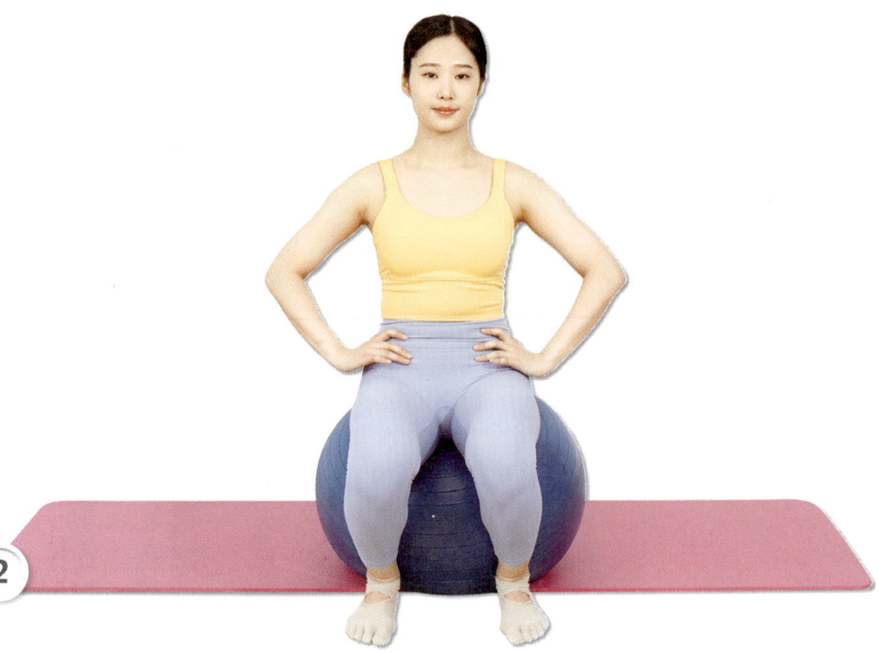

6.1 2

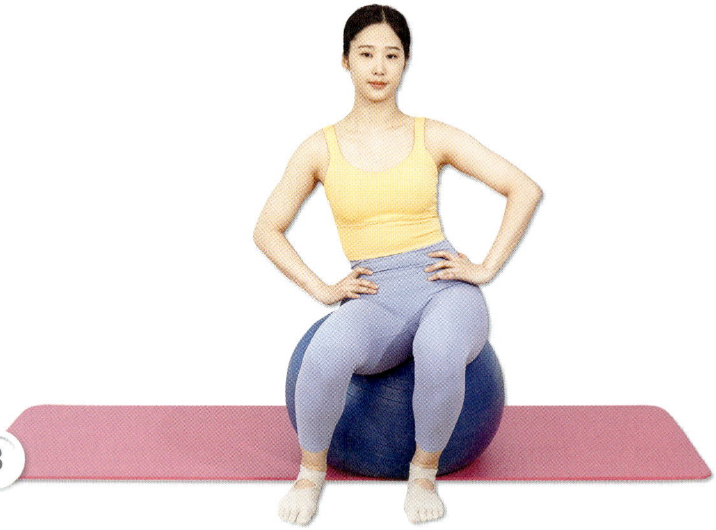

6.1 3

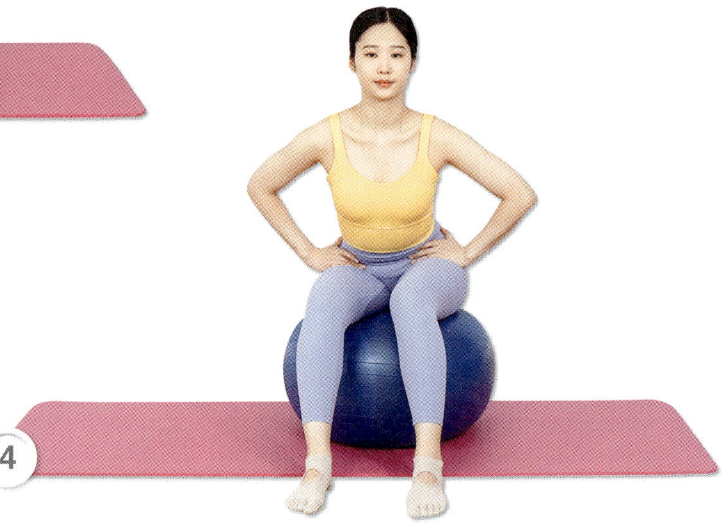

6.1 4

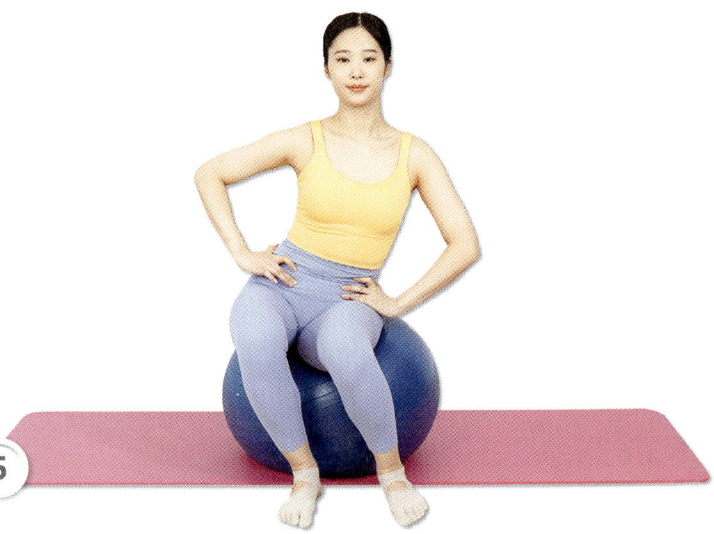

6.1 5

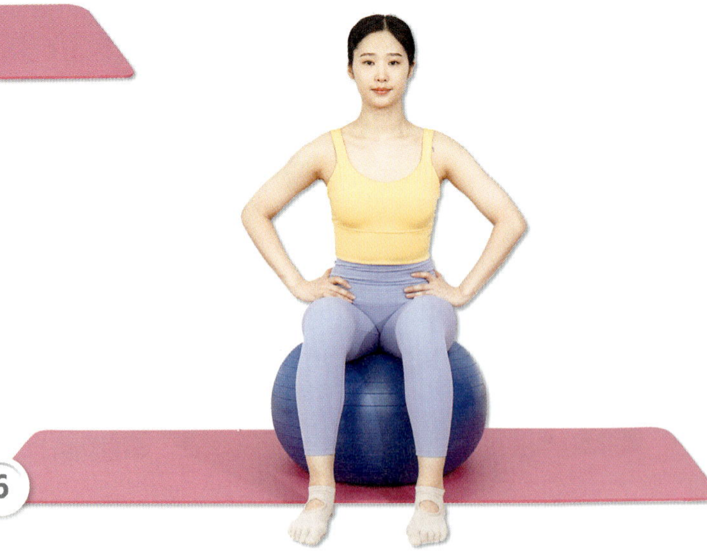

6.1 6

6.2 얼터네이트 암 앤 레그 리프트-수파인 Alternate arm and leg lift-Supine

- 볼 위에 누워 테이블 탑 자세를 한다.
- 숨을 내쉬면서 왼쪽 다리 무릎을 펴 일직선을 유지하고 오른쪽 팔을 머리 뒤로 들어 올린다.
- 숨을 들이마시면서 자세를 유지한다.
- 숨을 내쉬면서 반대 방향도 실시한다.
- 숨을 들이마시면서 시작 자세로 돌아온다.
- 5~7회 반복한다.

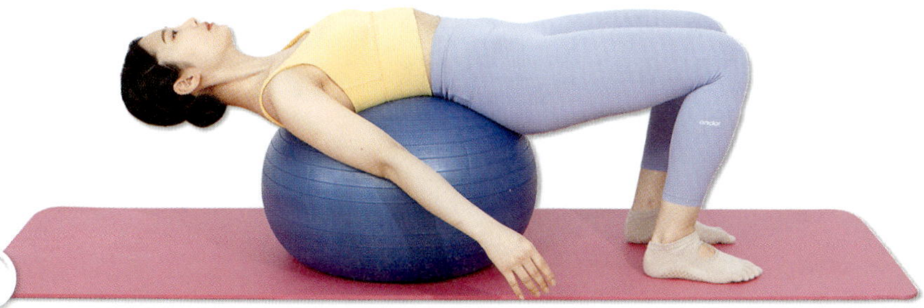

6.2 ①

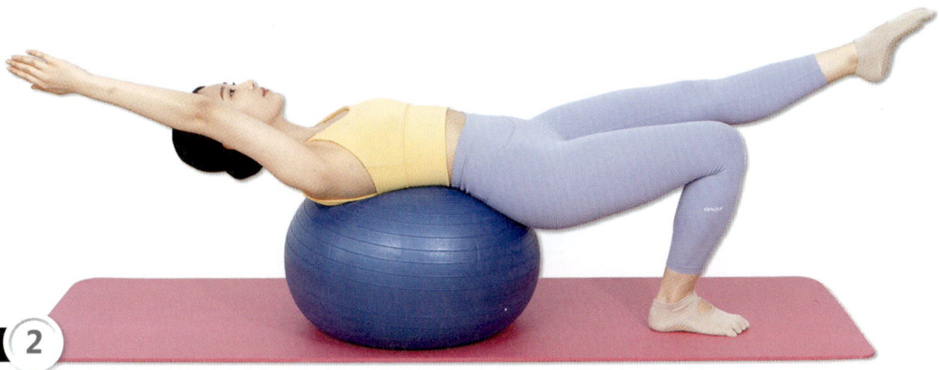

6.2 ②

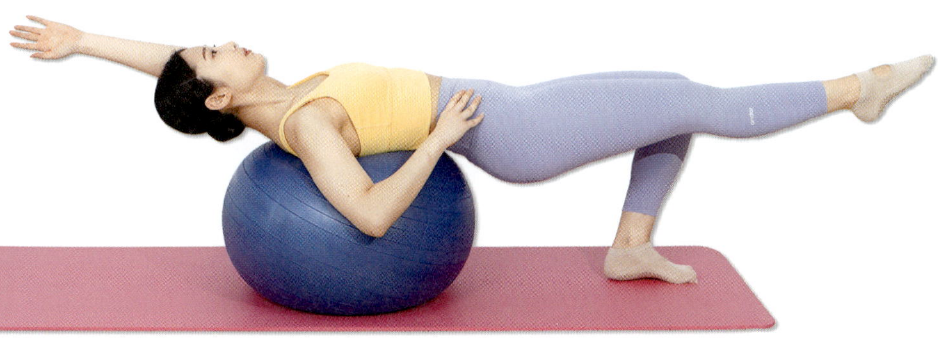

6.2 ③

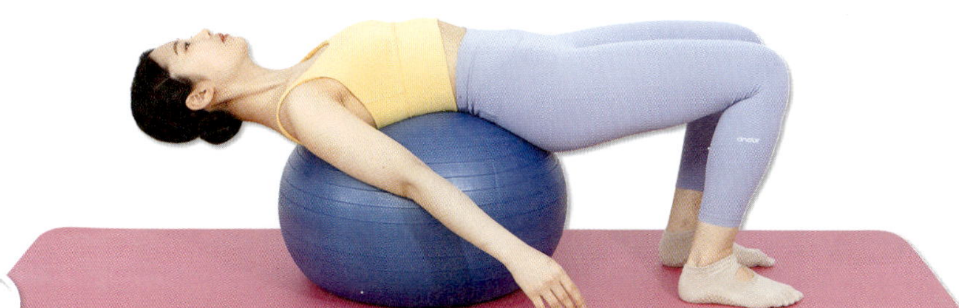

6.2 ④

6.3 얼터네이트 암 앤 레그 리프트-시팅 Alternate arm and leg lift-Sitting

- 볼 위에 무릎 굽혀 앉은 자세에서 양쪽 손은 골반 아래 볼을 잡고 균형을 유지한다.
- 숨을 내쉬면서 왼쪽 팔을 들어 올리고 동시에 오른쪽 다리의 무릎을 펴 앞쪽으로 뻗는다.
- 숨을 들이마시면서 시작 자세로 돌아온다.
- 반대쪽도 같은 방법으로 실시한다.
- 5~7회 반복한다.

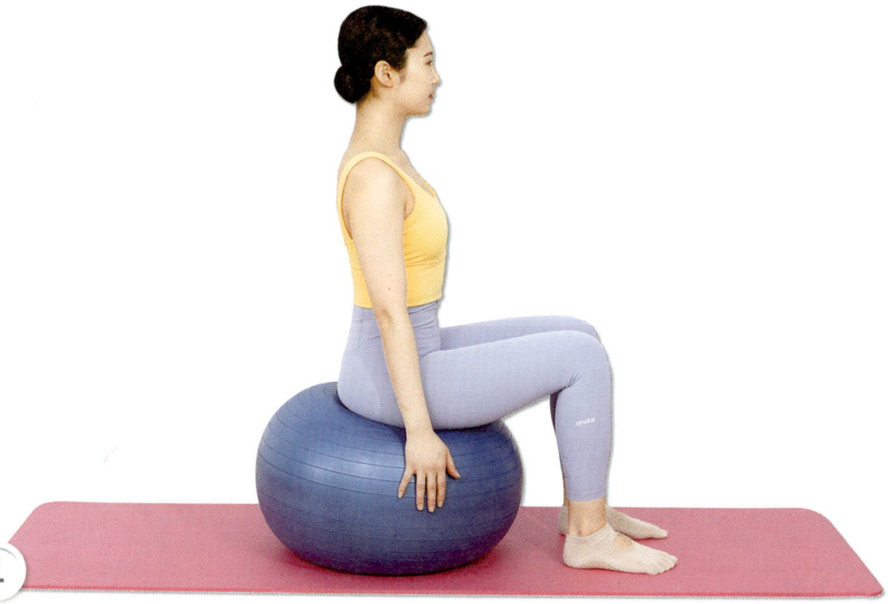

6.3 1

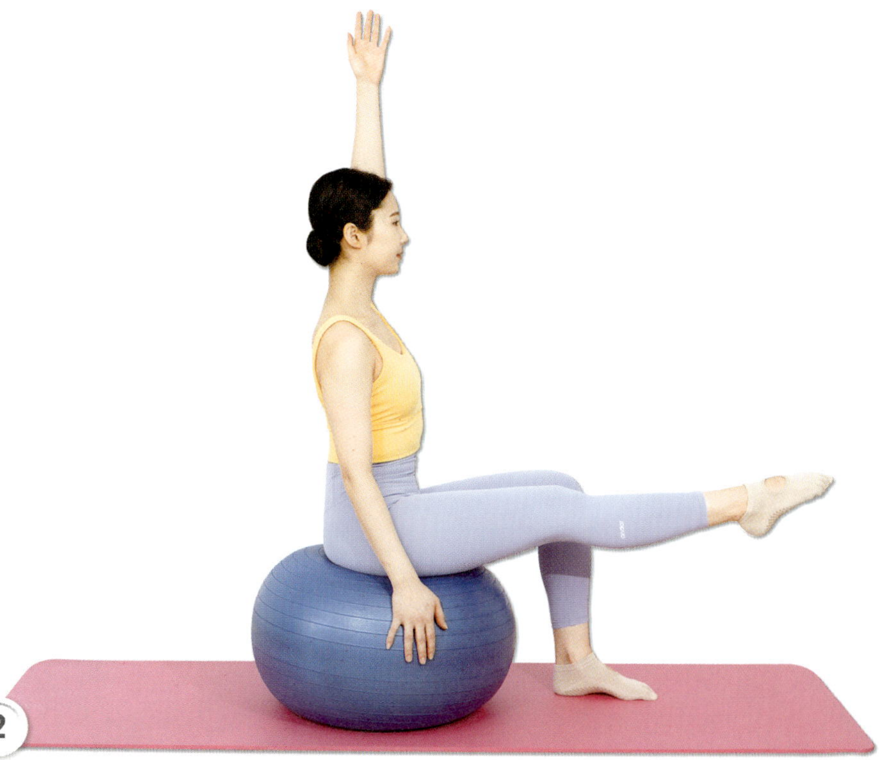

6.3 2

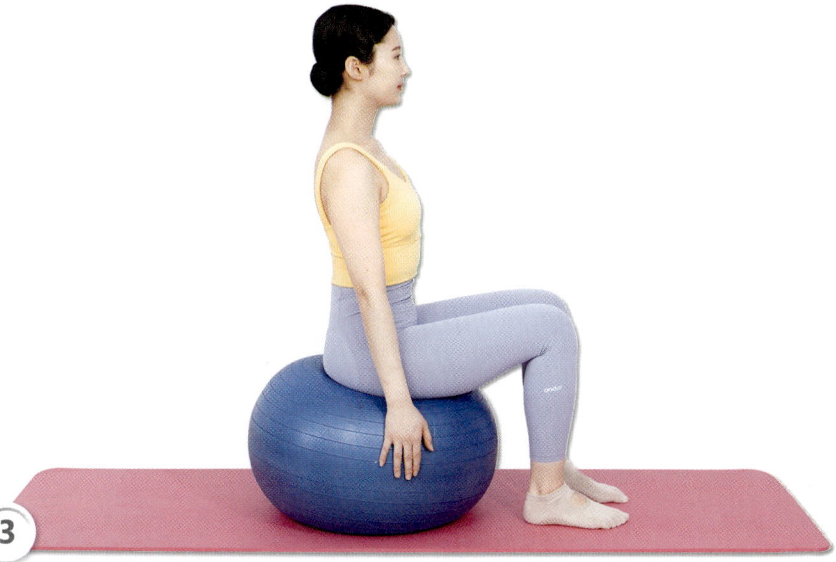

6.3 3

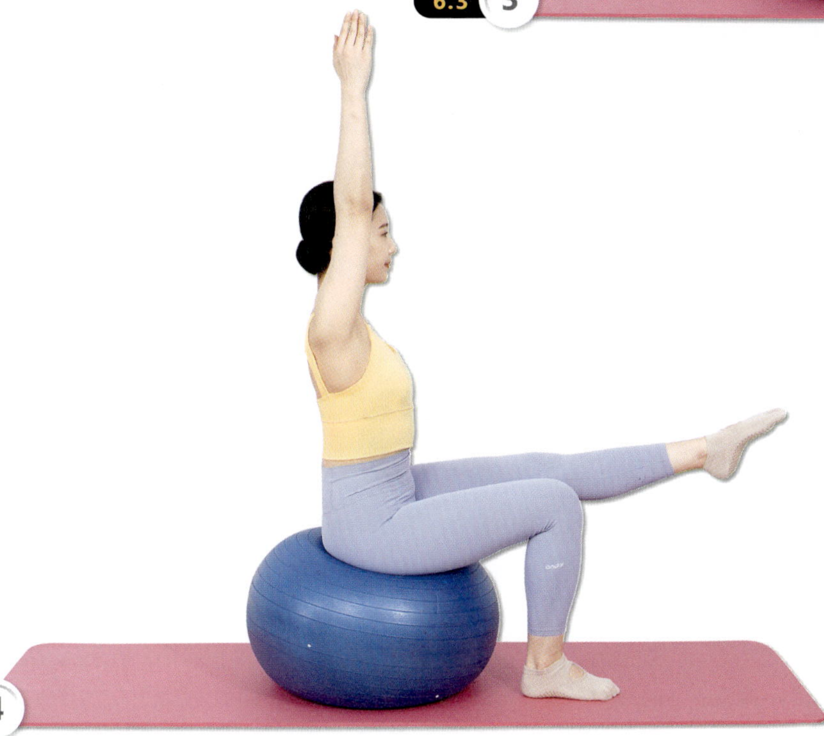

6.3 4

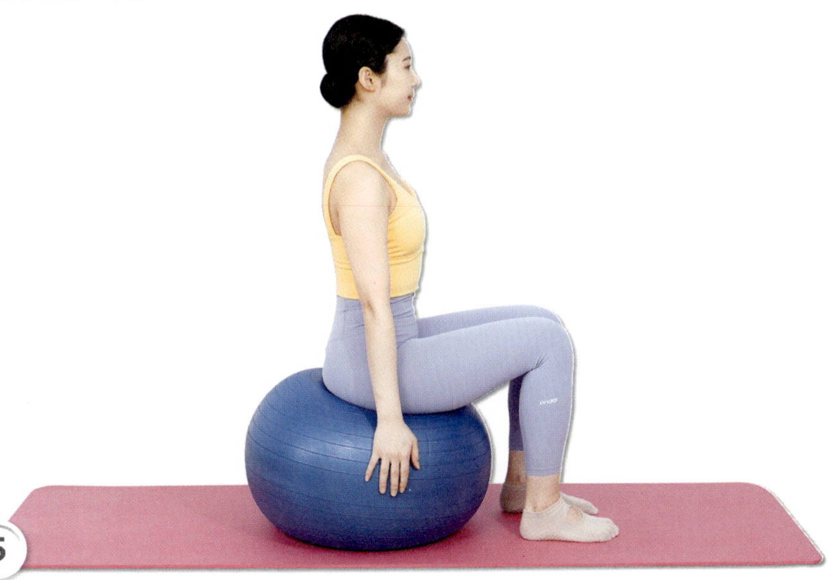

6.3 5

6.4 얼터네이트 암 앤 레그 리프트-프론 Alternate arm and leg lift-Prone

❖ 볼 위에 엎드려 무릎을 펴고 양손으로 바닥을 짚어 플랭크 자세를 한다. 발끝으로 균형을 유지한다.

❖ 숨을 내쉬면서 오른쪽 다리를 들어 올리면서 왼쪽 팔을 들어 올린다.

❖ 숨을 들이마시면서 시작 자세로 돌아온다.

❖ 반대쪽도 같은 방법으로 실시한다.

❖ 5~7회 반복한다.

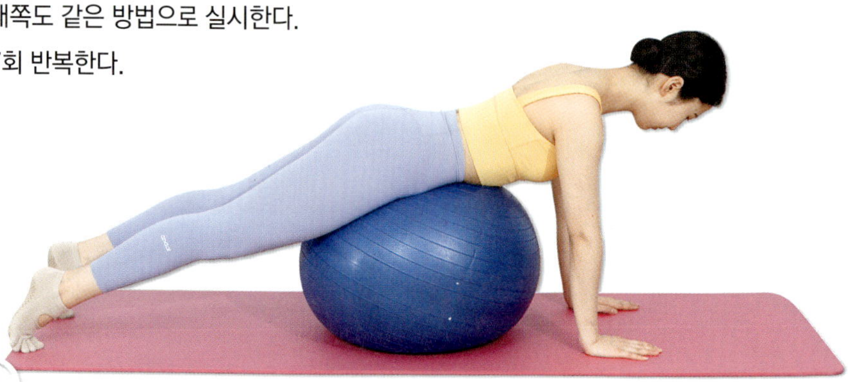

6.4 1

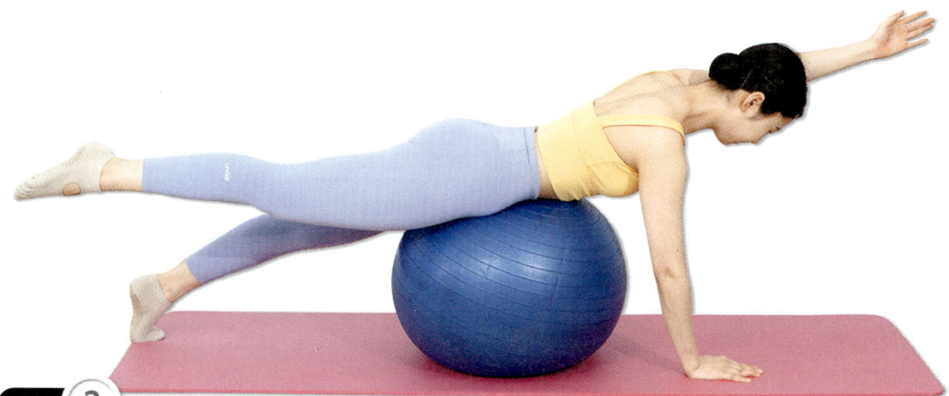

6.4 2

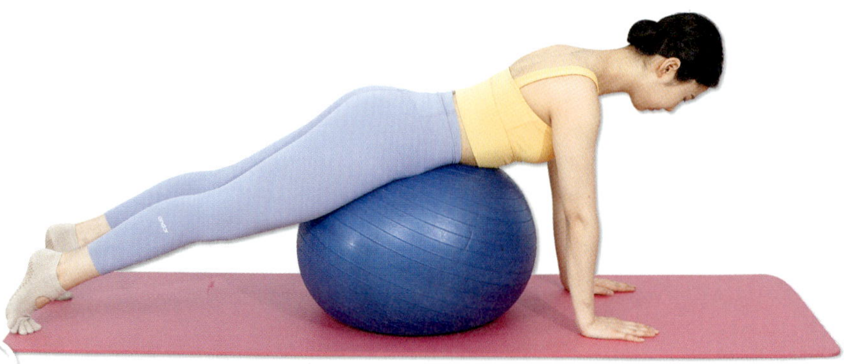

6.4 3

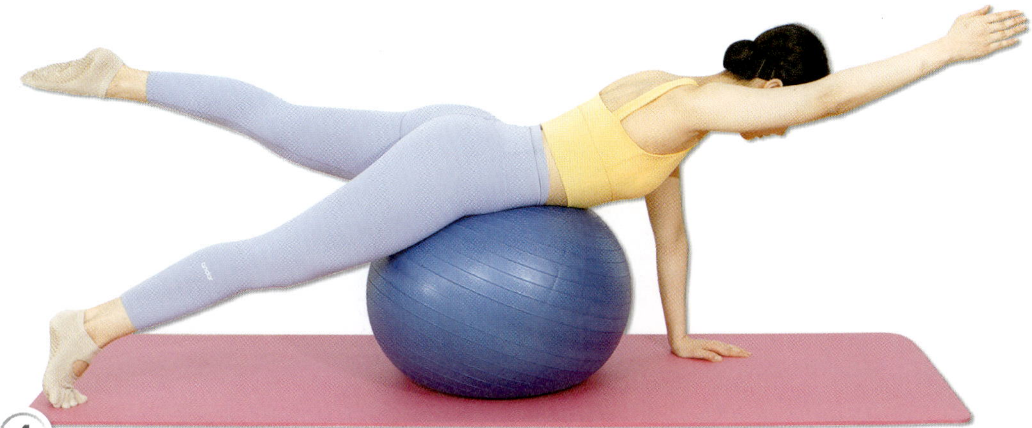

6.4 4

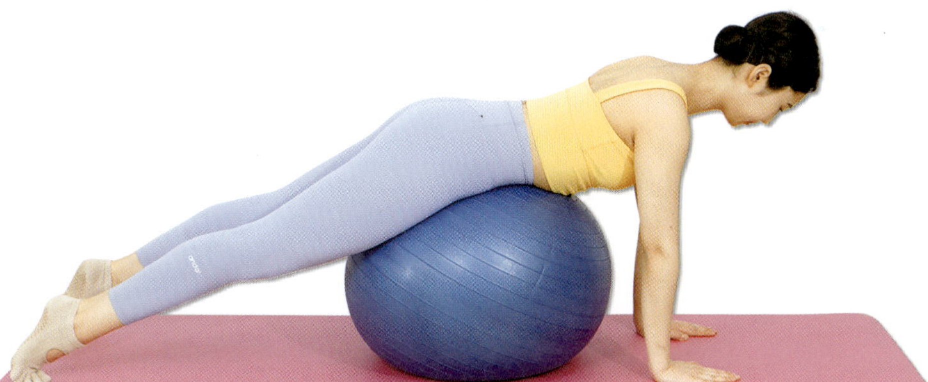

6.4 5

CHAPTER 4

FORM ROLLER

01 넥 롤
02 어퍼 백 마사지/스트레치
03 허리네모근
04 힙 플렉서 스트레치
05 엉덩정강근막띠
06 엉덩근육
07 궁둥구멍근/중간볼기근
08 햄스트링
09 칼프 머슬
10 장딴지근/가자미근
11 종아리근 1
12 종아리근 2
13 앞정강근
14 아킬레스 텐던
15 넙다리근막긴장근, 중간볼기근, 작은볼기근
16 가쪽넓은근
17 넙다리곧은근
18 넙다리네갈래근
19 힙 플렉서
20 모음근
21 가슴 스트레칭: 티 포지션
22 가슴 스트레칭: 와이 포지션
23 암 플로트
24 얼터네이트 암
25 숄더 스트레치/트렁크 로테이션
26 트랜스벌스 압도미너스 레벨 1
27 트랜스벌스 압도미너스 레벨 2
28 트랜스벌스 압도미너스 레벨 3
29 테이블 탑 포지션
30 토 탭스
31 얼터네이트 토 탭스
32 더블 토 탭스
33 힐 탭스
34 더블 힐 탭스
35 시져
36 크런치
37 크런치 위드 레그 리프트
38 오블리크 크런치
39 암 앤 레그/얼터네이트
40 백 익스텐션 1
41 백 익스텐션 2
42 브릿지
43 브릿지 위드 레그 익스텐션
44 닐링 암 리프트
45 플랭크
46 플랭크 위드 레그 리프트
47 플랭크 위드 니 밴드
48 페이스 다운 T
49 페이스 다운 Y
50 로테이터 커프
51 넓은등근

01 넥 롤 Neck roll

- 정렬된 자세로 누워 폼롤러 위에 목 뒷부분을 올려놓는다.
- 목근육을 이완하여 머리를 천천히 좌측과 우측으로 돌린다.
- 머리 움직임의 가동범위를 강요하지 않는다.
- 머리를 좌우로 돌림할 때 반대쪽 어깨가 들리지 않도록 한다.
- 움직임 운동 시 항상 정렬된 자세를 유지한다.

운동효과 목 뒤 근육 이완 및 스트레칭

- 모든 운동 동작 시 적용한다.
- 움직임 동작 시 호흡을 하면서 운동한다(*호흡: 코로 들이마시고 입으로 내쉰다).
- 코로 숨을 들이마실 때 운동을 준비한다.
- 입으로 숨을 내쉴 때 움직임 동작을 시행한다.

01 1

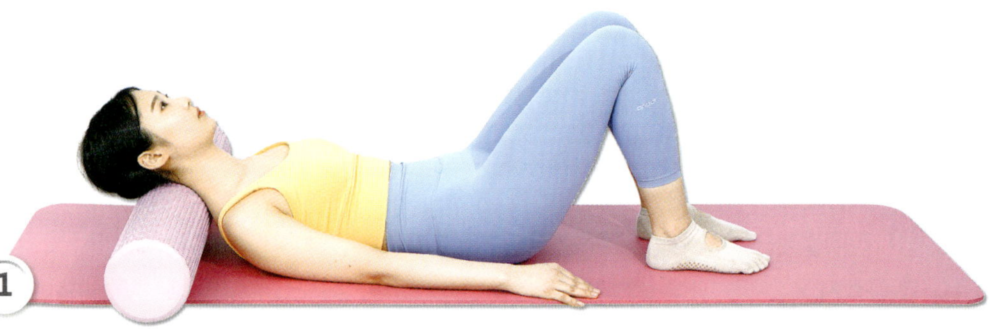

01 2

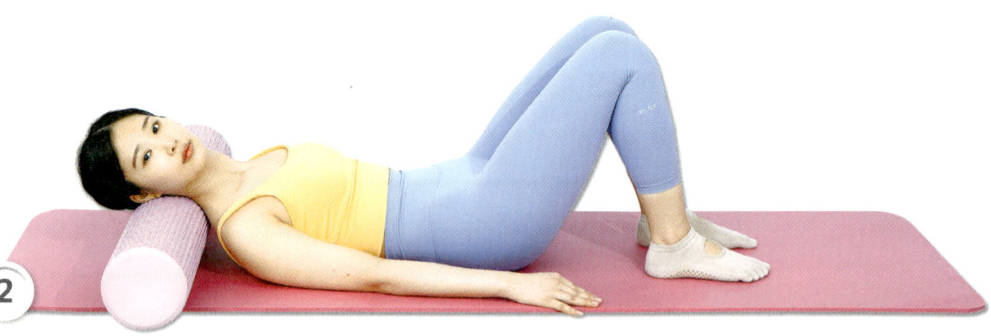

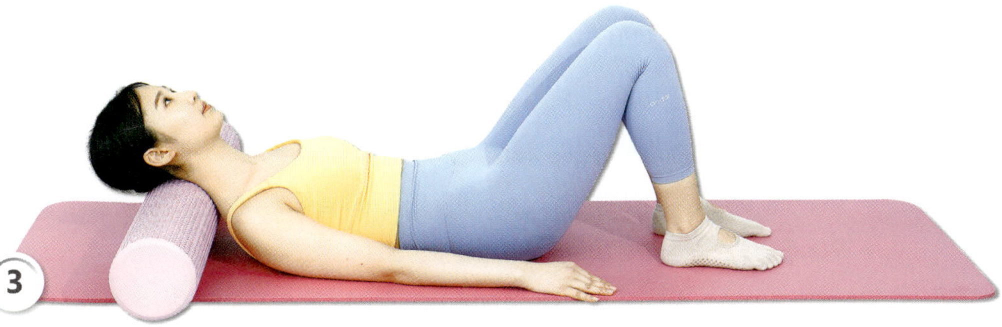

01 3

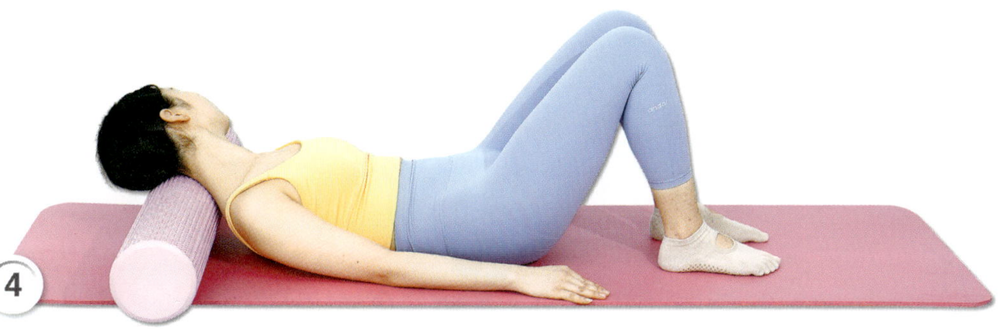

01 4

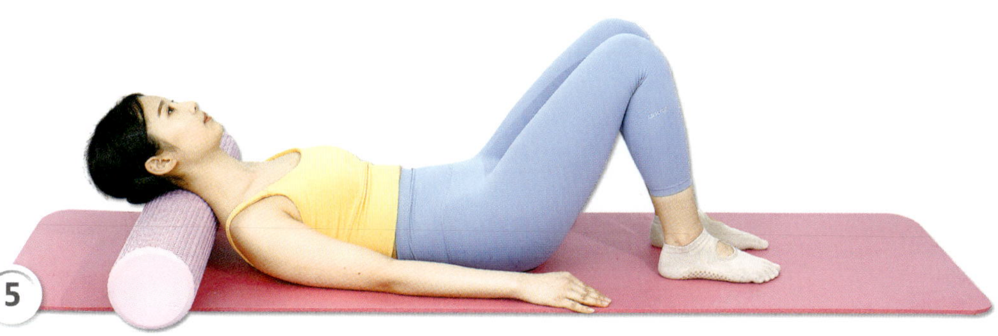

01 5

02 어퍼 백 마사지/스트레치 Upper back massage/stretch

- 양손을 머리 뒤로 깍지를 끼고 폼롤러 위에 상부 등을 올려놓는다.
- 양쪽 발을 바닥에 지지하고 천천히 등 척추를 아래위로 움직인다.
- 운동 동작을 하는 동안 항상 정렬된 자세를 유지한다.

운동효과: 상부 척추 분절 및 척추세움근 이완

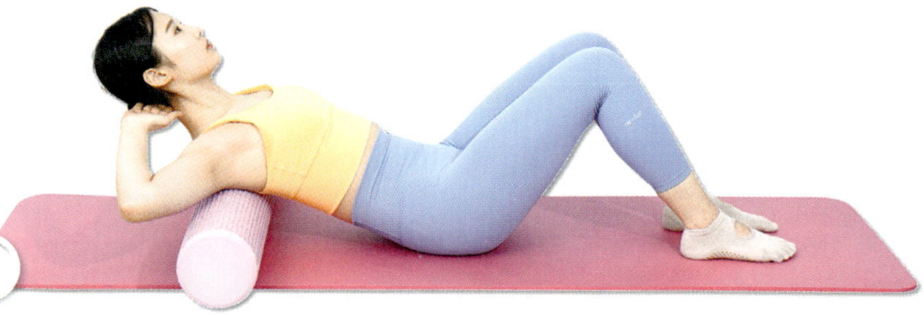

02 1

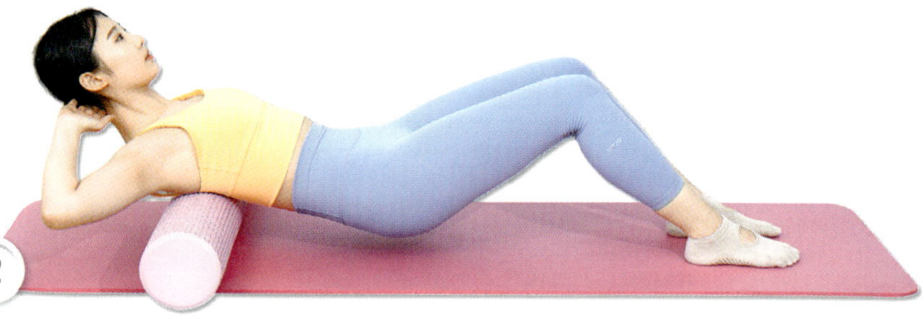

02 2

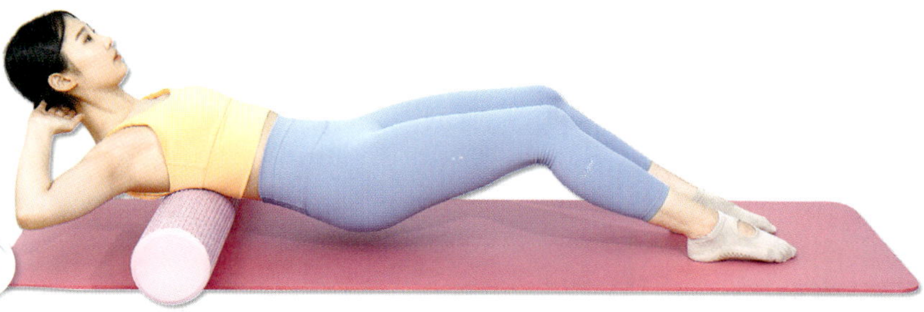

02 3

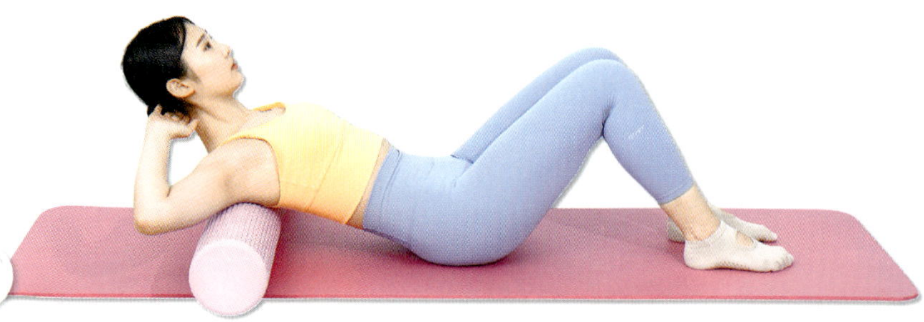

02 4

03 허리네모근 Quadratus lumborum

- 옆으로 누워 허리네모근 부위를 폼롤러 위에 놓는다.
- 위쪽 다리는 무릎을 굽혀 아래쪽 다리 앞으로 놓고 발을 바닥에 지지하고 균형을 유지한다.
- 폼롤러를 굴려 허리네모근을 풀어준다.
- 반대쪽도 같은 방법으로 실시한다.

운동효과: 허리네모근 이완

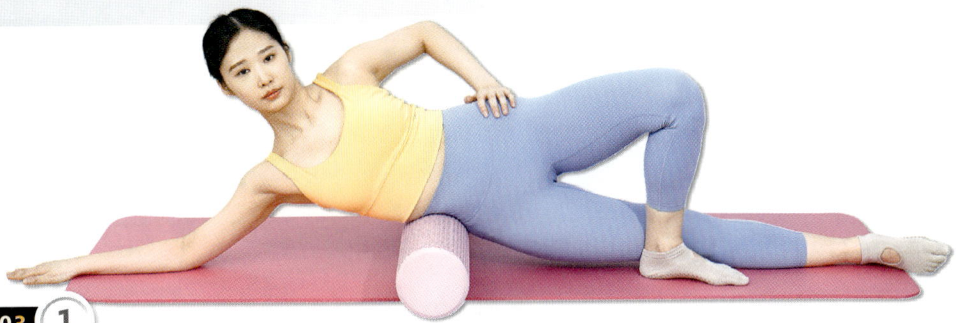

03 1

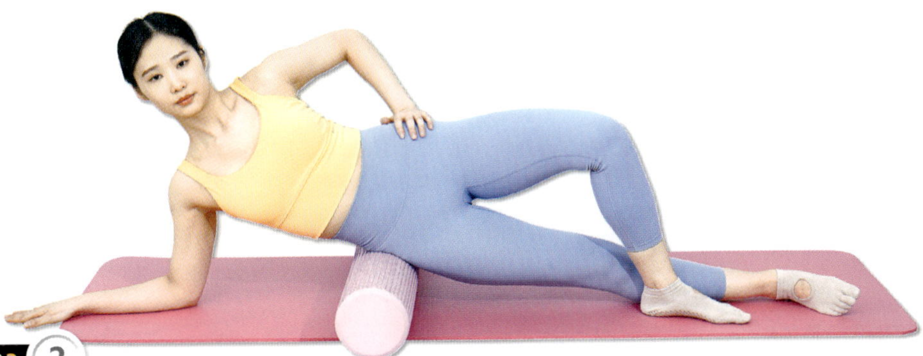

03 2

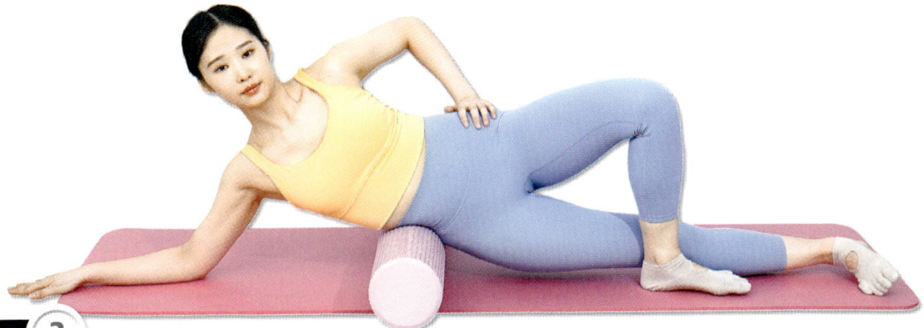

03 3

04 힙 플렉서 스트레치 Hip flexor stretch

- 누운 자세로 골반을 폼롤러 위에 놓는다.
- 한쪽 다리는 무릎을 펴서 아래로 길게 뻗고 반대쪽 다리는 무릎을 굽혀 양손으로 무릎을 잡아 가슴 쪽으로 부드럽게 당긴다. 이때 정렬된 자세를 유지한다.
- 엉덩관절 굽힘근이 스트레칭될 수 있도록 동작한다.
- 반대쪽도 같은 방법으로 실시한다.

운동효과: 엉덩관절 스트레칭

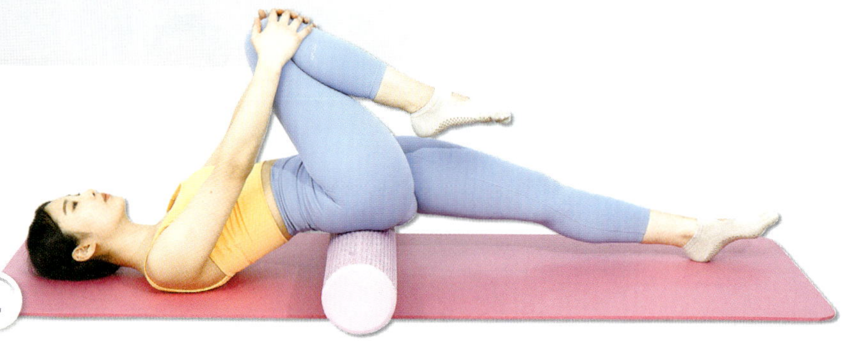

04 1

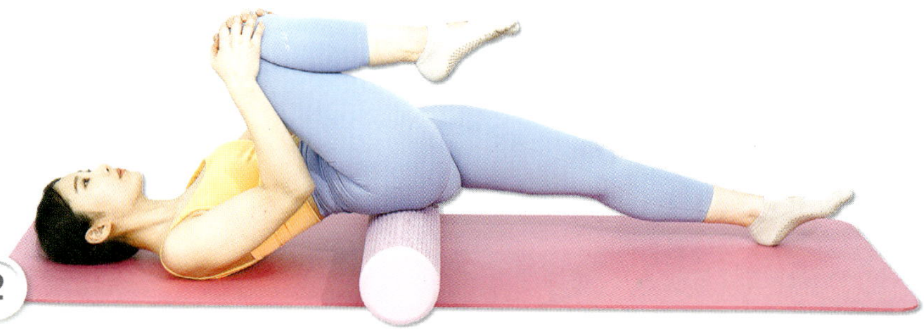

04 2

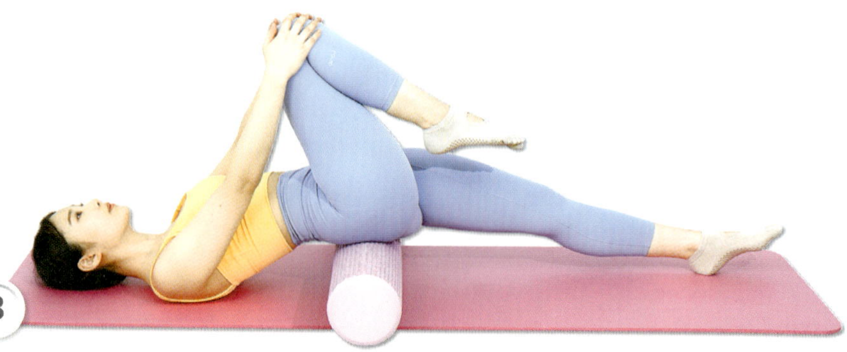

04 3

05 엉덩정강근막띠 Iliotibial band

- 옆으로 누워 엉덩관절 아래 부위를 폼롤러 위에 놓는다.
- 위쪽 다리는 무릎을 굽혀 아래쪽 다리 앞으로 놓고 발을 바닥에 지지하며 균형을 유지한다.
- 폼롤러를 굴려 허벅지 옆면을 풀어준다.
- 체중이동을 위해 팔꿈치를 고정하여 어깨관절의 움직임으로 조절한다.
- 반대쪽도 같은 방법으로 실시한다.

운동효과: 엉덩정강근막띠(장경인대) 이완

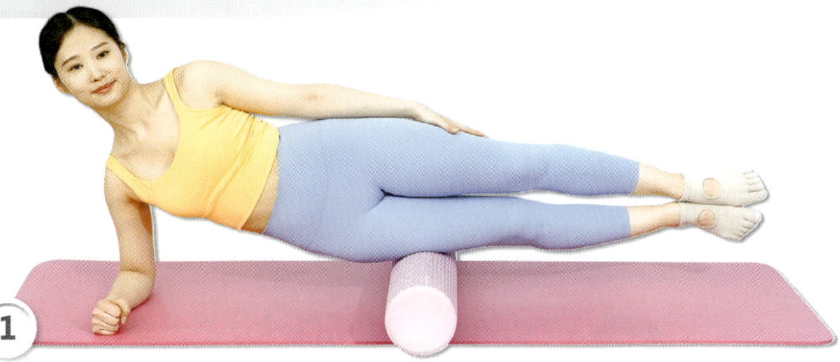

05 1

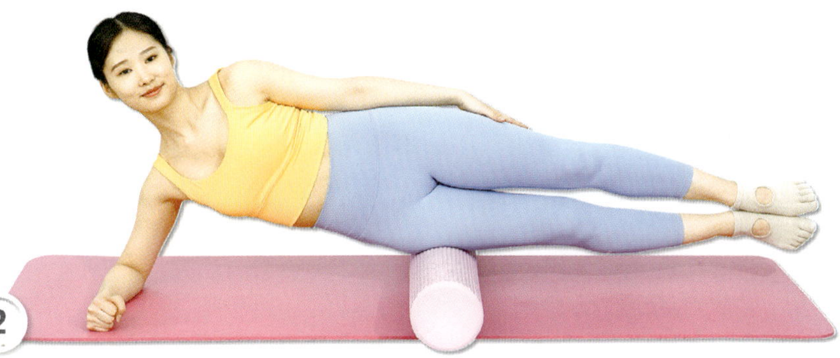

05 2

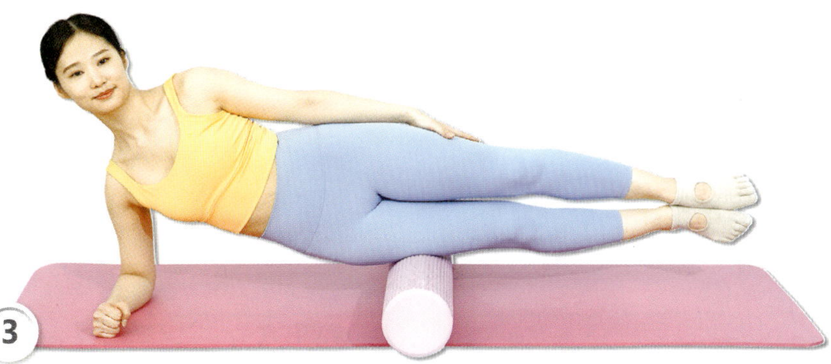

05 3

06 엉덩근육 Glutes muscle

- 옆으로 누워 엉덩근육 부위를 폼롤러 위에 놓는다.
- 위쪽 다리는 무릎을 굽혀 아래쪽 다리 앞으로 놓고 발을 바닥에 지지하며 균형을 유지한다.
- 폼롤러를 굴려 엉덩근육을 풀어준다.
- 체중이동을 위해 손바닥을 바닥에 고정하여 어깨관절의 움직임으로 조절한다.
- 반대쪽도 같은 방법으로 실시한다.

운동효과: 엉덩근육 이완

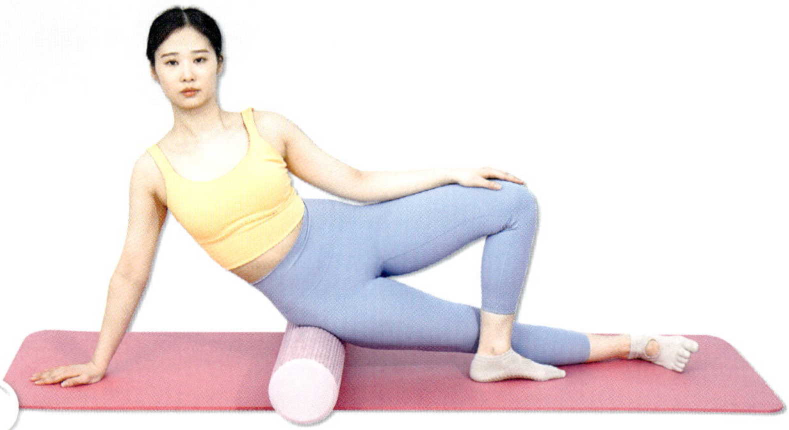

06 1

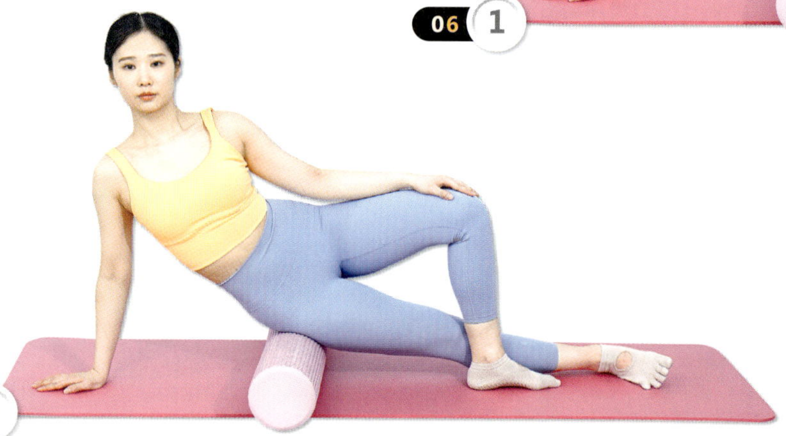

06 2

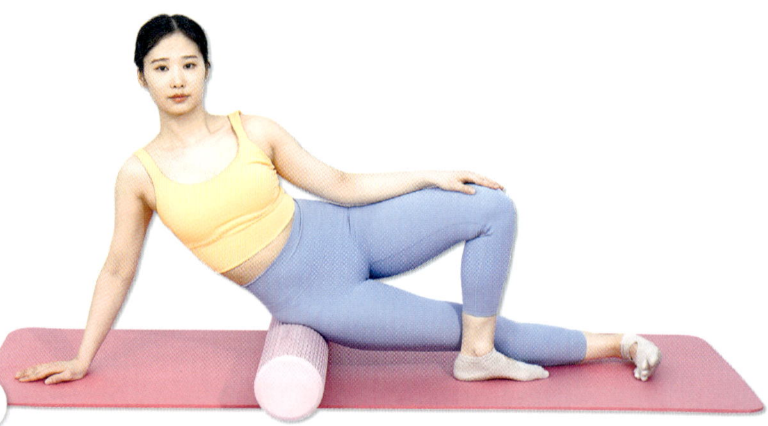

06 3

07 궁둥구멍근/중간볼기근 Piriformis/Gluteus medias

- 옆으로 누워 궁둥구멍근 부위를 폼롤러 위에 놓는다.
- 위쪽 다리는 무릎을 굽혀 아래쪽 다리의 무릎 위에 놓고 발을 바닥에 지지하며 균형을 유지한다.
- 폼롤러를 굴려 궁둥구멍근을 풀어준다.
- 체중이동을 위해 손바닥을 바닥에 고정하여 어깨관절의 움직임으로 조절한다.
- 반대쪽도 같은 방법으로 실시한다.

운동효과: 궁둥구멍근 이완

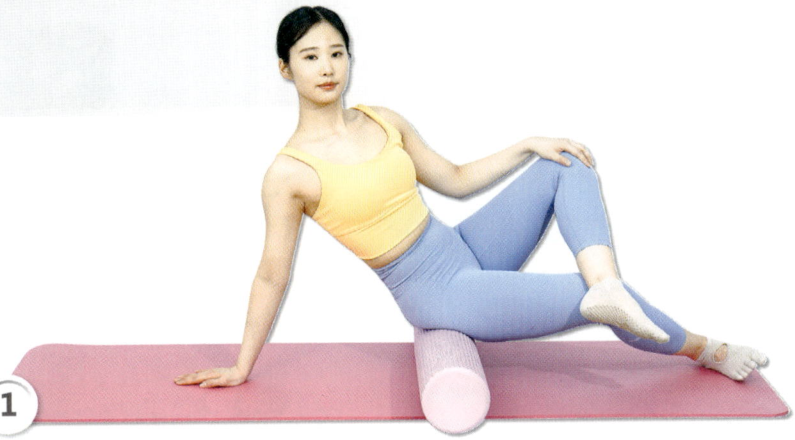

07 1

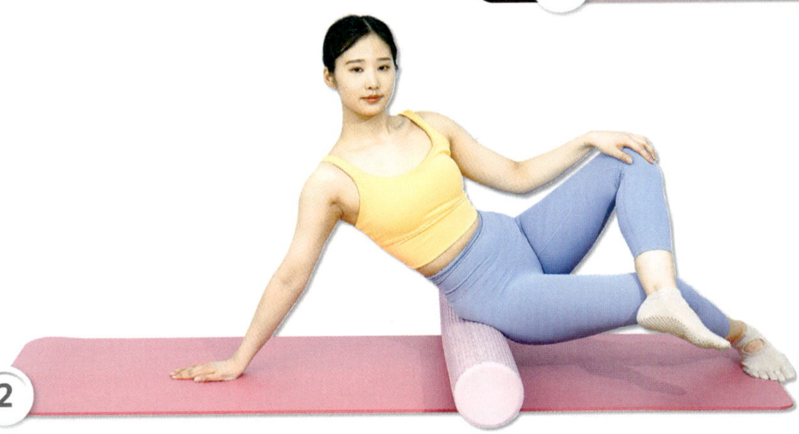

07 2

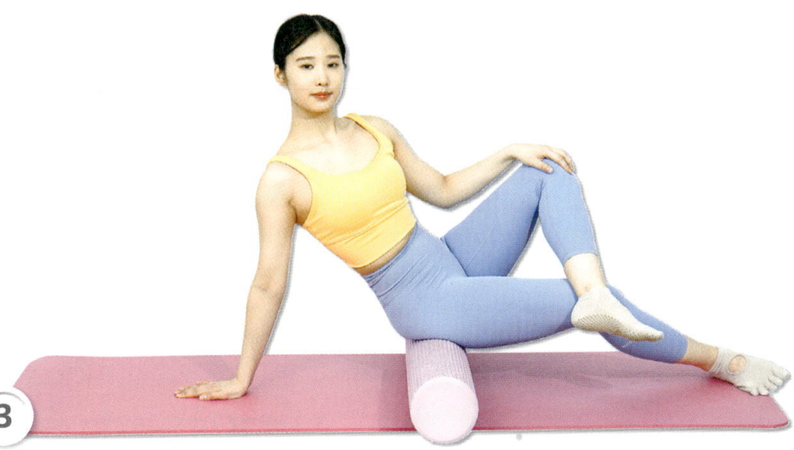

07 3

08 햄스트링 Hamstring

- 양쪽 넙다리뒤근육을 폼롤러 위에 올려놓는다.
- 양쪽 손으로 바닥을 지지하고 엉덩이를 들어 올려 균형을 유지한다.
- 폼롤러를 굴려 넙다리뒤근육을 풀어준다.
- 체중이동을 위해 손바닥을 바닥에 고정하여 어깨관절의 움직임으로 조절한다.

운동효과: 넙다리뒤근육 이완

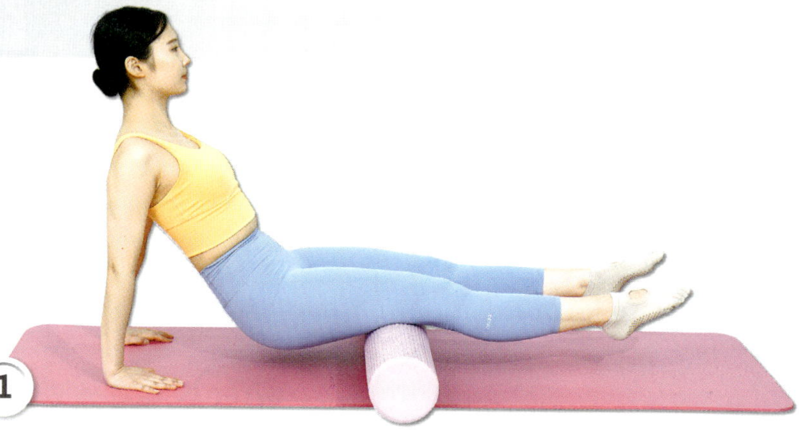
08 1

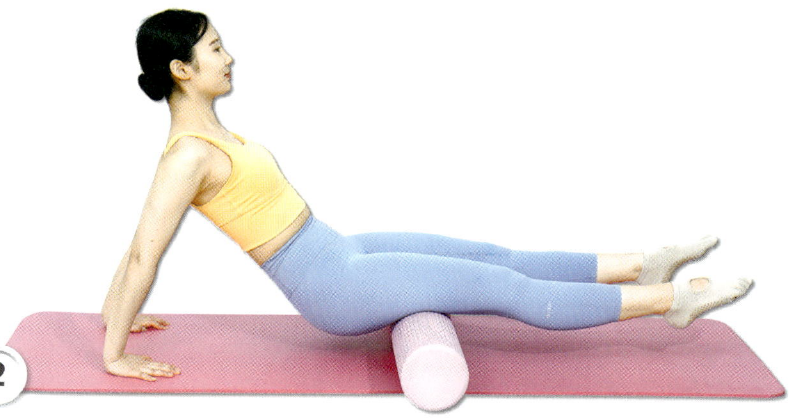
08 2

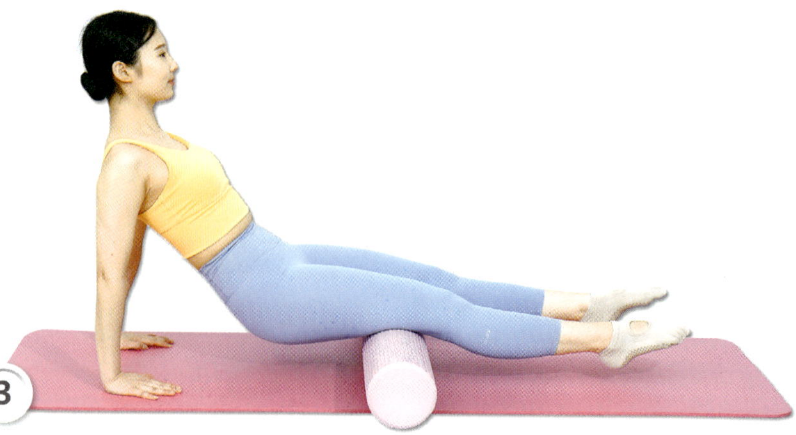
08 3

09 칼프 머슬 Calf muscle

- 양쪽 종아리근육을 폼롤러 위에 올려놓는다.
- 양쪽 손으로 바닥을 지지하고 엉덩이를 들어 올려 균형을 유지한다.
- 폼롤러를 굴려 종아리근육을 풀어준다.
- 체중이동을 위해 손바닥을 바닥에 고정하여 어깨관절의 움직임으로 조절한다.

운동효과: 종아리근육 이완

09 1

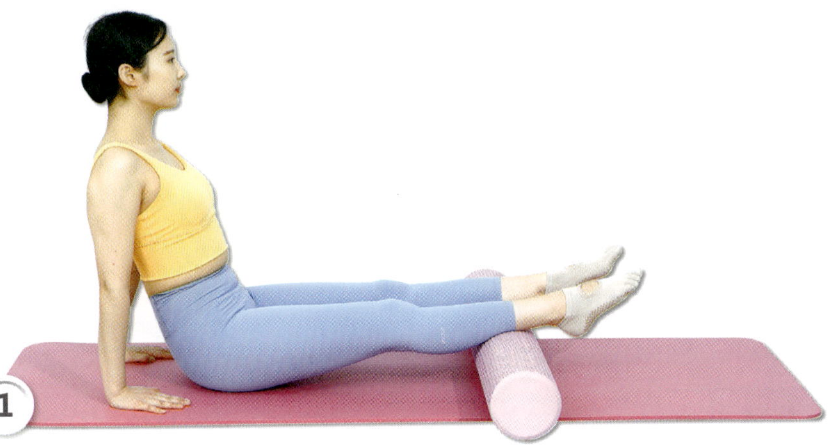

09 2

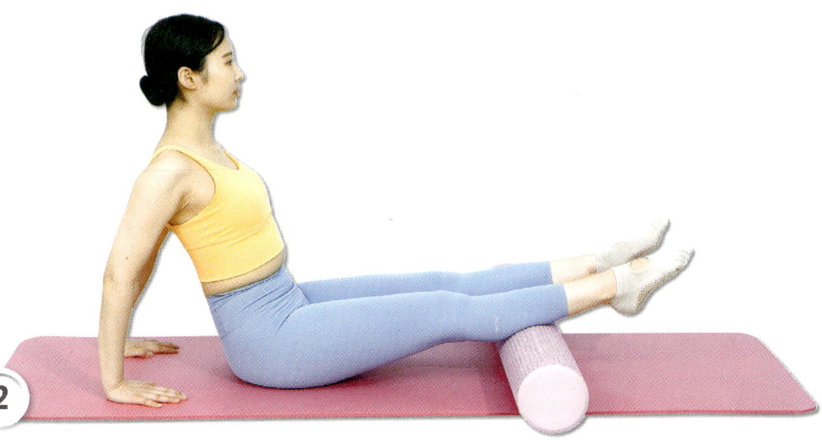

09 3

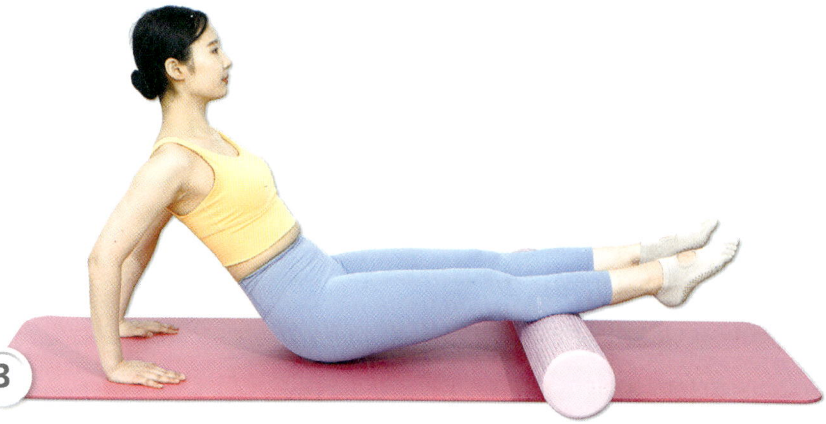

09 4

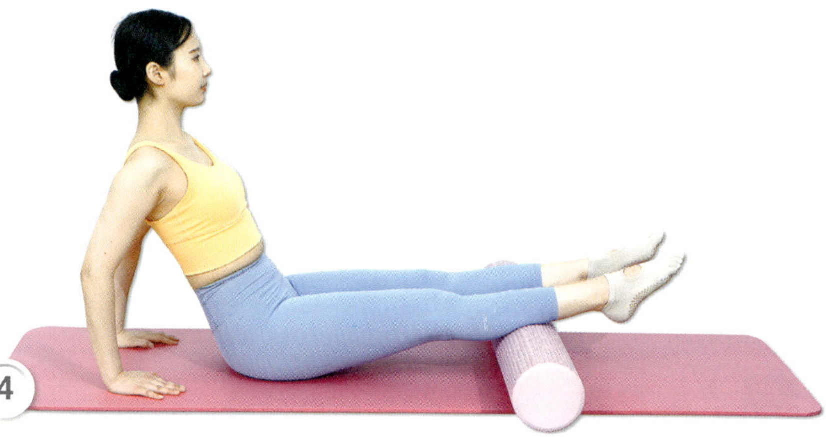

09 5

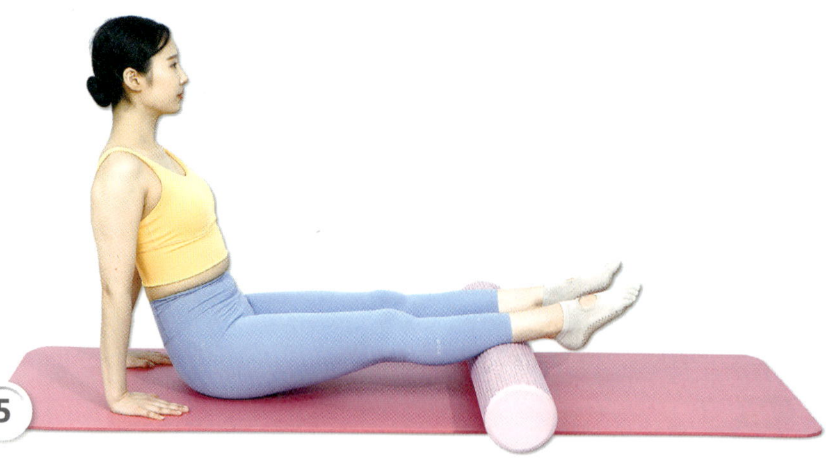

10 장딴지근/가자미근 Gastroc/Soleus

- 한쪽 다리의 장딴지근과 가자미근을 폼롤러 위에 올려놓는다.
- 양쪽 손으로 바닥을 지지하고 한쪽 다리의 무릎을 굽혀 균형을 유지한다.
- 폼롤러를 굴려 장딴지근과 가자미근을 풀어준다.
- 체중이동을 위해 손바닥을 바닥에 고정하여 어깨관절의 움직임으로 조절한다.

운동효과: 장딴지근 및 가자미근 이완

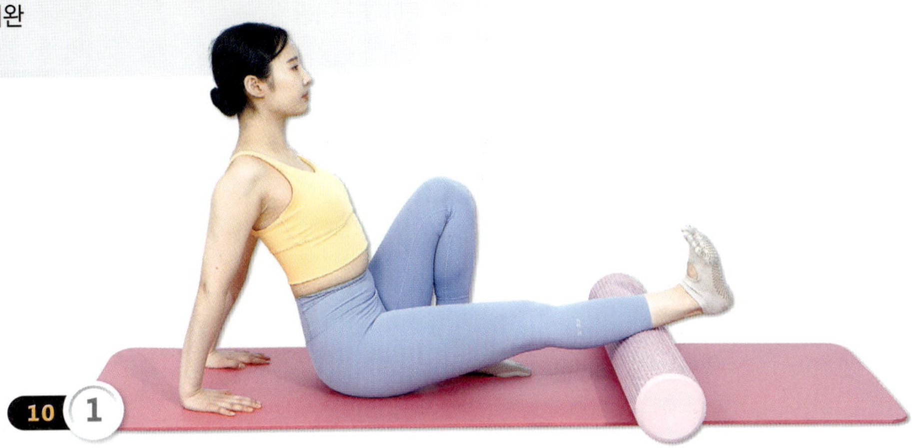

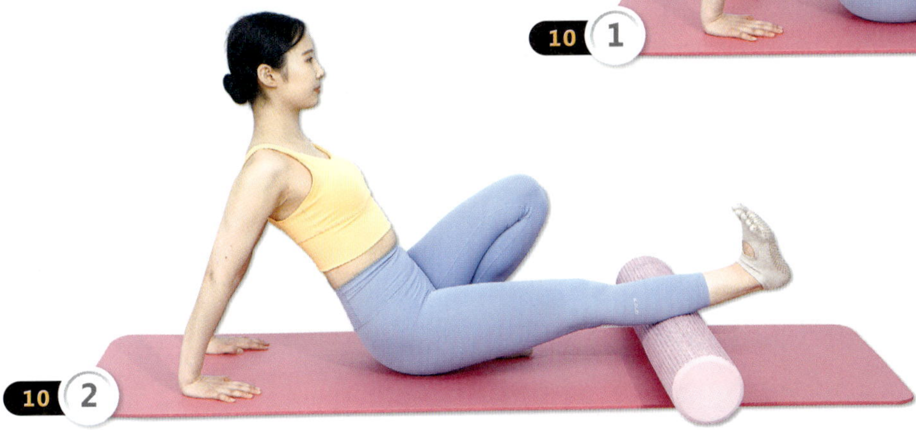

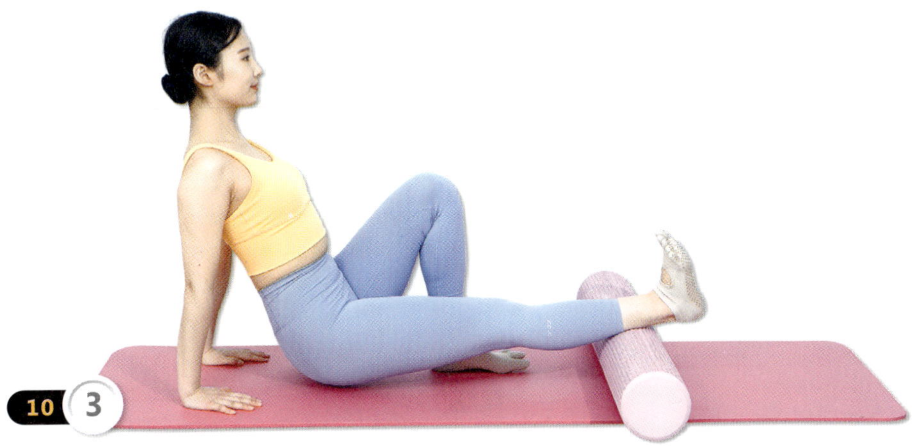

11 종아리근 1 Peroneal muscles 1

- 엎드린 자세에서 긴종아리근과 짧은종아리근을 폼롤러 위에 올려놓는다.
- 양쪽 팔꿈치로 바닥을 지지하고 균형을 유지한다.
- 폼롤러를 굴려 긴종아리근과 짧은종아리근을 풀어준다.
- 체중이동을 위해 팔꿈치를 바닥에 고정하여 어깨관절의 움직임으로 조절한다.

운동효과: 긴종아리근 및 짧은종아리근 이완

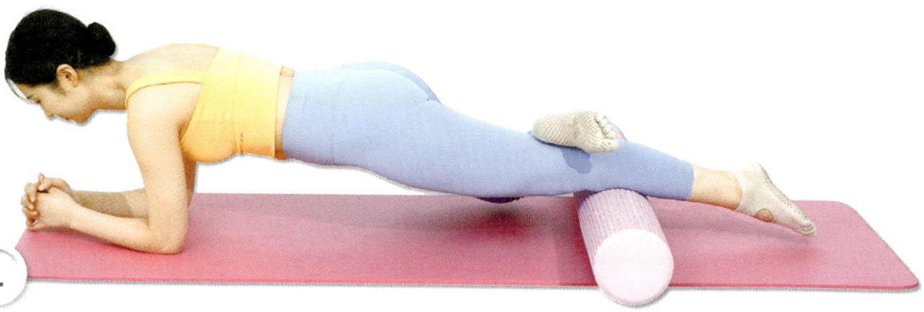

11 1

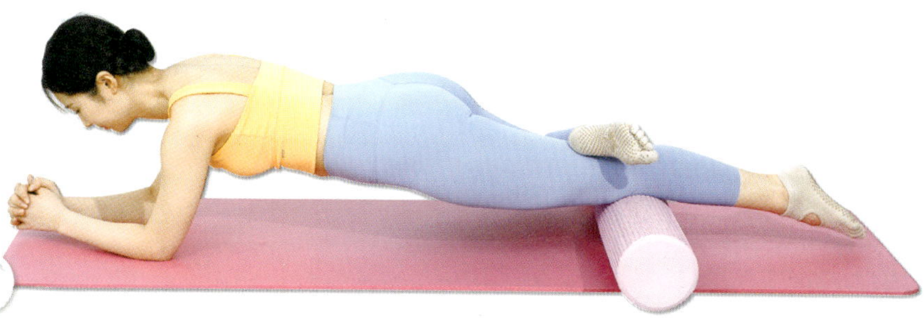

11 2

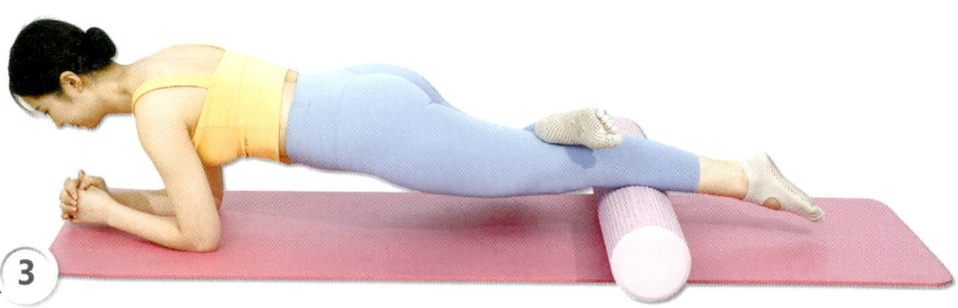

11 3

12 종아리근 2 Peroneal muscles 2

- 앉은 자세에서 긴종아리근과 짧은종아리근을 폼롤러 위에 올려놓는다.
- 양쪽 손바닥을 바닥에 지지하고 균형을 유지한다.
- 폼롤러를 굴려 긴종아리근과 짧은종아리근을 풀어준다.
- 체중이동을 위해 팔꿈치를 바닥에 고정하여 어깨관절의 움직임으로 조절한다.

운동효과: 긴종아리근 및 짧은종아리근 이완

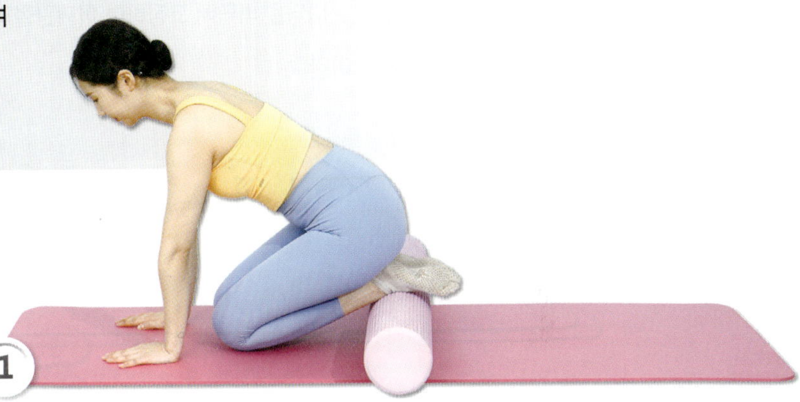

12 1

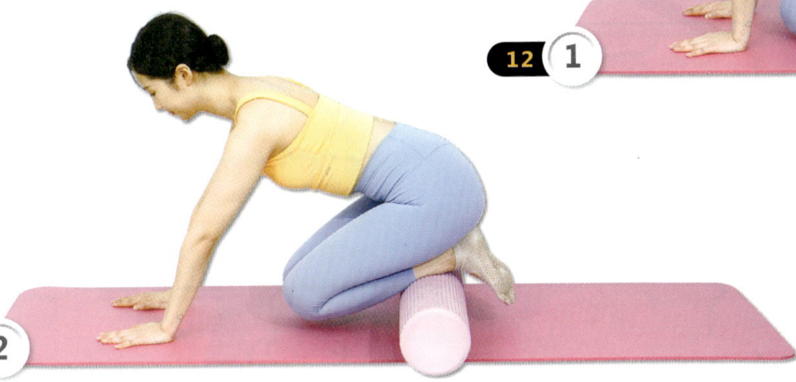

12 2

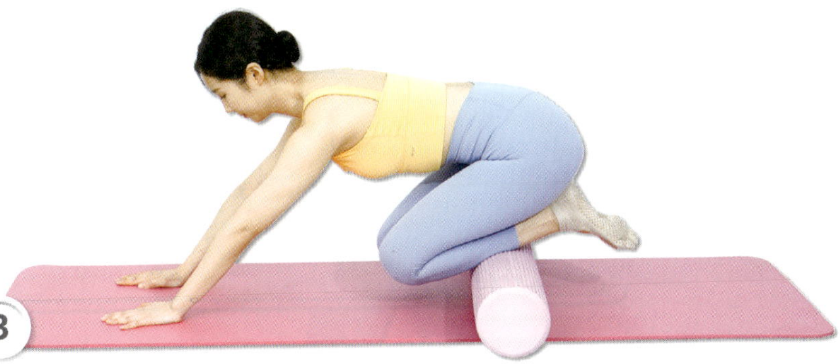

12 3

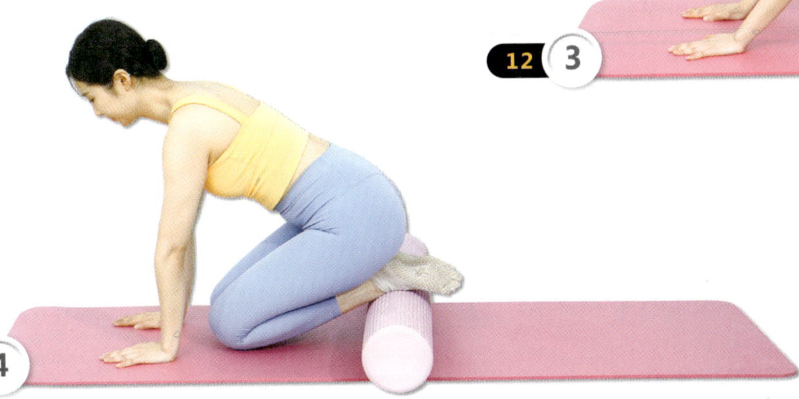

12 4

13 앞정강근 Tibialis anterior

- 앉은 자세에서 앞정강근을 폼롤러 위에 올려놓는다.
- 양쪽 손바닥을 바닥에 지지하고 균형을 유지한다.
- 폼롤러를 굴려 앞정강근을 풀어준다.
- 체중이동을 위해 손바닥을 바닥에 고정하여 어깨관절의 움직임으로 조절한다.

운동효과: 앞정강근 이완

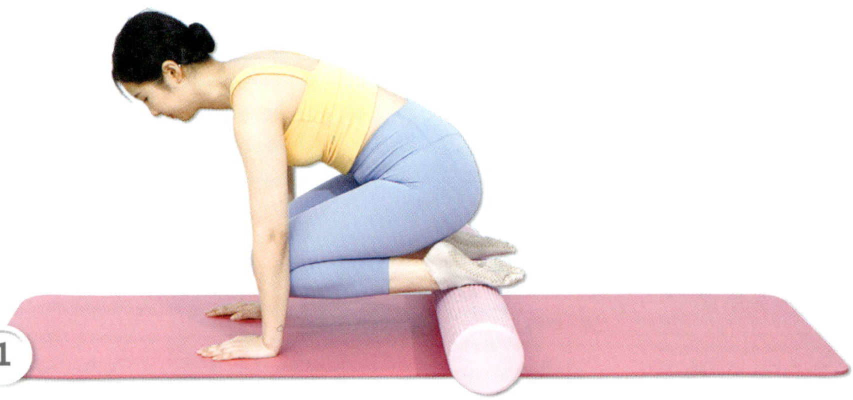

13 1

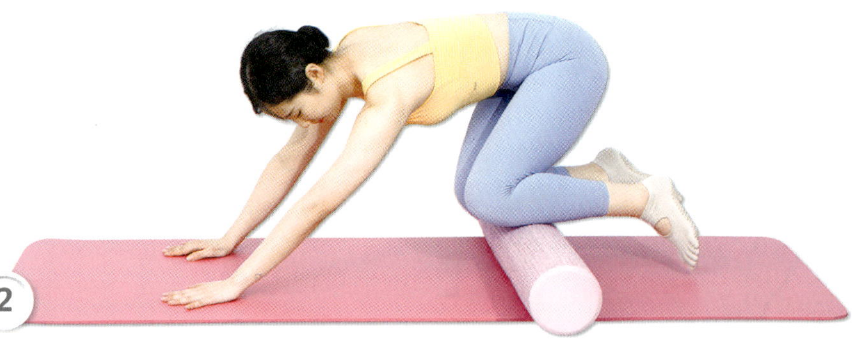

13 2

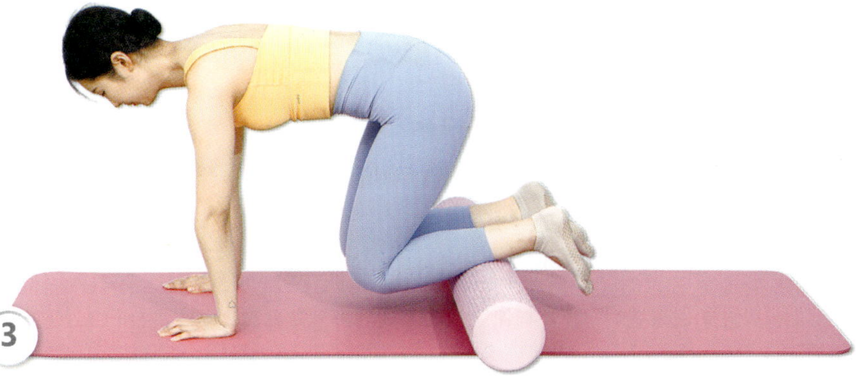

13 3

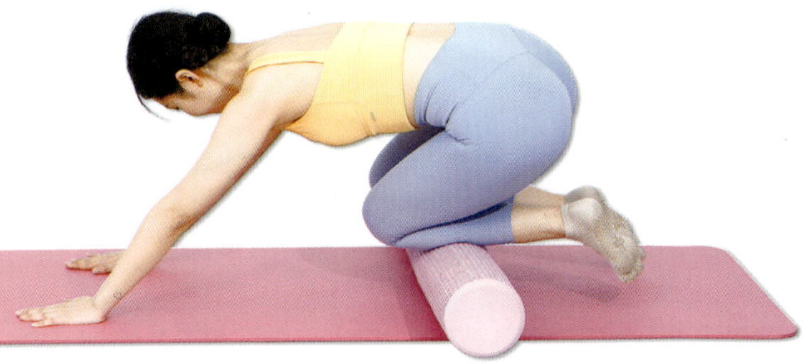

13 4

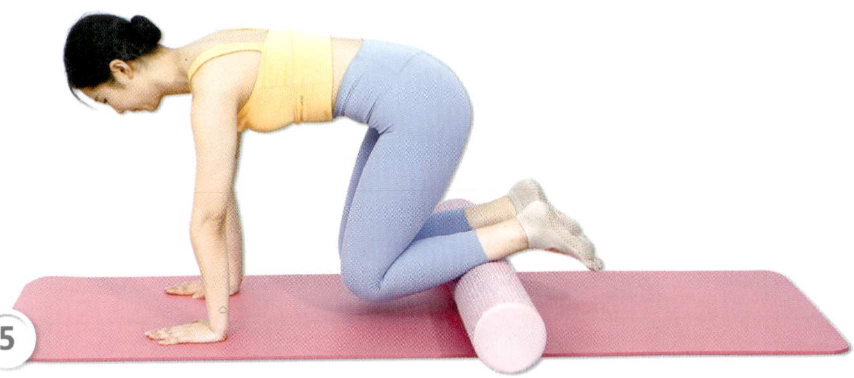

13 5

14 아킬레스 텐던 Achilles tendon

- 양쪽 발뒤꿈치힘줄(아킬레스건)을 폼롤러 위에 올려놓는다.
- 양쪽 손으로 바닥을 지지하고 균형을 유지한다.
- 한 다리씩 위로 올렸다 내리면서 발뒤꿈치힘줄을 풀어준다.
- 체중이동을 위해 손바닥을 바닥에 고정하여 어깨관절의 움직임으로 조절한다.

운동효과: 발뒤꿈치힘줄 이완

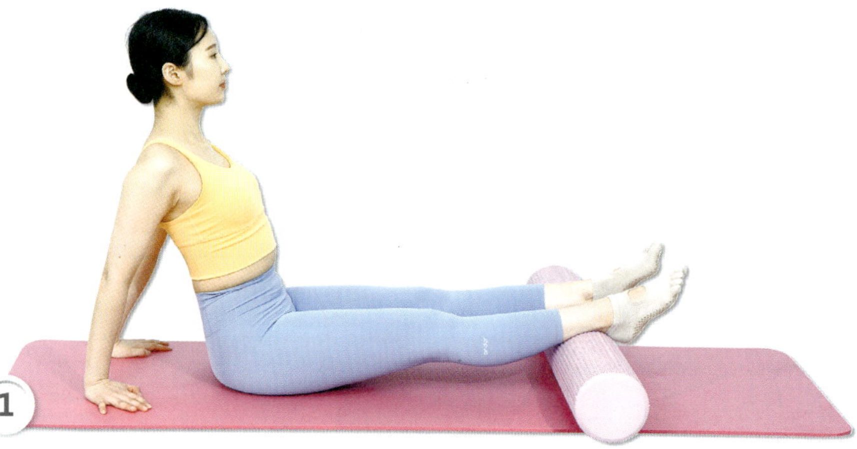

14 1

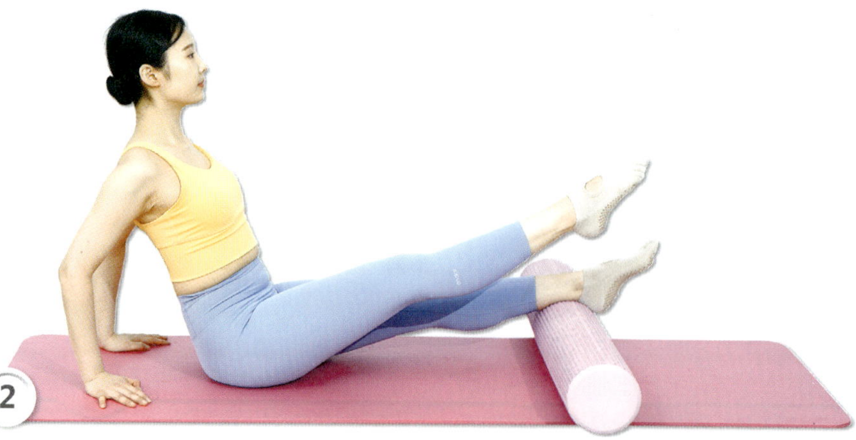

14 2

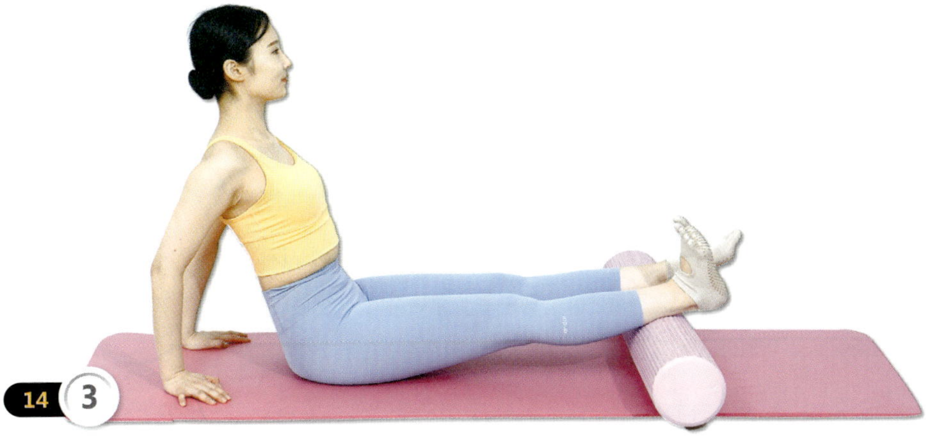
14 3

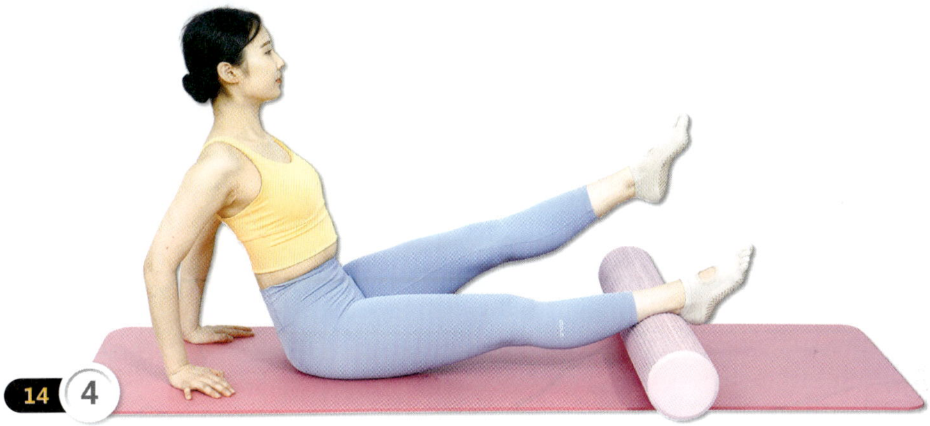
14 4

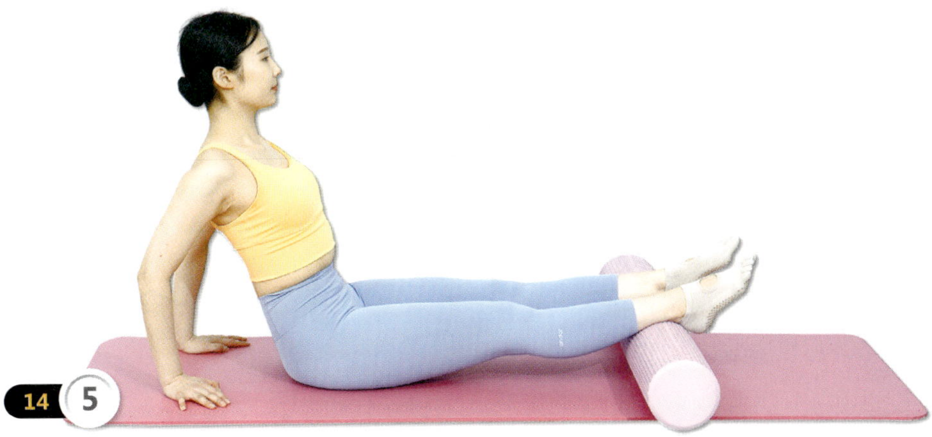
14 5

15 넙다리근막긴장근, 중간볼기근, 작은볼기근

Tensor fascia latae, gluteus medius, and gluteus minimus

- 옆으로 누워 엉덩관절 아래 부위를 폼롤러 위에 놓는다.
- 위쪽 다리는 무릎을 굽혀 아래쪽 다리 앞으로 놓고 발을 바닥에 지지하며 균형을 유지한다.
- 폼롤러를 굴려 넙다리근막긴장근과 엉덩근육을 풀어준다.
- 체중이동을 위해 팔꿈치를 고정하여 어깨관절의 움직임으로 조절한다.
- 반대쪽도 같은 방법으로 실시한다.

운동효과: 넙다리근막긴장근 및 엉덩근육 이완

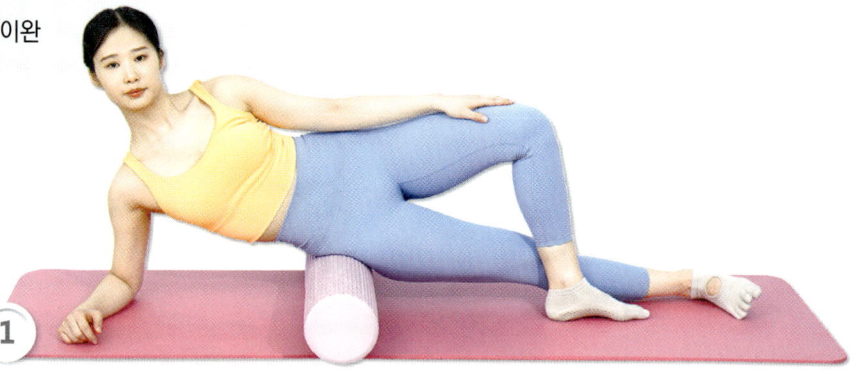

15 1

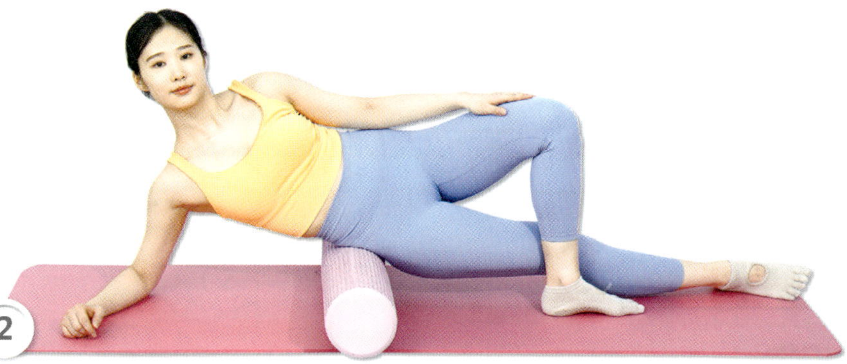

15 2

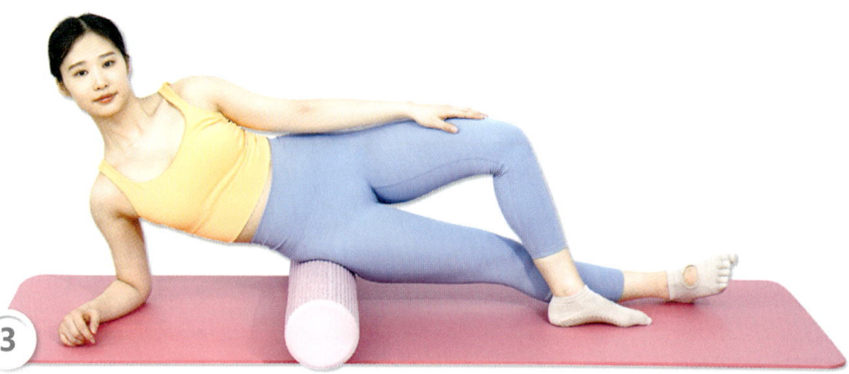

15 3

16 가쪽넓은근 Vastus lateralis

- 옆으로 누워 넙다리 가쪽 부위를 폼롤러 위에 놓는다.
- 위쪽 다리는 무릎을 굽혀 아래쪽 다리 앞으로 놓고 발을 바닥에 지지하며 균형을 유지한다.
- 폼롤러를 굴려 가쪽넓은근을 풀어준다.
- 체중이동을 위해 팔꿈치를 고정하여 어깨관절의 움직임으로 조절한다.
- 반대쪽도 같은 방법으로 실시한다.

운동효과: 가쪽넓은근 이완

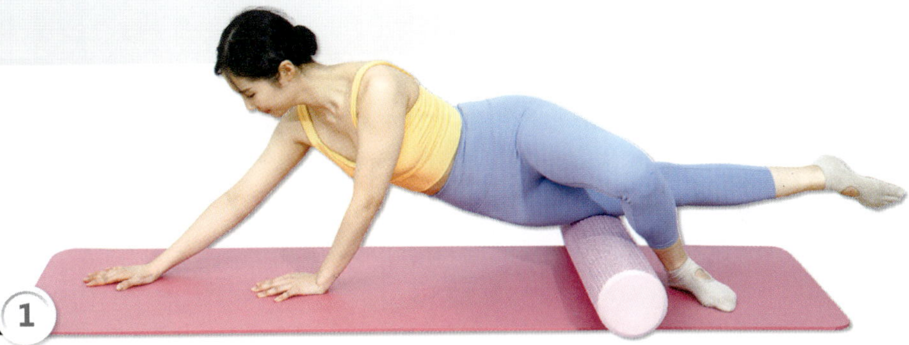

16 ①

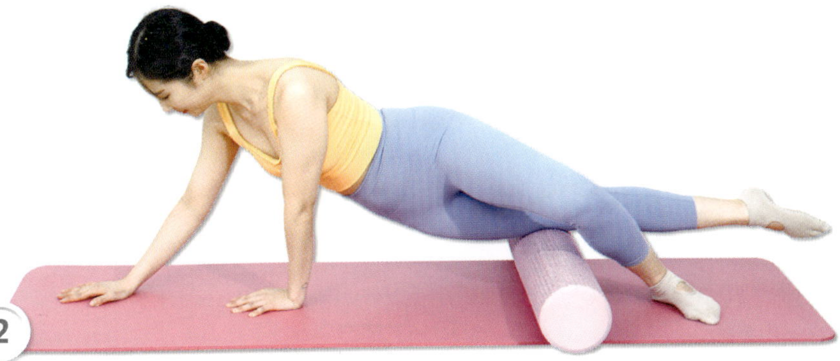

16 ②

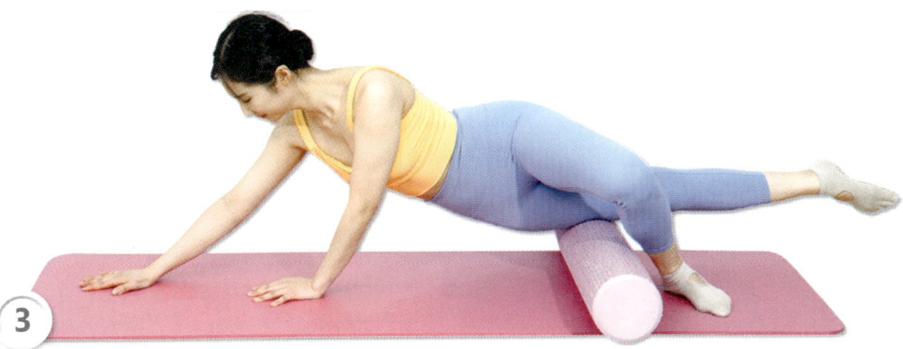

16 ③

17 넙다리곧은근 Rectus femoris

- 엎드린 자세에서 넙다리곧은근을 폼롤러 위에 올려놓는다.
- 양쪽 팔꿈치로 바닥을 지지하고 균형을 유지한다.
- 폼롤러를 굴려 넙다리곧은근을 풀어준다.
- 체중이동을 위해 팔꿈치를 바닥에 고정하여 어깨관절의 움직임으로 조절한다.

운동효과: 넙다리곧은근 이완

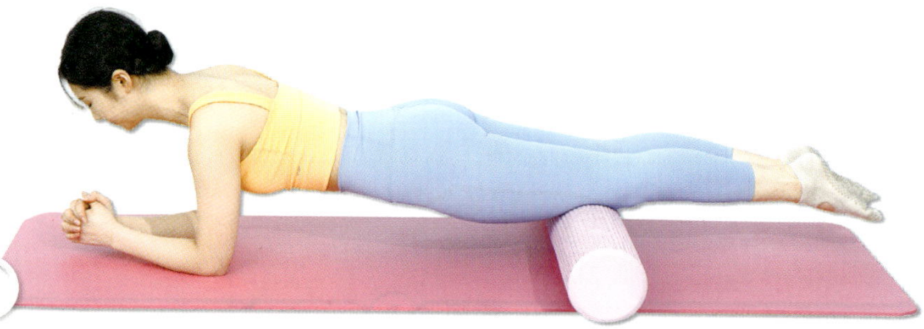

17 1

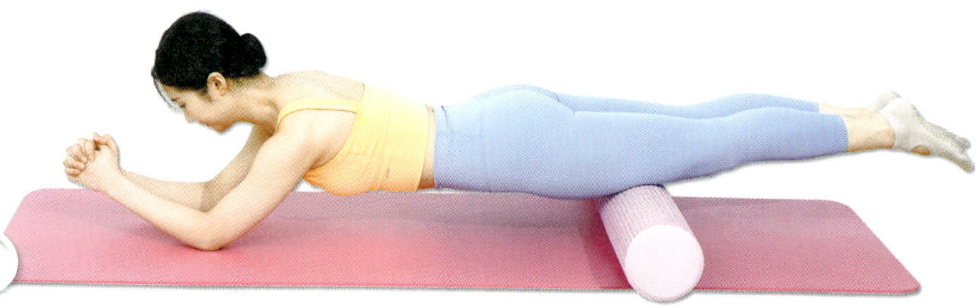

17 2

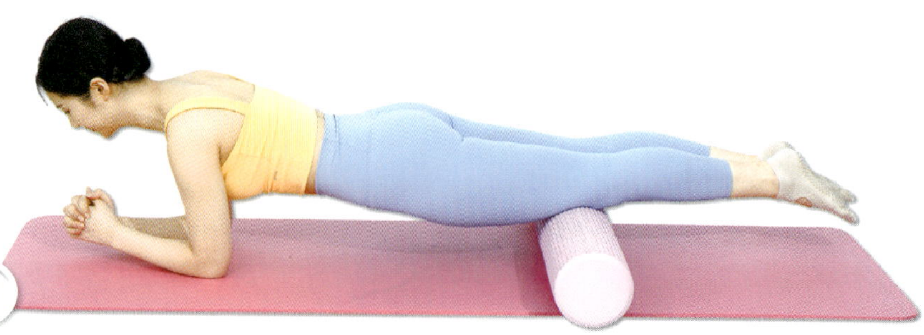

17 3

18 넙다리네갈래근 Quadriceps

- 엎드린 자세에서 넙다리네갈래근을 폼롤러 위에 올려놓는다.
- 양쪽 팔꿈치로 바닥을 지지하고 균형을 유지한다.
- 폼롤러를 굴려 넙다리네갈래근을 풀어준다.
- 체중이동을 위해 팔꿈치를 바닥에 고정하여 어깨관절의 움직임으로 조절한다.

운동효과: 넙다리네갈래근 이완

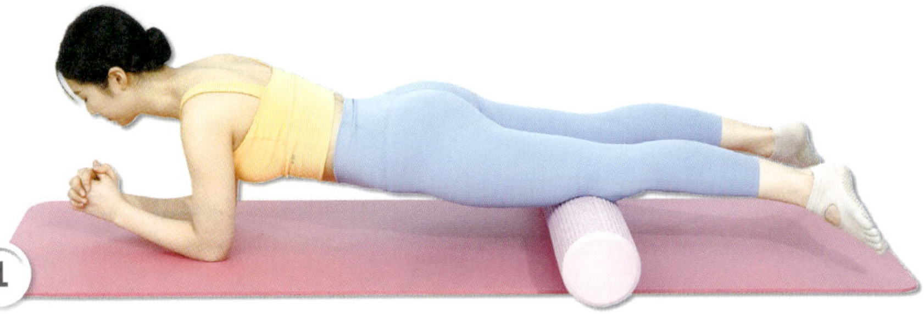

18 1

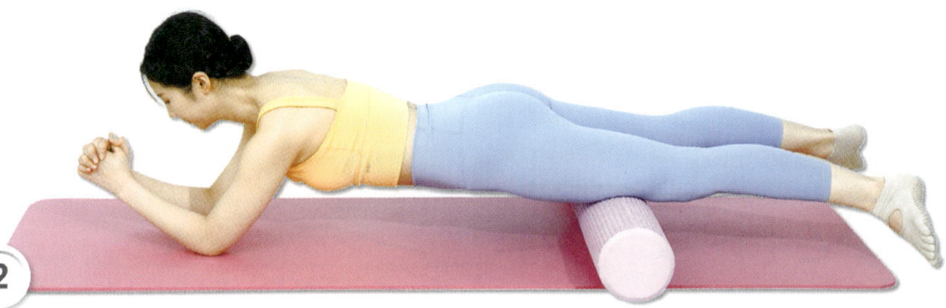

18 2

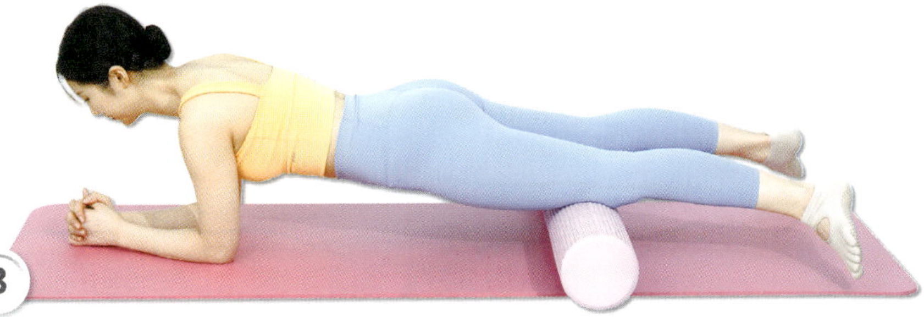

18 3

19 힙 플렉서 Hip flexors

- 엎드린 자세에서 엉덩관절 굽힘근을 폼롤러 위에 올려놓는다.
- 양쪽 팔꿈치로 바닥을 지지하고 균형을 유지한다.
- 폼롤러를 굴려 엉덩관절 굽힘근을 풀어준다.
- 체중이동을 위해 팔꿈치를 바닥에 고정하여 어깨관절의 움직임으로 조절한다.

운동효과: 엉덩관절 굽힘근 이완

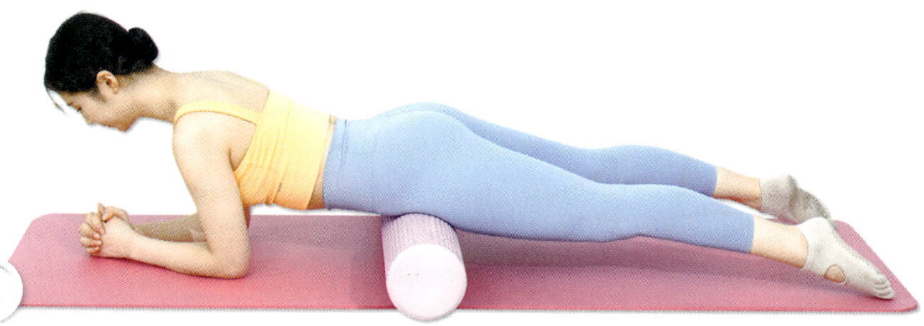

19 1

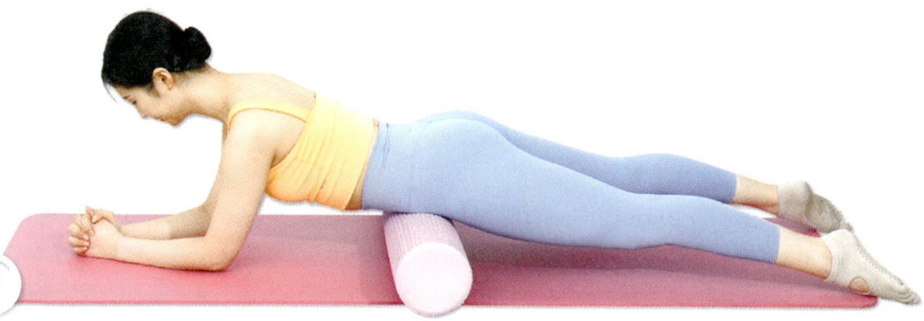

19 2

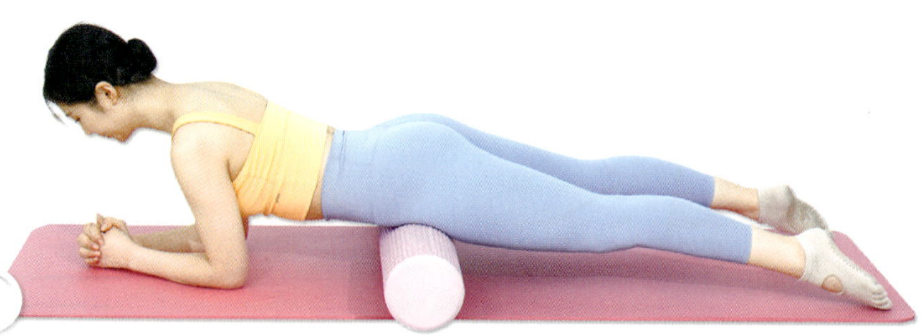

19 3

20 모음근 Adductors

- 엎드린 자세에서 허벅지 안쪽 모음근을 폼롤러 위에 올려놓는다.
- 양쪽 팔꿈치로 바닥을 지지하고 균형을 유지한다.
- 폼롤러를 굴려 모음근을 풀어준다.
- 체중이동을 위해 팔꿈치를 바닥에 고정하여 어깨관절의 움직임으로 조절한다.

운동효과: 모음근 이완

20 1

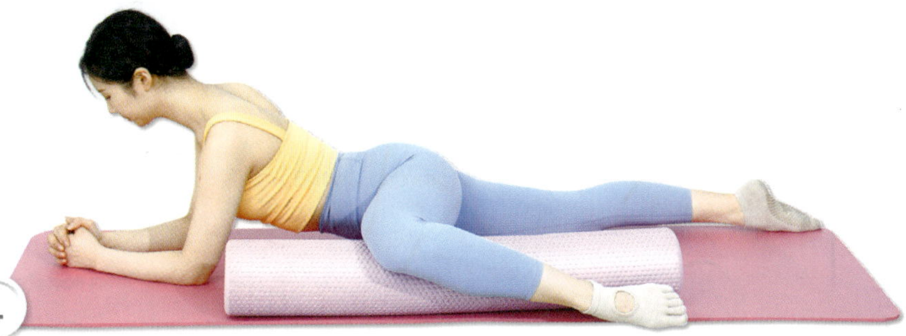

20 2

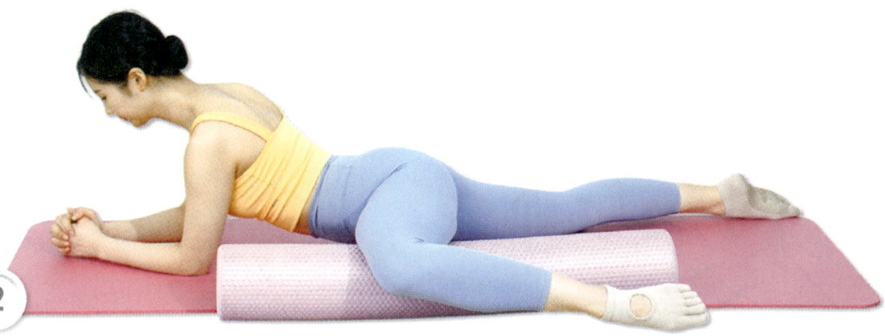

20 3

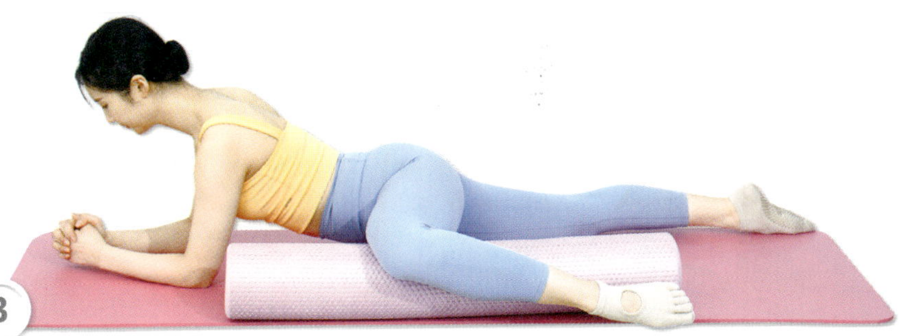

21 가슴 스트레칭: 티 포지션 Pectoral stretch: T position

- 골반 너비로 다리를 정렬하여 폼롤러 위에 등을 대고 누워 균형을 유지한다.
- 양쪽 팔을 가슴 위로 나란히 올린다.
- 숨을 내쉬면서 양팔을 옆으로 벌려 T자세를 만든다.
- 숨을 들이마시면서 자세를 유지한다.
- 숨을 내쉬면서 양쪽 팔을 가슴 위로 올려 시작 자세로 돌아온다.

운동효과: 어깨관절의 가동범위 향상, 균형감각 향상, 가슴근육 스트레칭

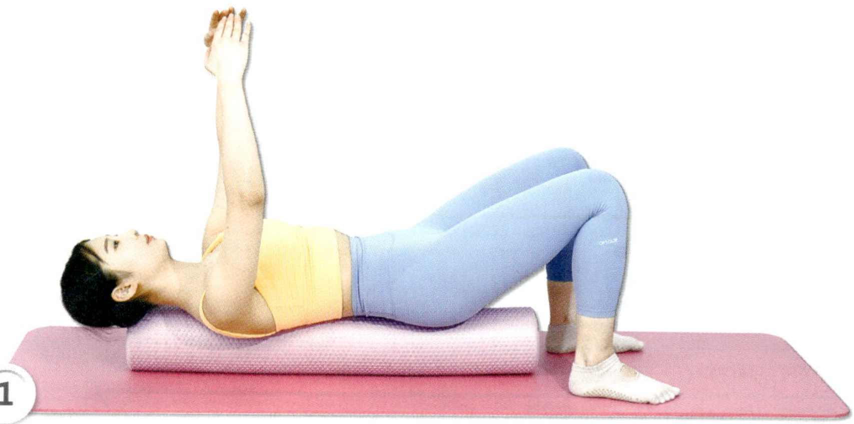

21 ①

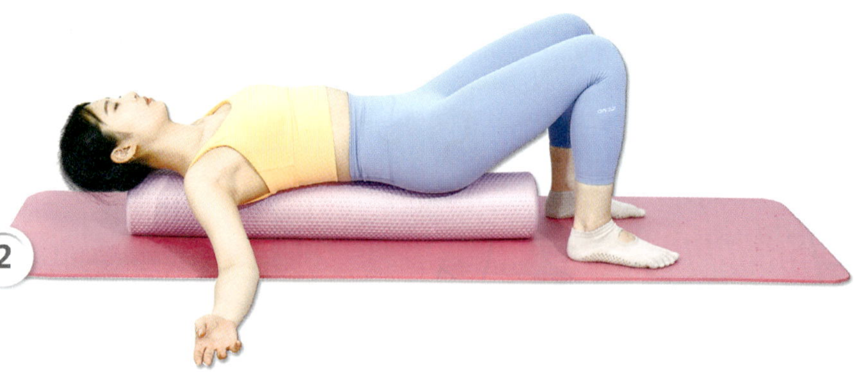

21 ②

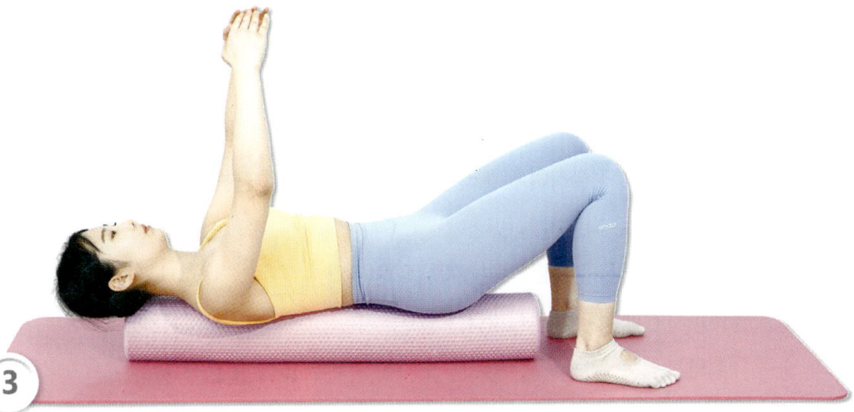

21 3

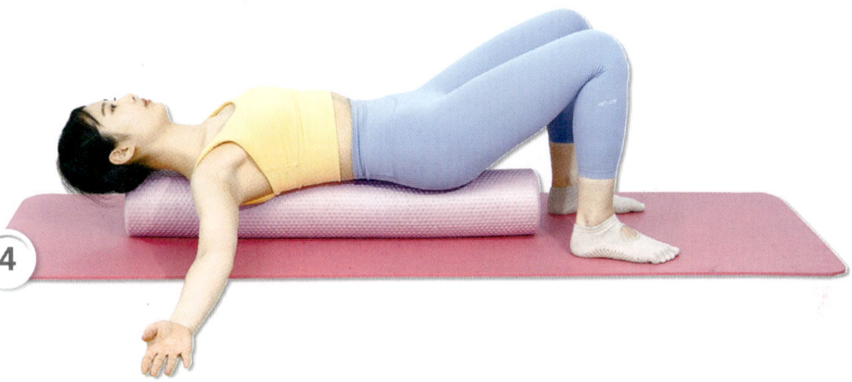

21 4

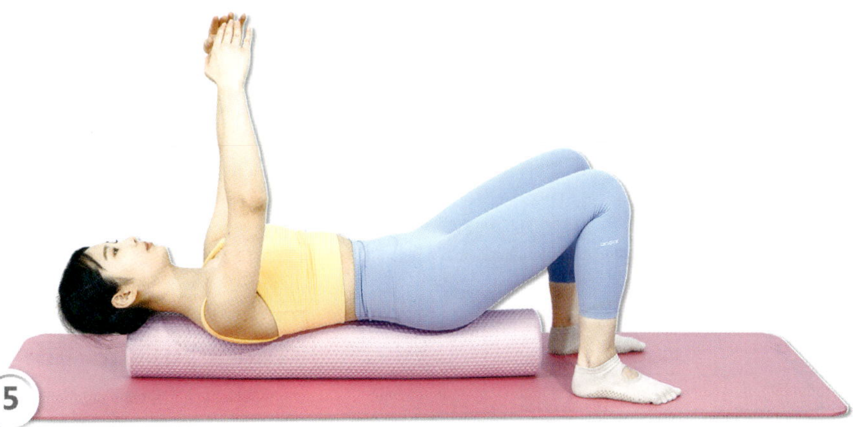

21 5

22 가슴 스트레칭: 와이 포지션 Pectoral stretch: Y position

- 골반 너비로 다리를 정렬하여 폼롤러 위에 등을 대고 누워 균형을 유지한다.
- 양쪽 팔을 가슴 위로 나란히 올린다.
- 숨을 내쉬면서 양팔을 옆으로 벌려 Y자세를 만든다.
- 숨을 들이마시면서 자세를 유지한다.
- 숨을 내쉬면서 양쪽 팔을 가슴 위로 올려 시작 자세로 돌아온다.

운동효과: 어깨관절의 가동범위 향상, 균형감각 향상, 가슴근육 스트레칭

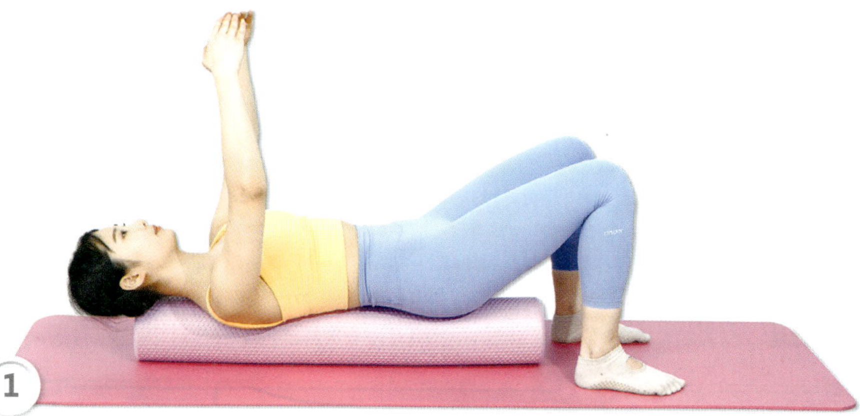

22 1

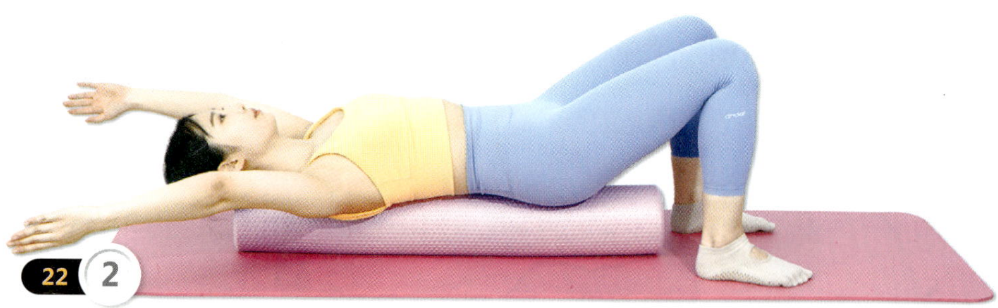

22 2

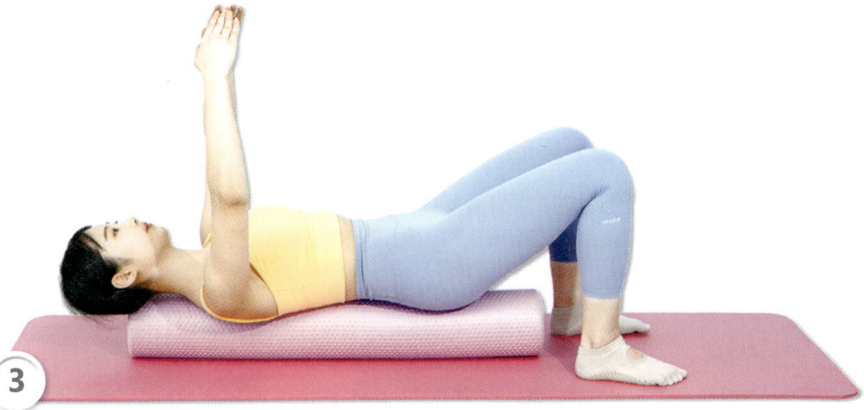

22 3

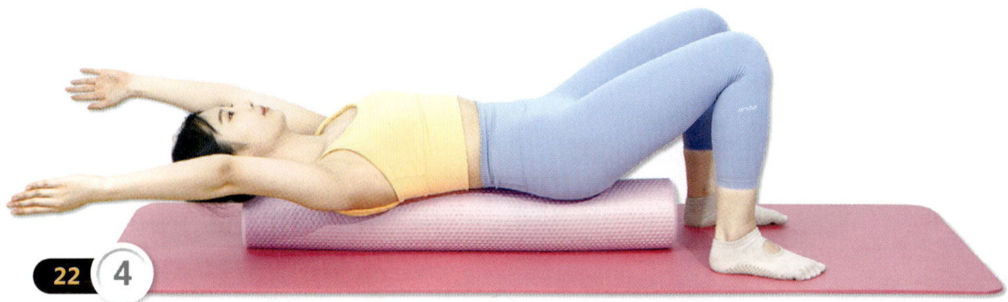

22 4

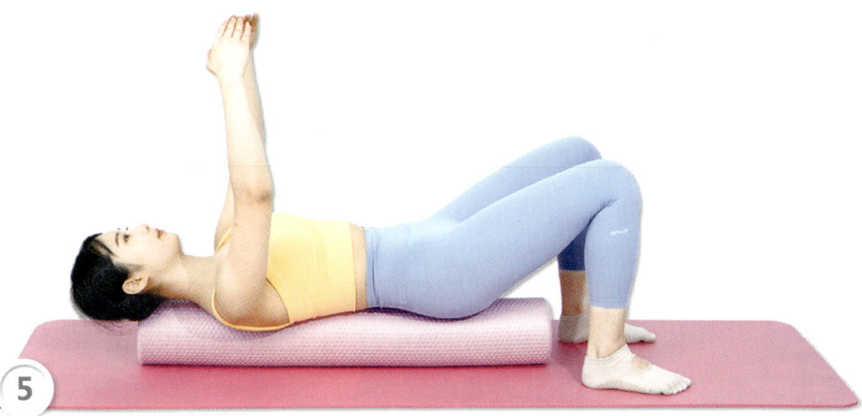

22 5

23 암 플로트 Arm floats

- 골반 너비로 다리를 정렬하여 폼롤러 위에 등을 대고 누워 균형을 유지한다.
- 한 팔씩 가슴 위로 나란히 올린다.
- 숨을 내쉬면서 한 팔씩 골반 옆으로 내려놓는다.
- 5회 반복한다.

운동효과: 어깨관절의 가동범위 향상, 균형감각 향상, 어깨의 안정성 향상

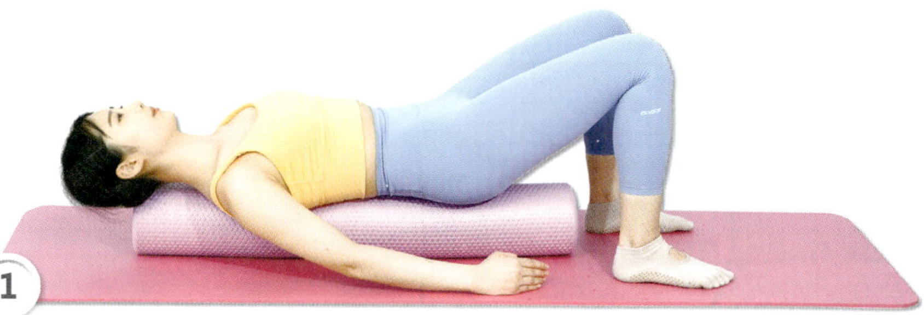

23 1

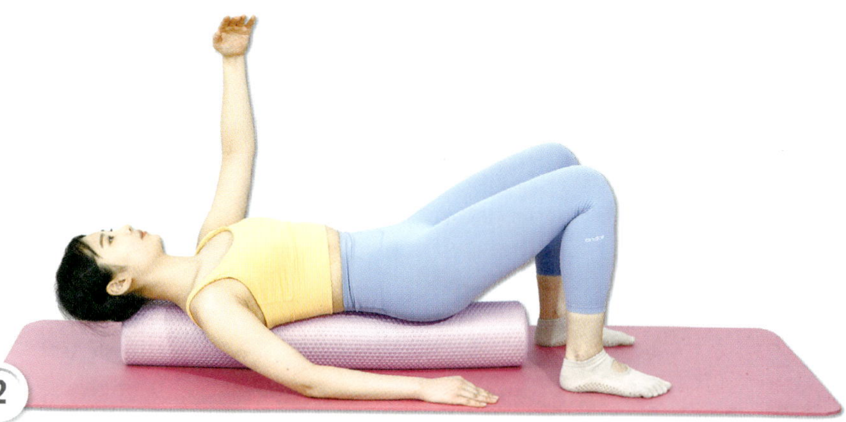

23 2

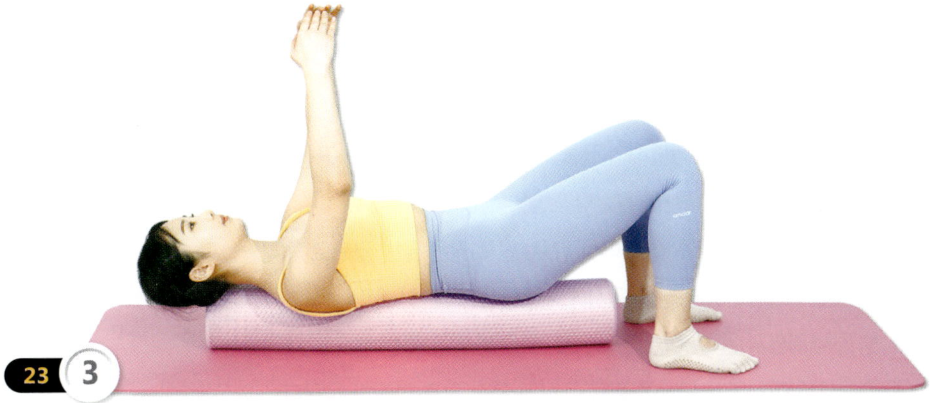
23 3

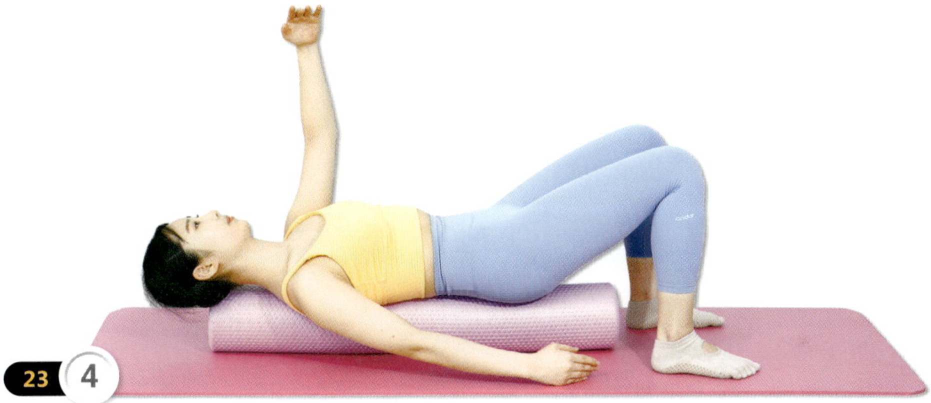
23 4

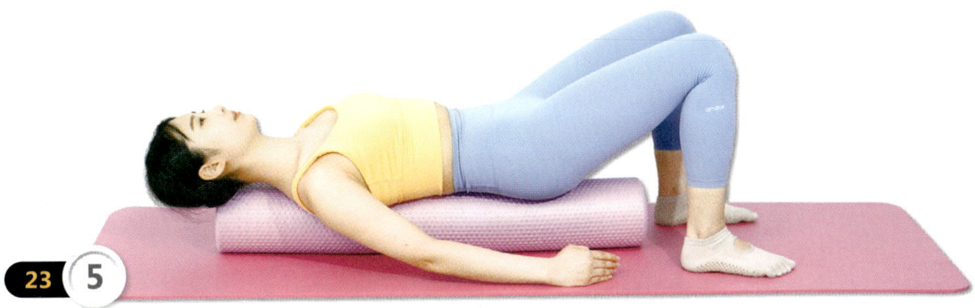
23 5

24 얼터네이트 암 Alternate arm

- 골반 너비로 다리를 정렬하여 폼롤러 위에 등을 대고 누워 균형을 유지한다.
- 한 팔씩 가슴 위로 나란히 올린다.
- 숨을 내쉬면서 오른쪽 팔은 머리 뒤로, 왼쪽 팔은 골반 옆으로 내려놓는다.
- 숨을 들이마시면서 양팔을 동시에 가슴 위로 나란히 올린다.
- 숨을 내쉬면서 왼쪽 팔은 머리 뒤로, 오른쪽 팔은 골반 옆으로 내려놓는다.
- 숨을 들이마시면서 다시 양팔을 동시에 가슴 위로 나란히 올린다.
- 숨을 내쉬면서 한 팔을 골반 옆으로 내린다.
- 숨을 들이마시면서 반대쪽 팔도 골반 옆으로 내려 시작 자세로 돌아온다.
- 5회 반복한다.

운동효과: 어깨관절의 가동범위 향상, 균형감각 향상, 어깨의 안정성 향상

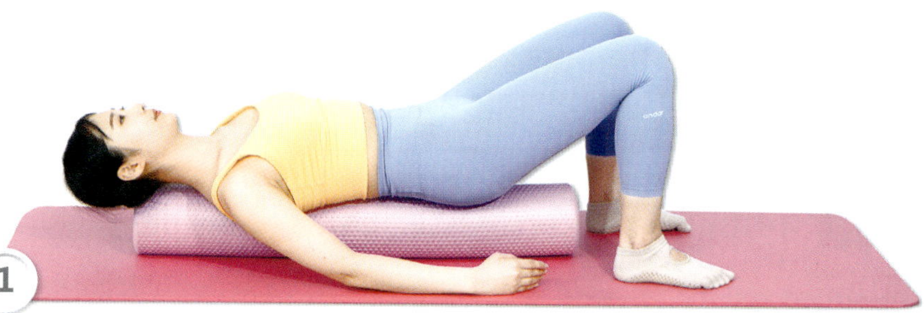

24 1

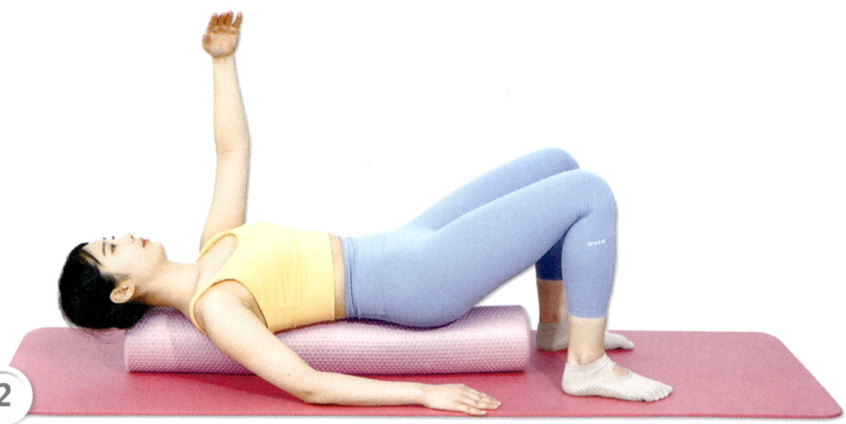

24 2

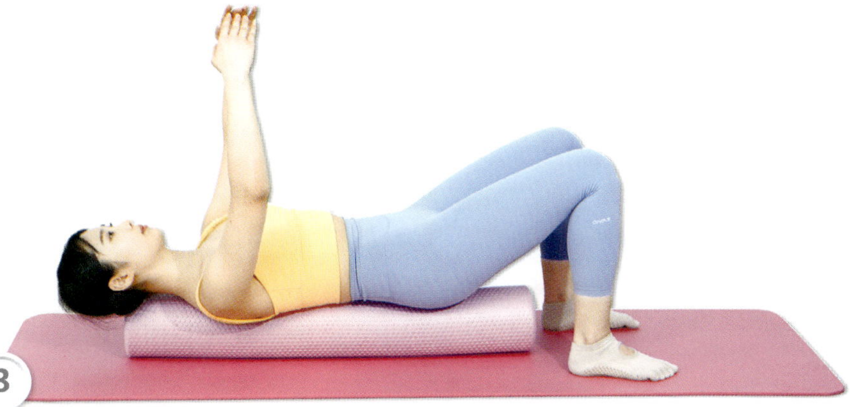

24 3

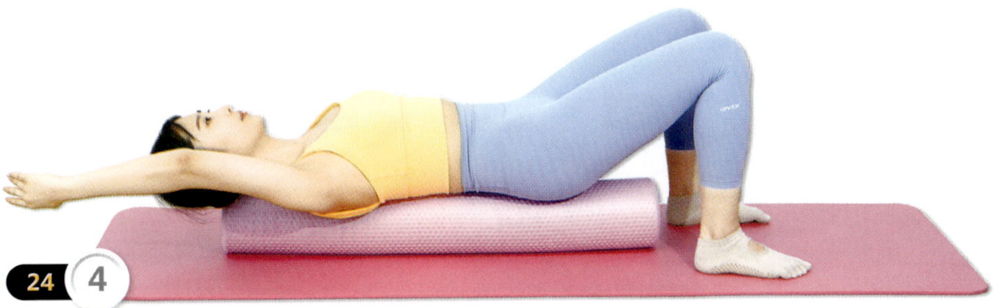

24 4

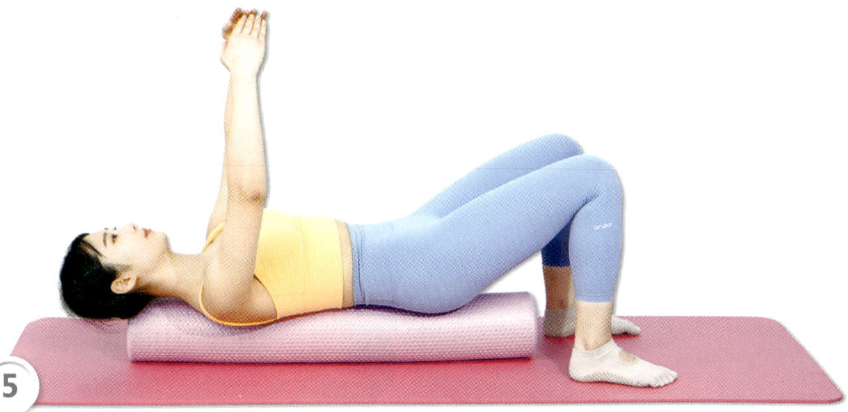

24 5

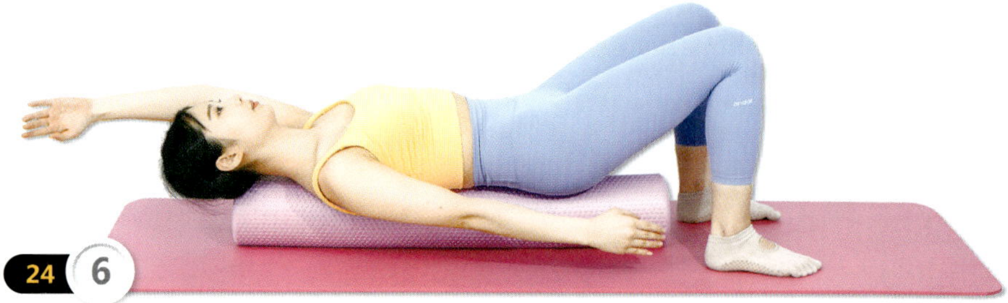

24 6

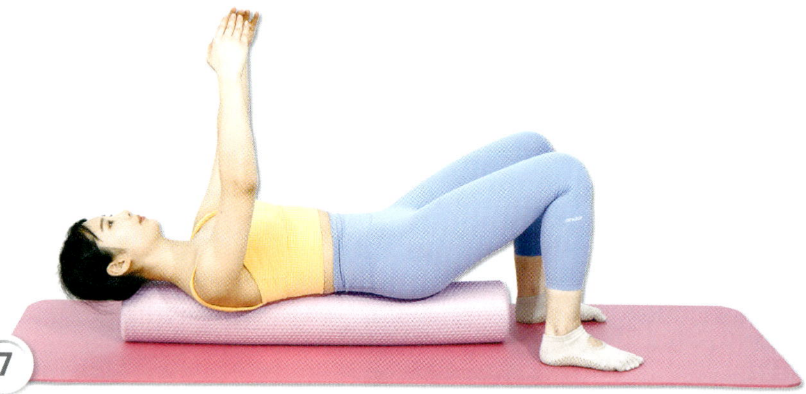

24 7

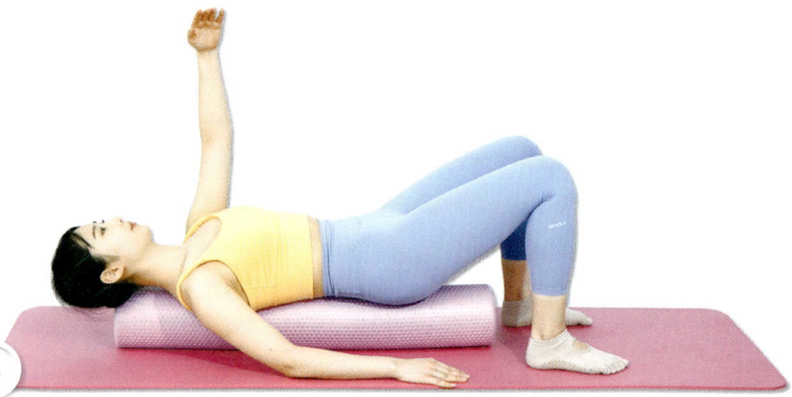

24 8

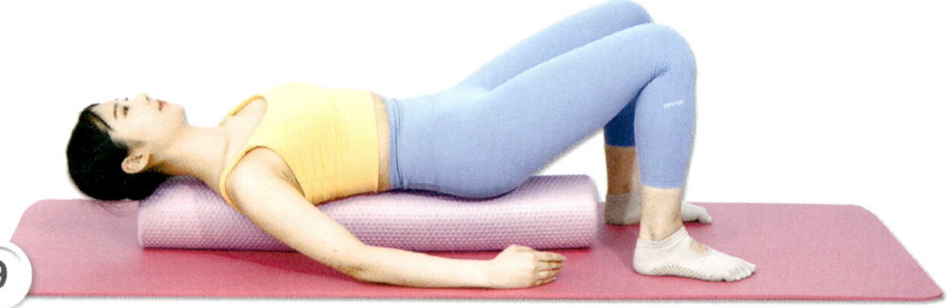

24 9

25 숄더 스트레치/트렁크 로테이션
Shoulder stretch/Trunk rotation

- 골반 너비로 다리를 정렬하여 네발기기 자세를 만들고 균형을 유지한다.
- 폼롤러를 왼쪽 옆에 놓고 오른쪽 팔을 폼롤러 위에 올려놓는다.
- 숨을 내쉬면서 오른쪽 팔로 폼롤러를 밀면서 몸통을 돌림한다.
- 5회 반복한다. 반대쪽도 같은 방법으로 실시한다.

운동효과: 몸통 돌림근, 어깨돌림 스트레칭, 균형감각 향상

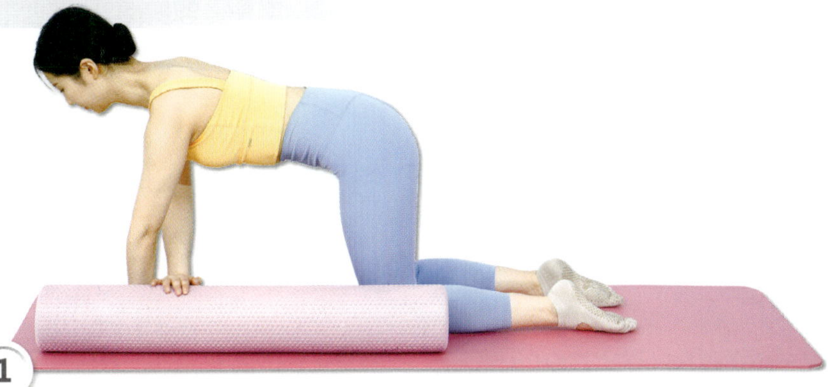

25 1

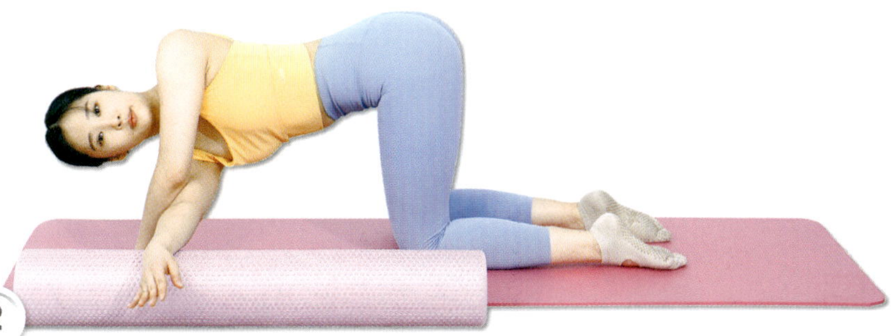

25 2

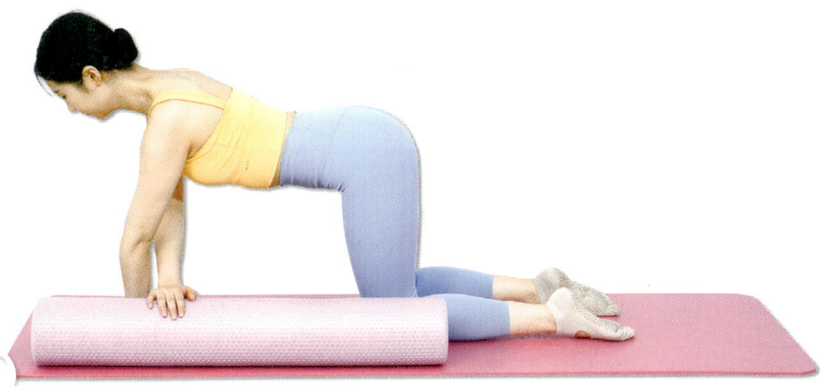

25 3

26 트랜스벌스 압도미너스 레벨 1

Transverse abdominus level 1

- 골반 너비로 다리를 정렬하여 폼롤러 위에 등을 대고 누워 균형을 유지한다.
- 숨을 들이마시면서 한쪽 무릎을 굽혀 들어 올린다.
- 숨을 내쉬면서 시작 자세로 돌아온다.
- 반대쪽도 같은 방법으로 실시한다.
- 5회 반복한다.

운동효과: 코어의 안정화 향상, 균형감각 향상, 엉덩관절의 가동범위 향상

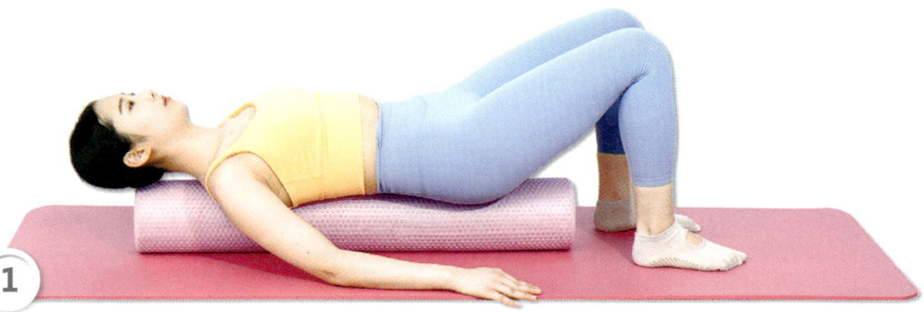

26 1

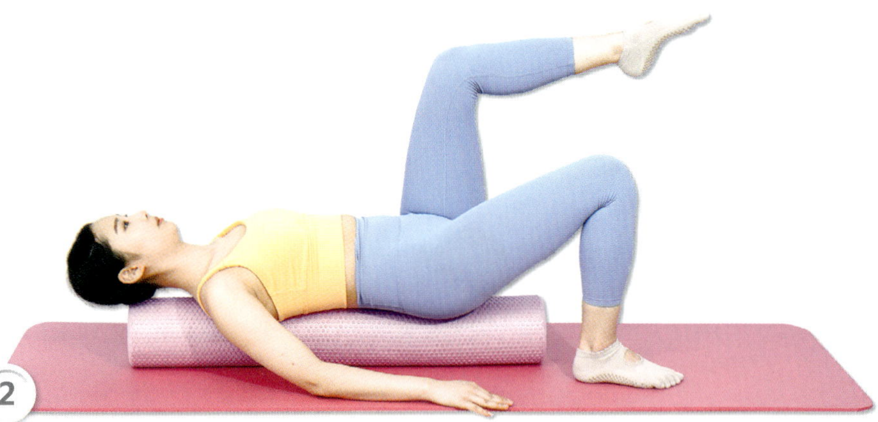

26 2

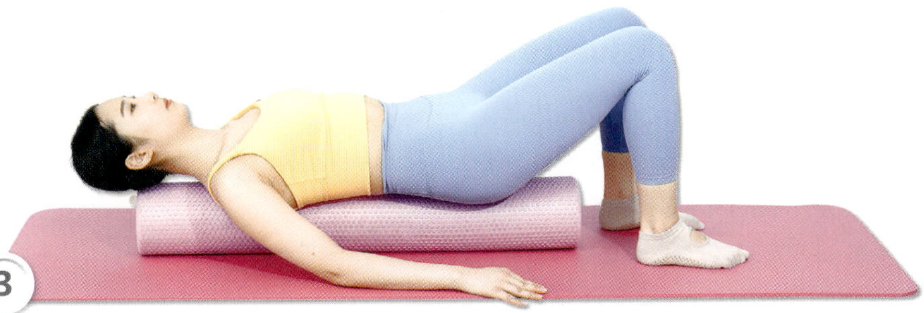

26 3

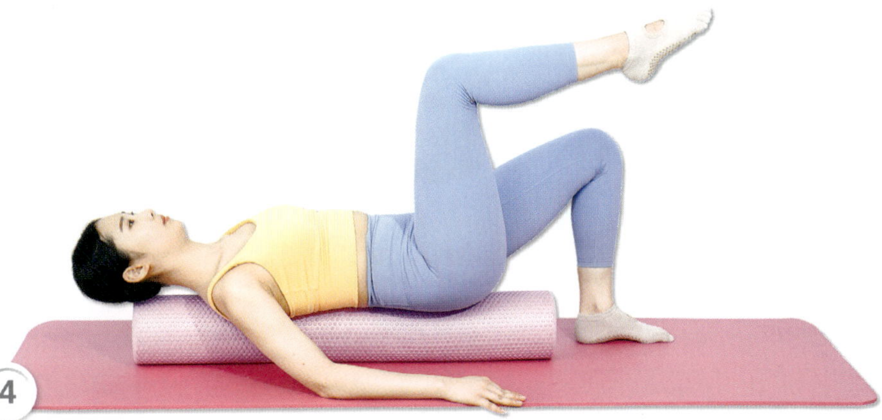

26 4

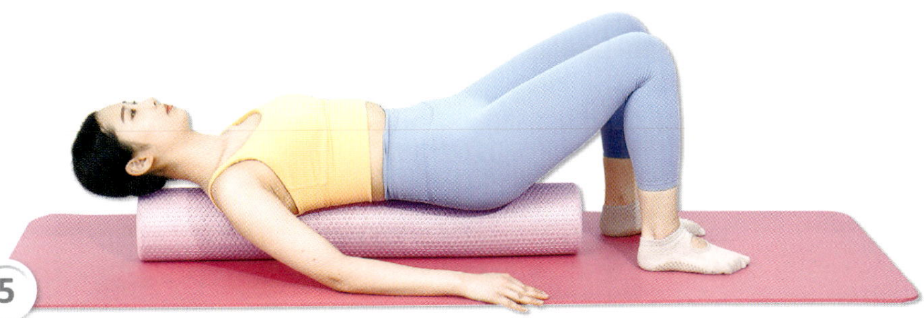

26 5

27 트랜스벌스 압도미너스 레벨 2

Transverse abdominus level 2

- 골반 너비로 다리를 정렬하여 폼롤러 위에 등을 대고 누워 균형을 유지한다.
- 숨을 들이마시면서 한쪽 무릎을 굽혀 올린다.
- 숨을 내쉬면서 들어 올린 무릎을 대각선으로 편다.
- 숨을 들이마시면서 무릎을 굽힌다.
- 숨을 내쉬면서 시작 자세로 돌아온다.
- 반대쪽도 같은 방법으로 실시한다.
- 5회 반복한다.

운동효과: 코어의 안정화 향상 3단계, 균형감각 향상, 엉덩관절의 가동범위 향상

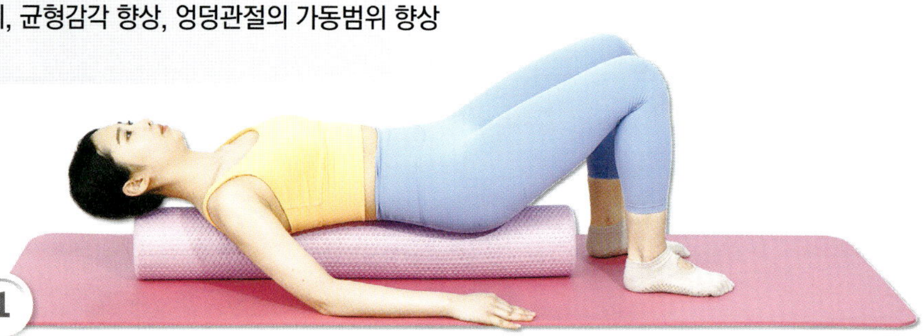

27 1

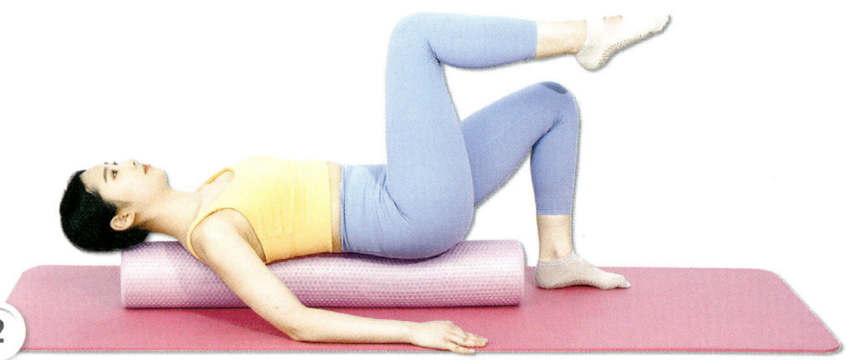

27 2

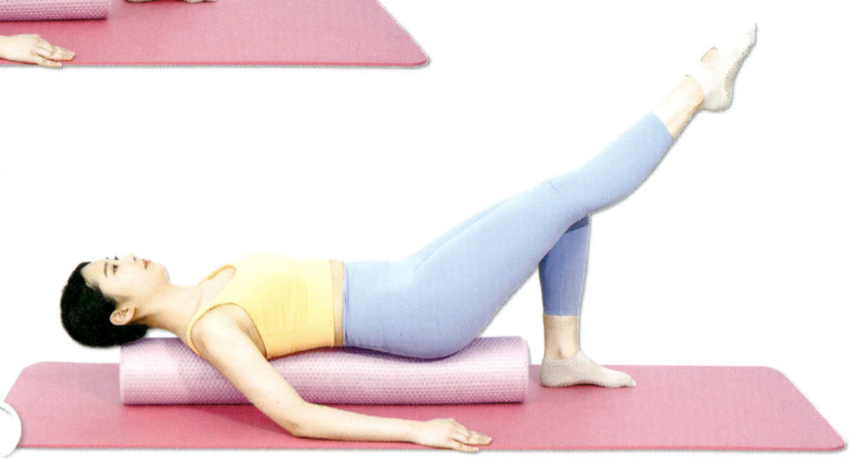

27 3

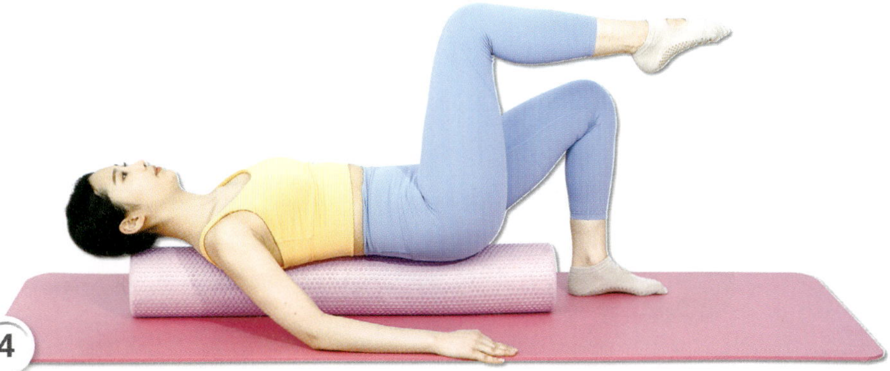

27 4

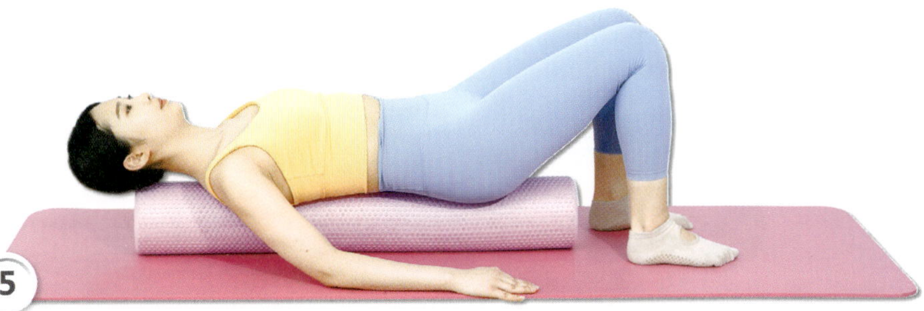

27 5

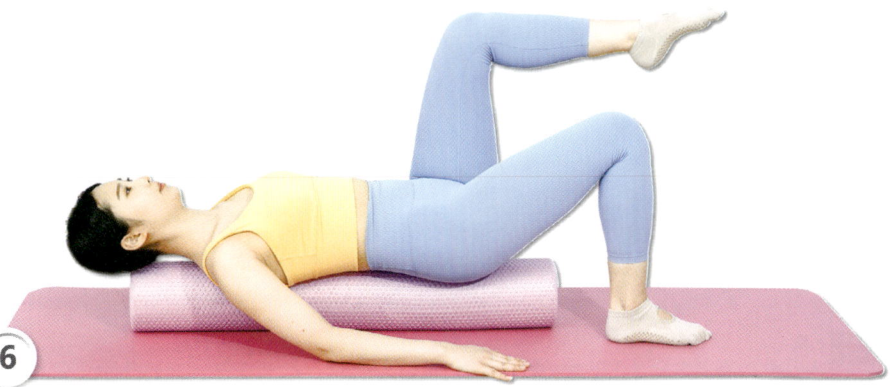

27 6

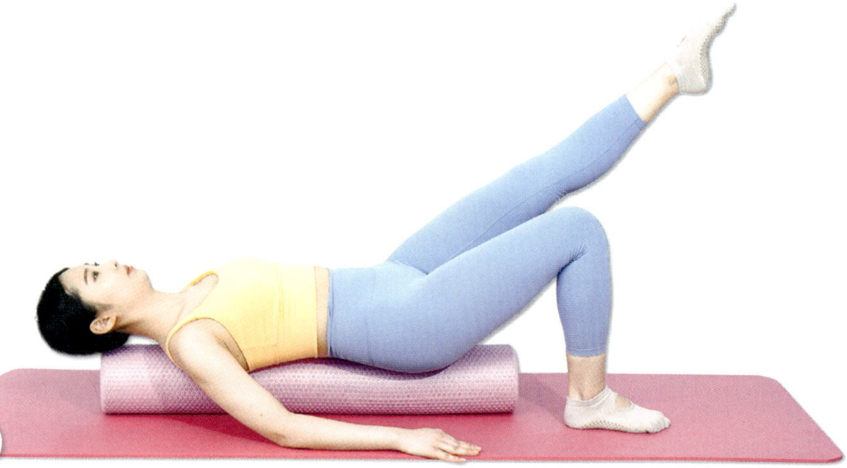

27 7

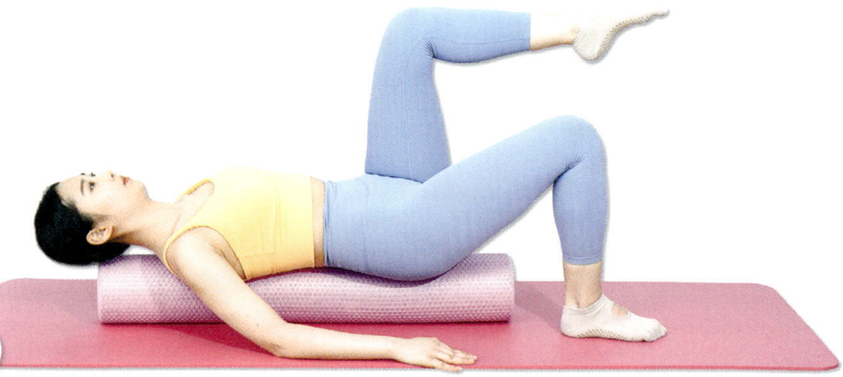

27 8

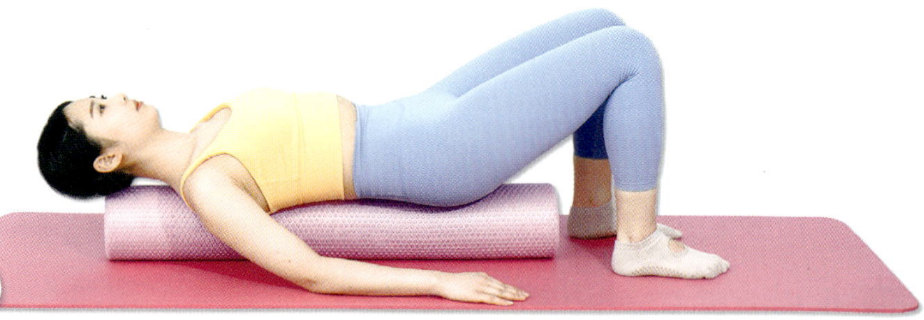

27 9

28 트랜스벌스 압도미너스 레벨 3

Transverse abdominus level 3

- 골반 너비로 다리를 정렬하여 폼롤러 위에 등을 대고 누워 균형을 유지한다.
- 양손을 바닥에 지지하고 다리 하나씩 무릎을 굽혀 들어 올려 테이블 탑 자세를 만든다.
- 숨을 내쉬면서 한쪽 무릎을 편다.
- 숨을 들이마시면서 무릎을 굽혀 테이블 탑 자세로 돌아온다.
- 반대쪽도 같은 방법으로 실시한다.
- 한 다리씩 내려놓으며 시작 자세로 돌아온다.
- 5회 반복한다.

운동효과: 코어의 안정화 향상, 균형감각 향상, 엉덩관절의 가동범위 향상

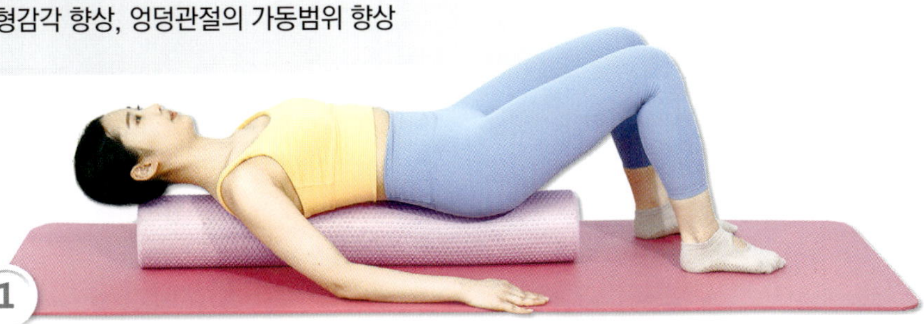

28 1

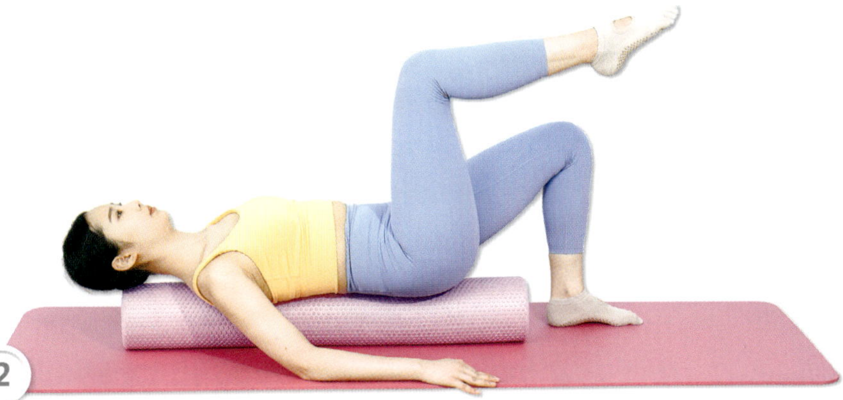

28 2

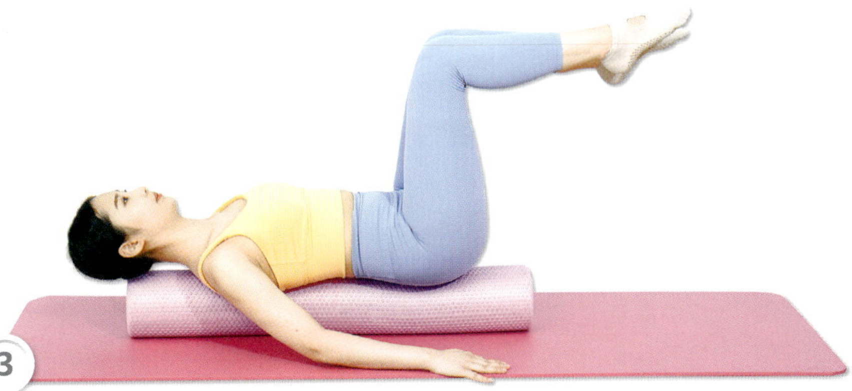

28 3

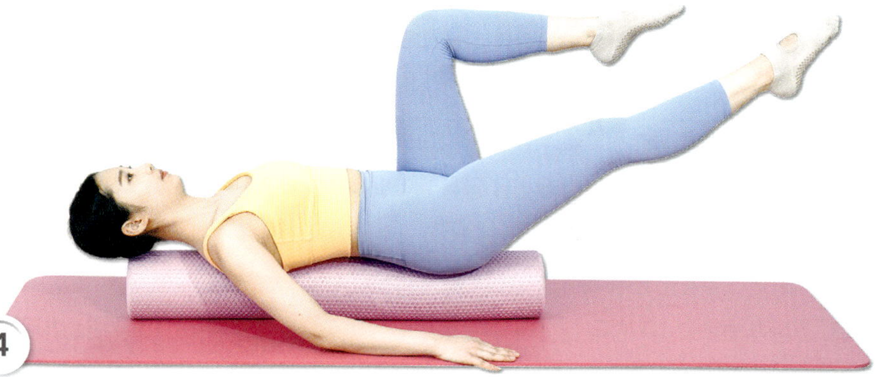

28 4

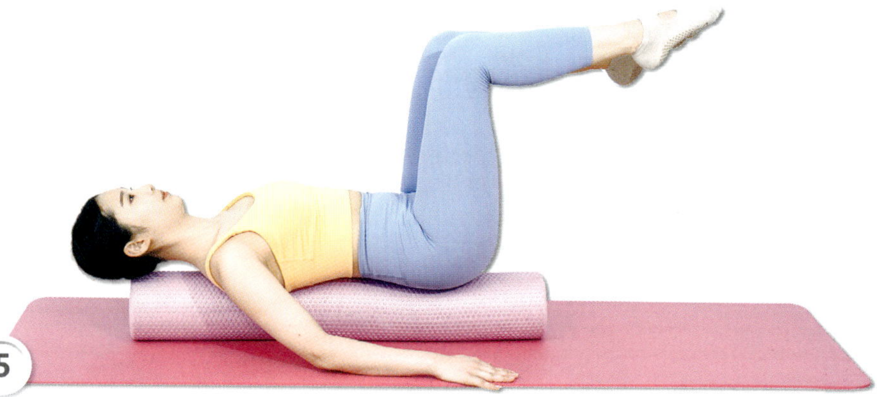

28 5

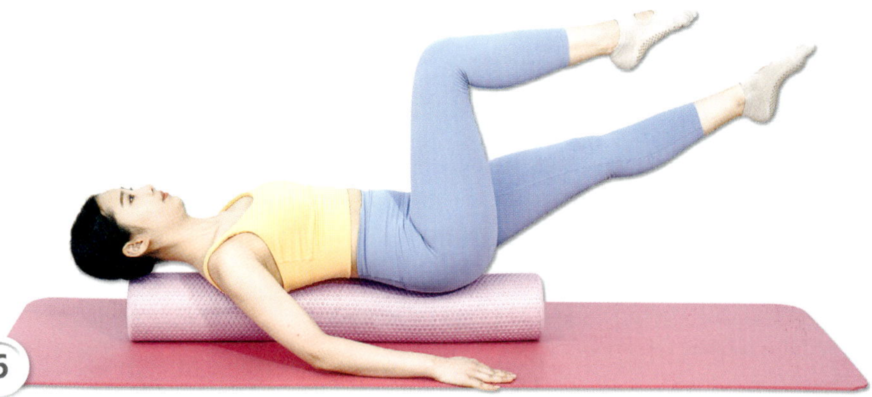

28 6

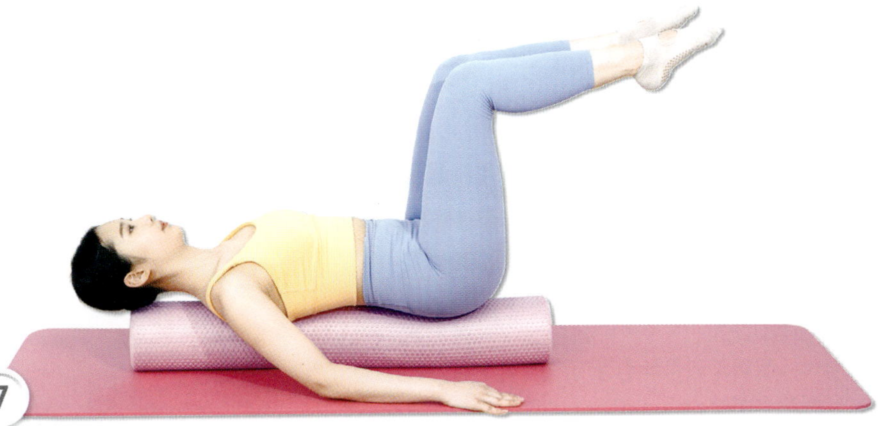

28 7

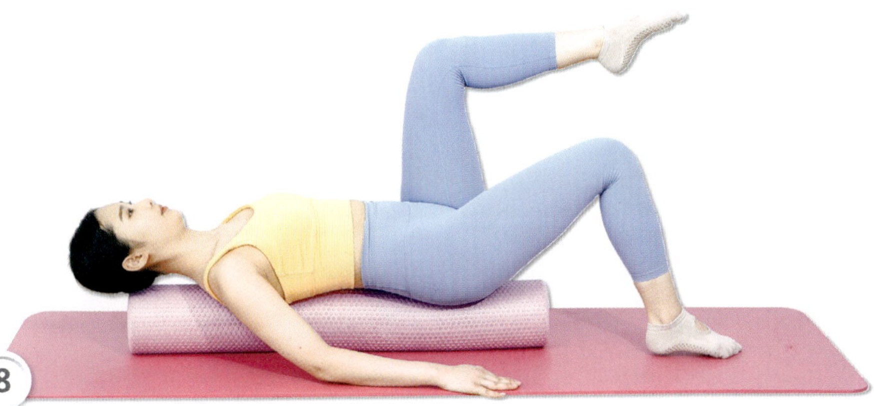

28 8

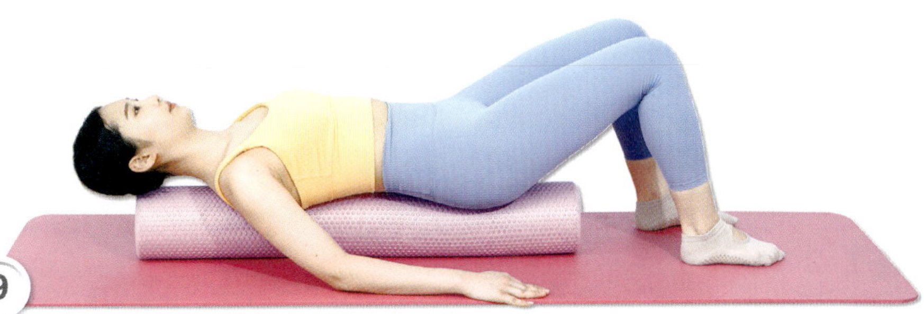

28 9

29 테이블 탑 포지션 Table top position

- 골반 너비로 다리를 정렬하여 폼롤러 위에 등을 대고 누워 균형을 유지한다.
- 양손을 바닥에 지지하고 다리 하나씩 무릎을 굽혀 들어 올려 테이블 탑 자세를 만든다.
- 한 다리씩 내려놓으며 시작 자세로 돌아온다.
- 5회 반복한다.

운동효과: 코어의 안정화 향상, 균형감각 향상, 엉덩관절의 가동범위 향상

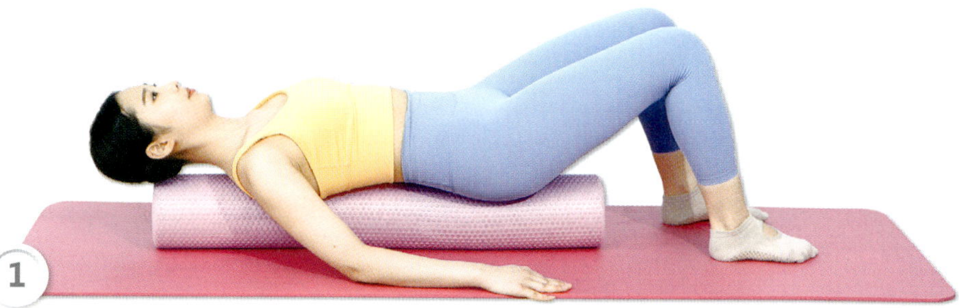

29 1

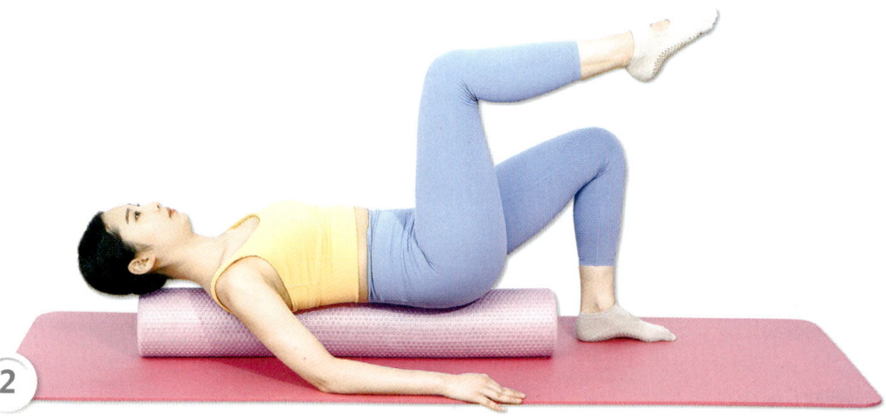

29 2

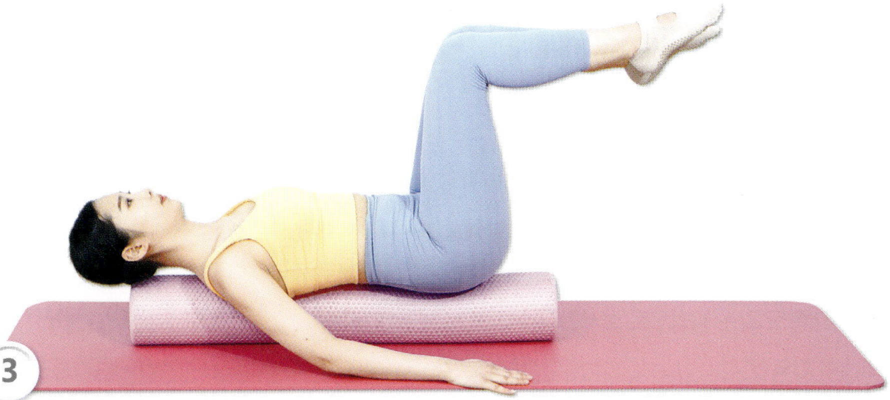

29 3

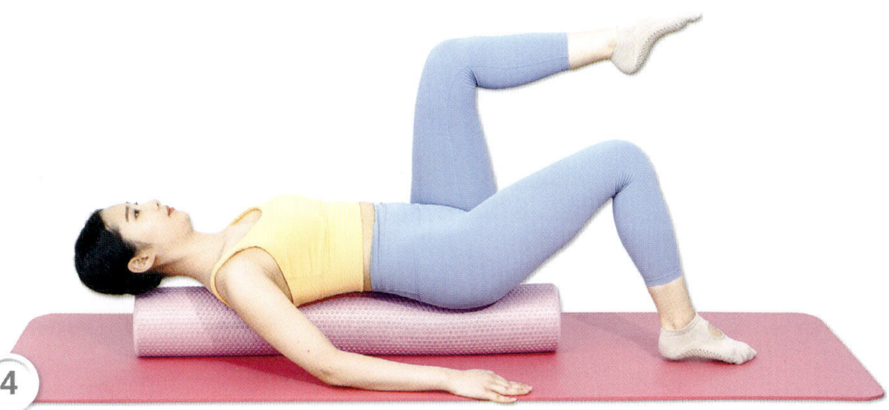

29 4

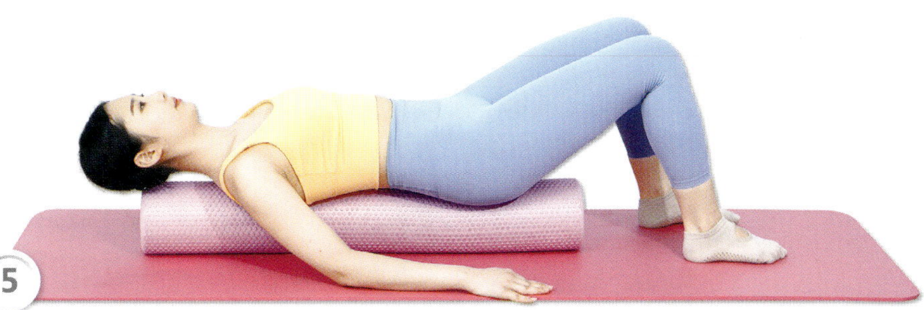

29 5

30 토 탭스 Toe taps

- 골반 너비로 다리를 정렬하여 폼롤러 위에 등을 대고 누워 균형을 유지한다.
- 양손을 바닥에 지지하고 다리 하나씩 무릎을 굽혀 들어 올려 테이블 탑 자세를 만든다.
- 한쪽 발가락 끝으로 빠르게 바닥을 치고 테이블 탑 자세로 돌아온다.
- 반대쪽도 같은 방법으로 실시한다.
- 5회 반복한다.
- 한 다리씩 내려놓으며 시작 자세로 돌아온다.

운동효과: 코어의 안정화 향상 4단계, 균형감각 향상, 엉덩관절의 가동범위 향상, 인지력 향상

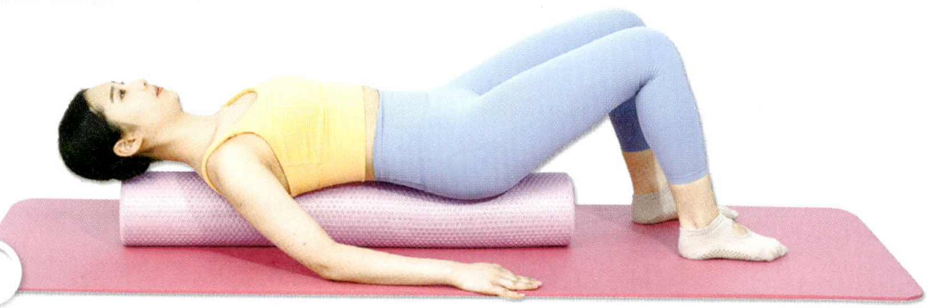

30 1

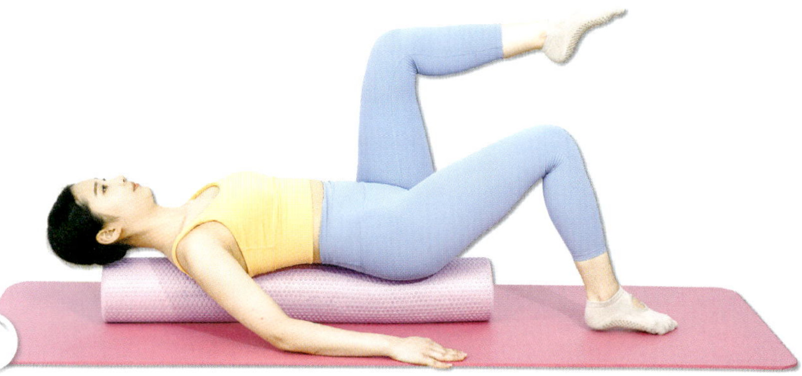

30 2

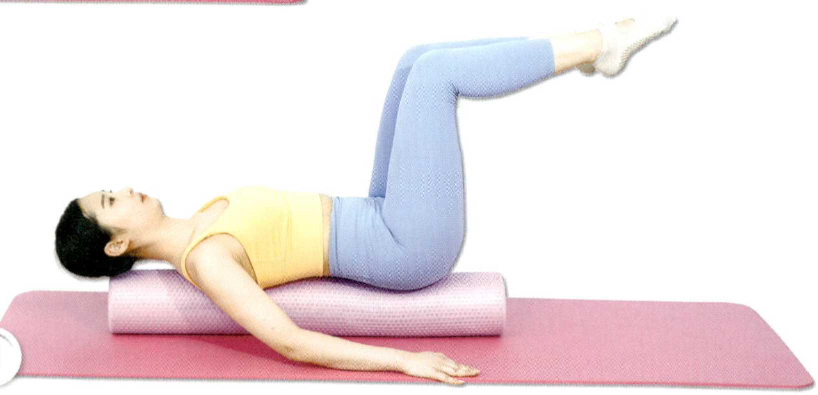

30 3

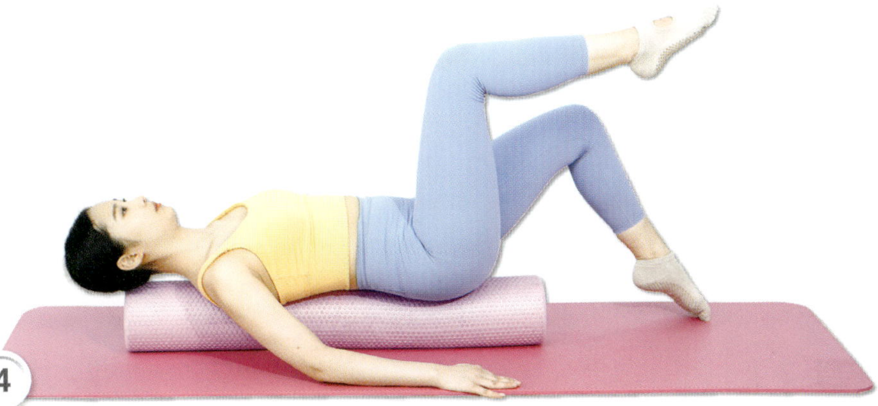

30 4

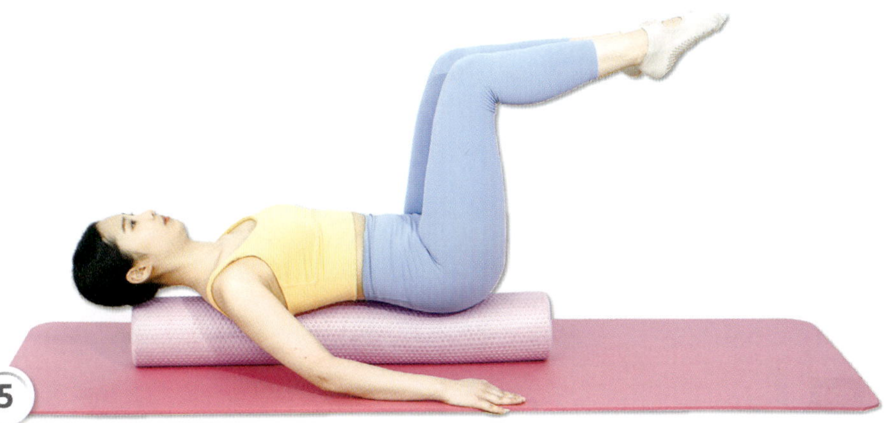

30 5

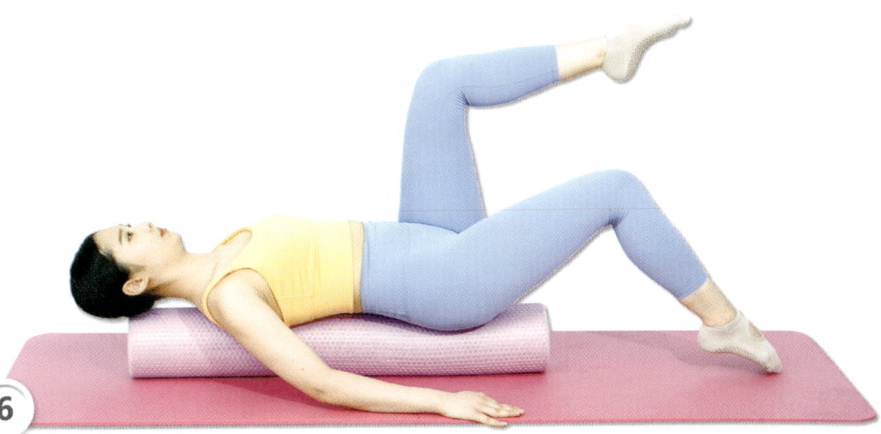

30 6

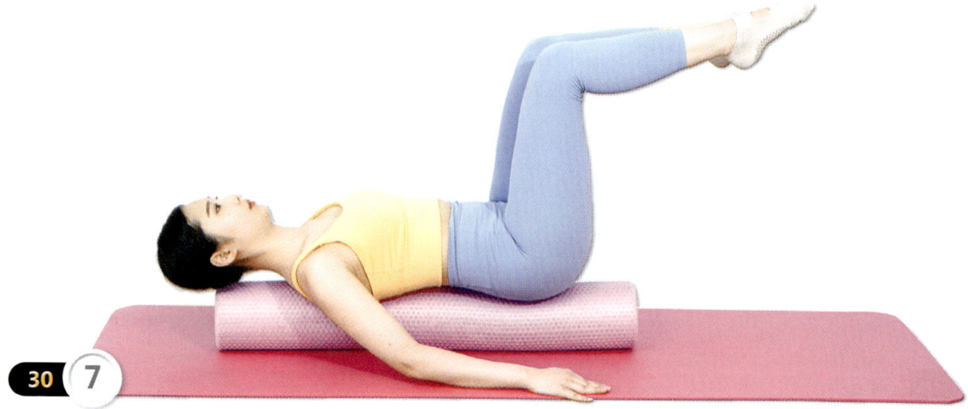
30
7

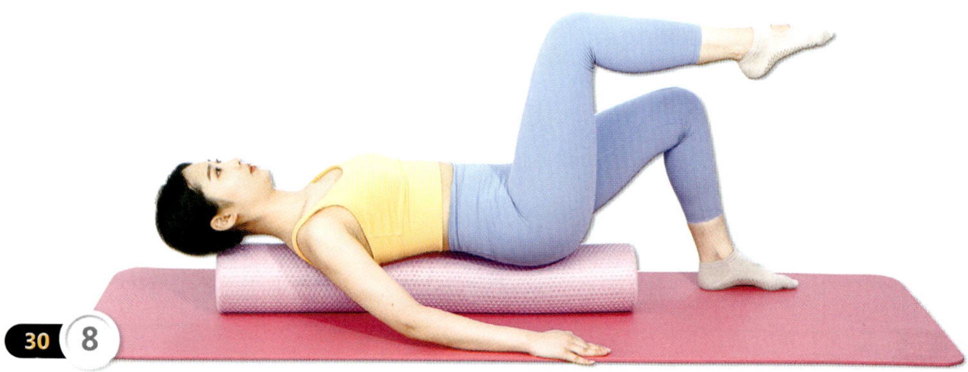
30
8

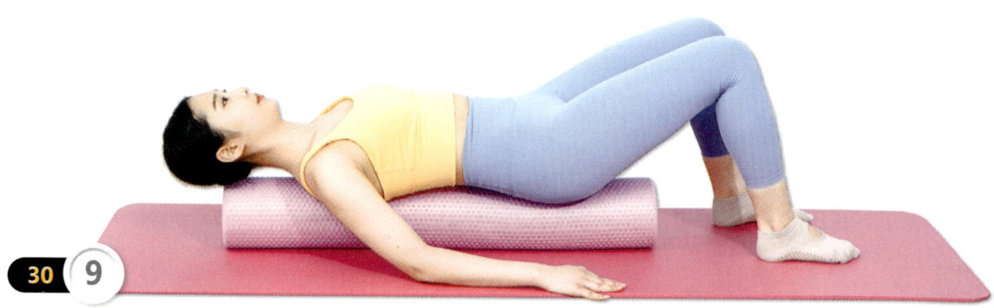
30
9

31 얼터네이트 토 탭스 Alternate toe taps

- 골반 너비로 다리를 정렬하여 폼롤러 위에 등을 대고 누워 균형을 유지한다.
- 양손을 바닥에 지지하고 다리 하나씩 무릎을 굽혀 들어 올려 테이블 탑 자세를 만든다.
- 양쪽 다리를 번갈아 가며 발가락 끝으로 빠르게 바닥을 치고 올린다.
- 5회 반복한다.
- 한 다리씩 내려놓으며 시작 자세로 돌아온다.

운동효과: 코어의 안정화 향상, 균형감각 향상, 순발력 향상, 인지력 향상

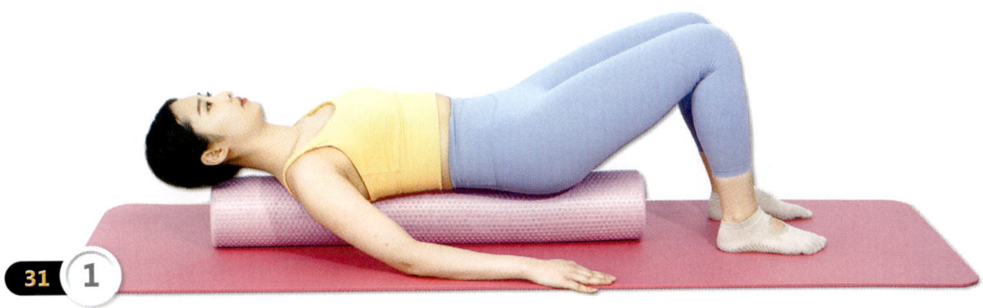
31 1

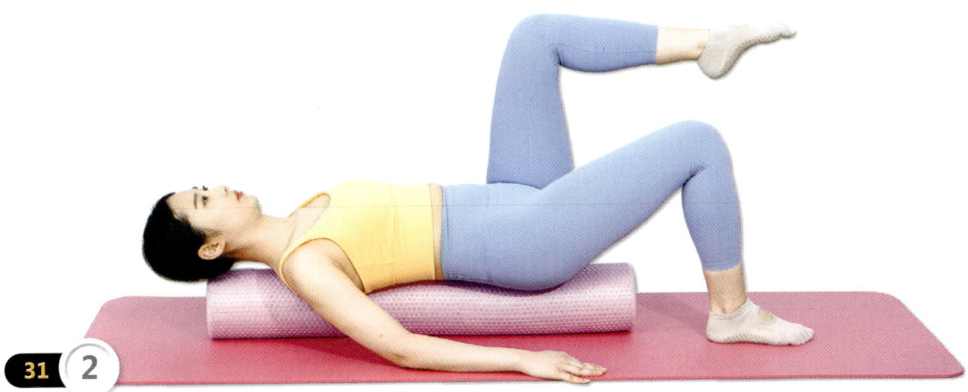
31 2

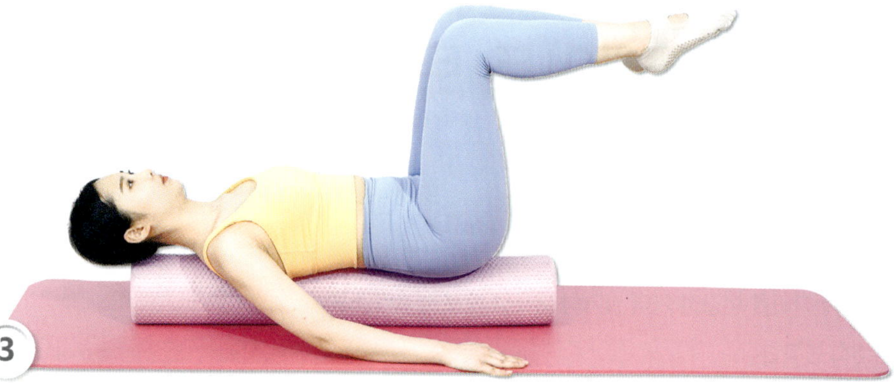

31 3

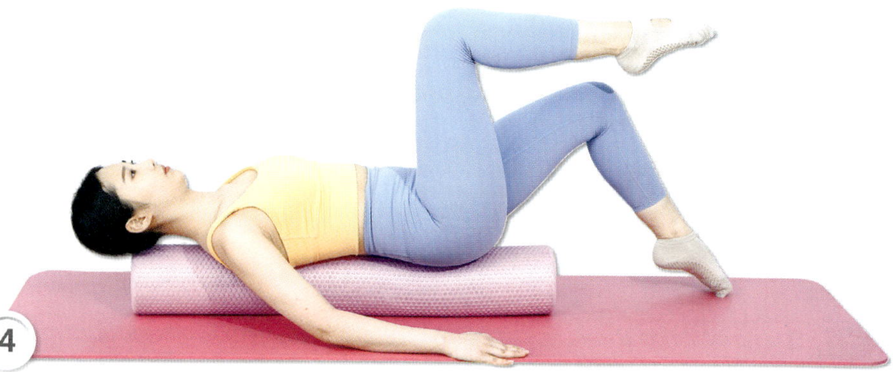

31 4

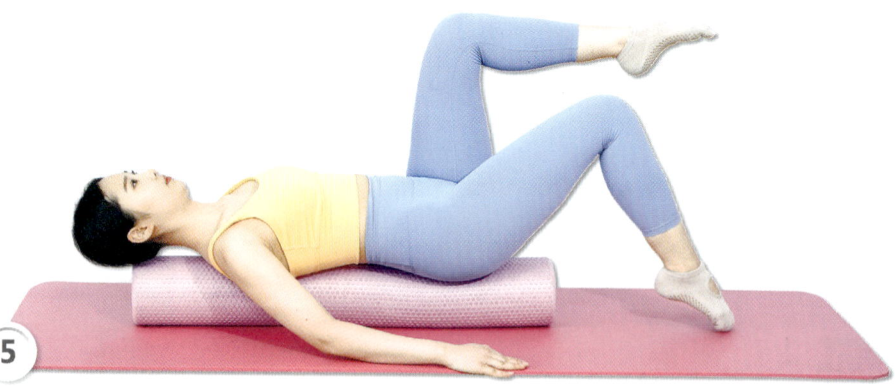

31 5

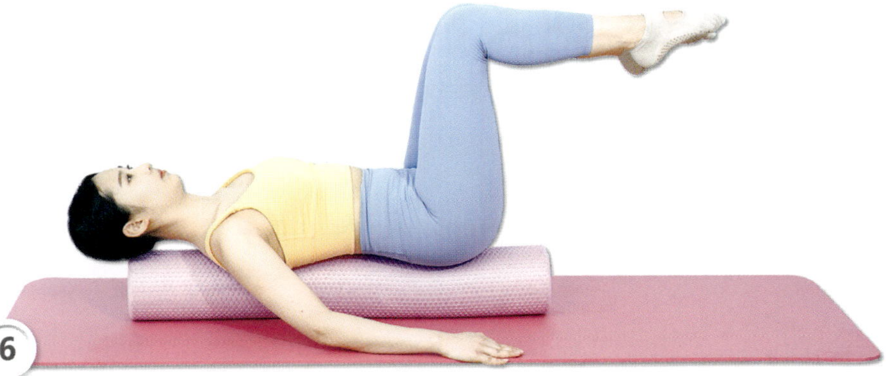

31 6

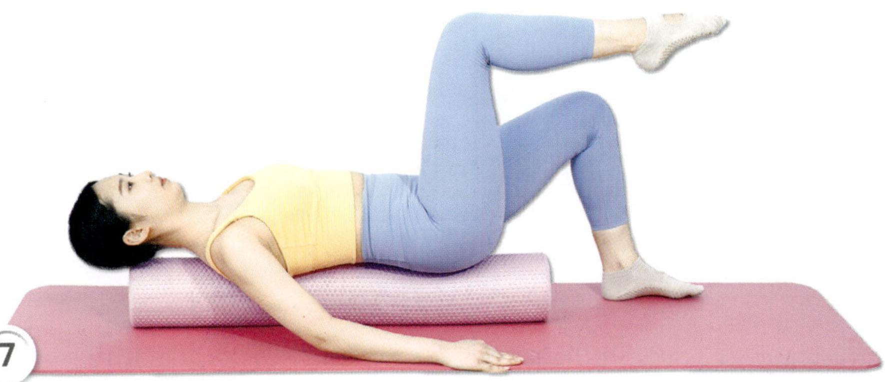

31 7

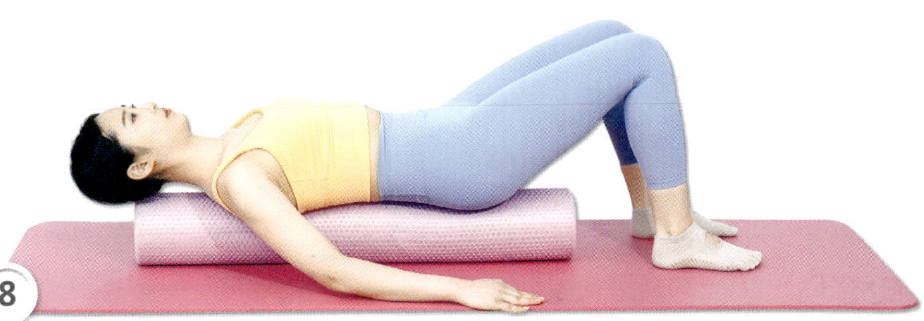

31 8

32 더블 토 탭스 Double toe taps

- 골반 너비로 다리를 정렬하여 폼롤러 위에 등을 대고 누워 균형을 유지한다.
- 양손을 바닥에 지지하고 다리 하나씩 무릎을 굽혀 들어 올려 테이블 탑 자세를 만든다.
- 양쪽 발가락 끝으로 빠르게 바닥을 치고 올린다.
- 5회 반복한다.
- 한 다리씩 내려놓으며 시작 자세로 돌아온다.

운동효과: 코어의 안정화 향상, 균형감각 향상, 엉덩관절 굽힘근 향상, 인지력 향상

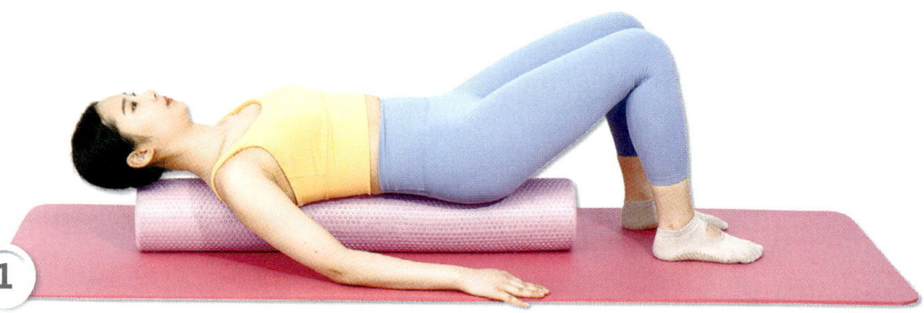

32 1

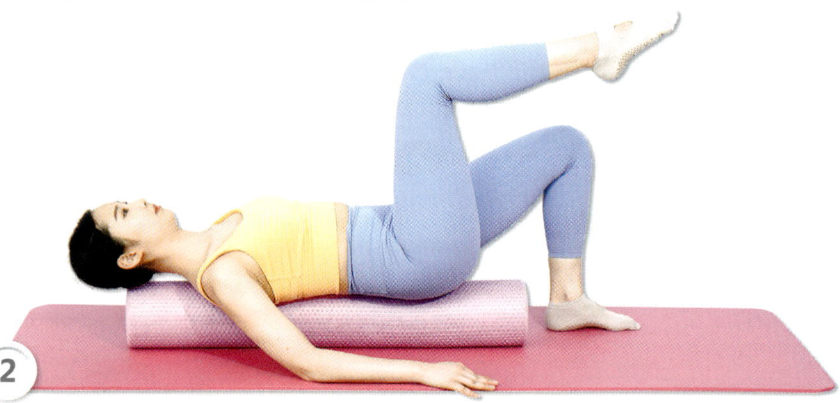

32 2

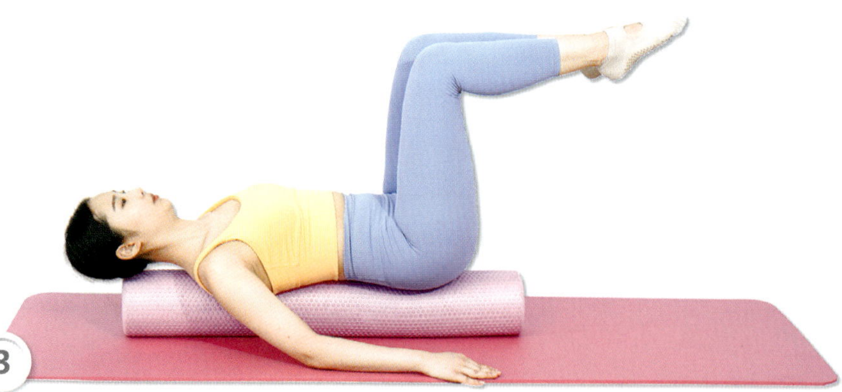

32 3

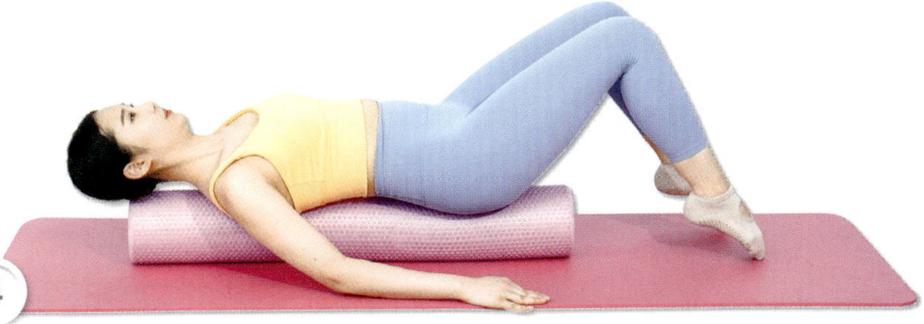
32 4

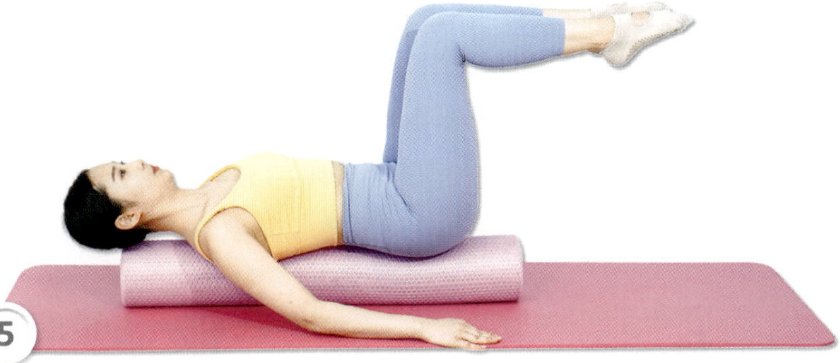
32 5

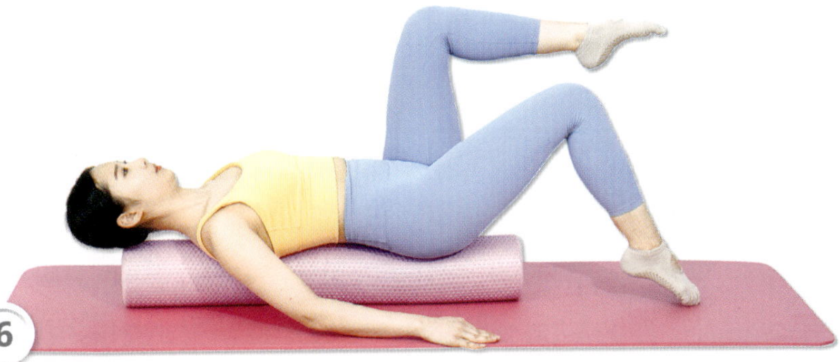
32 6

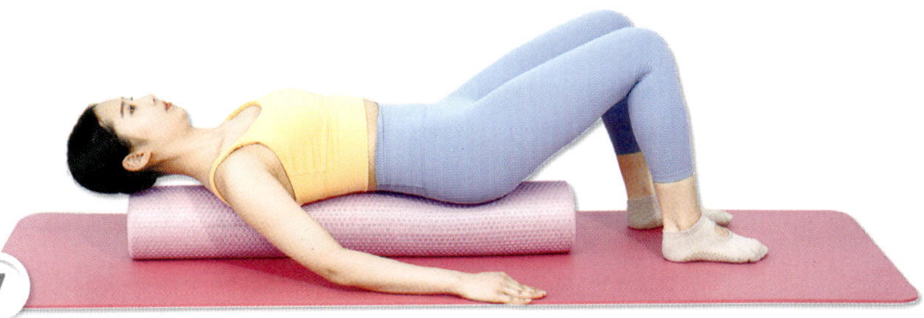
32 7

33 힐 탭스 Heel taps

- 골반 너비로 다리를 정렬하여 폼롤러 위에 등을 대고 누워 균형을 유지한다.
- 양손을 바닥에 지지하고 다리 하나씩 무릎을 굽혀 들어 올려 테이블 탑 자세를 만든다.
- 한쪽 발뒤꿈치로 빠르게 바닥을 치고 테이블 탑 자세로 돌아온다.
- 반대쪽도 같은 방법으로 실시한다.
- 5회 반복한다.
- 한 다리씩 내려놓으며 시작 자세로 돌아온다.

운동효과: 코어의 안정화 향상, 균형감각 향상, 엉덩관절 굽힘근 향상, 인지력 향상

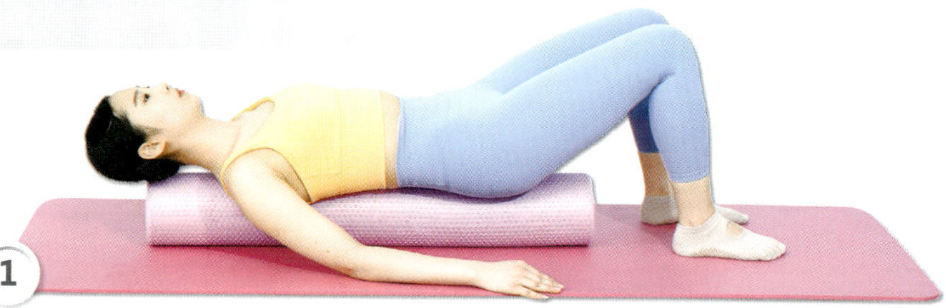

33 1

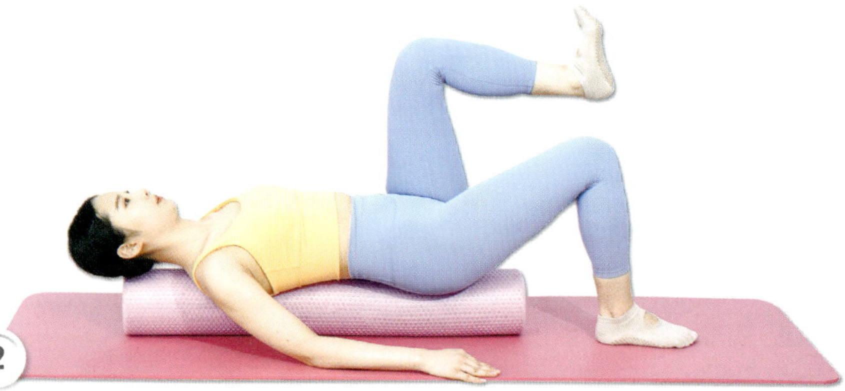

33 2

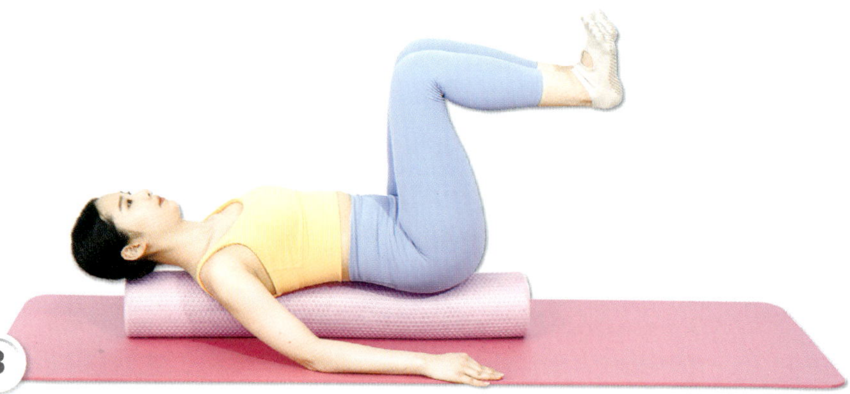

33 3

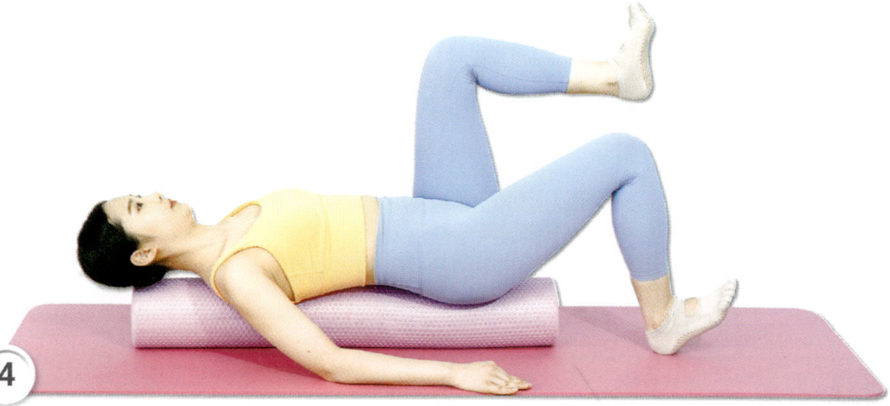

33 4

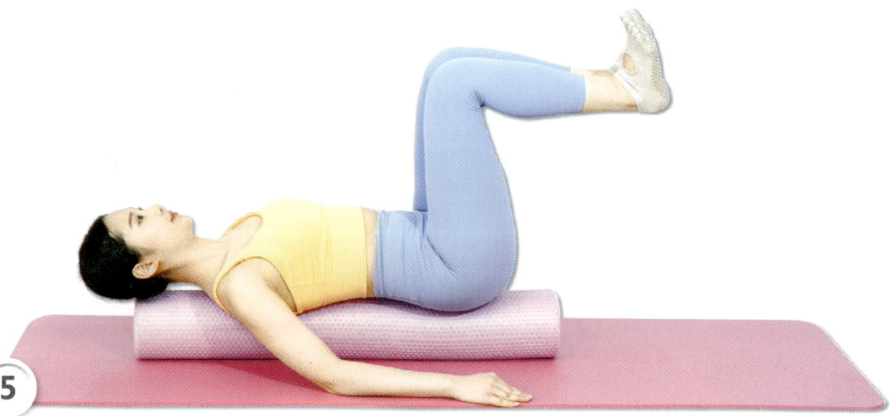

33 5

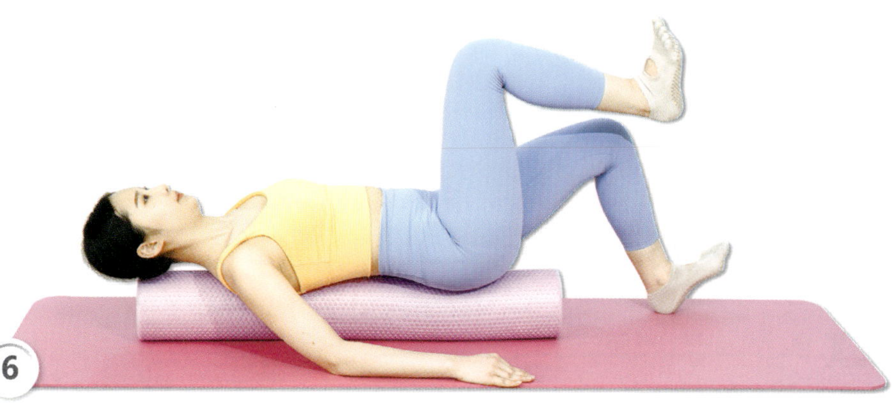

33 6

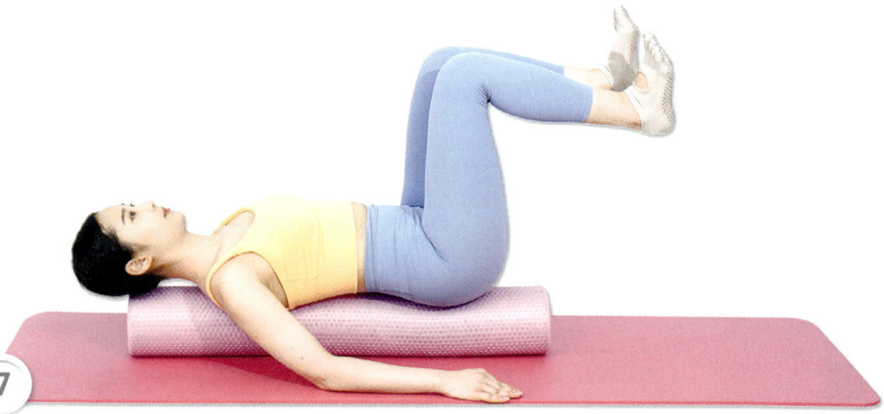

33 7

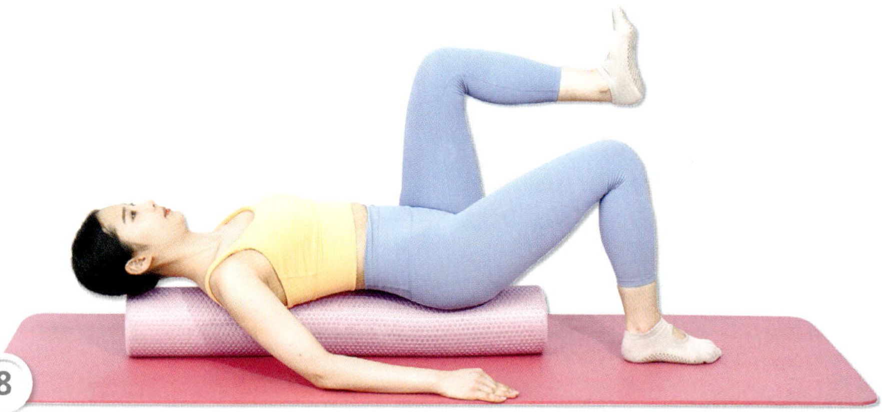

33 8

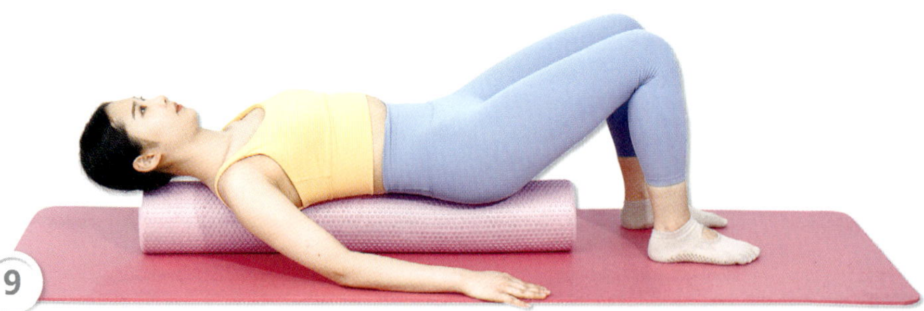

33 9

34 더블 힐 탭스 Double heel taps

- 골반 너비로 다리를 정렬하여 폼롤러 위에 등을 대고 누워 균형을 유지한다.
- 양손을 바닥에 지지하고 다리 하나씩 무릎을 굽혀 들어 올려 테이블 탑 자세를 만든다.
- 양쪽 발뒤꿈치로 빠르게 바닥을 치고 올린다.
- 5회 반복한다.
- 한 다리씩 내려놓으며 시작 자세로 돌아온다.

운동효과: 코어의 안정화 향상, 균형감각 향상, 엉덩관절 굽힘근 향상, 인지력 향상

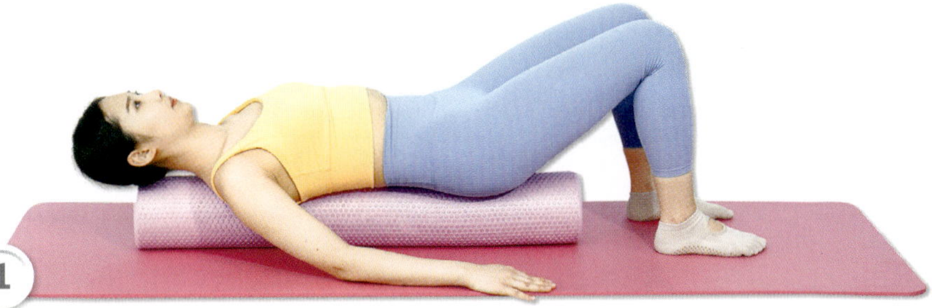

34 1

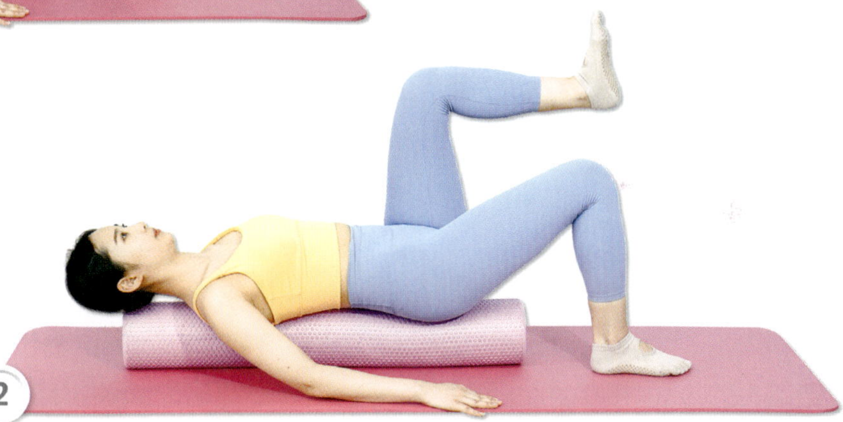

34 2

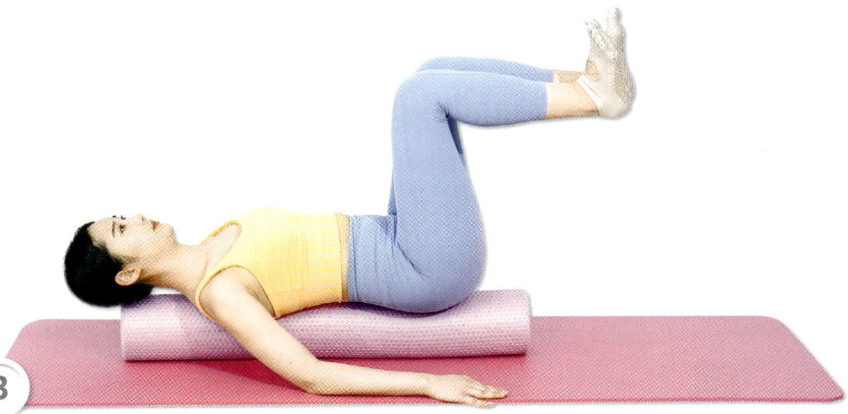

34 3

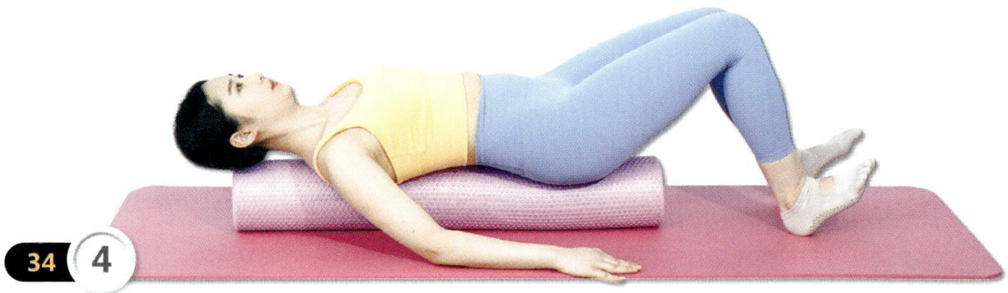
34 4

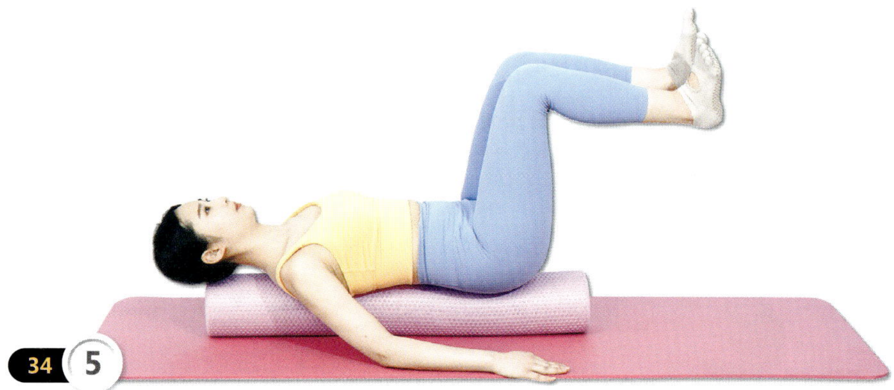
34 5

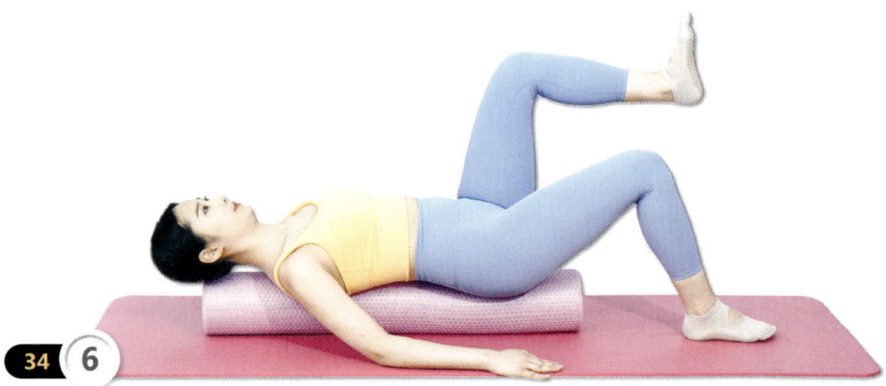
34 6

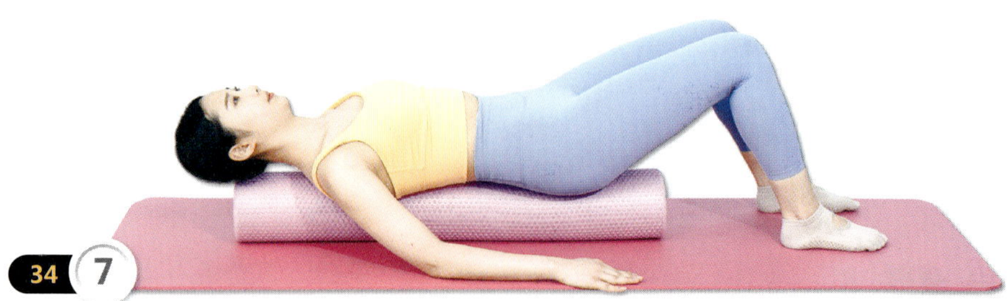
34 7

35 시저 Scissors

- 골반 너비로 다리를 정렬하여 폼롤러 위에 등을 대고 누워 균형을 유지한다.
- 양손을 바닥에 지지하고 다리 하나씩 무릎을 굽혀 들어 올려 테이블 탑 자세를 만든다.
- 양쪽 무릎을 펴 한쪽 다리를 아래로 내리고, 다른 쪽 다리는 유지한다.
- 다리를 교차하며 5회 반복한다.
- 한 다리씩 내려놓으며 시작 자세로 돌아온다.

운동효과: 코어의 안정화 향상, 균형감각 향상, 엉덩관절의 가동범위 향상

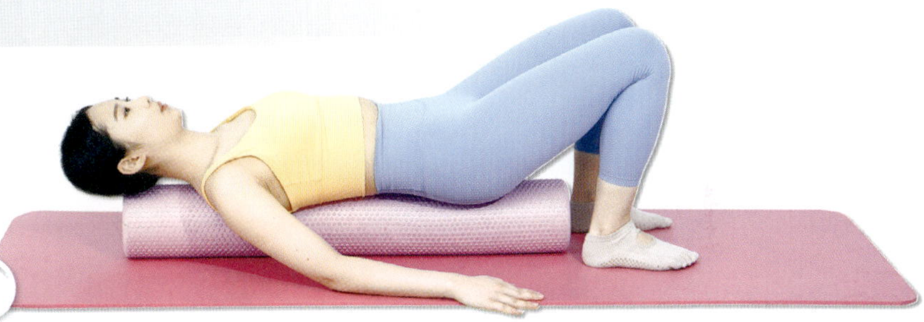

35 1

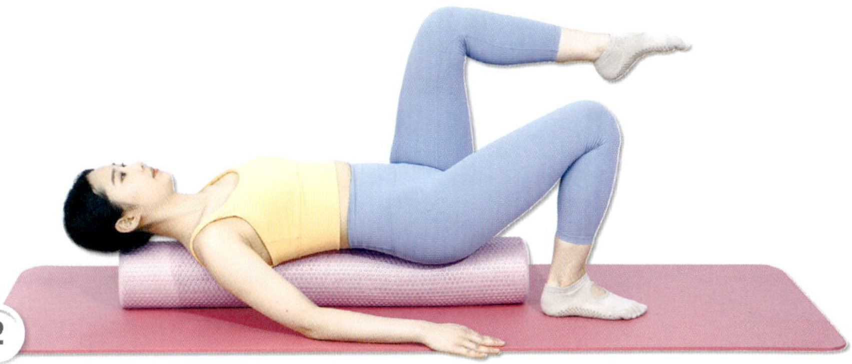

35 2

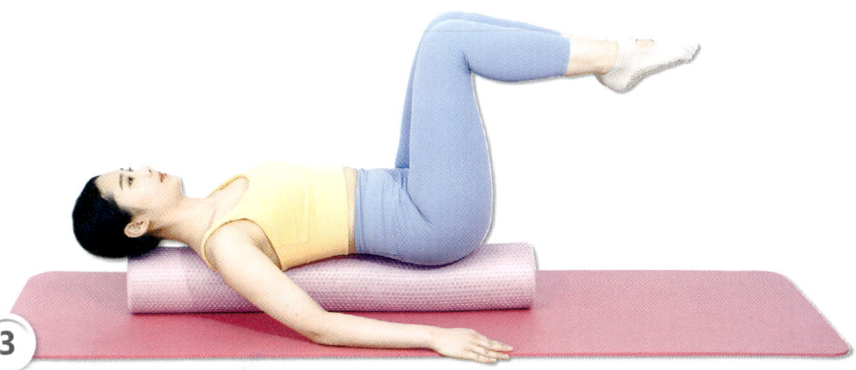

35 3

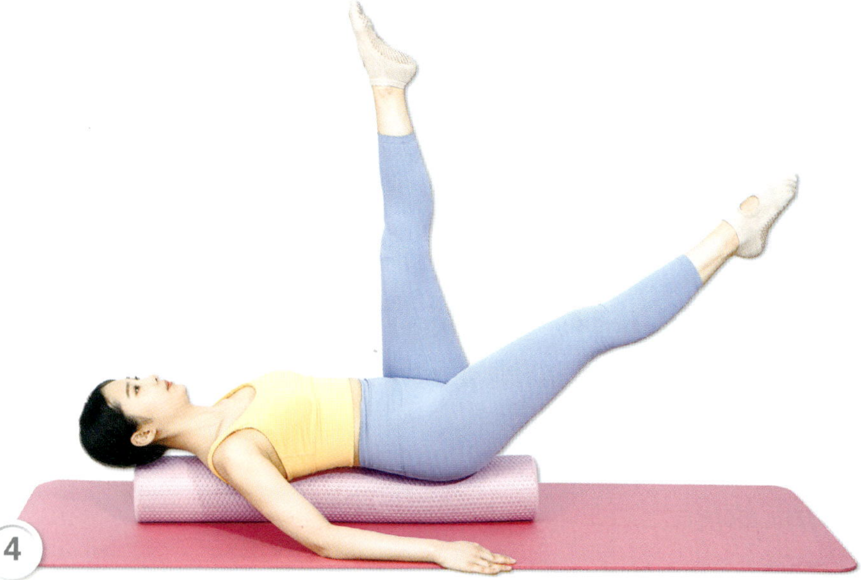

35 4

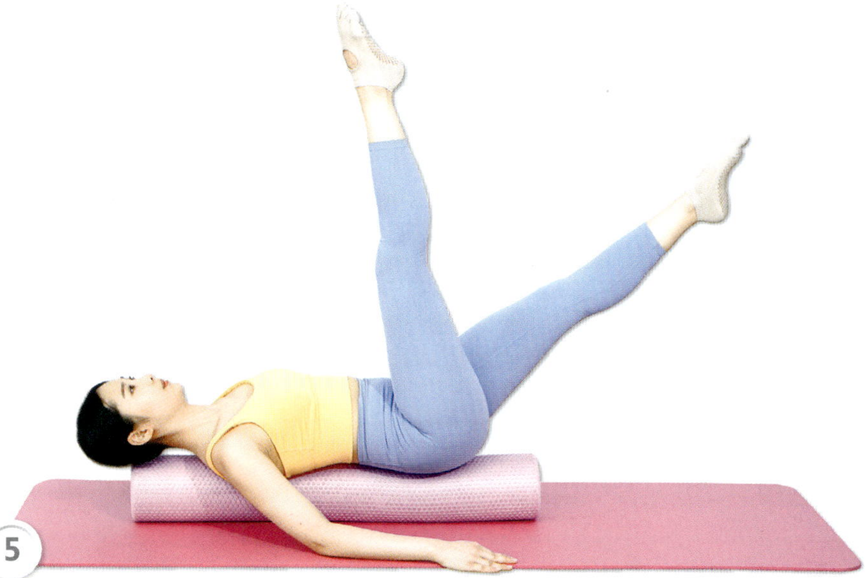

35 5

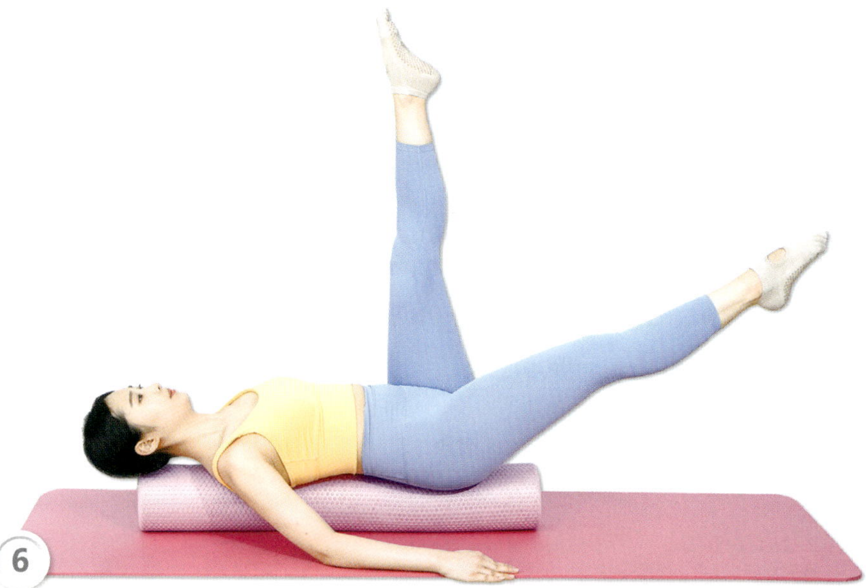

35 6

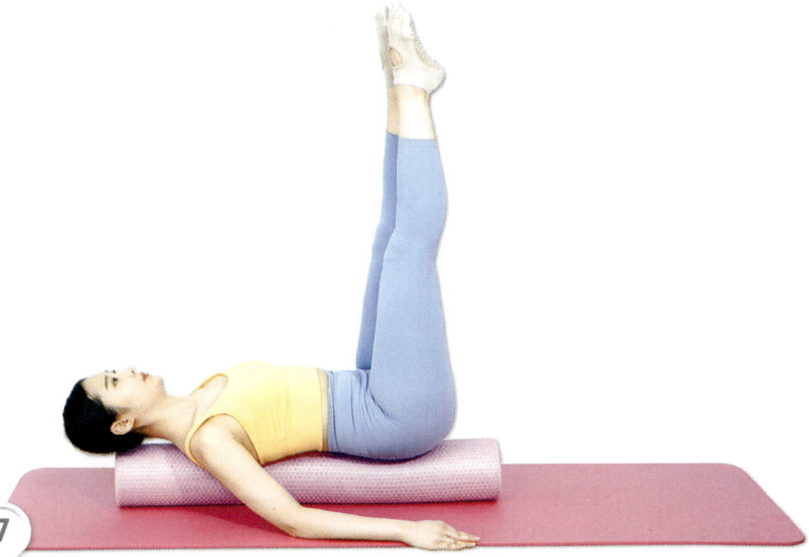

35 7

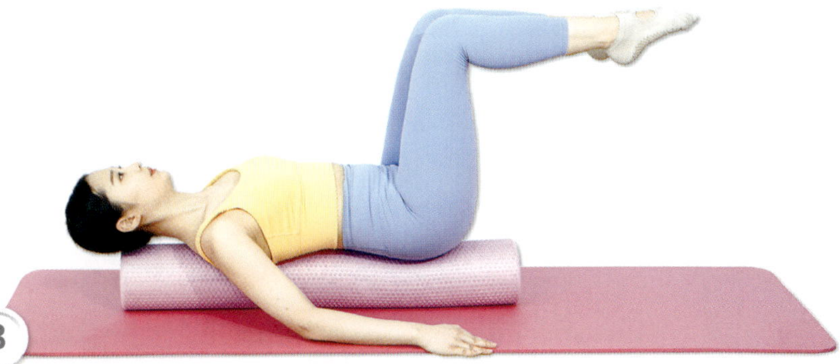

35 8

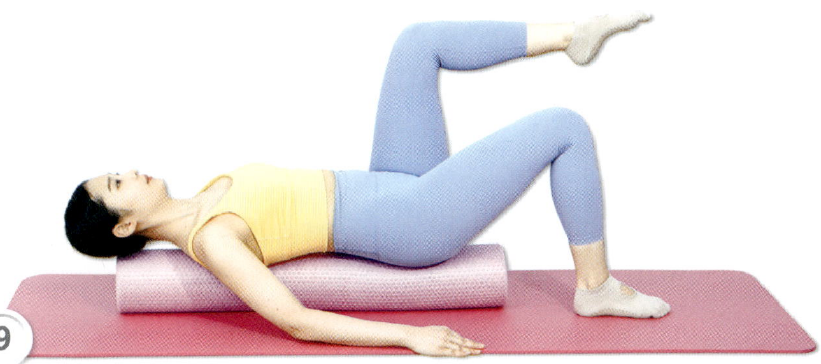

35 9

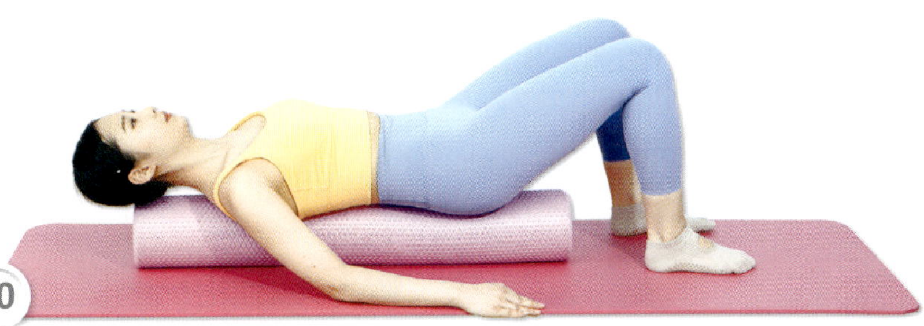

35 10

36 크런치 Crunch

- 골반 너비로 다리를 정렬하여 폼롤러 위에 등을 대고 누워 균형을 유지한다.
- 양손을 머리 뒤로 깍지를 끼고 잡는다.
- 숨을 내쉬면서 머리와 어깨를 들어 올린다.
- 숨을 들이마시면서 자세를 유지한다.
- 숨을 내쉬면서 천천히 척추를 분절하여 시작 자세로 내려놓는다.
- 5회 반복한다.

운동효과: 코어의 안정화 향상, 균형감각 향상

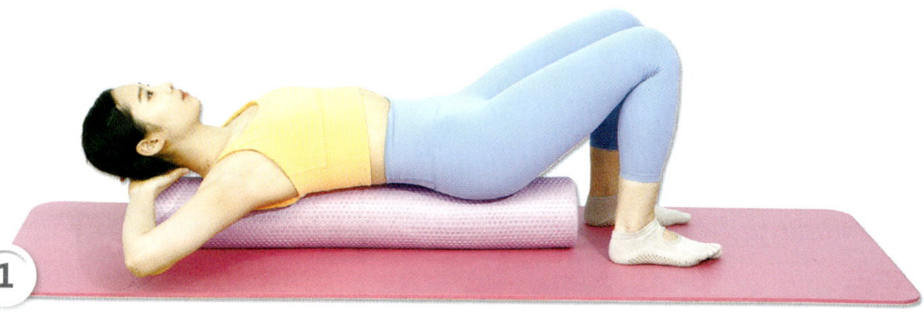

36 1

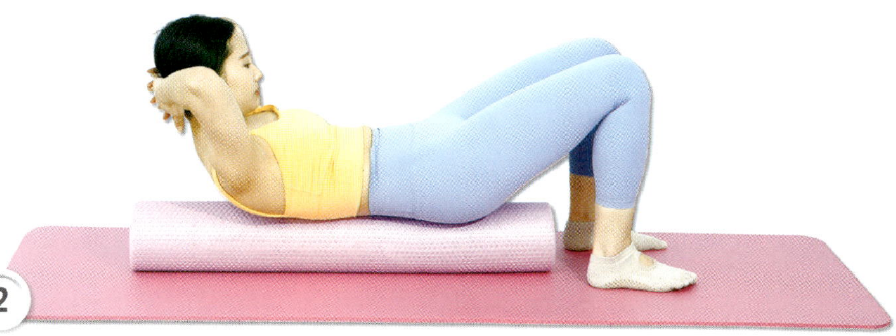

36 2

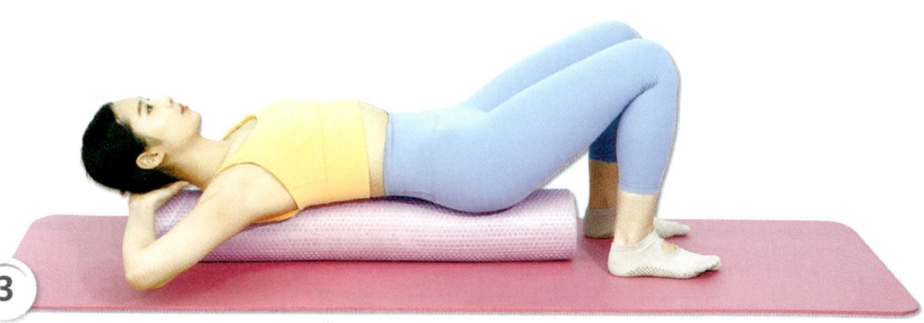

36 3

37 크런치 위드 레그 리프트 Crunch with leg lift

- 골반 너비로 다리를 정렬하여 폼롤러 위에 등을 대고 누워 균형을 유지한다.
- 양손을 머리 뒤로 깍지를 끼고 잡는다.
- 숨을 내쉬면서 머리와 어깨를 들어 올리면서 한쪽 다리를 들어 올린다.
- 숨을 들이마시면서 자세를 유지한다.
- 숨을 내쉬면서 천천히 척추를 분절하여 시작 자세로 돌아온다.
- 반대쪽도 같은 방법으로 실시한다.
- 5회 반복한다.

운동효과: 코어의 안정화 향상, 균형감각 향상

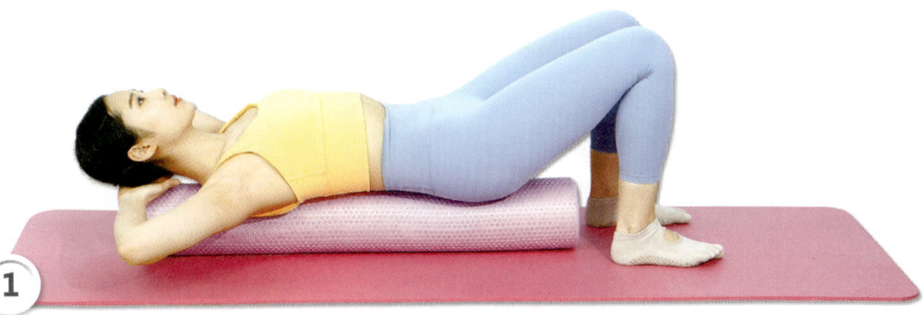

37 1

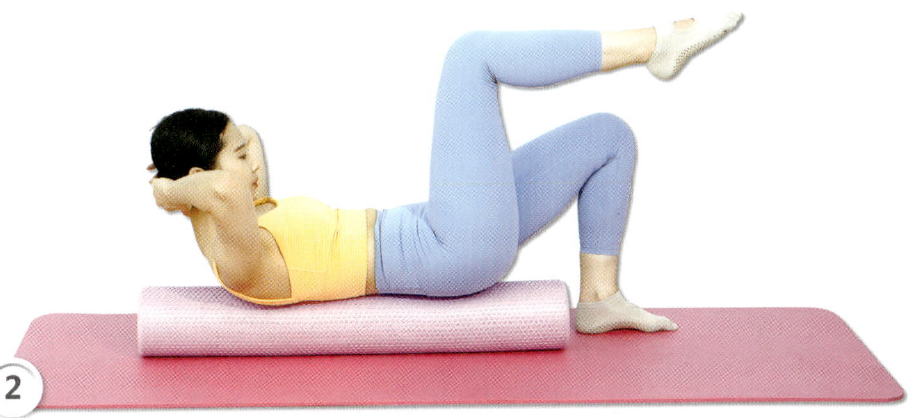

37 2

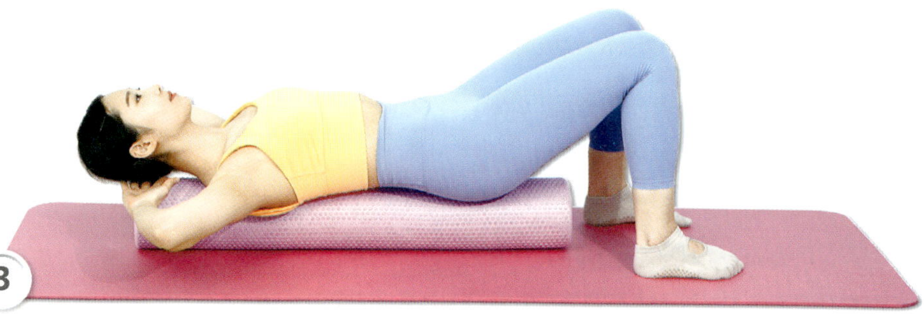

37 3

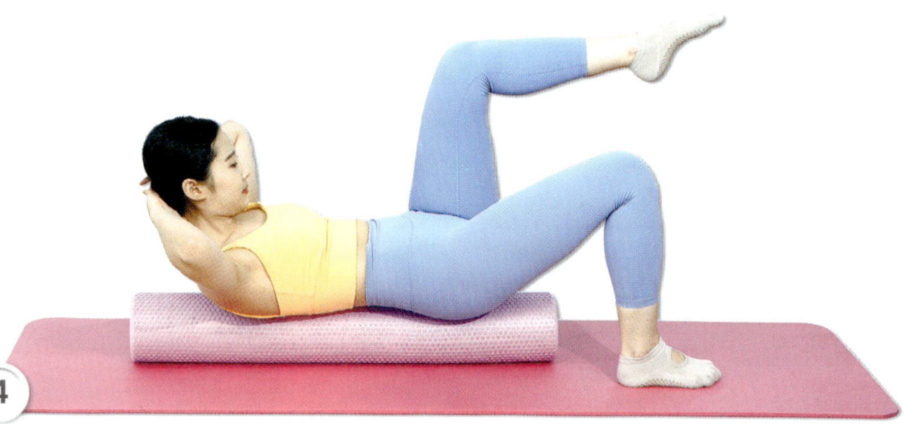

37 4

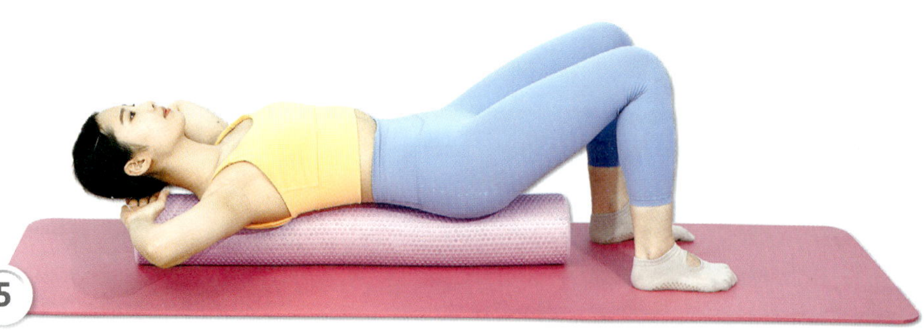

37 5

38 오블리크 크런치 Oblique crunch

- 골반 너비로 다리를 정렬하여 폼롤러 위에 등을 대고 누워 균형을 유지한다.
- 양손을 머리 뒤로 깍지를 끼고 잡는다.
- 숨을 내쉬면서 머리와 어깨를 들어 올려 오른쪽으로 돌림하면서 오른쪽 다리를 들어 올린다.
- 숨을 들이마시면서 자세를 유지한다.
- 숨을 내쉬면서 천천히 척추를 분절하여 시작 자세로 돌아온다.
- 반대쪽도 같은 방법으로 실시한다.
- 5회 반복한다.

운동효과: 코어의 안정화 향상, 균형감각 향상, 배빗근의 근력 강화

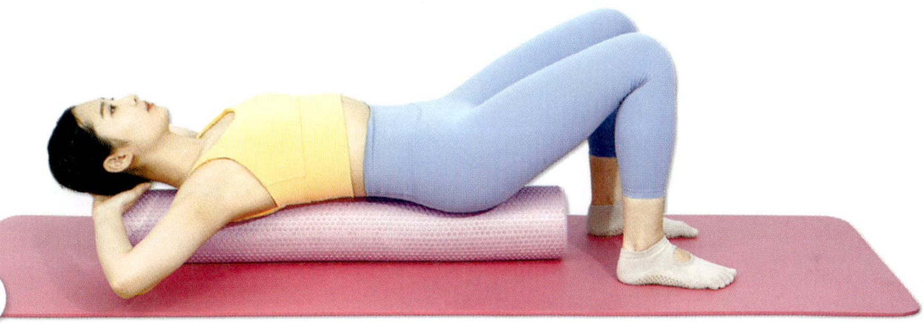

38 1

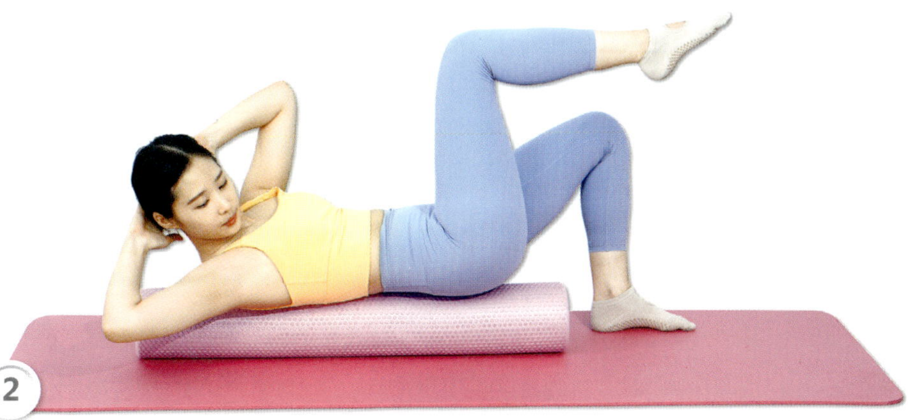

38 2

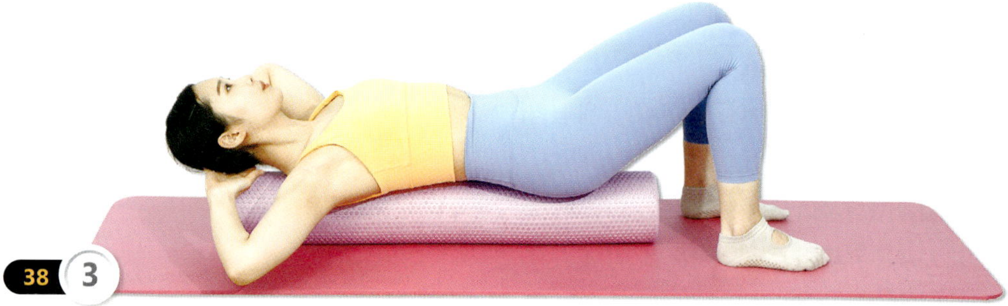
38 3

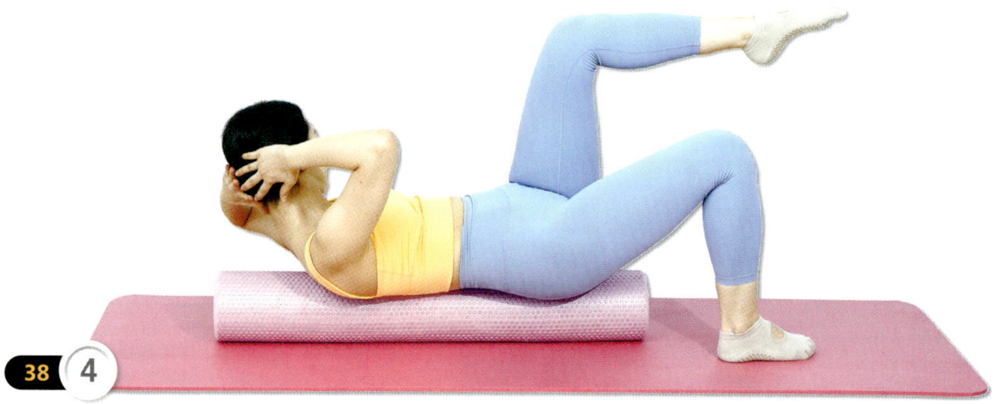
38 4

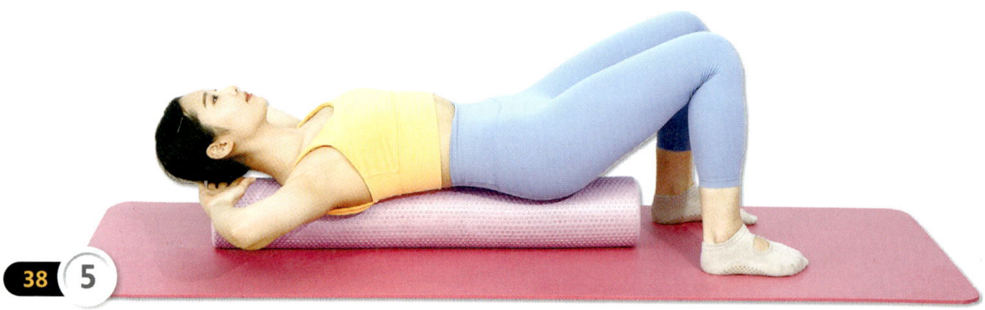
38 5

39 암 앤 레그/얼터네이트 Arm & leg/Alternate

- 골반 너비로 다리를 정렬하여 폼롤러 위에 등을 대고 누워 균형을 유지한다.
- 양손을 골반 옆에 내려놓는다.
- 숨을 내쉬면서 팔을 들어 올려, 왼쪽 팔은 머리 뒤로 올리고 오른쪽 팔은 골반 옆으로 내리면서 동시에 오른쪽 다리를 들어 올린다.
- 숨을 들이마시면서 자세를 유지한다.
- 숨을 내쉬면서 시작 자세로 돌아온다.
- 반대쪽도 같은 방법으로 실시한다.
- 5회 반복한다.

운동효과: 코어의 안정화 향상, 균형감각 향상, 협응력 향상

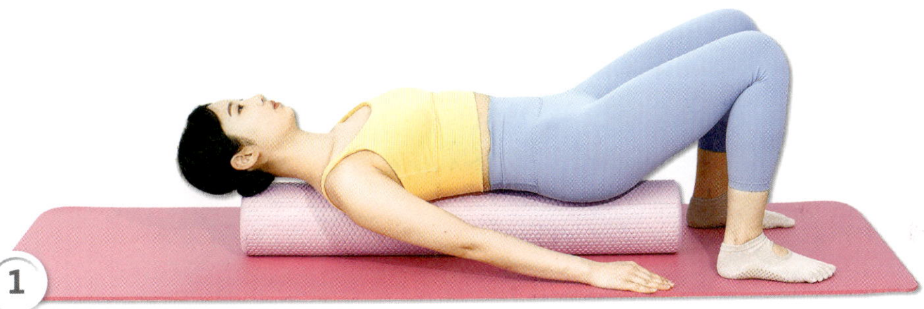

39 1

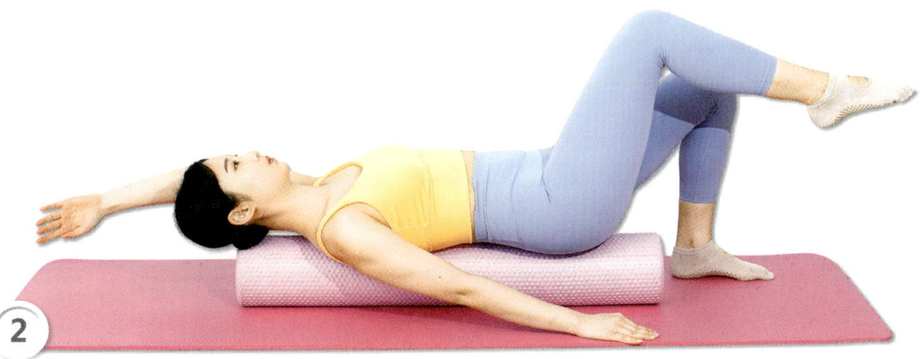

39 2

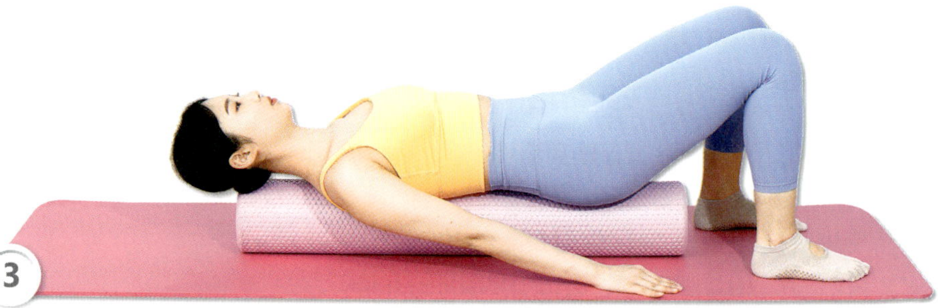

39 3

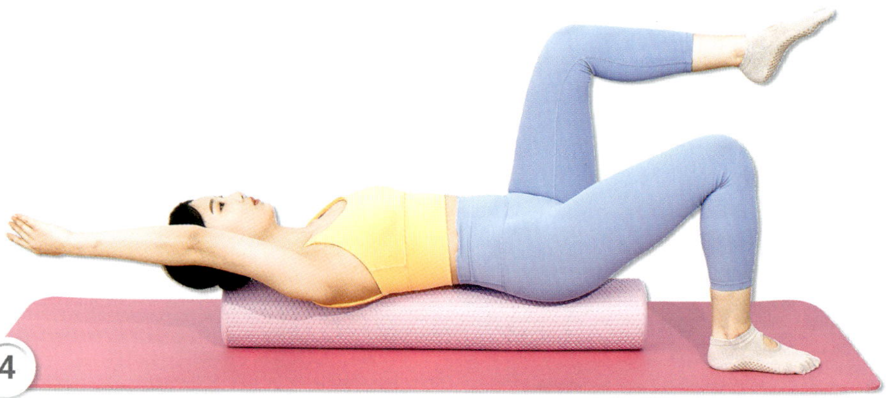

39 4

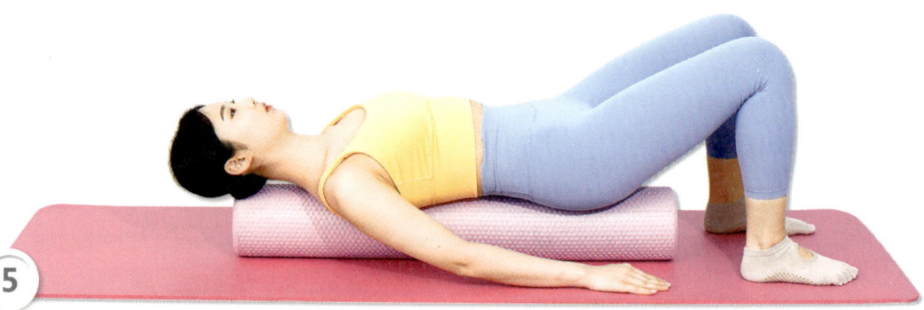

39 5

40 백 익스텐션 1 Back extension 1

- 골반 너비로 다리를 정렬하여 팔을 길게 펴고 양손을 폼롤러 위에 대고 엎드린다.
- 숨을 내쉬면서 천천히 폼롤러를 몸통 쪽으로 끌어당기며 척추를 차례로 분절하여 위앞엉덩뼈가시가 바닥에서 떨어지지 않을 정도로 들어 올린다.
- 척추 분절은 목뼈의 분절과 등뼈의 분절이 차례로 연결되어야 한다.
- 척추를 분절하여 시작 자세로 돌아온다.
- 5회 반복한다.

운동효과: 척추 분절 향상, 배곧은근의 신장, 어깨의 안정화

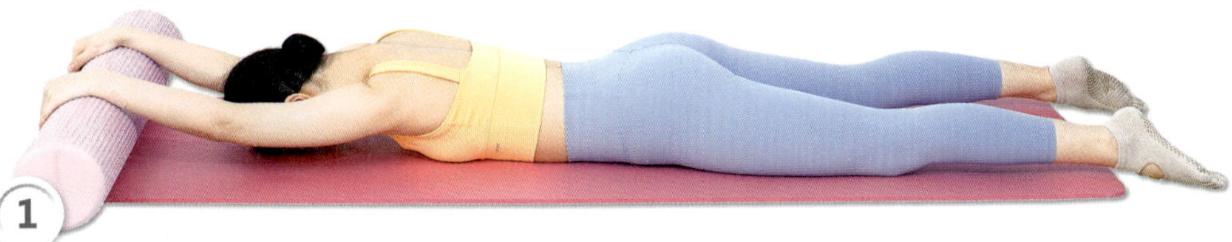

40 1

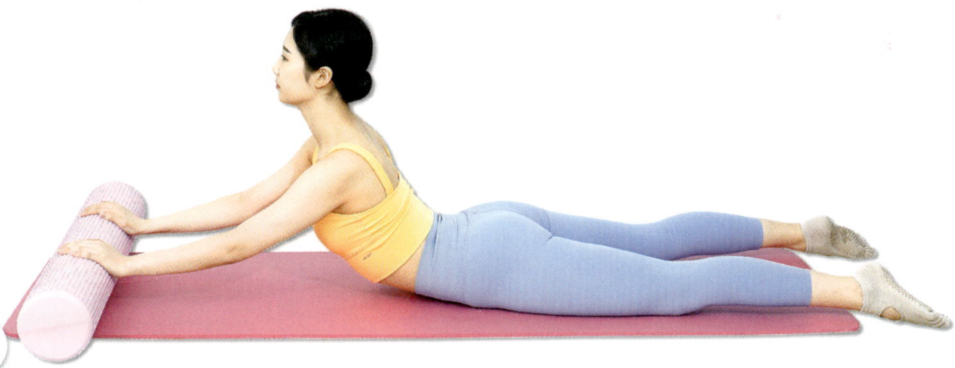

40 2

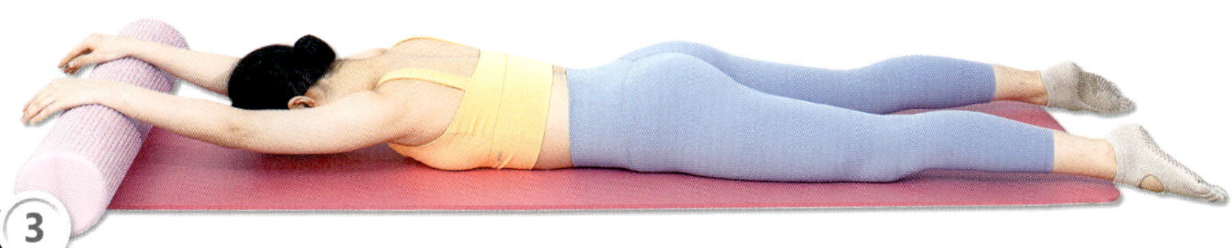

40 3

41 백 익스텐션 2 Back extension 2

- 골반 너비로 다리를 정렬하여 팔을 길게 펴고 양손을 폼롤러 위에 대고 엎드린다.
- 숨을 내쉬면서 천천히 폼롤러를 몸통 쪽으로 끌어당기며 척추를 차례로 분절하여 두덩뼈가 바닥에서 떨어지지 않을 만큼 들어 올린다.
- 척추 분절은 목뼈의 분절과 등뼈의 분절이 차례로 연결되어야 한다.
- 척추를 분절하여 시작 자세로 돌아온다.
- 5회 반복한다.

운동효과: 척추 분절 향상, 배곧은근의 신장, 어깨의 안정화

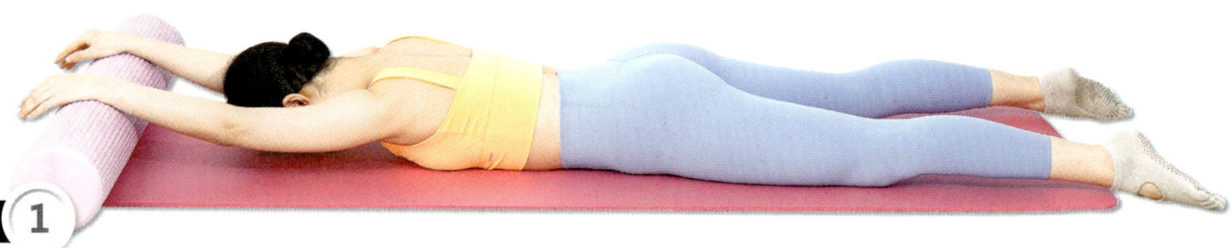

41 1

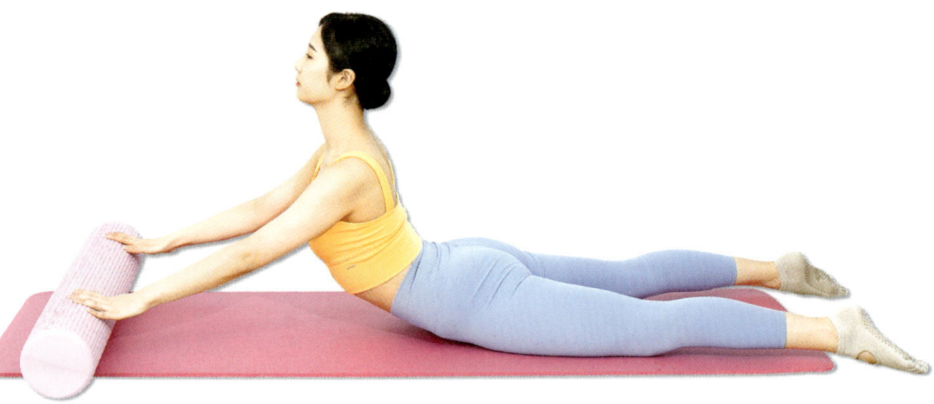

41 2

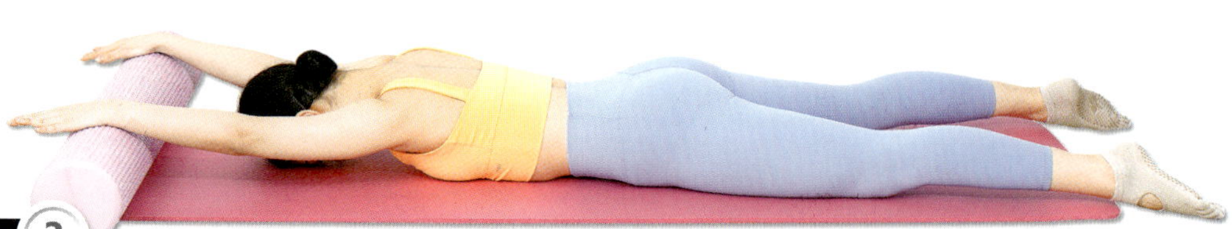

41 3

42 브릿지 Bridge

- 바로 누운 자세로 양발을 골반 너비로 벌려 폼롤러 위에 올려놓는다.
- 숨을 내쉬면서 천천히 꼬리뼈를 시작으로 척추를 분절하여 목뼈 부근까지 들어 올린다.
- 숨을 들이마시면서 자세를 유지한다.
- 숨을 내쉬면서 목뼈를 시작으로 척추를 분절하여 시작 자세로 내려놓는다.
- 5회 반복한다.

운동효과: 척추 분절 향상, 코어의 안정화, 넙다리뒤근 강화, 균형감각 향상

42 ①

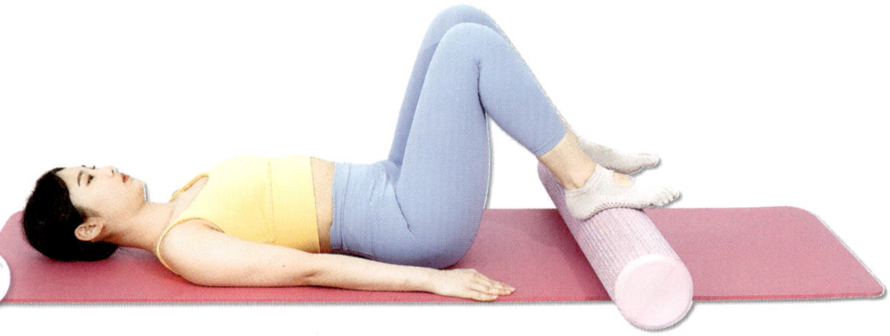

42 ②

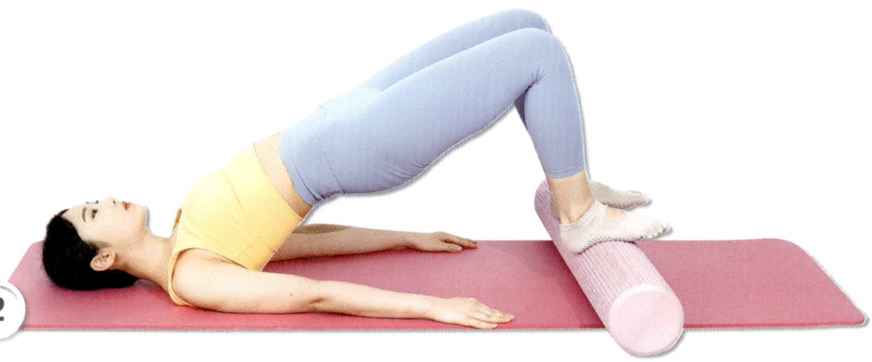

42 ③

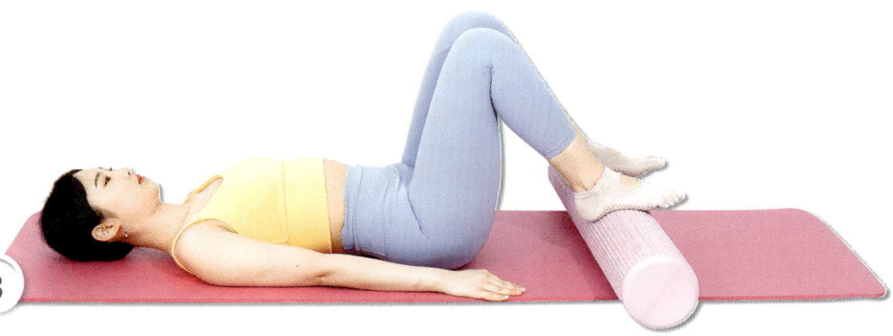

43 브릿지 위드 레그 익스텐션 Bridge with leg extension

- 바로 누운 자세로 양발을 골반 너비로 벌려 폼롤러 위에 올려놓는다.
- 숨을 내쉬면서 천천히 꼬리뼈를 시작으로 척추를 분절하여 목뼈 부근까지 들어 올린다.
- 숨을 들이마시면서 자세를 유지한다.
- 숨을 내쉬면서 한쪽 다리의 무릎을 폈다가 굽혀 브릿지 자세로 돌아온다.
- 반대쪽도 같은 방법으로 실시한다.
- 숨을 들이마시고 내쉬면서 목뼈를 시작으로 척추를 분절하며 시작 자세로 돌아온다.
- 5회 반복한다.

운동효과: 척추 분절 향상, 코어의 안정화, 넙다리뒤근 강화, 균형감각 향상

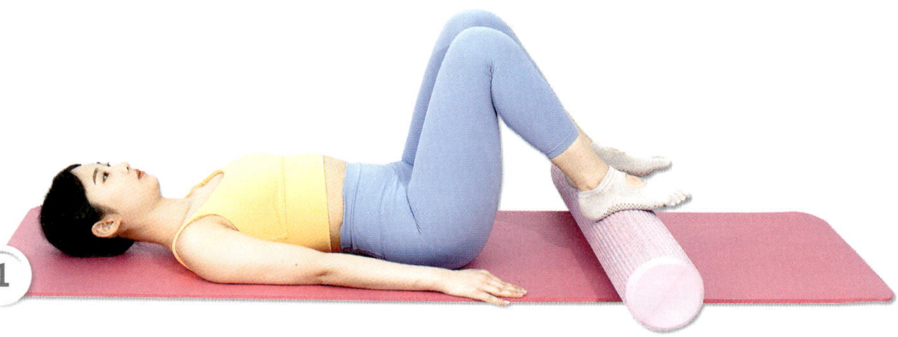

43 1

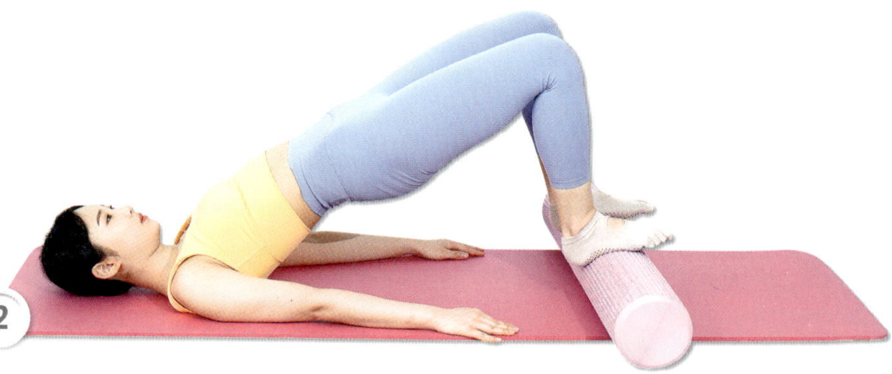

43 2

43 3

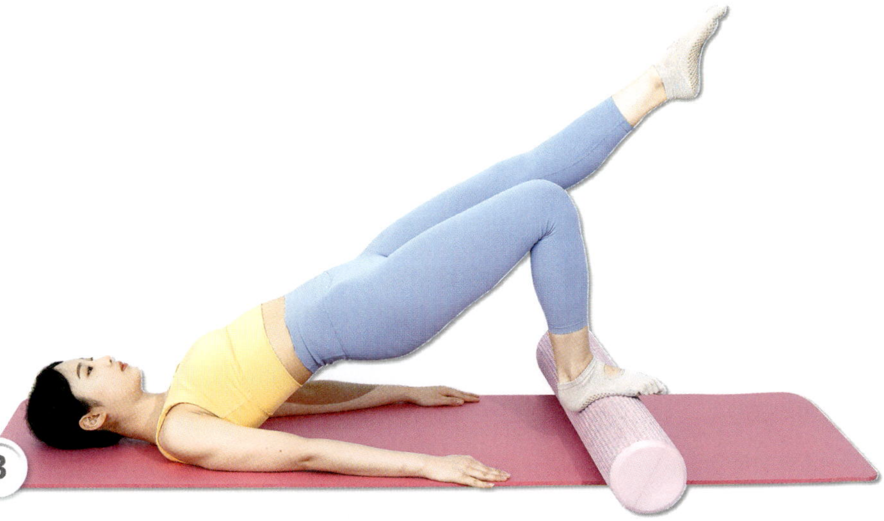

43 4

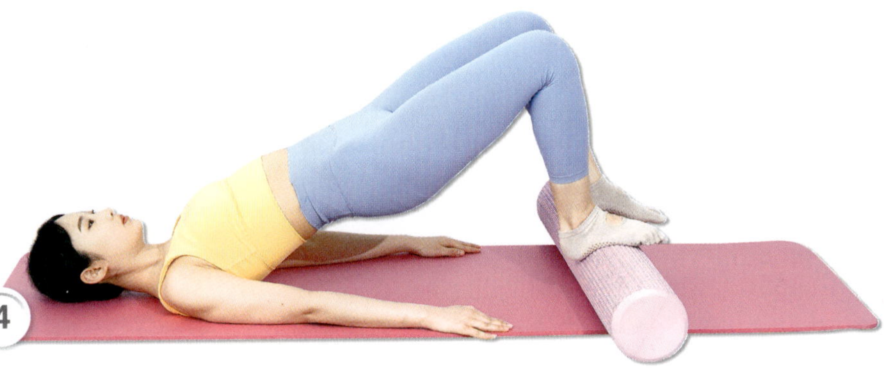

43 5

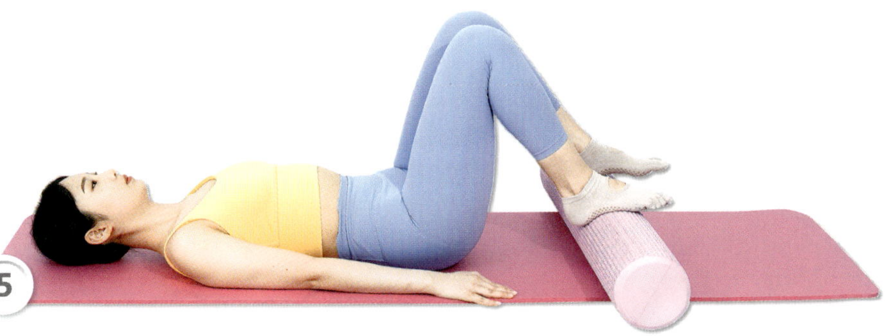

44 닐링 암 리프트 Kneeling arm lift

- 폼롤러 위에 양손을 대고 골반 너비로 다리를 정렬하여 네발기기 자세를 만들고 균형을 유지한다.
- 숨을 내쉬면서 천천히 한쪽 팔을 들어 올린다.
- 숨을 들이마시면서 자세를 유지한다.
- 숨을 내쉬면서 시작 자세로 돌아온다.
- 반대쪽도 같은 방법으로 실시한다.
- 5회 반복한다.

운동효과: 척추 분절 향상, 배곧은근 신장, 어깨의 안정화

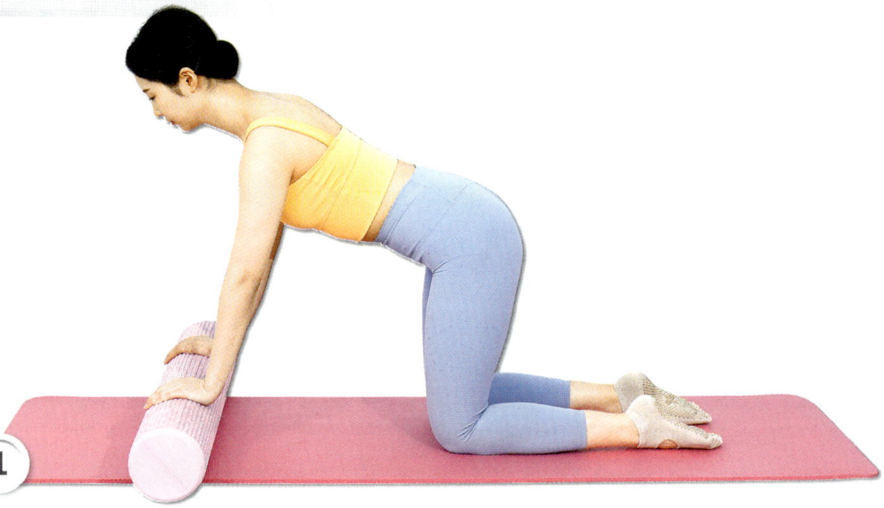

44 1

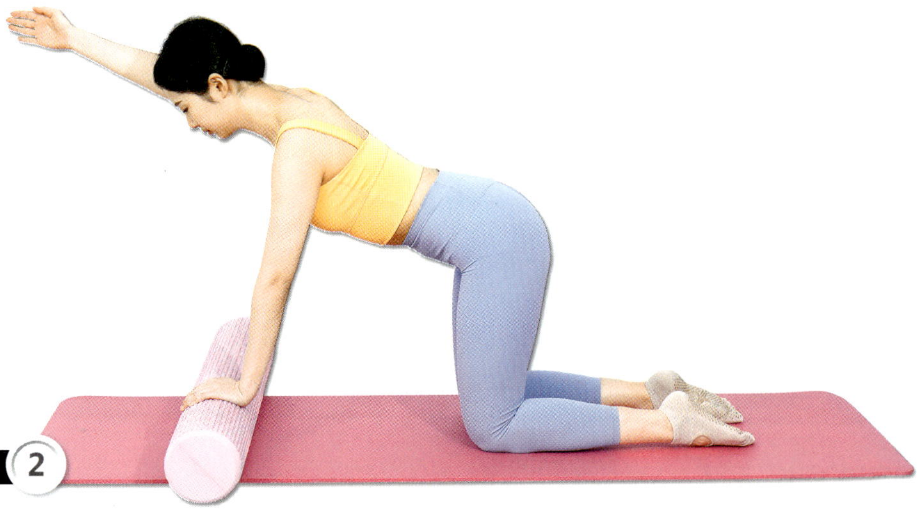

44 2

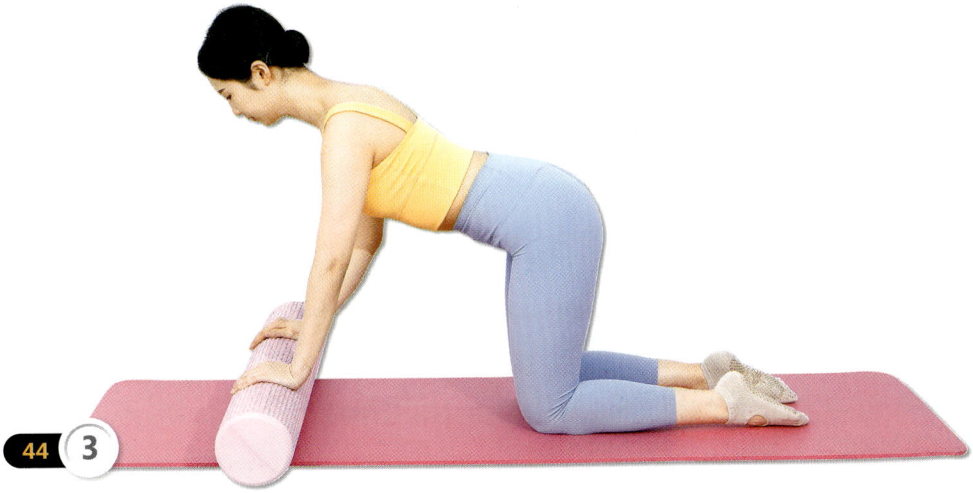

44 3

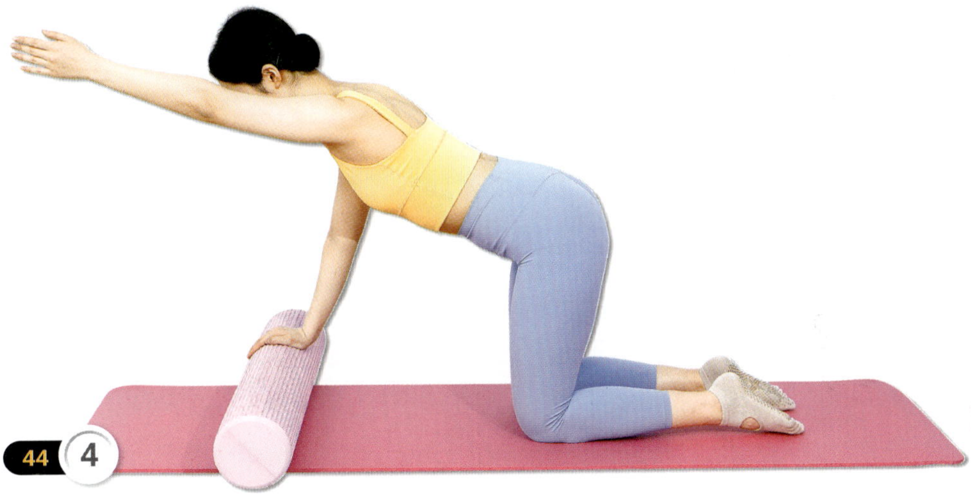

44 4

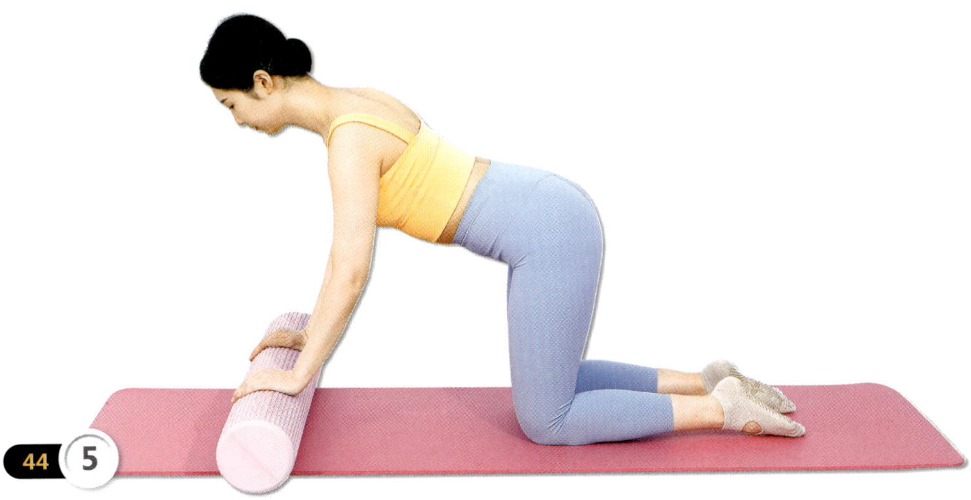

44 5

45 플랭크 Plank

- 폼롤러 위에 양손을 대고 골반 너비로 다리를 정렬하여 네발기기 자세를 만들고 균형을 유지한다.
- 숨을 내쉬면서 천천히 한 다리씩 무릎을 펴고 발가락으로 바닥을 지지한다.
- 숨을 들이마시면서 자세를 유지한다.
- 숨을 내쉬면서 한 다리씩 시작 자세로 돌아온다.
- 5회 반복한다.

운동효과: 코어의 안정화 향상, 균형감각 향상, 어깨의 안정화

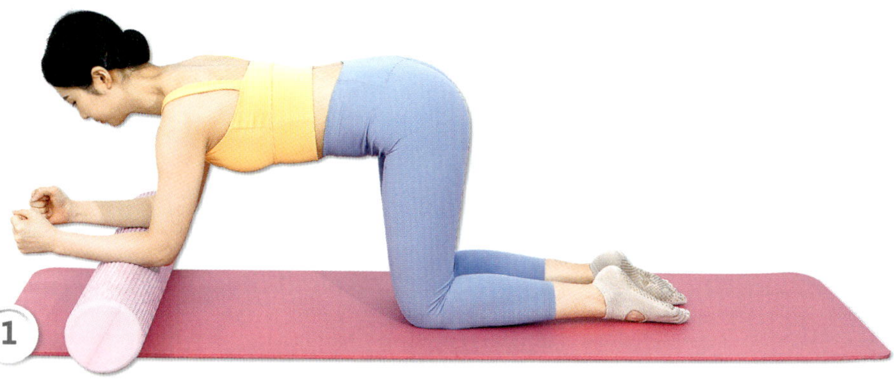

45 1

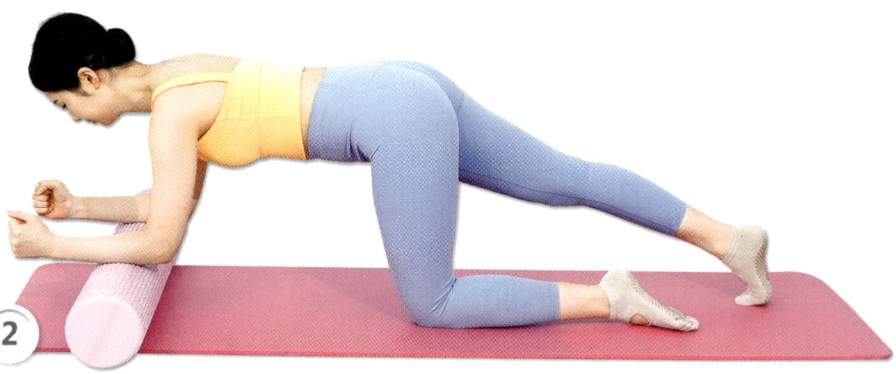

45 2

45 3

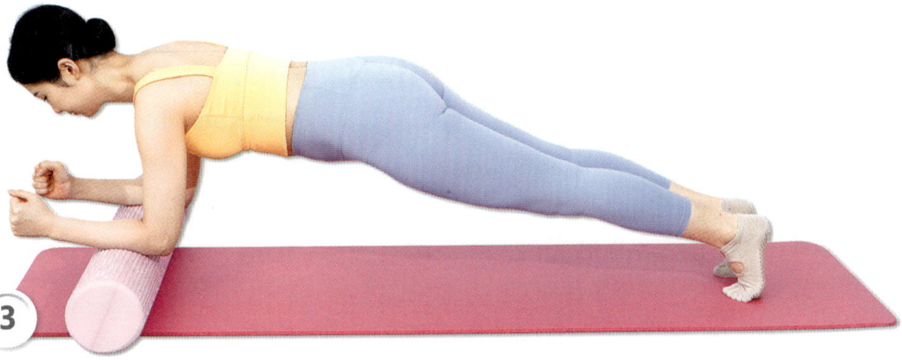

45 4

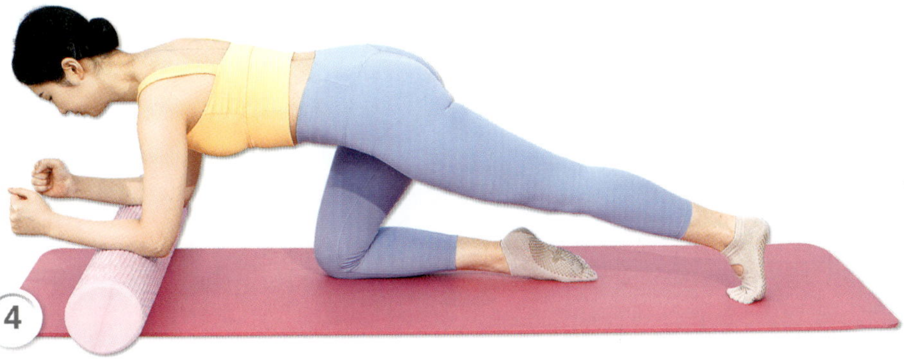

45 5

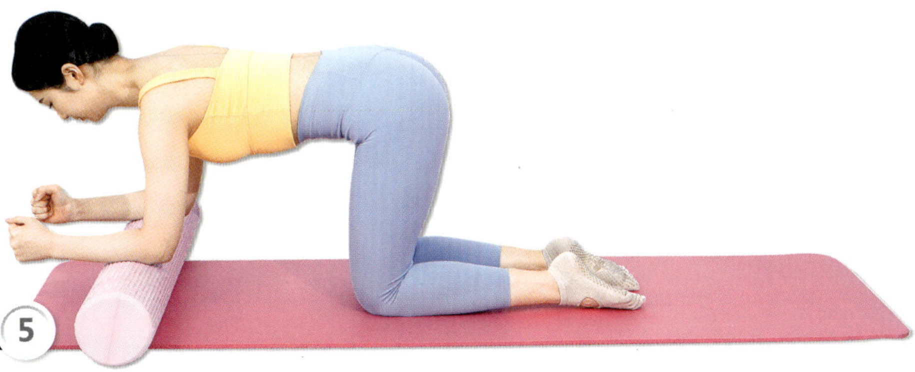

46 플랭크 위드 레그 리프트 Plank with leg lift

- 폼롤러 위에 양손을 대고 골반 너비로 다리를 정렬하여 네발기기 자세를 만들고 균형을 유지한다.
- 숨을 내쉬면서 천천히 한 다리씩 무릎을 펴고 발가락으로 바닥을 지지한다.
- 숨을 들이마시면서 자세를 유지한다.
- 숨을 내쉬면서 한 다리씩 올렸다 내린다.
- 숨을 들이마시고 내쉬면서 한 다리씩 시작 자세로 돌아온다.
- 5회 반복한다.

운동효과: 코어의 안정화 향상, 균형감각 향상, 어깨의 안정화

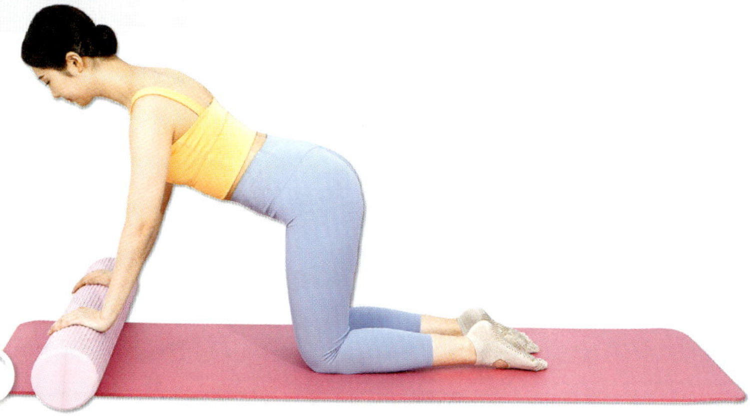

46 1

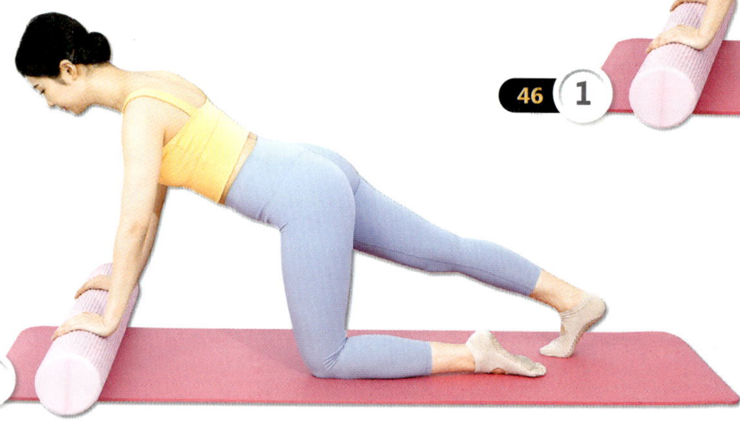

46 2

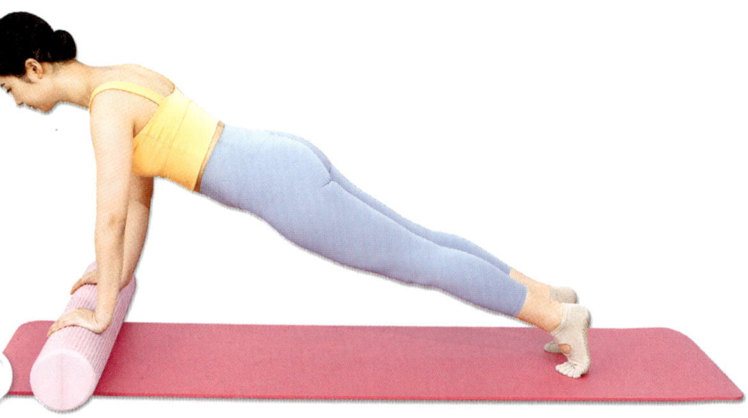

46 3

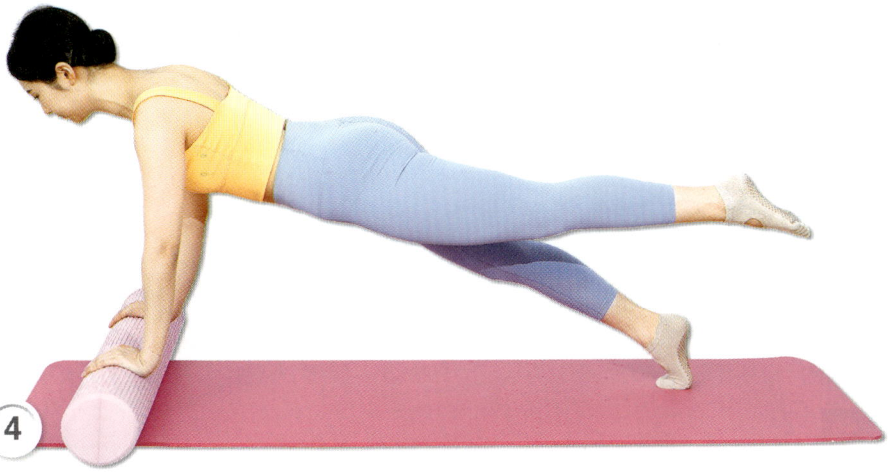

46 4

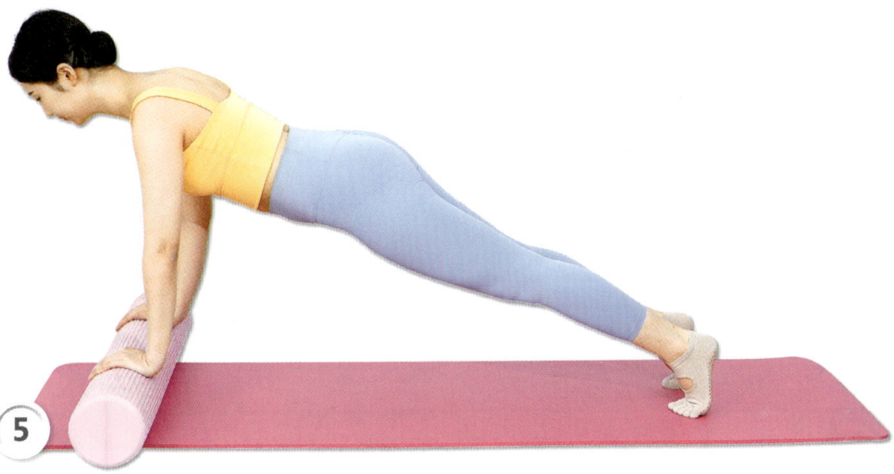

46 5

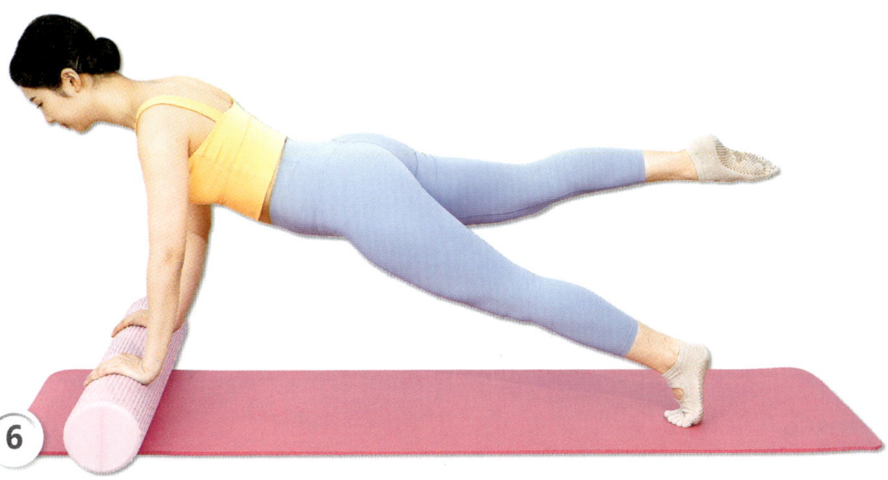

46 6

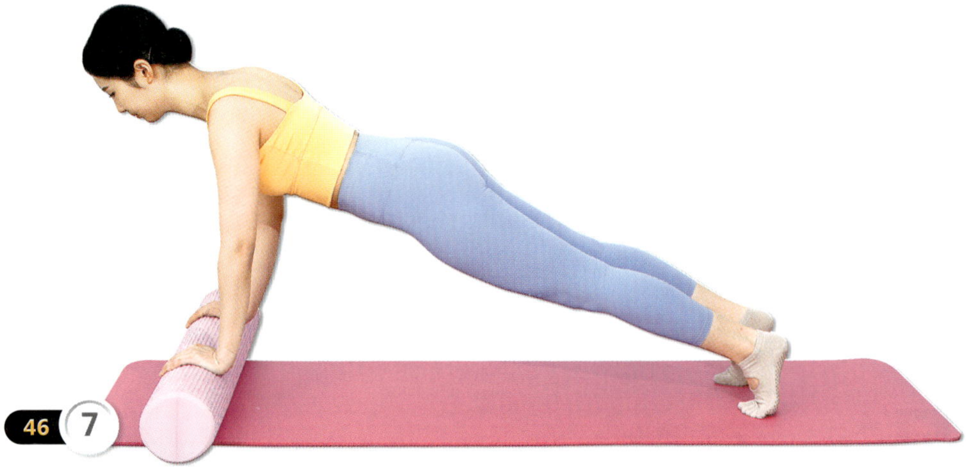
46 7

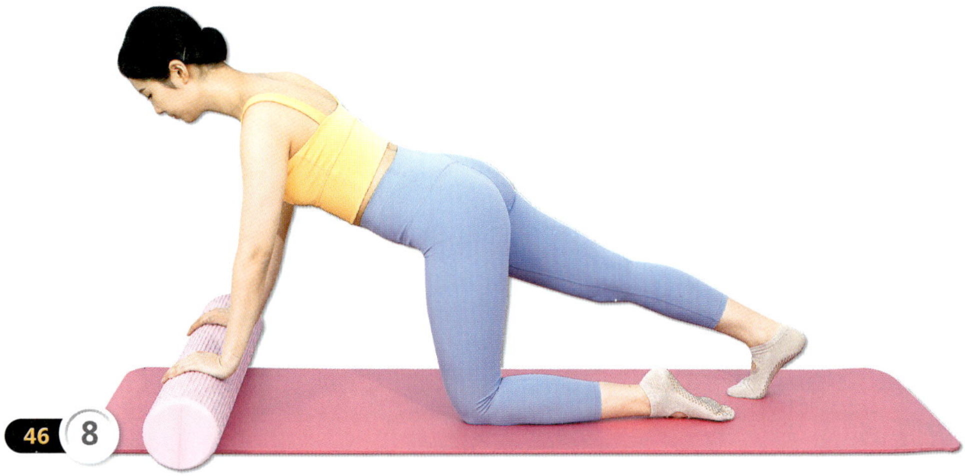
46 8

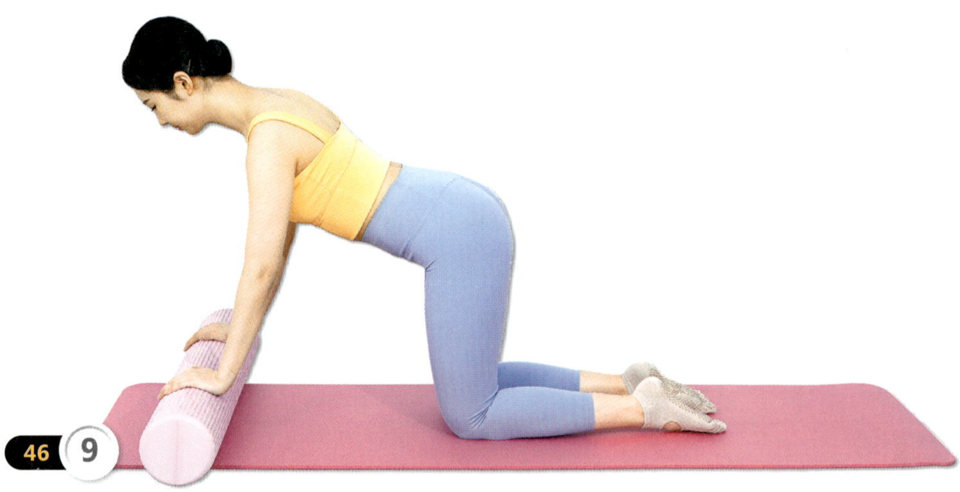
46 9

47 플랭크 위드 니 밴드 Plank with knee bend

- 폼롤러 위에 양손을 대고 골반 너비로 다리를 정렬하여 네발기기 자세를 만들고 균형을 유지한다.
- 숨을 내쉬면서 천천히 한 다리씩 무릎을 펴고 발가락으로 바닥을 지지한다.
- 숨을 들이마시면서 자세를 유지한다.
- 숨을 내쉬면서 한쪽 다리 무릎을 굽혀 가슴 쪽으로 끌어당겼다가 플랭크 자세로 돌아간다.
- 반대쪽도 같은 방법으로 실시한다.
- 숨을 들이마시고 내쉬면서 한 다리씩 시작 자세로 돌아온다.
- 5회 반복한다.

운동효과: 코어의 안정화 향상, 균형감각 향상, 어깨의 안정화

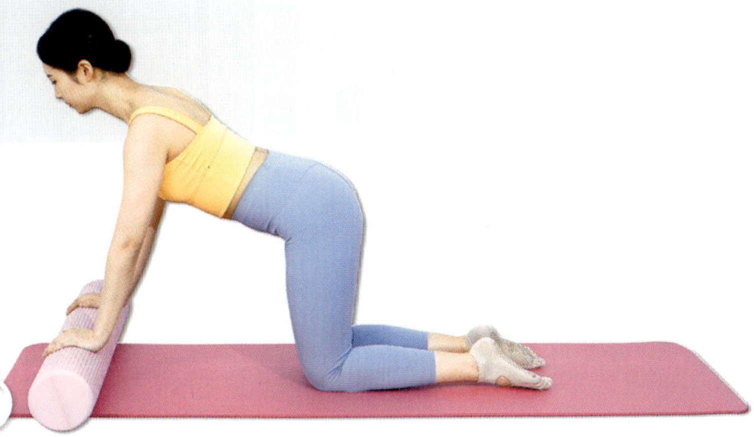

47 1

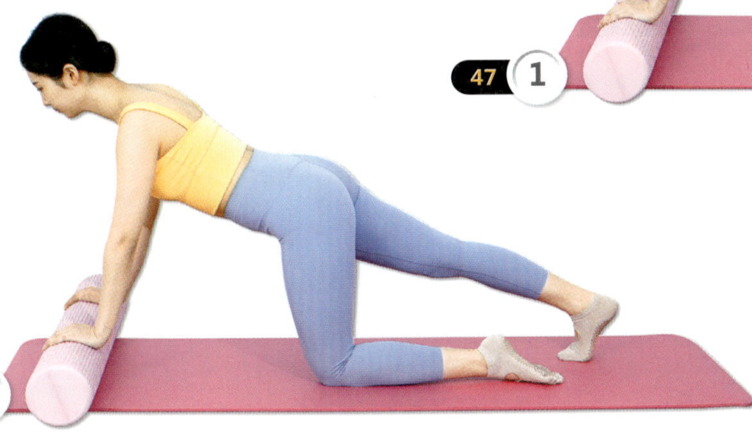

47 2

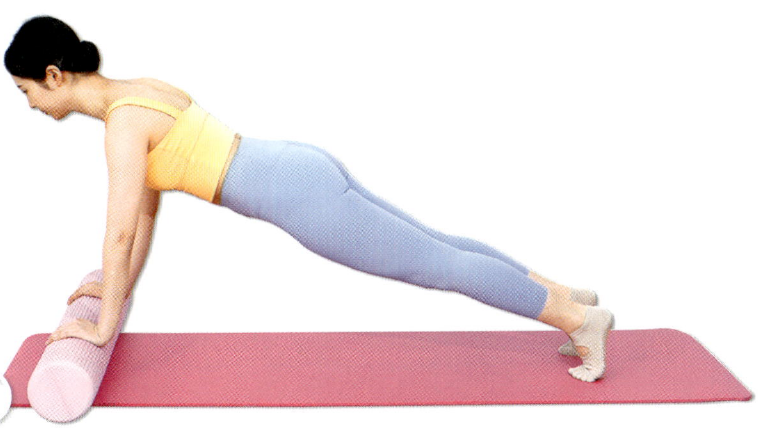

47 3

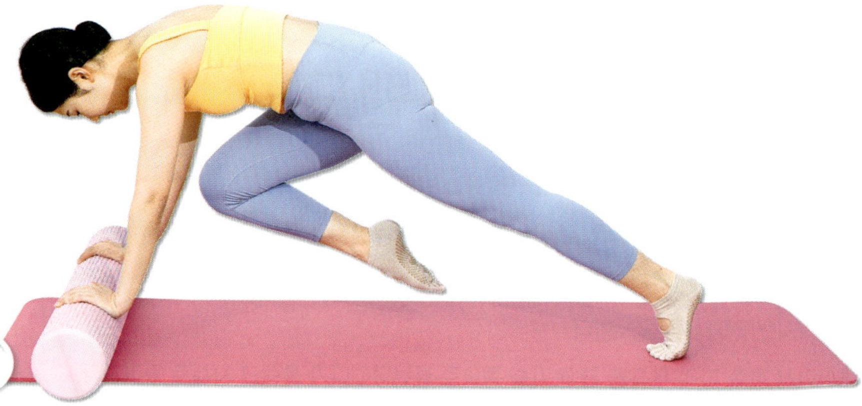

47 4

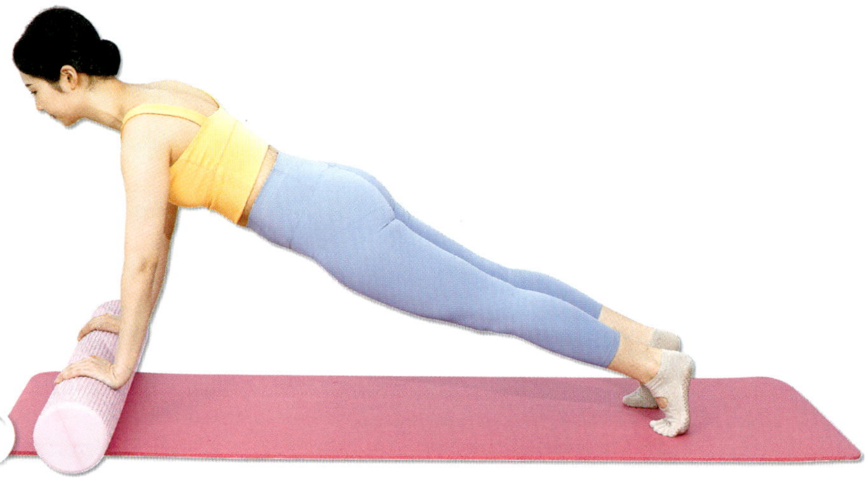

47 5

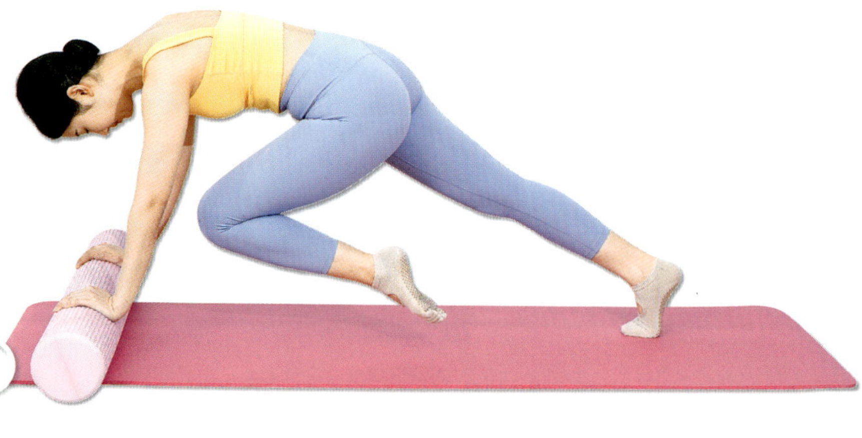

47 6

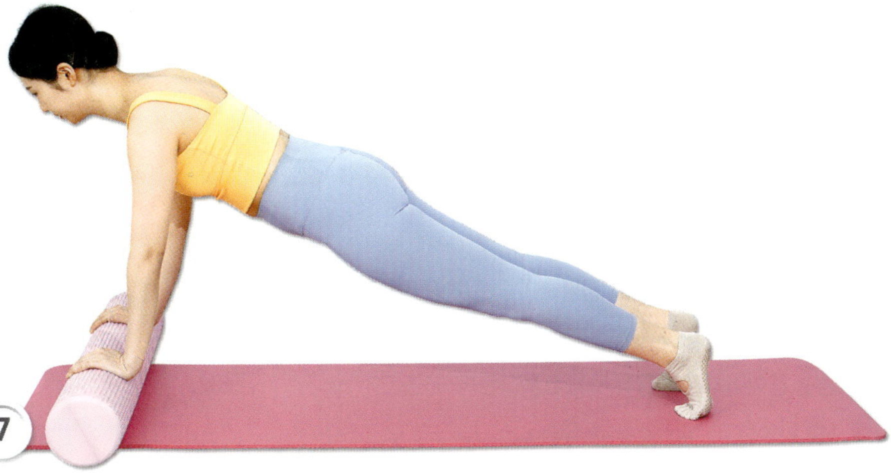

47 7

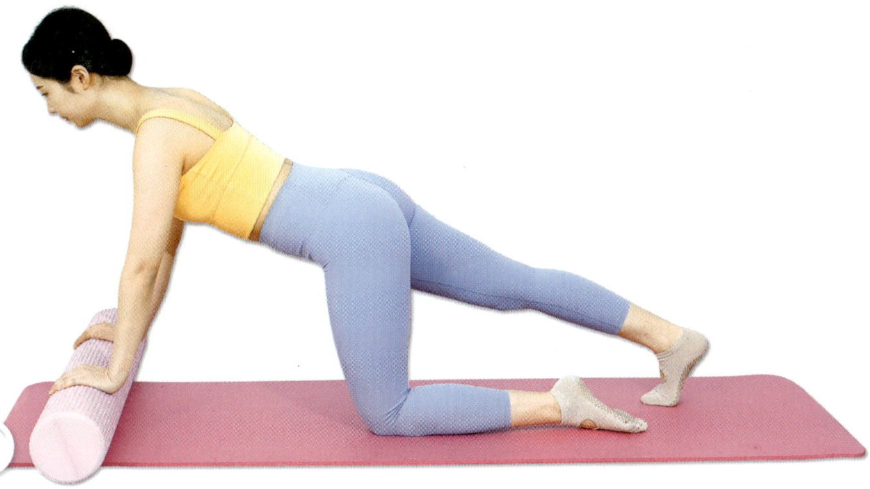

47 8

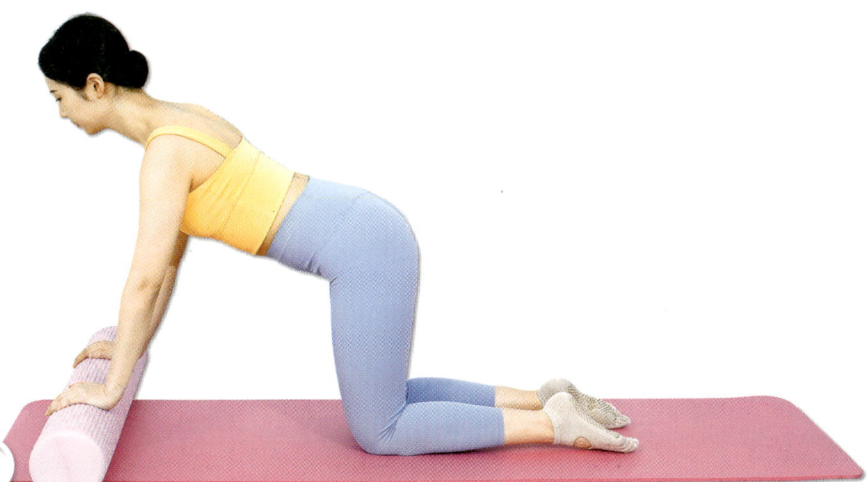

47 9

48 페이스 다운 T Face down T

- 폼롤러 위에 복부를 대고 정렬하여 엎드린 자세를 하고 균형을 유지한다.
- 숨을 내쉬면서 양쪽 팔을 T자세로 벌린다. 발가락으로 바닥을 지지한다.
- 숨을 들이마시면서 시작 자세로 돌아온다.
- 5회 반복한다.

운동효과: 코어의 안정화 향상, 균형감각 향상

48 1

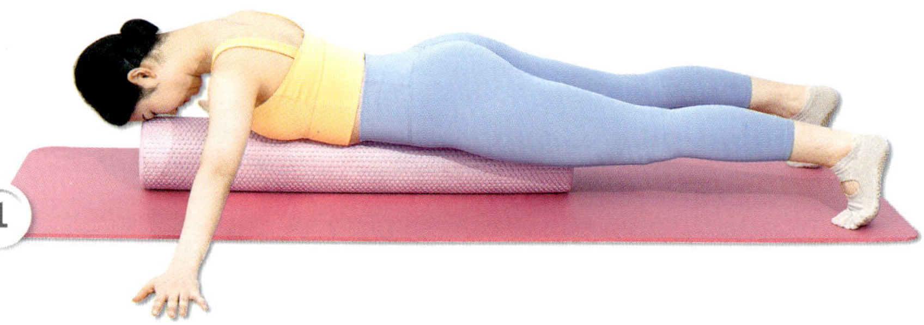

48 2

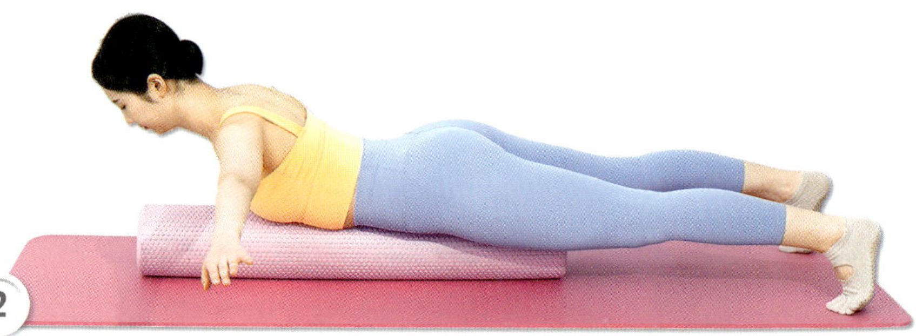

48 3

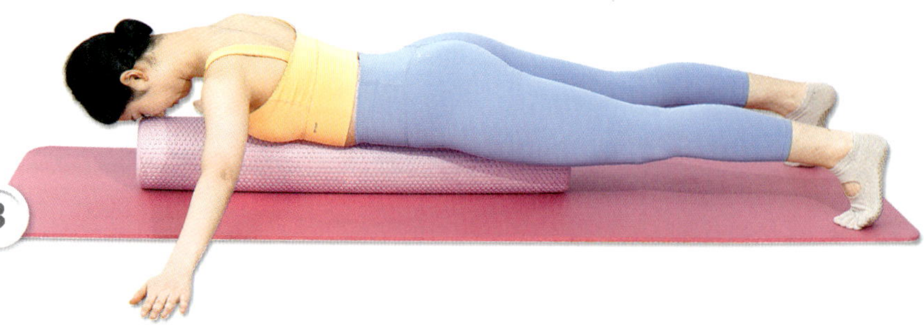

49 페이스 다운 Y Face down Y

- 폼롤러 위에 복부를 대고 정렬하여 엎드린 자세를 하고 균형을 유지한다.
- 숨을 내쉬면서 양쪽 팔을 Y자세로 벌린다. 발가락으로 바닥을 지지한다.
- 숨을 들이마시면서 시작 자세로 돌아온다.
- 5회 반복한다.

운동효과: 코어의 안정화 향상, 균형감각 향상

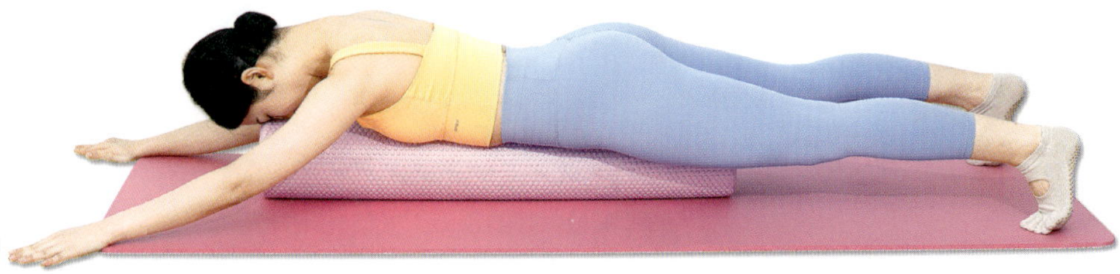

49 1

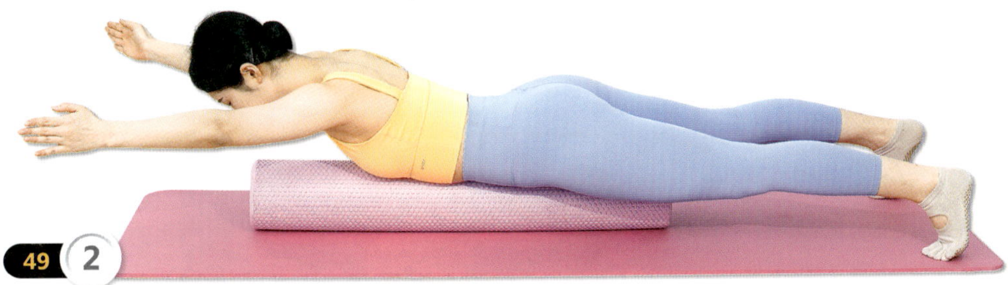

49 2

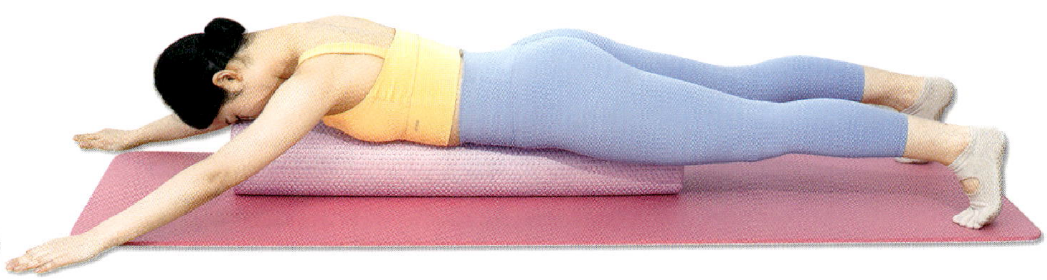

49 3

50 로테이터 커프 Rotator cuff

- 옆으로 누워 팔꿈치를 바닥에 지지하고 폼롤러 위에 어깨관절 아래 부위를 놓는다.
- 위쪽 다리는 무릎을 굽혀 아래쪽 다리 앞으로 놓고 발을 바닥에 지지하며 균형을 유지한다.
- 폼롤러를 굴려 어깨 돌림근육을 풀어준다.
- 체중이동을 위해 팔꿈치를 고정하여 어깨관절의 움직임으로 조절한다.
- 반대쪽도 같은 방법으로 실시한다.

운동효과: 어깨의 돌림근육 이완

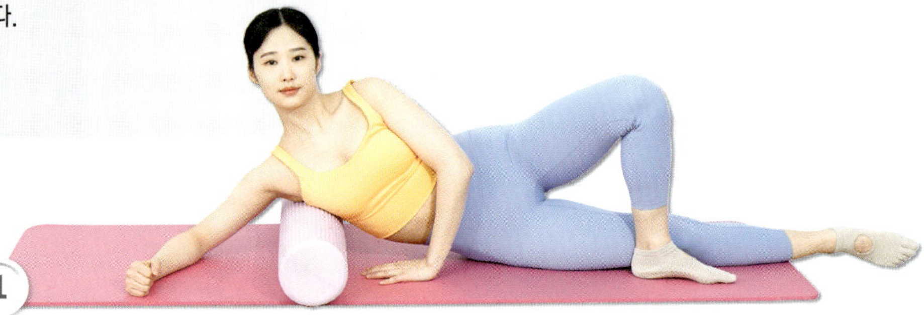

50 1

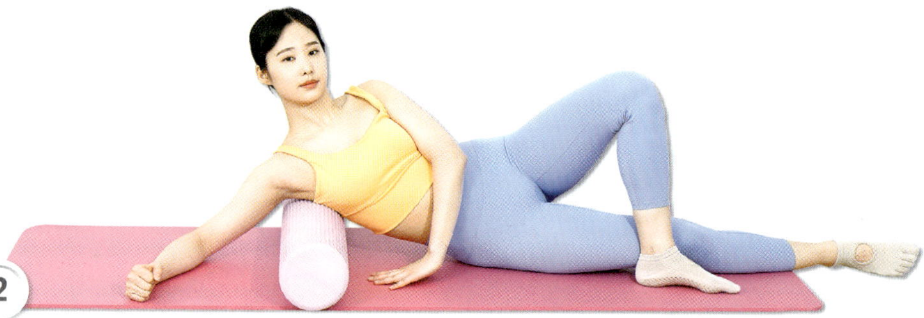

50 2

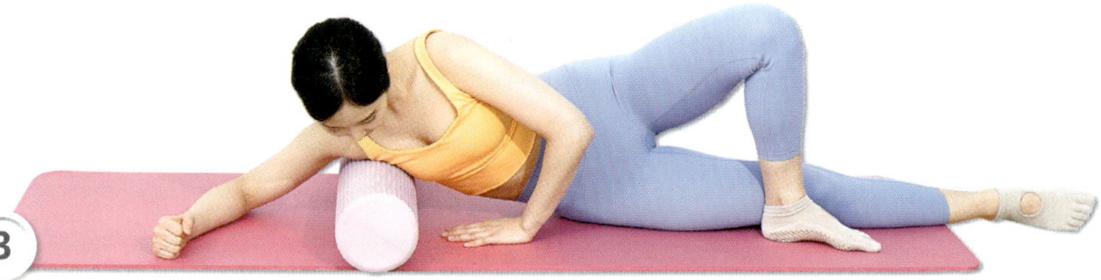

50 3

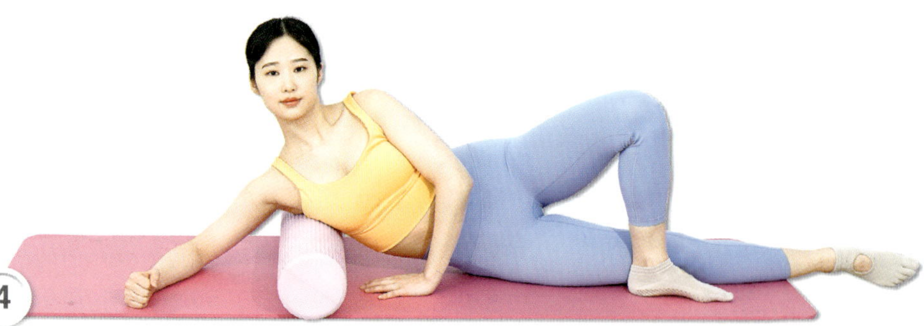

50 4

51 넓은등근 Latissimus dorsi

- 옆으로 누워 팔꿈치를 바닥에 지지하고 폼롤러 위에 어깨관절 아래 부위를 놓는다.
- 위쪽 다리는 무릎을 굽혀 아래쪽 다리 앞으로 놓고 발을 바닥에 지지하며 균형을 유지한다.
- 폼롤러를 굴려 넓은등근을 풀어준다.
- 체중이동을 위해 팔꿈치를 고정하여 어깨관절의 움직임으로 조절한다.
- 반대쪽도 같은 방법으로 실시한다.

운동효과: 넓은등근 이완

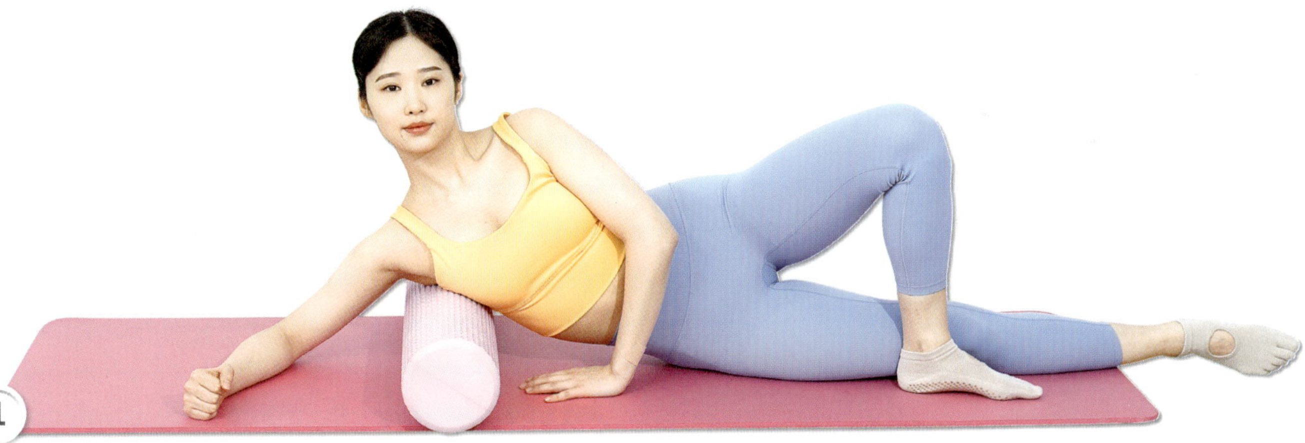

51 1

CHAPTER 5

ARCBARREL

01 브리딩 포워드
02 스캐퓰러 엘리베이션 앤 디프레션
03 암 시져
04 암 써클
05 스파인 롤 다운 업
06 오블리크 사이드 스트레치
07 머메이드 트위스트
08 펠빅 롤 업
09 펠빅 롤 업 브릿지
10 수파인 레그 시져
11 바이시클
12 수파인 윈드밀 레그
13 로워 앤 리프트
14 스몰 프로그
15 수파인 익스텐디드 프로그
16 오블리크 캔-캔
17 스파인 롤
18 숄더 브릿지
19 콕스크루
20 싱글 스트레이트 레그 스트레치
21 사이드 레그 리프트
22 사이드 레그 시져
23 사이드 레그 스윙
24 디벨로프 사이드 플랭크
25 시팅 롤 다운 업
26 코어 시져
27 바이시클
28 싱글 레그 스트레치
29 더블 레그 스트레치
30 크리스 크로스
31 프론 싱글 레그 리프트
32 프론 로워 앤 리프트
33 프론 레그 써클
34 프론 시져
35 프론 비트
36 브레스트 스트로크 프렙
37 스완 다이브
38 그래스호퍼
39 다트
40 얼터네이트 암 앤 레그 리프트
41 스위밍
42 스파이널 익스텐션
43 로테이션 프론
44 캣 스트레치
45 하프 푸쉬 업
46 푸쉬 업
47 하프 플랭크
48 플랭크 업 앤 다운
49 레그 풀 프론트
50 레그 풀 백

01 브리딩 포워드 Breathing forward

- 아크바렐에 양다리를 올리고 (골반과 척추를 궁둥뼈결절에 무게를 둔) 중립 자세로 앉는다.
- 숨을 내쉬면서 척추를 앞으로 굽힘하여 롤 다운한다.
- 숨을 들이마시면서 자세를 유지한다.
- 숨을 내쉬면서 꼬리뼈부터 척추를 분절하여 시작 자세로 돌아온다.
- 5회 반복한다.

대상 근육

- 코어근육
- 척추세움근

주의 사항

- 목과 어깨의 긴장을 피한다.
- 어깨의 으쓱거림을 피한다.
- 호흡을 확장한다.
- 척추 분절을 강조한다.

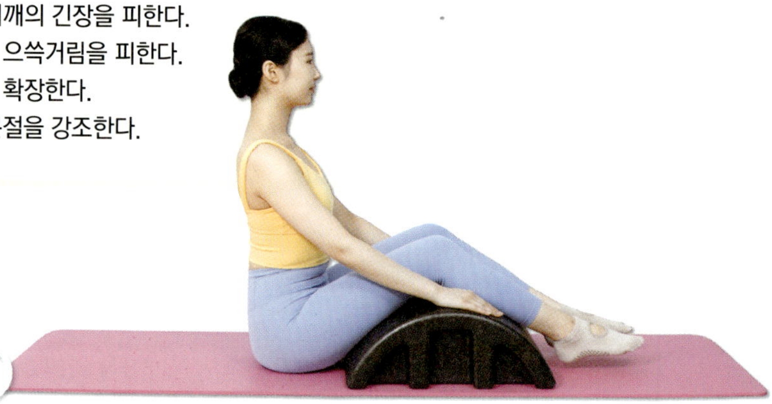

01 1

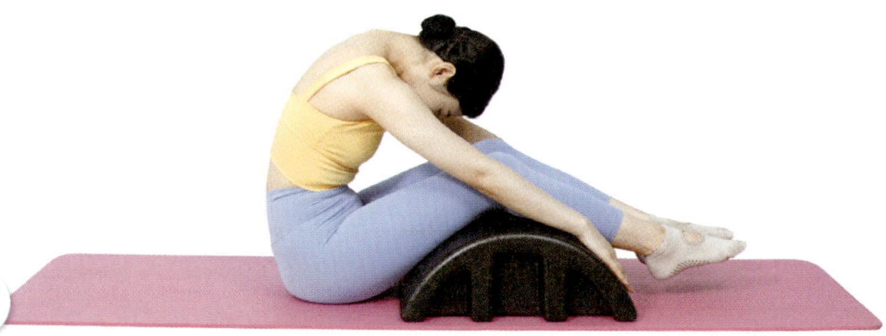

01 2

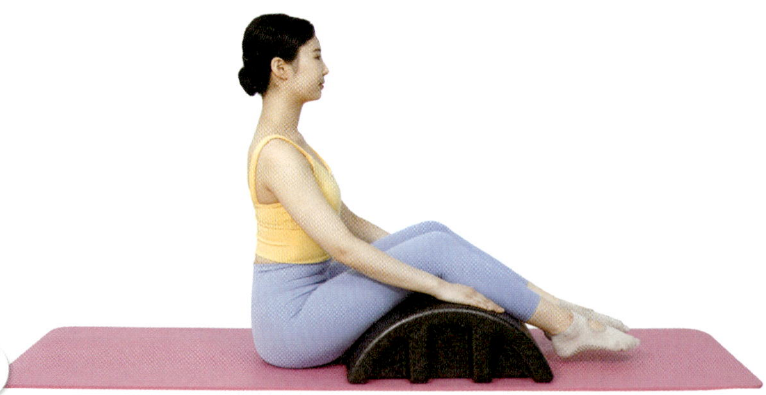

01 3

02 스캐퓰러 엘리베이션 앤 디프레션

Scapula elevation & depression

- 아크바렐 앞에 무릎을 굽혀 앉은 자세에서 척추를 아치에 기대어 누우며 천천히 롤 다운하고, 양팔을 머리 위로 뻗는다.
- 숨을 내쉬면서 팔을 머리 위로 들어 올려 어깨뼈를 올림한다.
- 숨을 들이마시면서 자세를 유지한다.
- 숨을 내쉬면서 팔을 아래로 내려 어깨뼈를 내림하여 시작 자세로 돌아온다.
- 5회 반복한다.

대상 근육

- 코어근육
- 어깨 주위 근육

주의 사항

- 목과 어깨의 긴장을 피한다.
- 자세 유지를 강조한다.

02 1

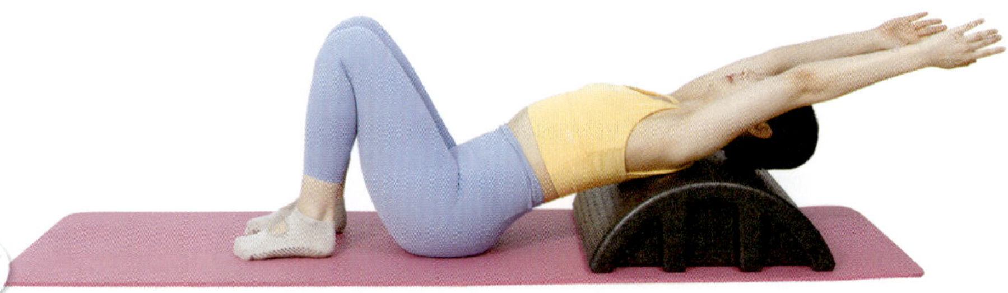

02 2

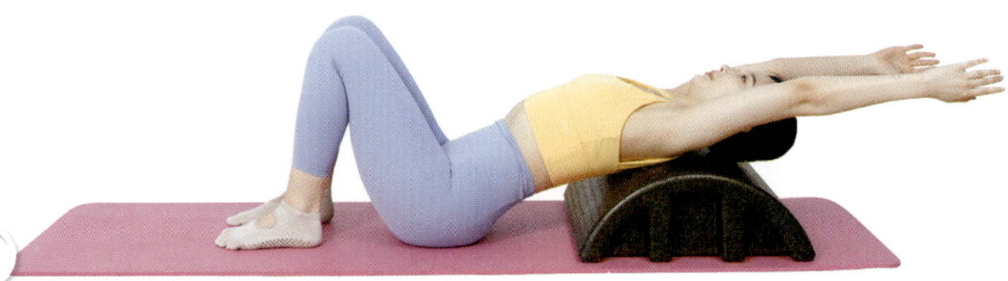

02 3

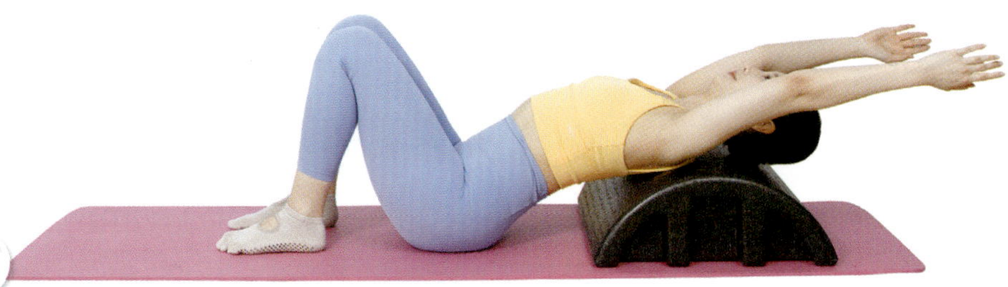

03 암 시져 Arm scissor

- 아크바렐 앞에 무릎을 굽혀 앉은 자세에서 척추를 아치에 기대어 누우며 천천히 롤 다운하고, 양팔을 가슴 위로 뻗는다.
- 숨을 들이마시면서 양팔을 가슴 위로 들어 올린다.
- 숨을 내쉬면서 한쪽 팔은 머리 위로, 다른 쪽 팔은 골반 쪽으로 교차시킨다.
- 숨을 들이마시면서 양팔을 가슴 위로 들어 올려 시작 자세로 돌아온다. 반대 방향도 실시한다.
- 5회 반복한다.

대상 근육

- 코어근육
- 어깨근육
- 척추세움근

주의 사항

- 목과 어깨의 긴장을 피한다.
- 자세 유지를 강조한다.
- 어깨의 굽힘과 폄의 가동성을 확인한다.
- 몸통과 어깨뼈의 안정성을 확인한다.

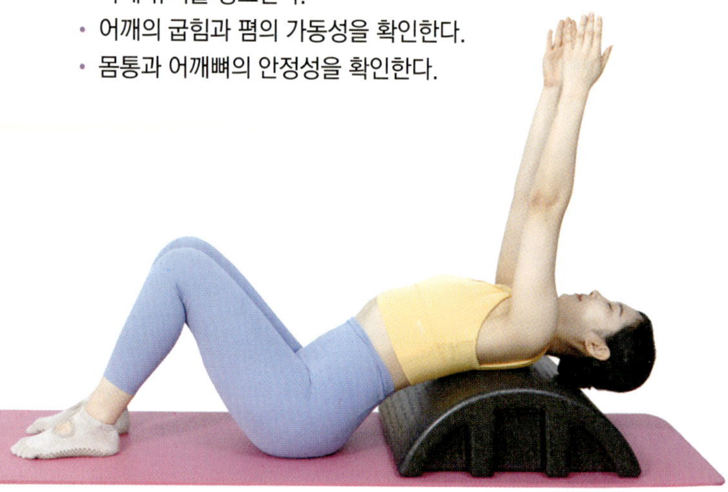

03 1

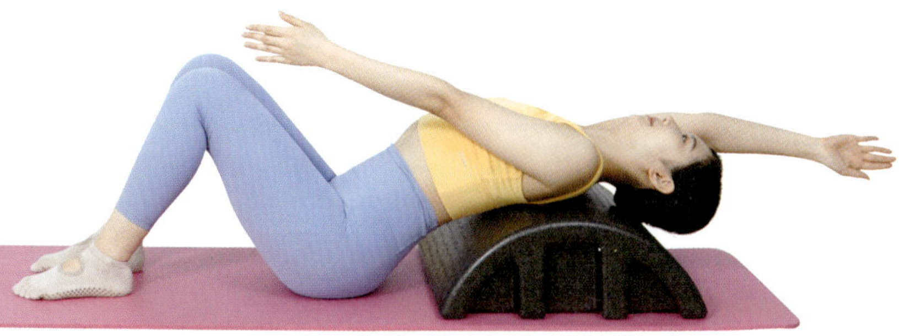

03 2

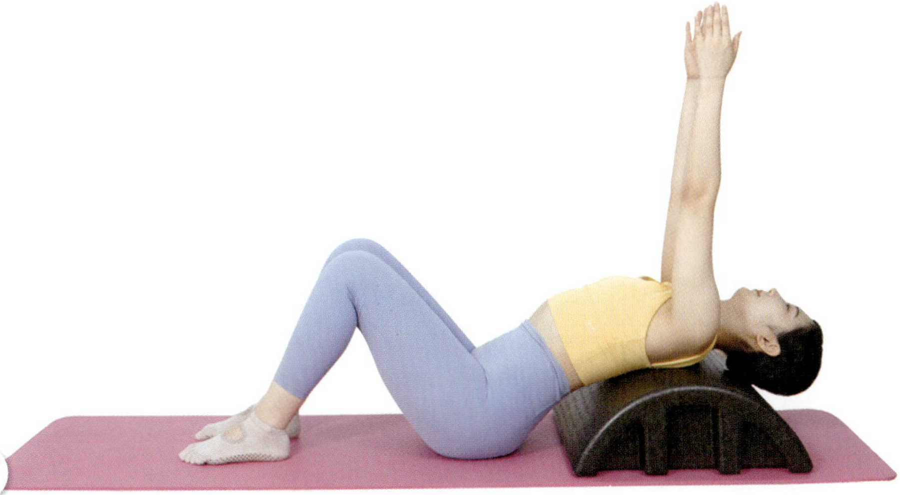

03 3

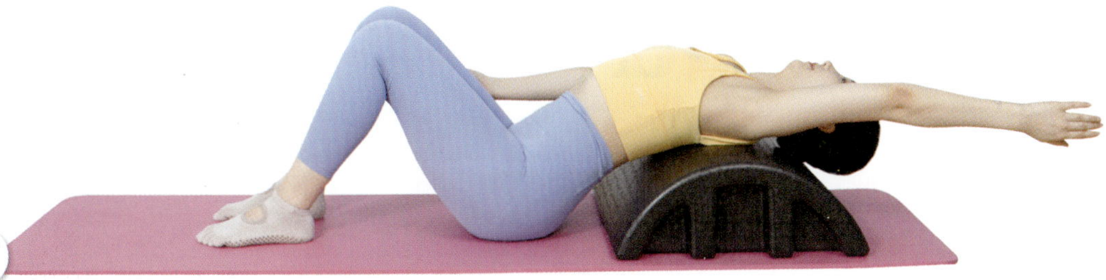

03 4

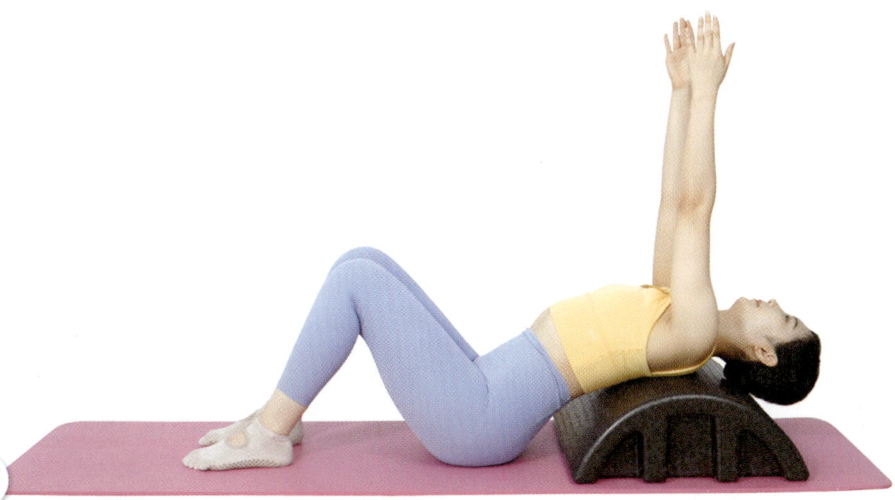

03 5

04 암 써클 Arm circle

- 아크바렐 앞에 무릎을 굽혀 앉은 자세에서 척추를 아치에 기대어 누우며 천천히 롤 다운하고, 양팔을 가슴 위로 올린다.
- 숨을 내쉬면서 양팔을 머리 위로 뻗는다.
- 숨을 들이마시면서 양팔을 가슴 옆으로 원을 그리고 시작 자세로 돌아온다.
- 5회 반복한다. 반대 방향도 실시한다.

대상 근육

- 코어근육
- 어깨돌림근

주의 사항

- 목과 어깨의 긴장을 피한다.
- 자세 정렬을 확인한다.
- 어깨의 가동성을 확인한다.

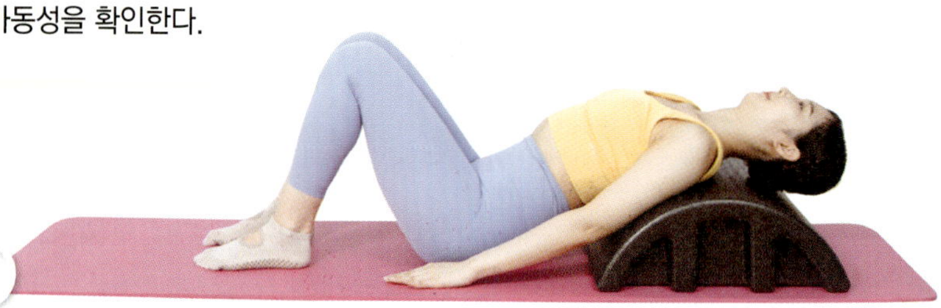

04 1

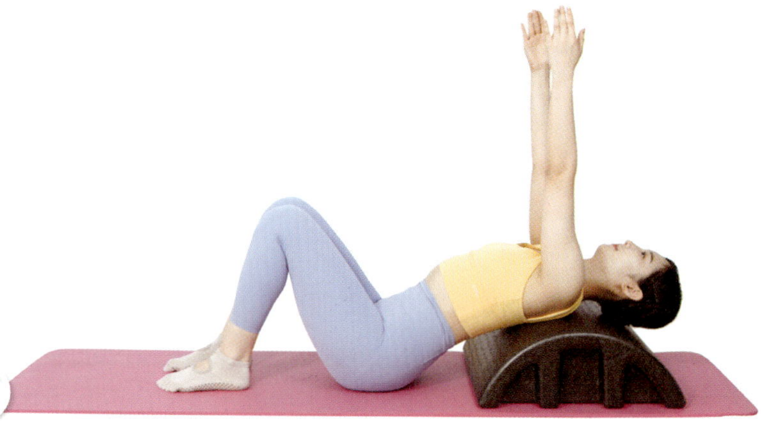

04 2

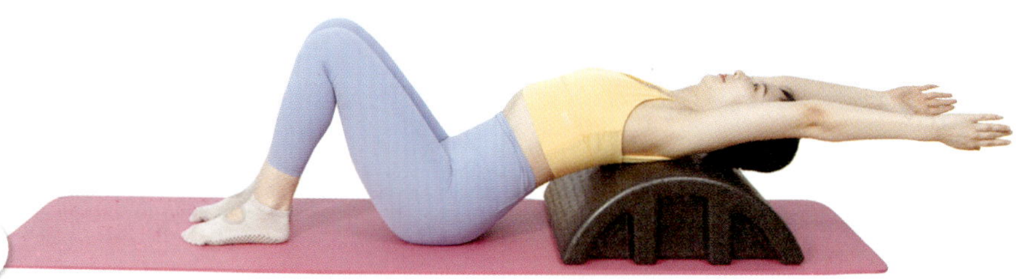

04 3

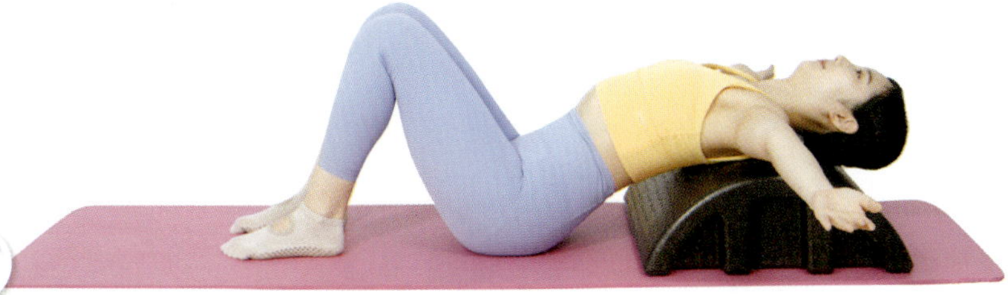

04 4

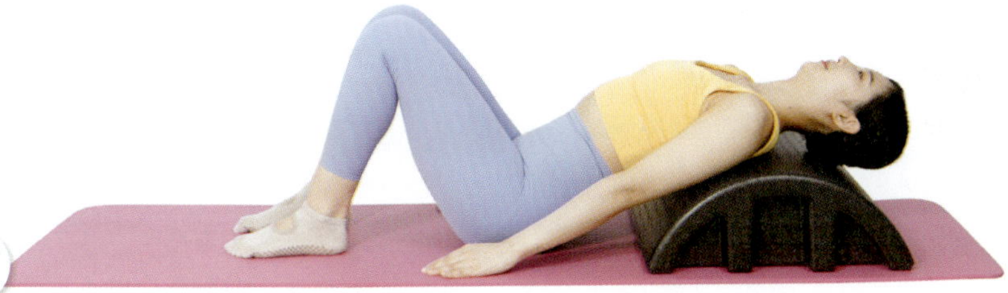

04 5

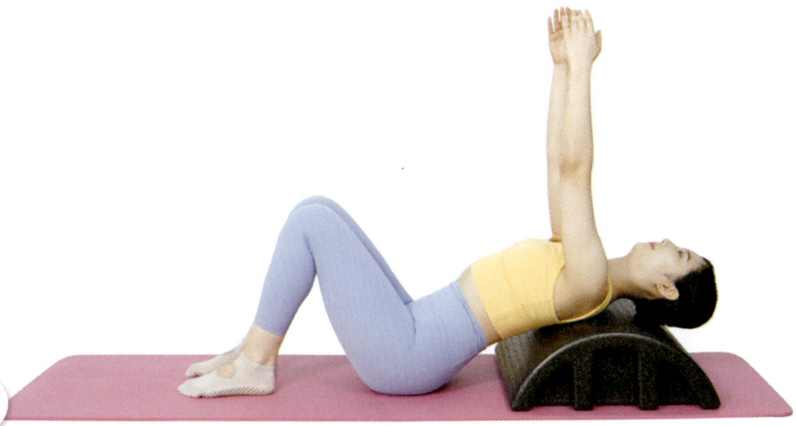

04 6

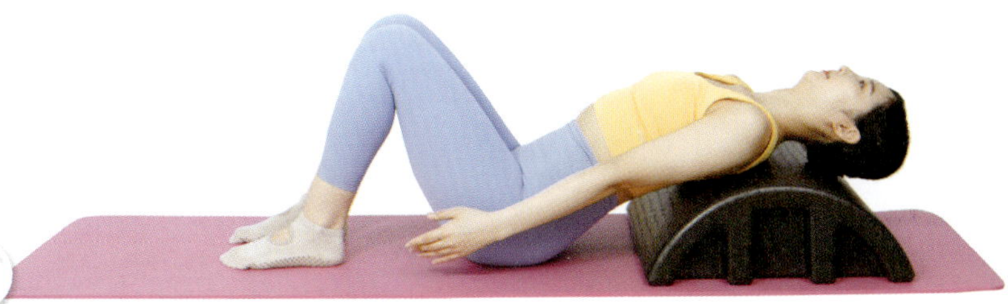

04 7

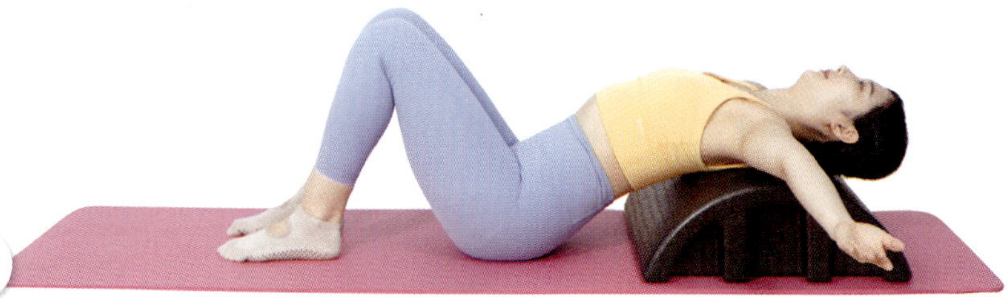

04 8

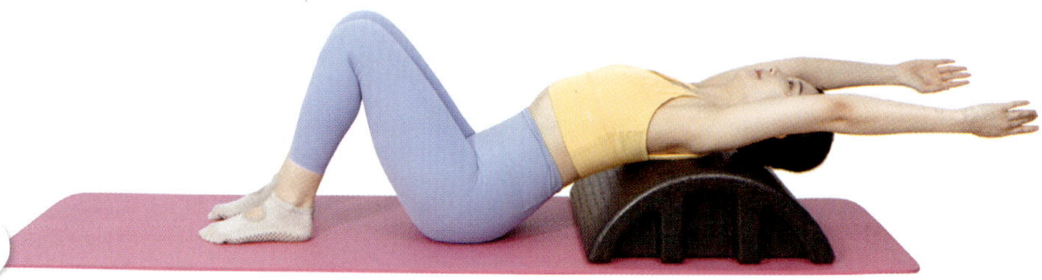

04 9

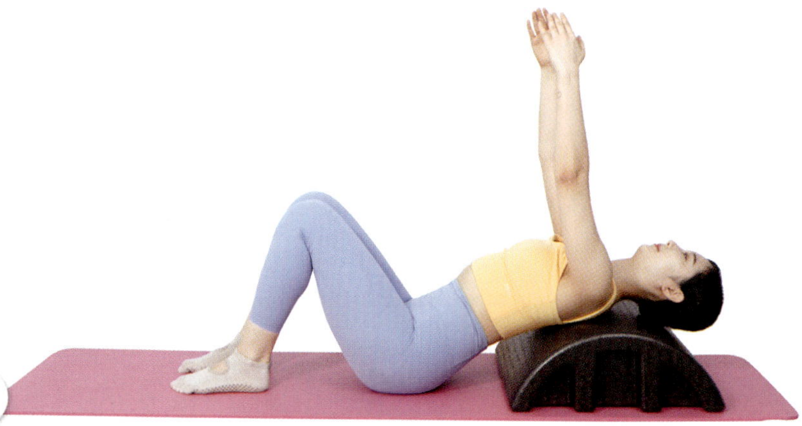

04 10

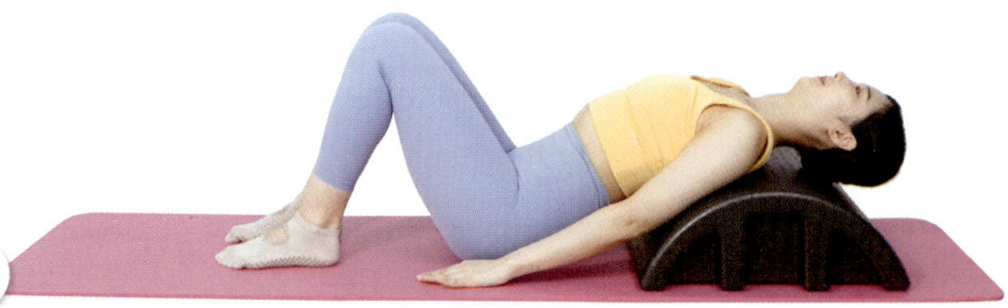

04 11

05 스파인 롤 다운 업 Spine roll down up

- 아크바렐에 기대 무릎을 굽혀 앉아 양팔을 앞으로 들어 척추 중립 자세를 유지한다.
- 숨을 내쉬면서 아치를 따라 C-곡선을 만들며 롤 다운하면서 내려간다. 팔을 머리 위로 뻗는다.
- 숨을 들이마시면서 자세를 유지한다.
- 숨을 내쉬면서 양팔을 몸통 쪽으로 원을 그리며, 동시에 턱을 당겨 척추를 분절시키며 올라와서 시작 자세로 돌아온다.
- 5회 반복한다.

대상 근육

- 코어근육
- 척추세움근
- 어깨돌림근

주의 사항

- 목과 어깨의 긴장을 피한다.
- 관절의 분절화를 강조한다.

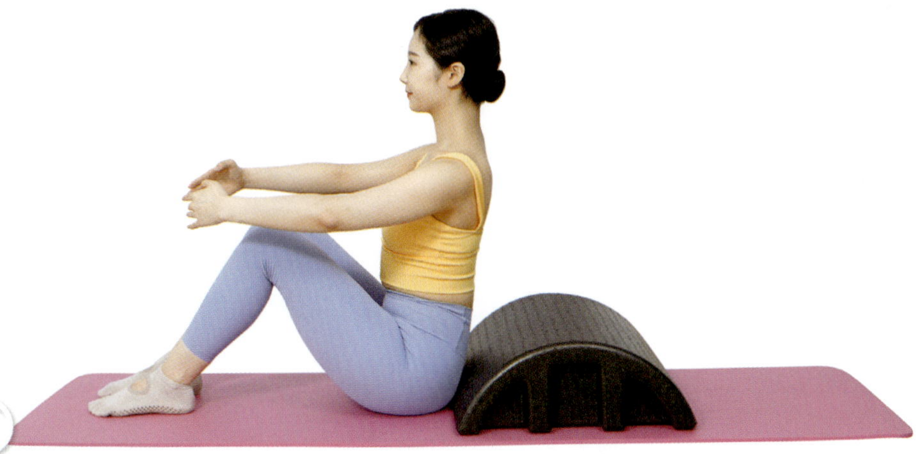

05 1

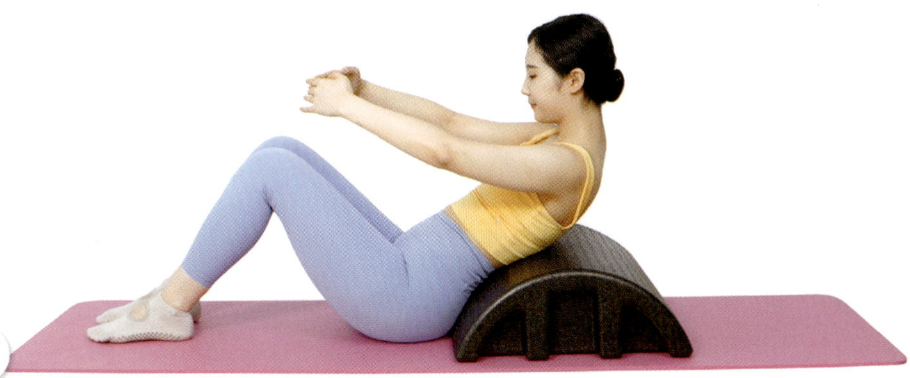

05 2

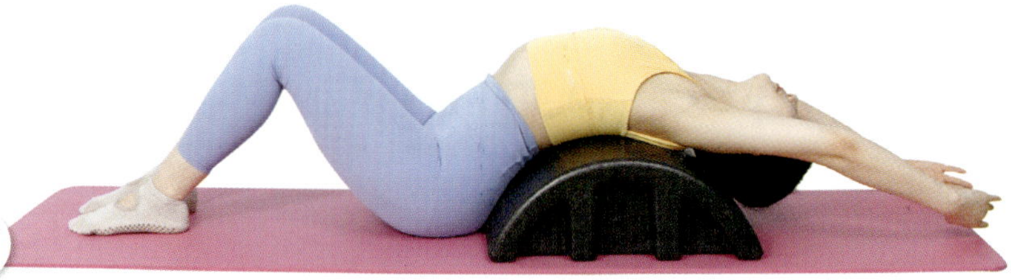
05 3

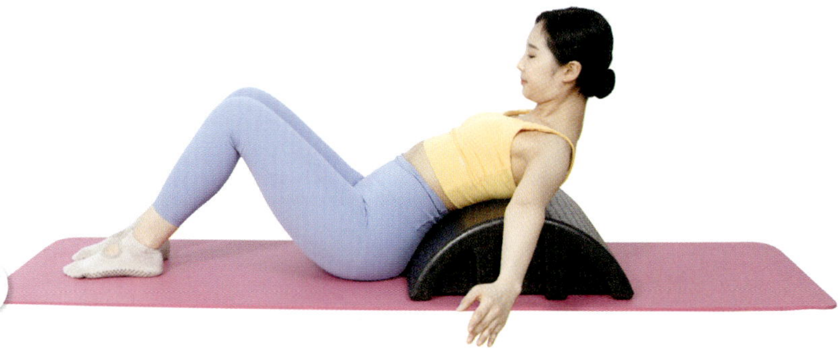
05 4

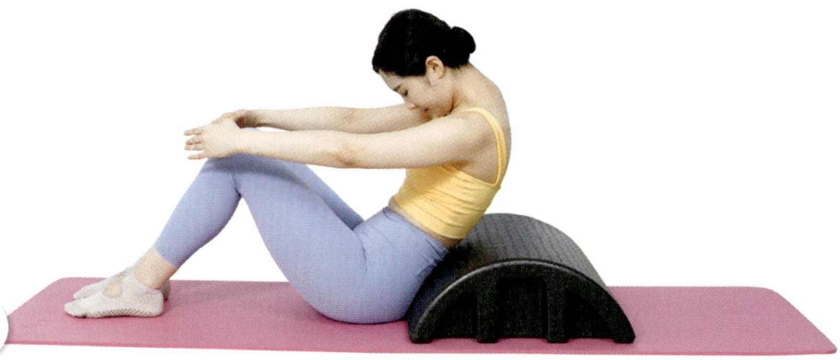
05 5

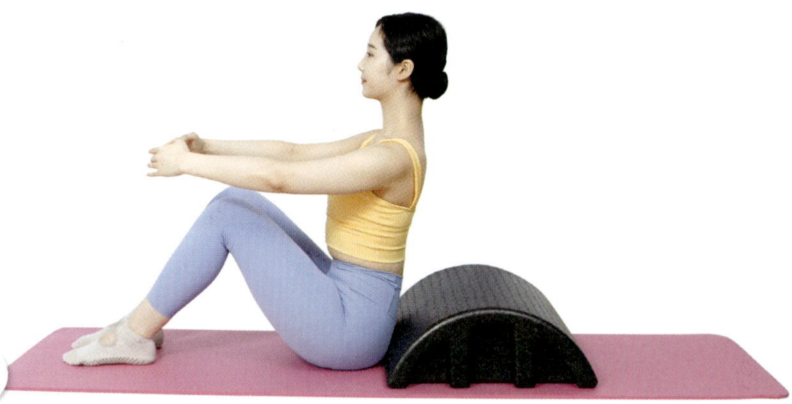
05 6

06 오블리크 사이드 스트레치 Oblique side stretch

- 인어 자세로 앉아 한 팔은 아크바렐 위에 두고, 다른 팔은 매트를 짚는다.
- 매트를 짚은 팔을 들어 올려 머리 위쪽으로 뻗는다.
- 숨을 내쉬면서 몸통을 앞으로 돌림한다.
- 숨을 들이마시면서 자세를 유지한다.
- 숨을 내쉬면서 몸통을 뒤로 돌림하여 팔을 위로 올려 시작 자세로 돌아온다.

대상 근육

- 코어근육
- 척추세움근
- 배빗근
- 척추돌림근

주의 사항

- 등뼈와 목뼈의 라인을 유지한다.
- 돌림하는 동안 배근육과 연결성을 유지한다.
- 측면굽힘하는 동안 뒤로 펴하거나 앞으로 굽힘을 피한다.
- 척추 분절과 돌림을 강조한다.

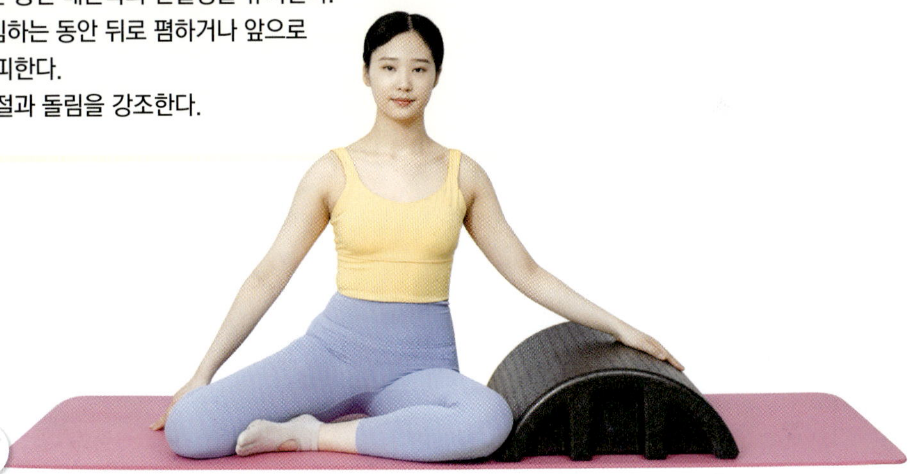

06 1

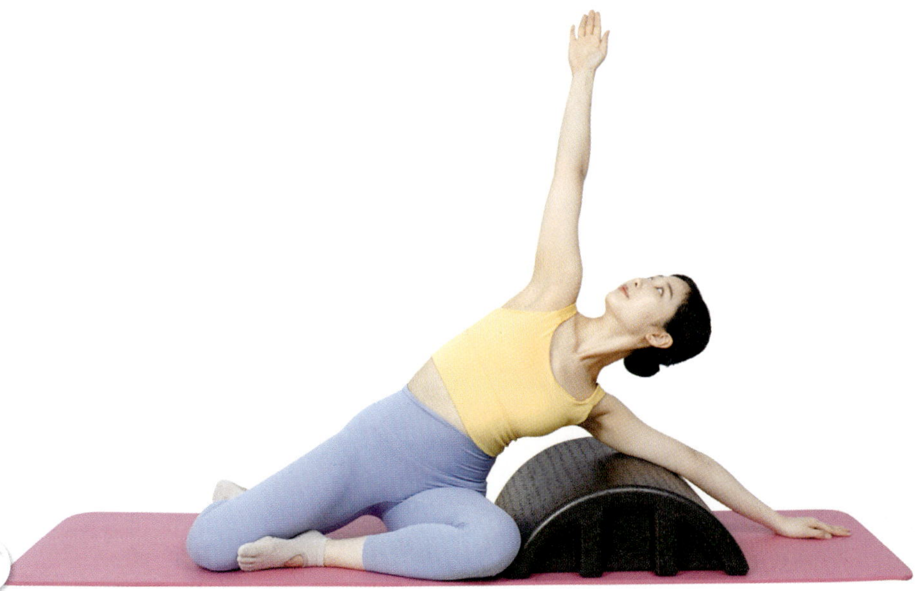

06 2

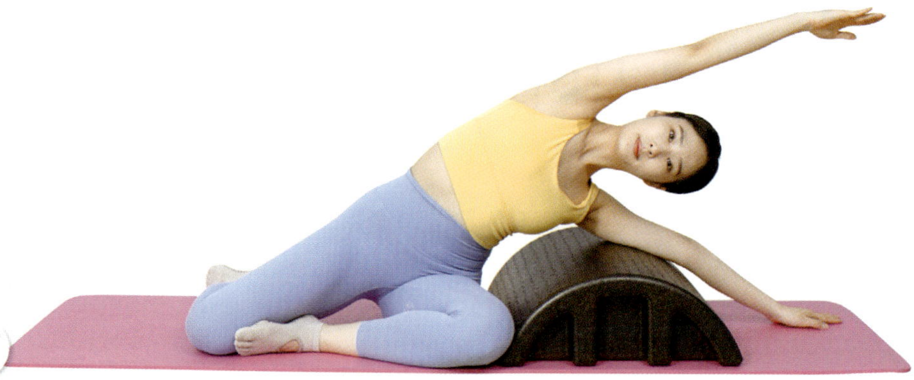

06 3

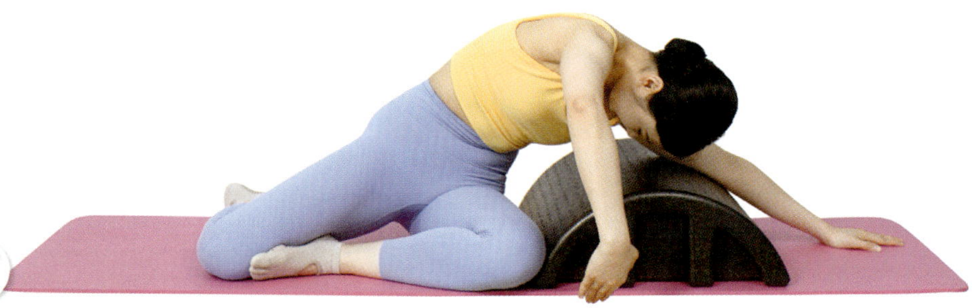

06 4

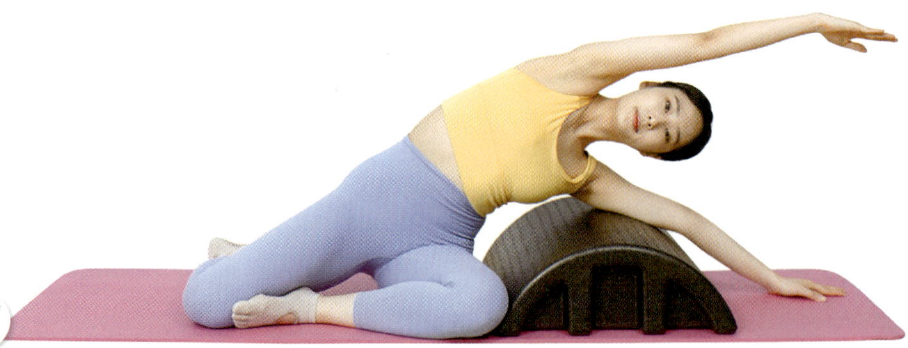

06 5

06 6

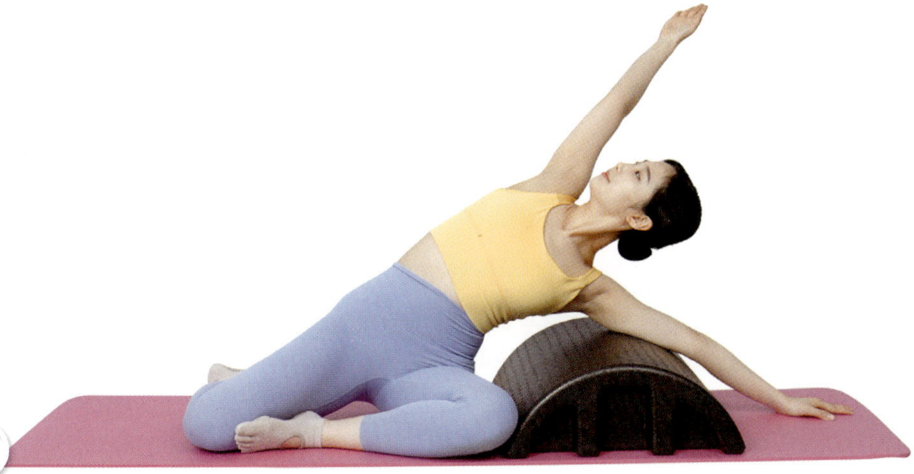

06 7

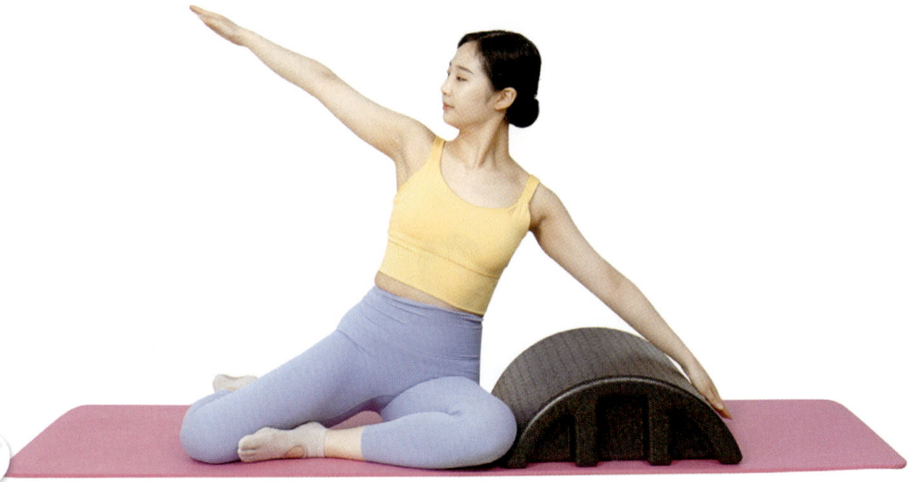

06 8

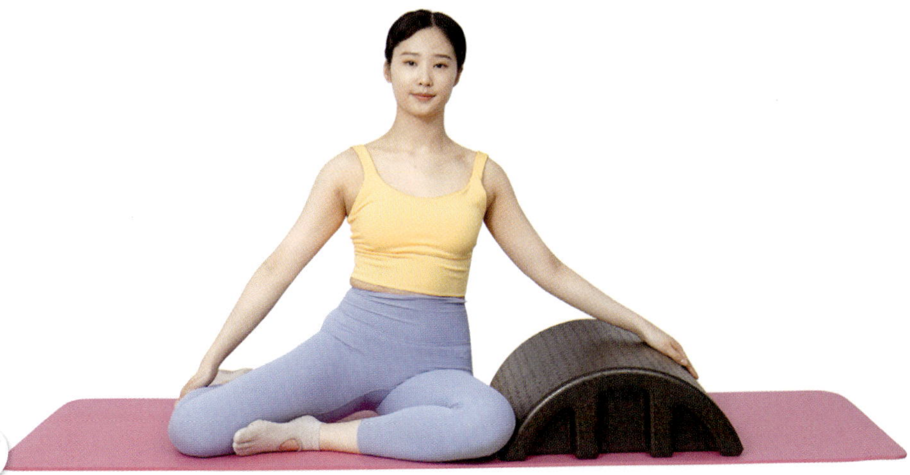

07 머메이드 트위스트 Mermaid twist

- 아크바렐 옆에 인어 자세로 앉아 왼손으로 아치를 잡고 몸통과 오른쪽 팔을 대각선 방향으로 돌림시킨다.
- 숨을 내쉬면서 오른쪽 팔과 몸통을 C-곡선을 그리며 굽힌다.
- 숨을 들이마시면서 자세를 유지한다.
- 숨을 내쉬면서 시작 자세로 돌아온다.
- 10회 반복한다.

대상 근육

- 코어근육
- 척추돌림근
- 배빗근

주의 사항

- 목과 어깨의 긴장 및 허리뼈와 목뼈의 과다폄을 피한다.
- 척추 돌림을 강조한다(어깨의 회전이 아님을 강조).

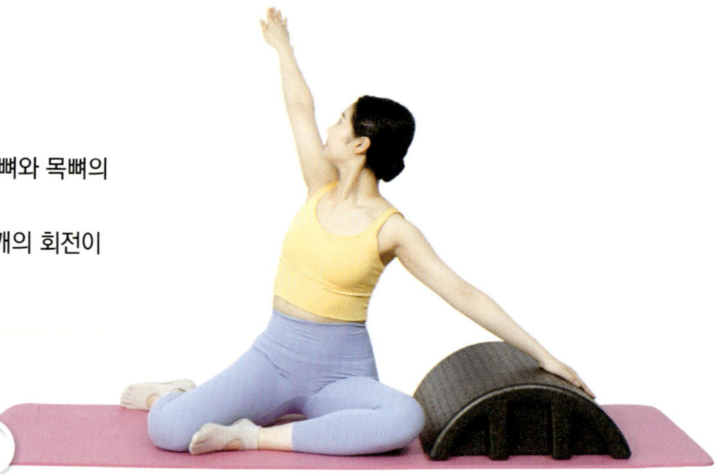

07 1

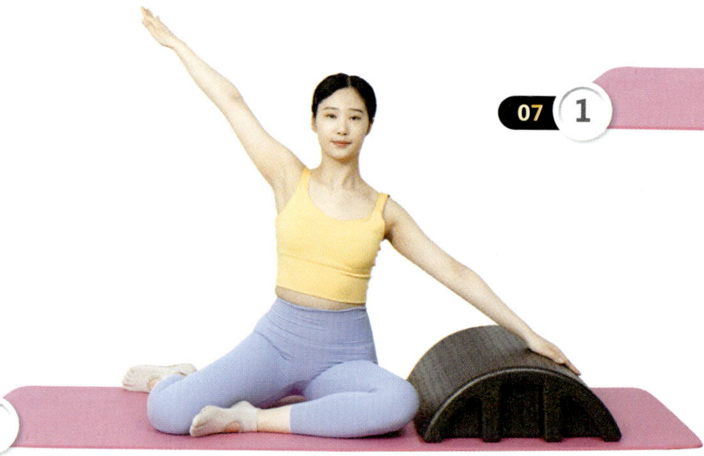

07 2

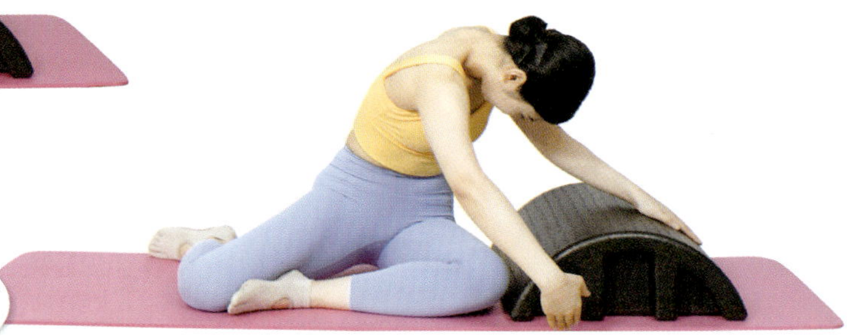

07 3

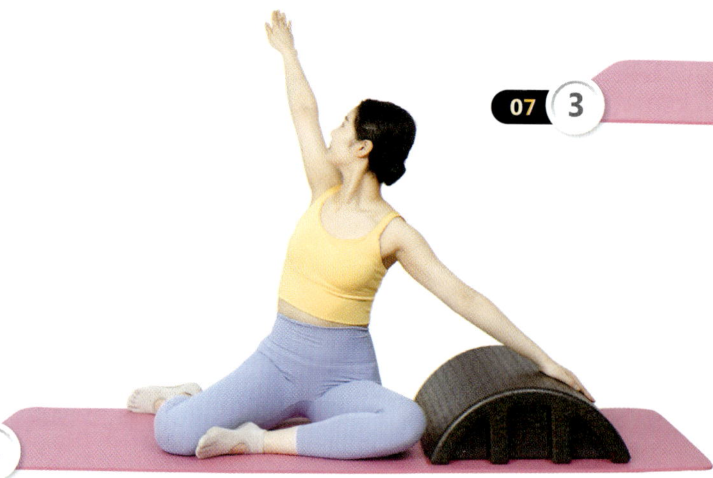

07 4

08 펠빅 롤 업 Pelvic roll up

- 아크바렐에 발을 얹고 바로 눕는다.
- 숨을 내쉬면서 꼬리뼈부터 척추를 분절하여 올라간다(무릎과 가슴이 일직선이 되도록 한다).
- 숨을 들이마시면서 자세를 유지한다.
- 숨을 내쉬면서 등뼈부터 시작해 하나씩 척추를 분절하여 시작 자세로 돌아온다.
- 5회 반복한다.

대상 근육

- 코어근육
- 엉덩관절 폄근 및 굽힘근
- 무릎관절 폄근 및 굽힘근

주의 사항

- 골반에서의 엉덩관절 분절화를 확인한다.
- 목과 어깨의 긴장을 피한다.
- 허리의 과다폄을 피한다.

08 1

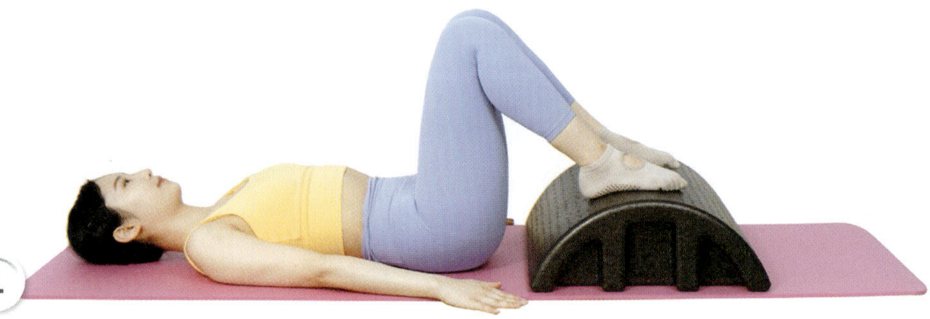

08 2

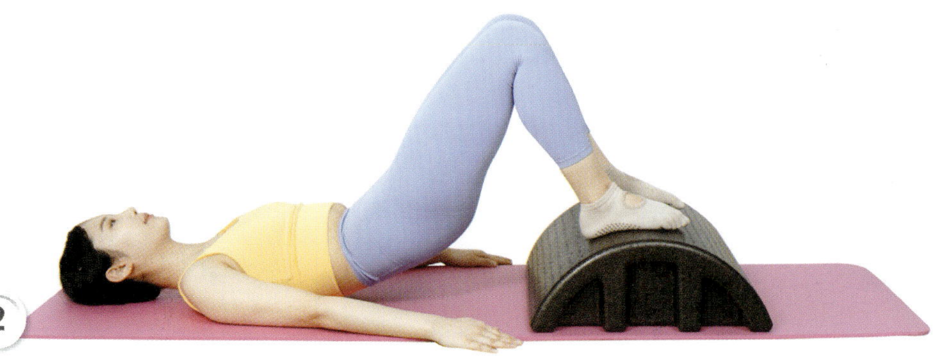

08 3

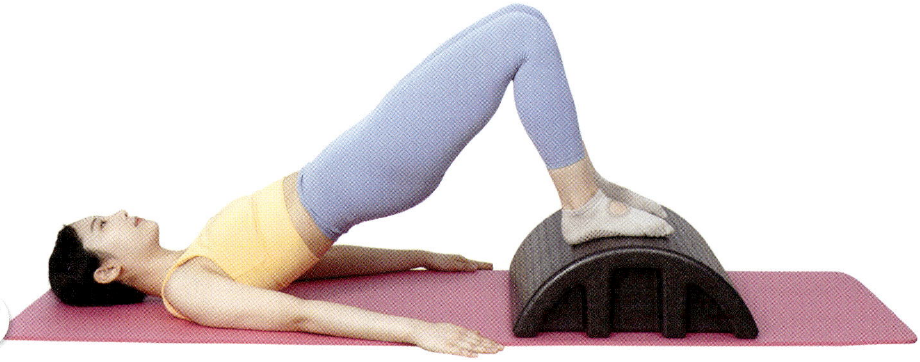

08 4

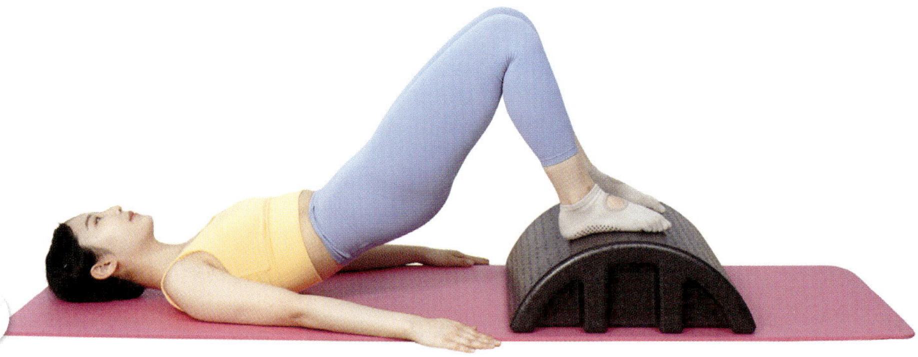

08 5

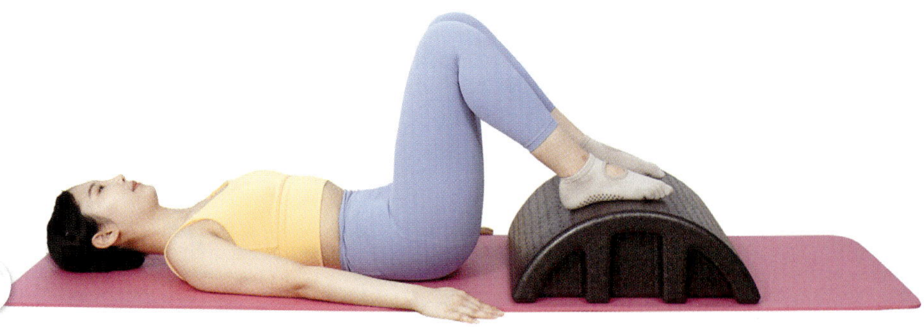

09 펠빅 롤 업 브릿지 Pelvic roll up bridge

- 아크바렐에 발을 얹고 바로 눕는다.
- 숨을 내쉬면서 꼬리뼈부터 척추를 분절하여 올라간다(무릎과 가슴이 일직선이 되도록 한다).
- 숨을 들이마시면서 자세를 유지한다.
- 숨을 내쉬면서 한쪽 다리의 무릎을 편다.
- 숨을 들이마시면서 브릿지 자세로 돌아온다.
- 숨을 내쉬면서 반대쪽 다리의 무릎을 편다.
- 숨을 들이마시면서 브릿지 자세로 돌아온다.
- 숨을 내쉬면서 등뼈부터 시작해 하나씩 척추를 분절하여 시작 자세로 돌아온다.
- 5회 반복한다.

대상 근육

- 코어근육
- 엉덩관절 폄근 및 굽힘근
- 무릎관절 폄근 및 굽힘근

주의 사항

- 골반에서의 엉덩관절 분절화를 확인한다.
- 목과 어깨의 긴장을 피한다.
- 허리의 과다폄을 피한다.

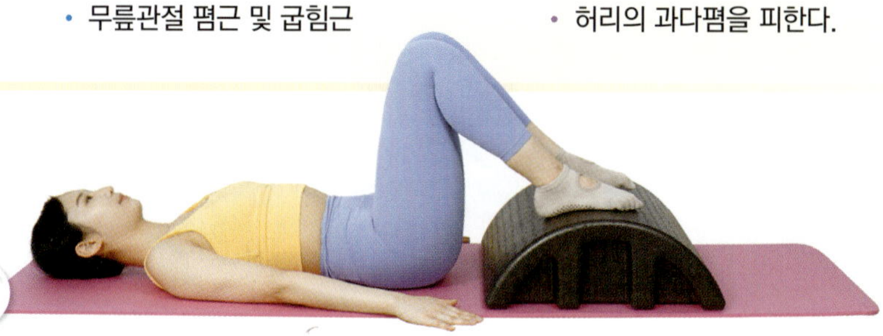

09 1

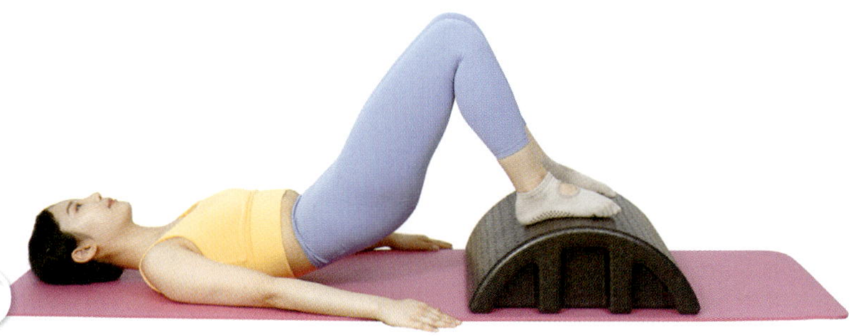

09 2

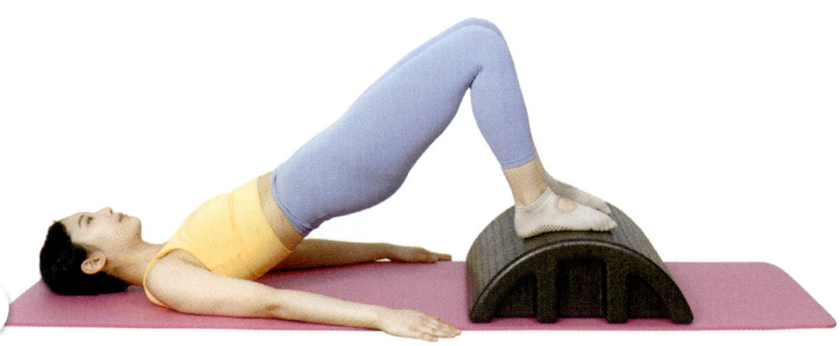

09 3

09 4

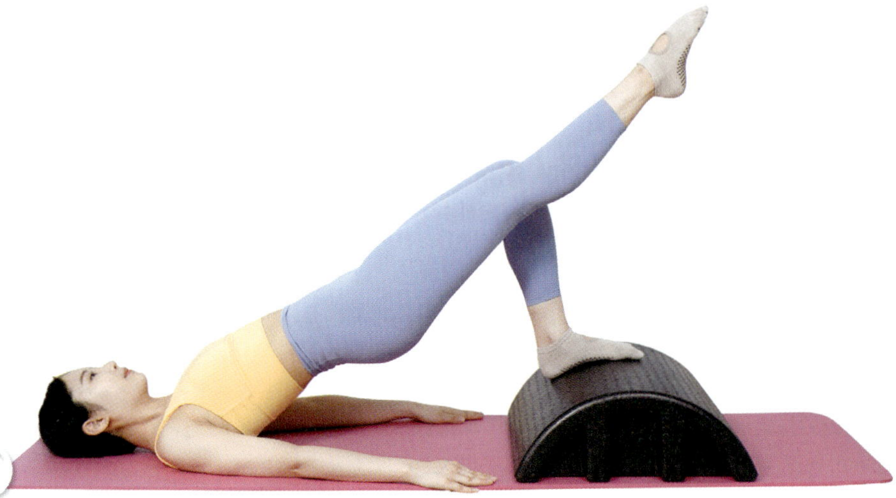

09 5

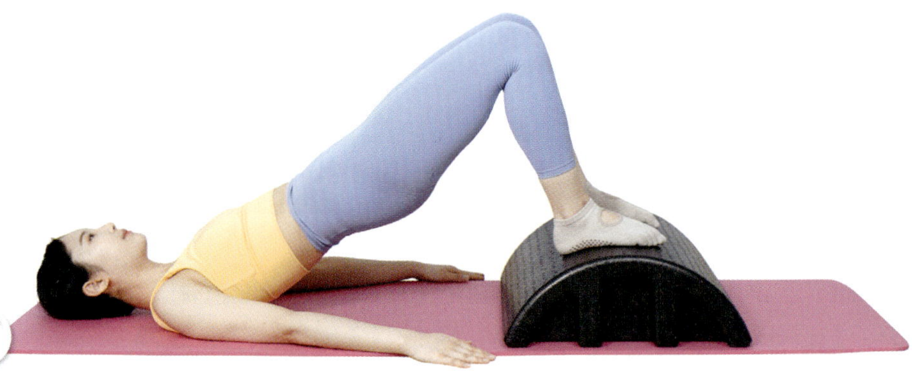

09 6

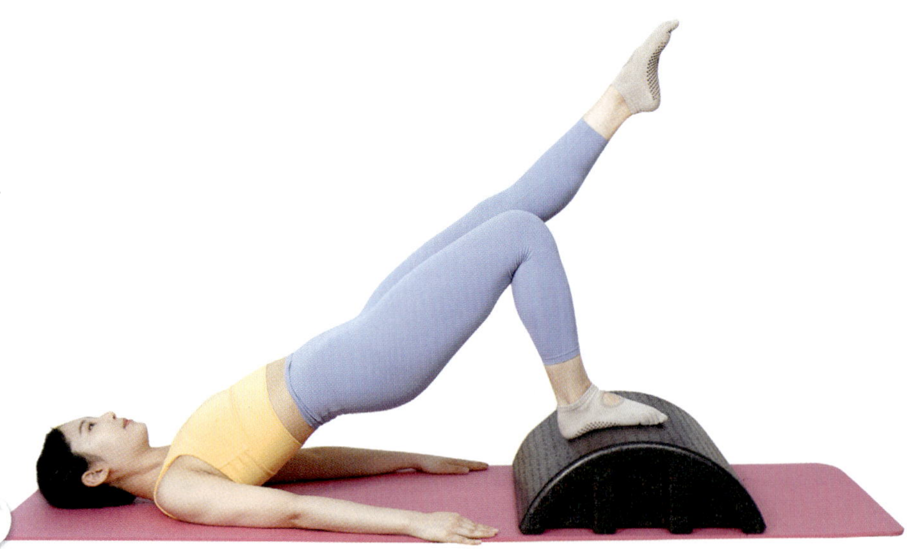

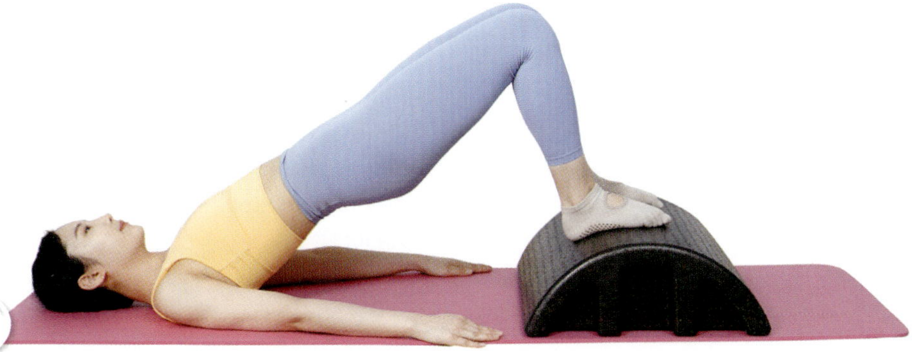

09 7

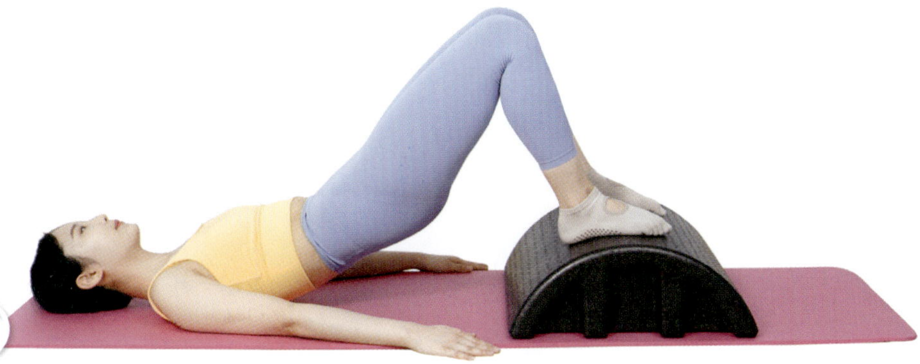

09 8

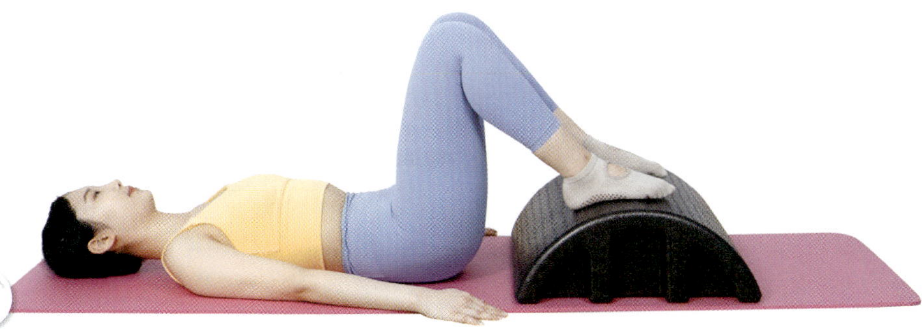

09 9

10 수파인 레그 시져 Supine leg scissor

- 아크바렐 아치 위에 골반을 대고 누워 양쪽 다리를 90°로 들어 올린다.
  (머리와 어깨는 매트에 지지하고, 척추는 아치에 지지한다.)
- 숨을 내쉬면서 다리를 교차시킨다.
- 10회 반복한다.
- 시작 자세로 돌아온다.

대상 근육

- 코어근육
- 엉덩관절 폄근 및 굽힘근

주의 사항

- 목과 어깨의 긴장을 피한다.
- 엉덩관절의 가동성을 확인한다.

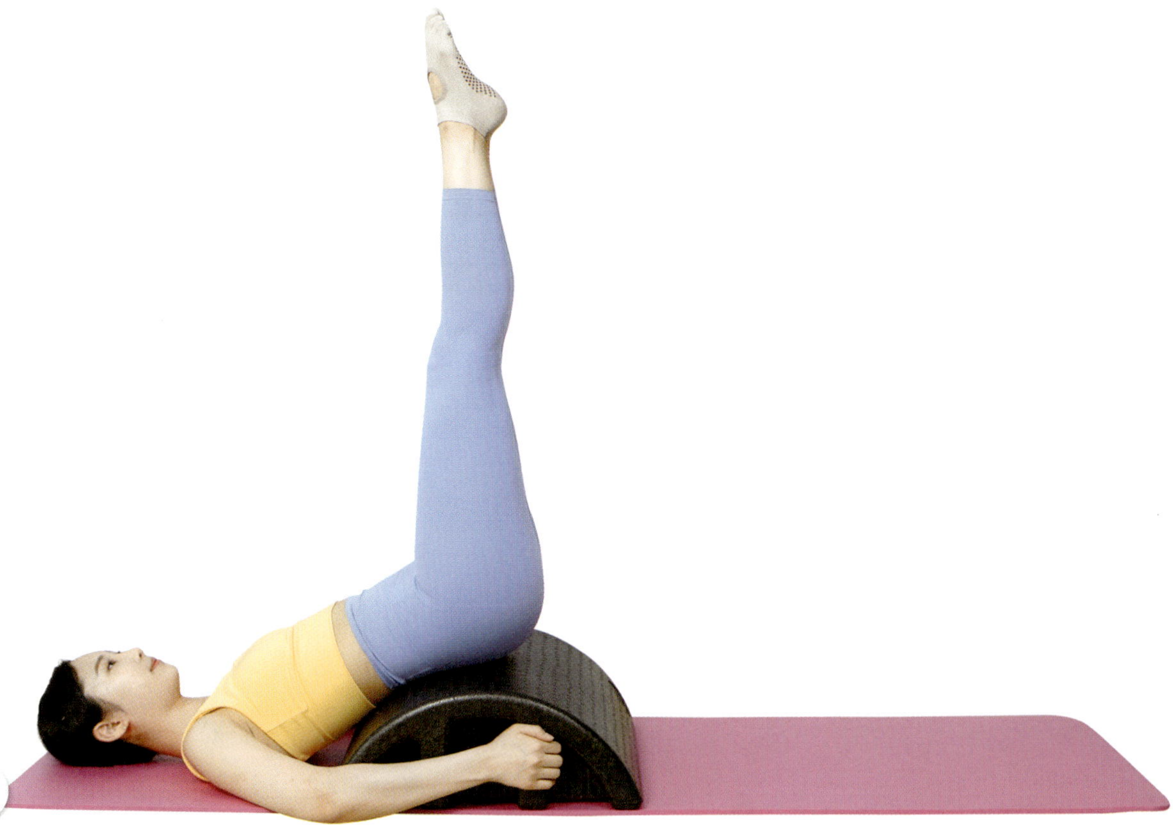

10 1

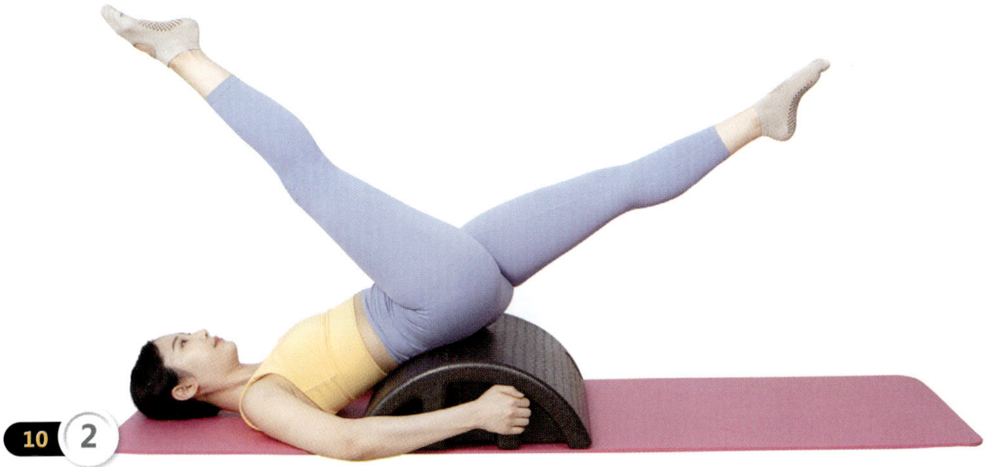
10
2

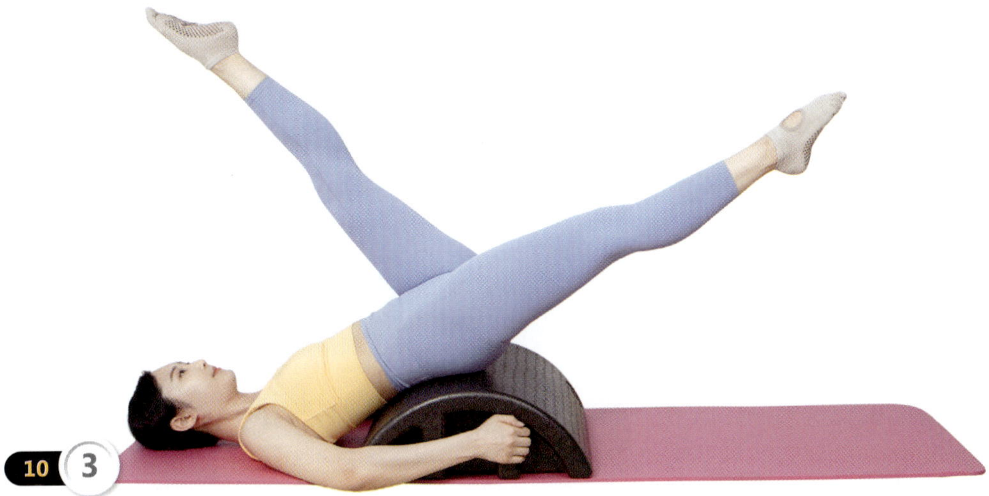
10
3

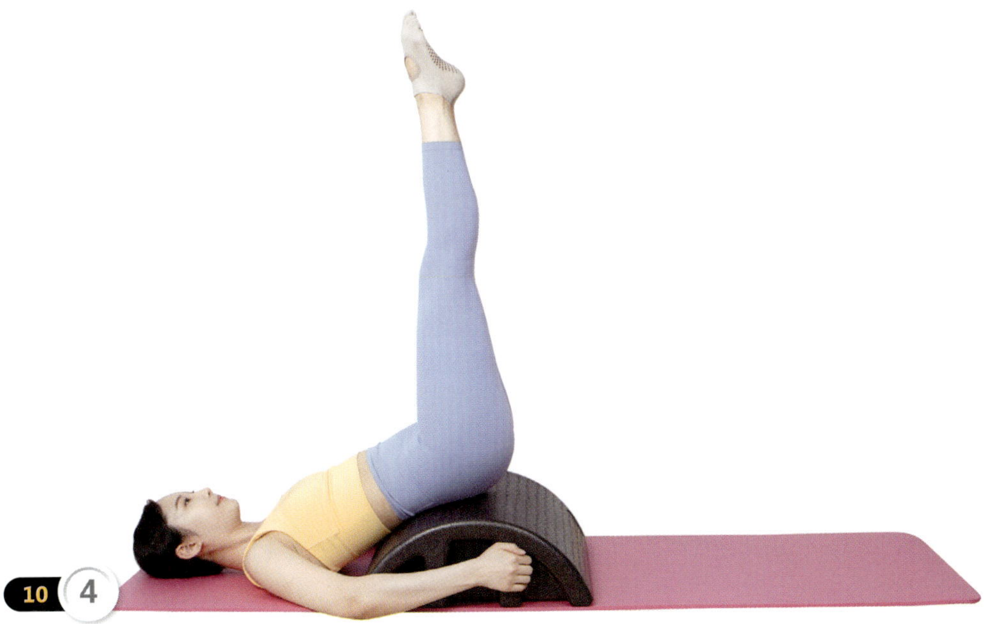
10
4

11 바이시클 Bicycle

- 아크바렐 아치 위에 골반을 대고 누워 양쪽 다리를 90°로 들어 올린다.
  (머리와 어깨는 매트에 지지하고, 척추는 아치에 지지한다.)
- 숨을 내쉬면서 엉덩관절과 무릎관절을 굽힘하여 자전거 타듯이 다리를 움직인다.
- 10회 반복한다. 반대 방향도 실시한다.

대상 근육

- 코어근육
- 엉덩관절 폄근 및 굽힘근
- 무릎관절 폄근 및 굽힘근

주의 사항

- 목과 어깨의 긴장을 피한다.
- 자세 유지를 강조한다.
- 협응성을 확인한다.

11 1

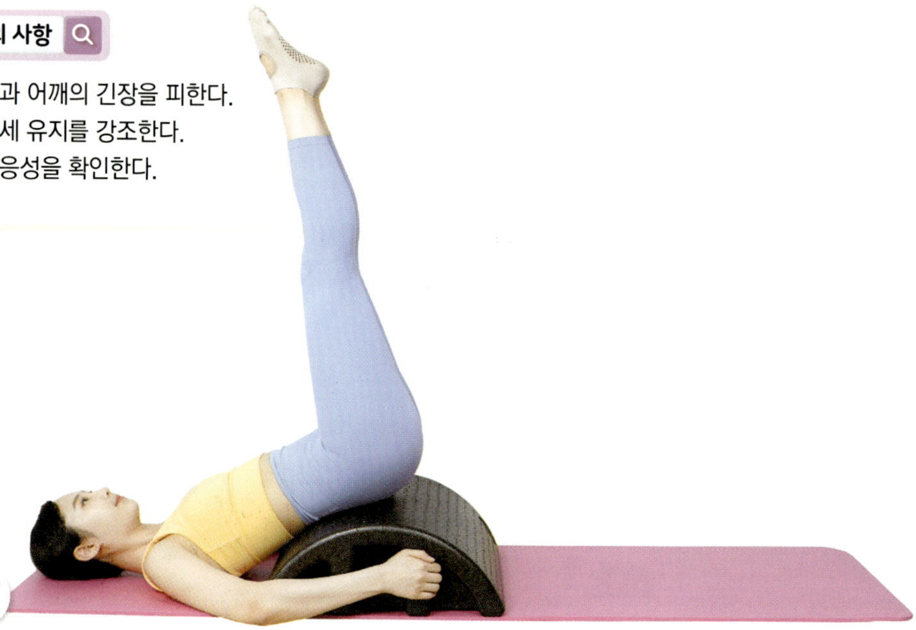

11 2

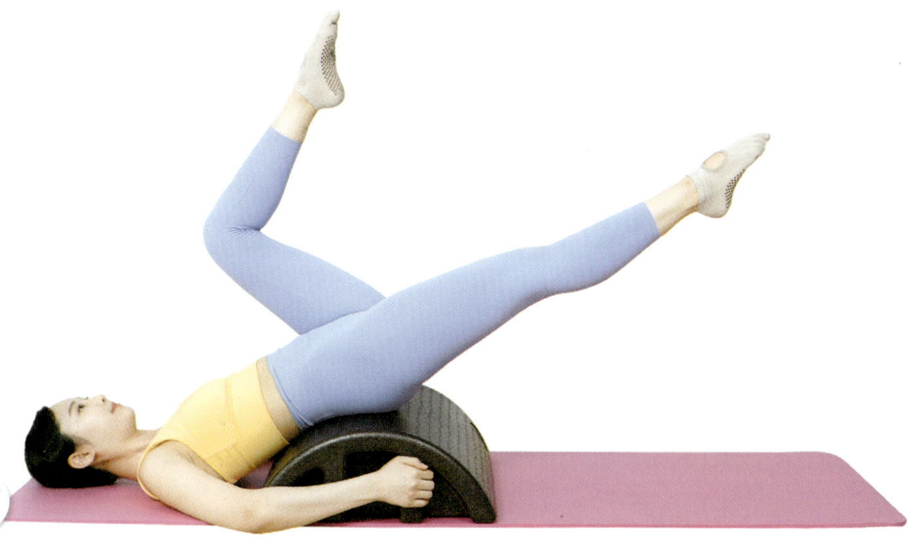

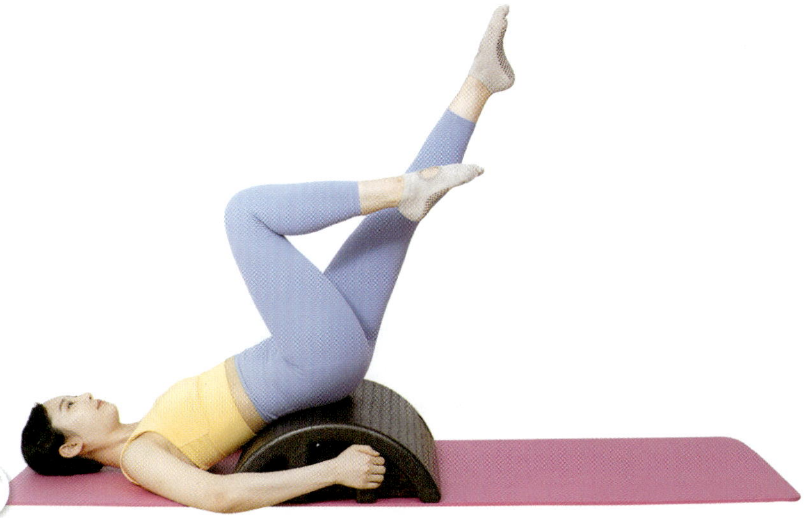

11 3

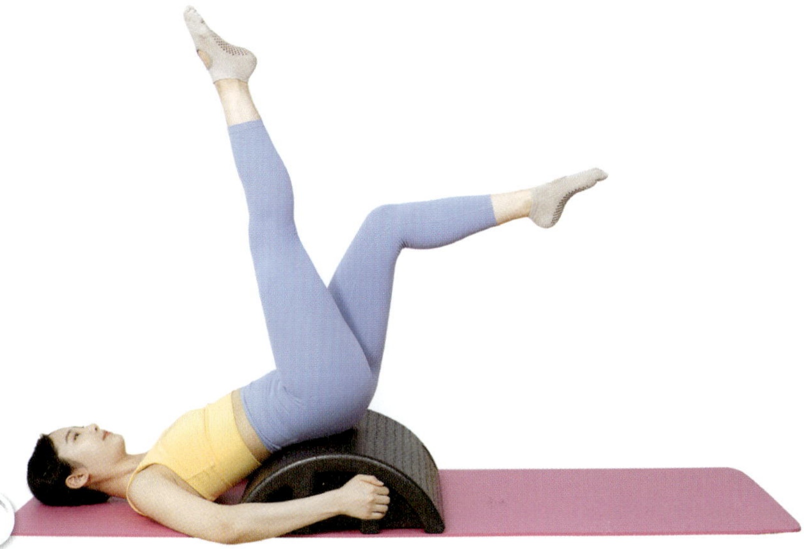

11 4

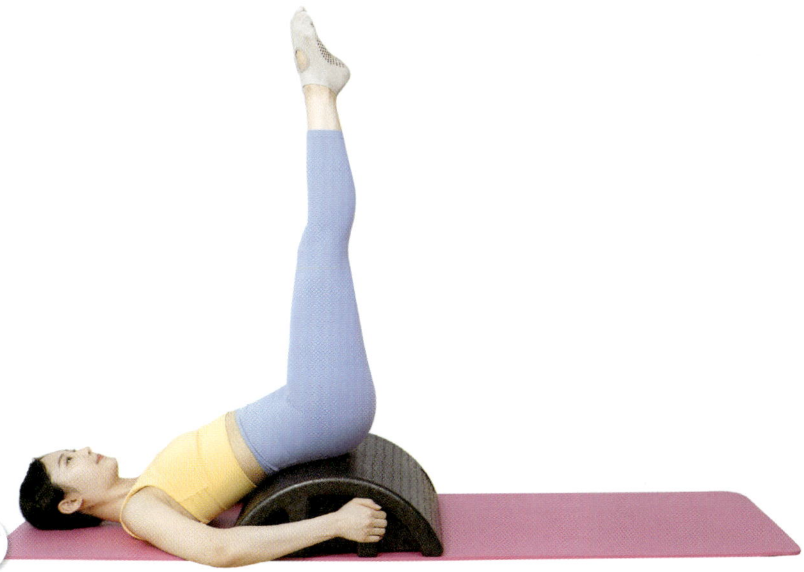

11 5

12 수파인 윈드밀 레그 Supine windmill leg

- 아크바렐 아치 위에 골반을 대고 누워 양쪽 다리를 90°로 들어 올린다.
  (머리와 어깨는 매트에 지지하고, 척추는 아치에 지지한다.)
- 숨을 내쉬면서 다리를 교차시키고 원을 그리면서 시작 자세로 돌아온다.
- 5회 반복한다. 반대 방향도 실시한다.

대상 근육

- 코어근육
- 엉덩관절 폄근 및 굽힘근
- 엉덩관절 돌림근

주의 사항

- 목과 어깨의 긴장을 피한다.
- 자세 유지를 강조한다.
- 협응성을 강조한다.
- 엉덩관절 근육과 원 돌림을 통한 엉덩관절의 가동성을 확인한다.

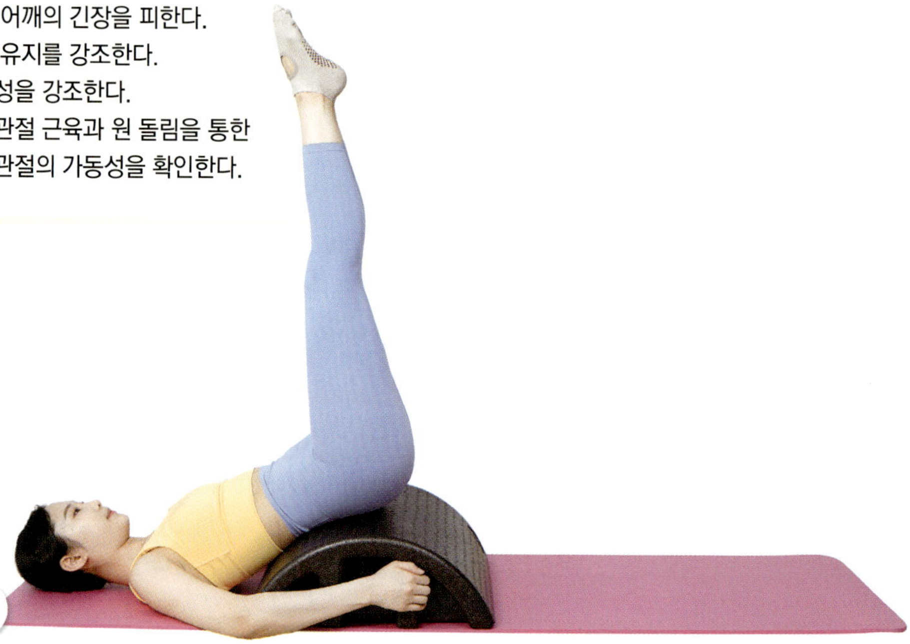

12 1

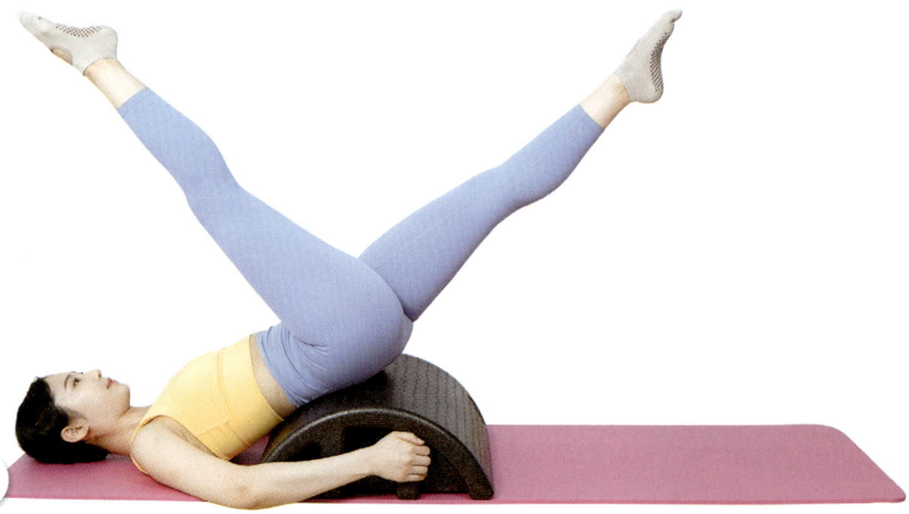

12 2

12 3

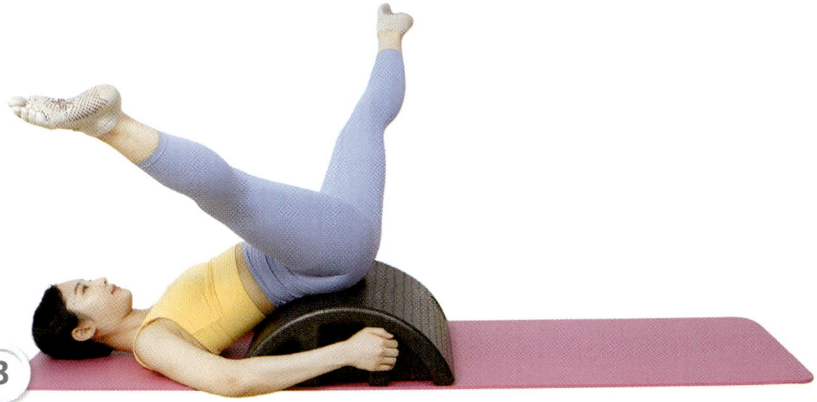

12 4

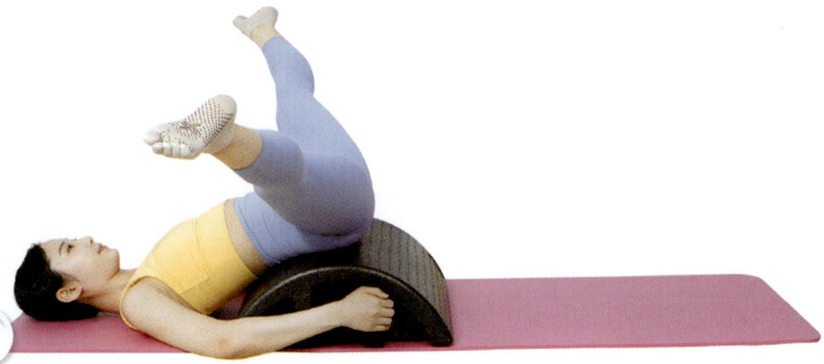

12 5

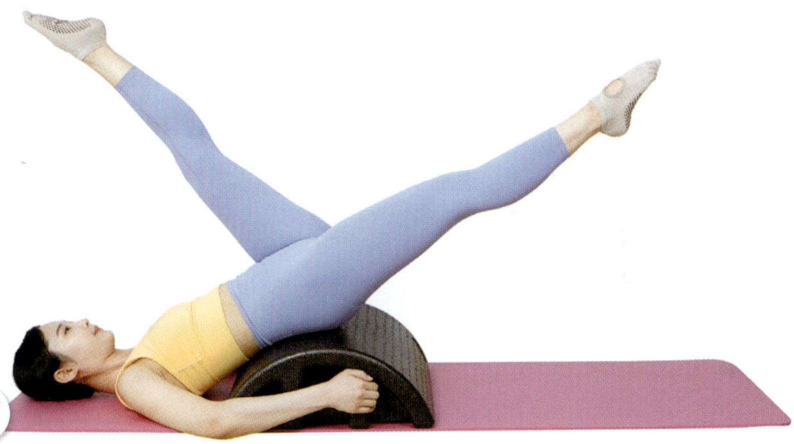

12 6

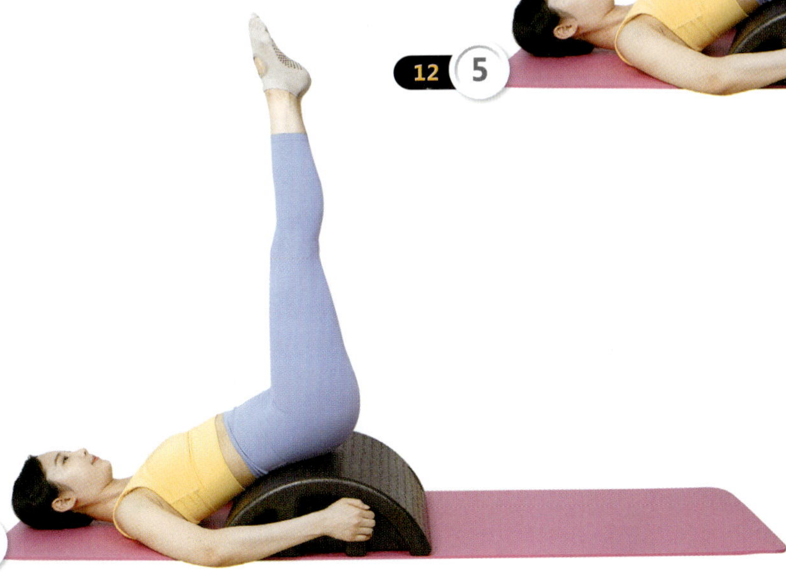

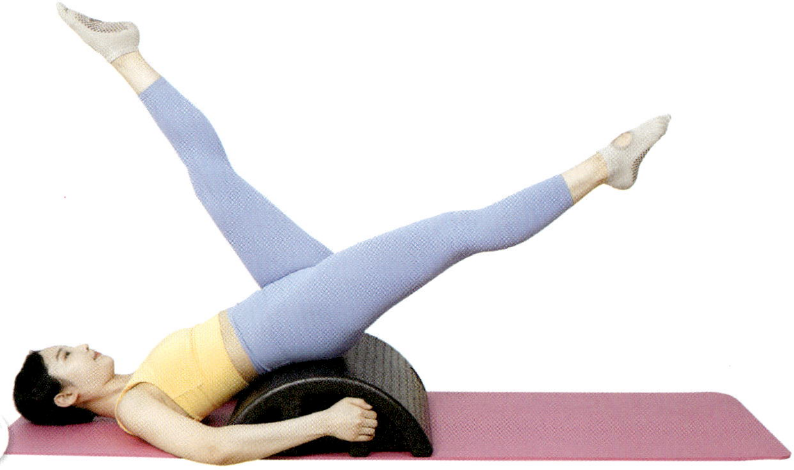
12 7

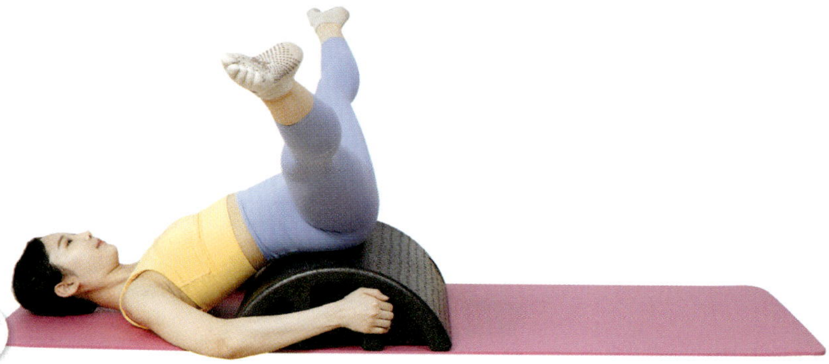
12 8

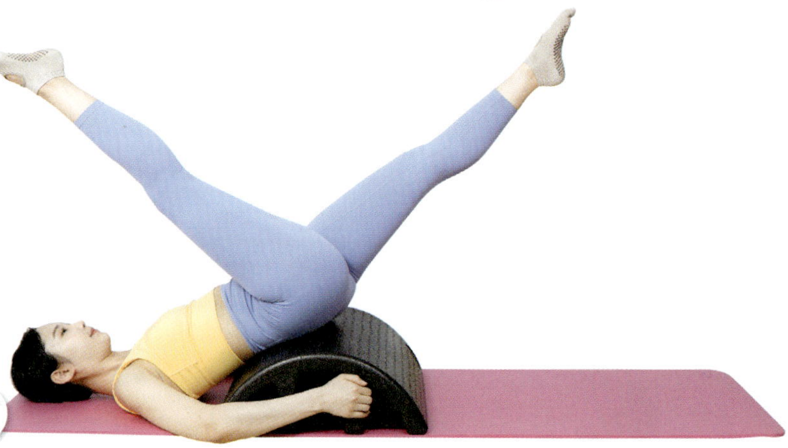
12 9

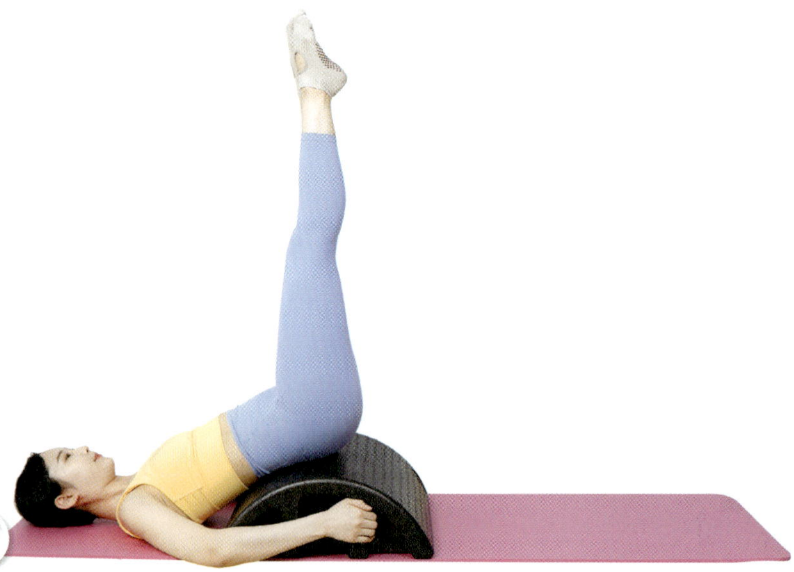
12 10

13 로워 앤 리프트 Lower & lift

- 아크바렐 아치 위에 골반을 대고 누워 양쪽 다리를 발바닥굽힘하여 90°로 들어 올린다. (머리와 어깨는 매트에 지지하고, 척추는 아치에 지지한다.)
- 숨을 내쉬면서 중립 척추를 유지하고 다리를 내린다. 숨을 들이마시면서 자세를 유지한다.
- 숨을 내쉬면서 다리를 발등굽힘하여 들어 올려 시작 자세로 돌아온다.
- 5회 반복한다.

대상 근육

- 코어근육
- 엉덩관절 폄근 및 굽힘근

주의 사항

- 목과 어깨의 긴장을 피한다.
- 자세 유지를 강조한다.

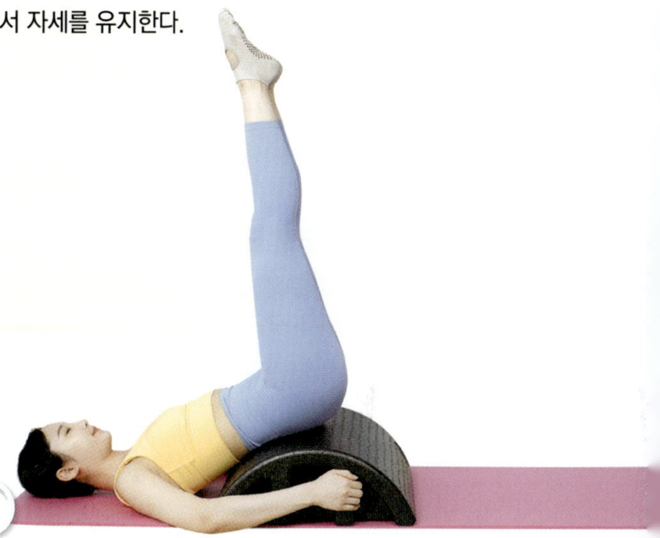

13 1

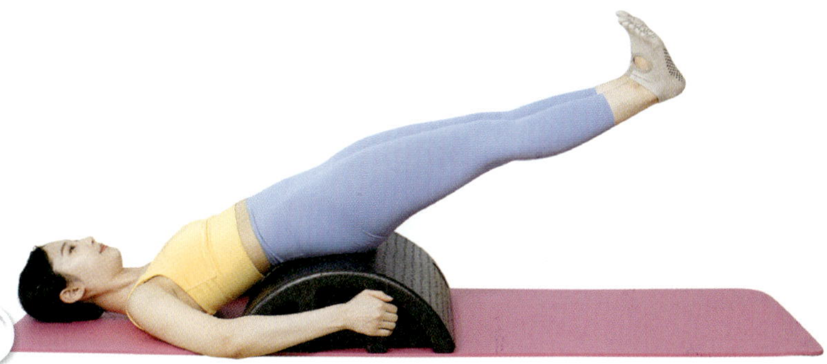

13 2

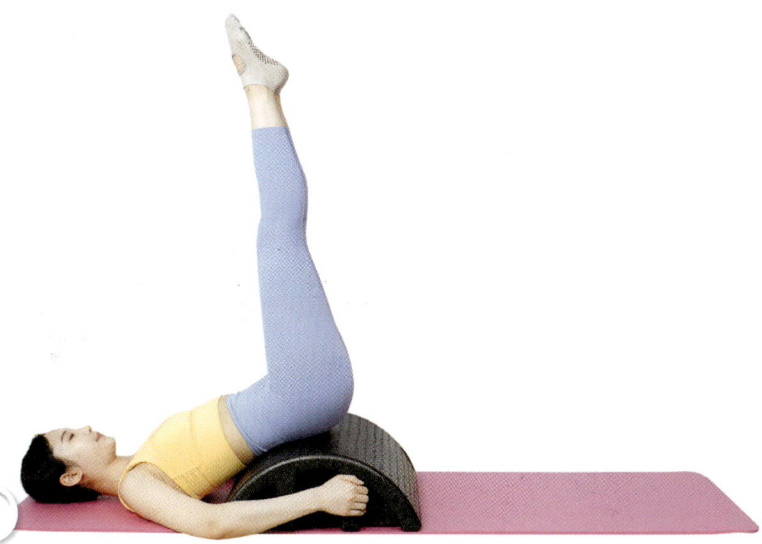

13 3

14 스몰 프로그 Small frogs

- 아크바렐 아치 위에 골반을 대고 누워 양손으로 아크바렐의 옆면을 잡는다. 양쪽 다리를 90°로 들어 올린다.
- 숨을 들이마시면서 프로그 자세를 취한다.
- 숨을 내쉬면서 발바닥굽힘하여 대각선으로 무릎을 편다.
- 숨을 들이마시면서 자세를 유지한다.
- 숨을 내쉬면서 시작 자세로 돌아온다.
- 10회 반복한다.

대상 근육

- 코어근육
- 골반바닥근
- 다리모음근
- 엉덩관절 폄근 및 굽힘근
- 엉덩관절 벌림근
- 무릎관절 폄근 및 굽힘근

주의 사항

- 모음근에 집중한다.

14 1

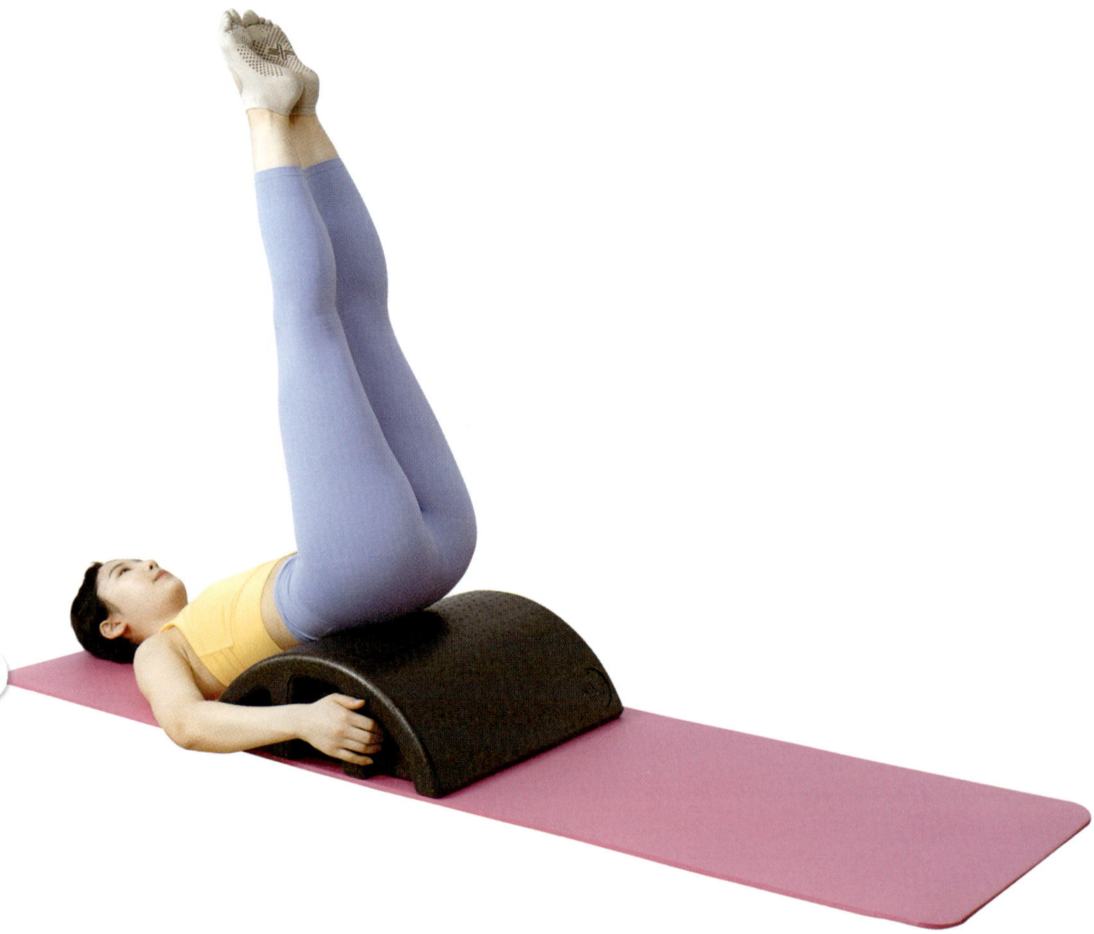

14 2

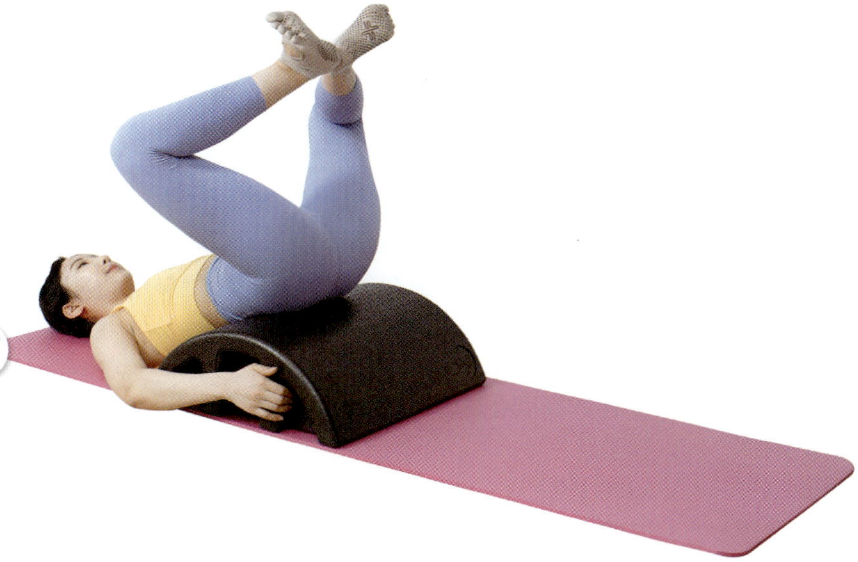

14 3

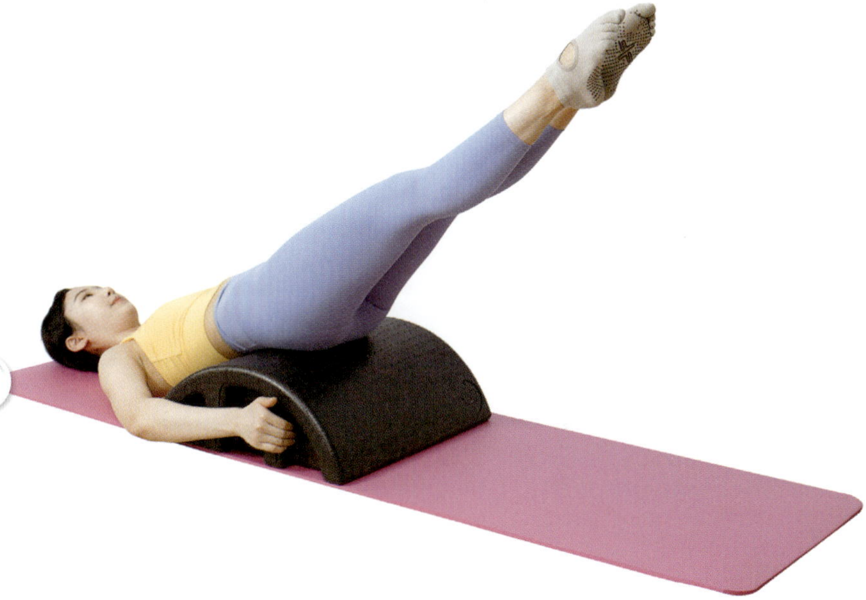

14 4

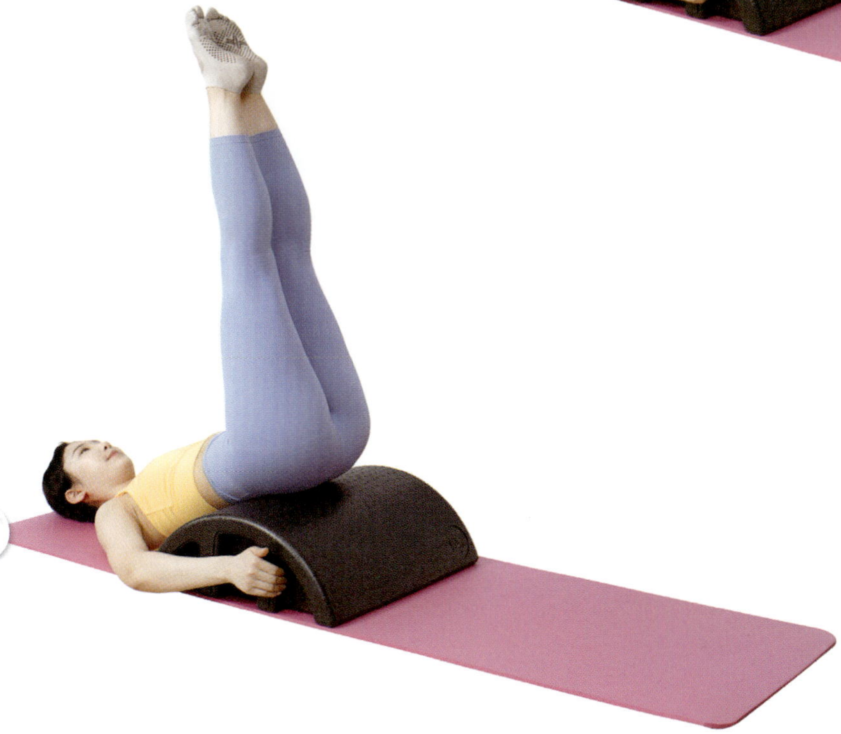

15 수파인 익스텐디드 프로그 Supine extended frog

- 아크바렐 아치 위에 골반을 대고 누워 양손으로 아크바렐의 옆면을 잡는다. 양쪽 다리를 90°로 들어 올린다. (머리와 어깨는 매트에 지지하고, 척추는 아치에 지지한다.)
- 숨을 들이마시면서 프로그 자세를 취한다.
- 숨을 내쉬면서 발바닥굽힘하여 다리를 벌리고 대각선으로 무릎을 편다.
- 숨을 들이마시면서 다리를 붙인다.
- 숨을 내쉬면서 시작 자세로 돌아온다.
- 5회 반복한다. 반대 방향도 실시한다.

대상 근육

- 코어근육
- 엉덩관절 폄근 및 굽힘근
- 무릎관절 폄근 및 굽힘근

주의 사항

- 목과 어깨의 긴장을 피한다.
- 자세 유지를 강조한다.
- 협응성을 확인한다.
- 지구력을 강조한다.

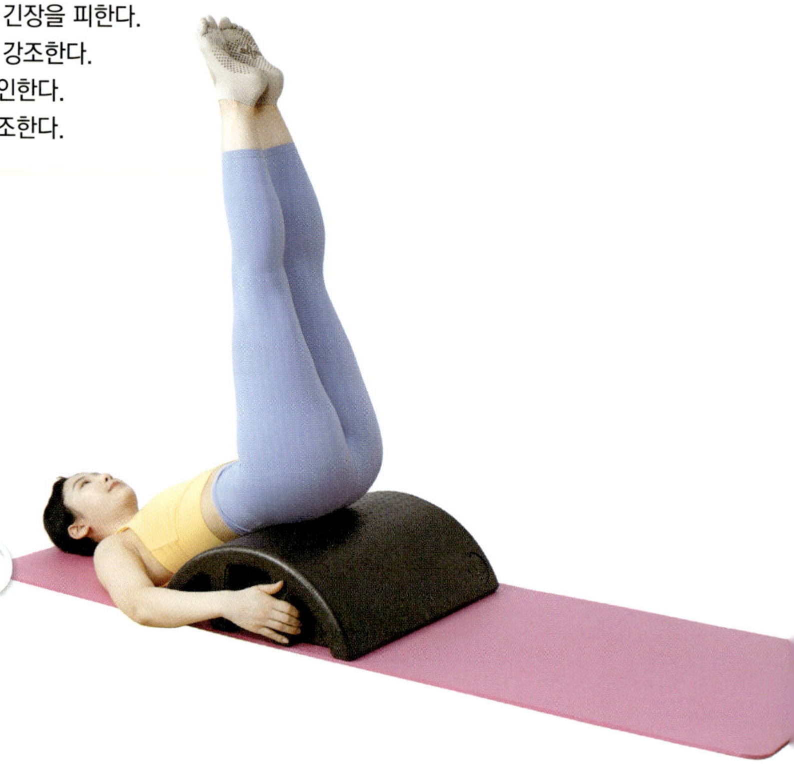

15 1

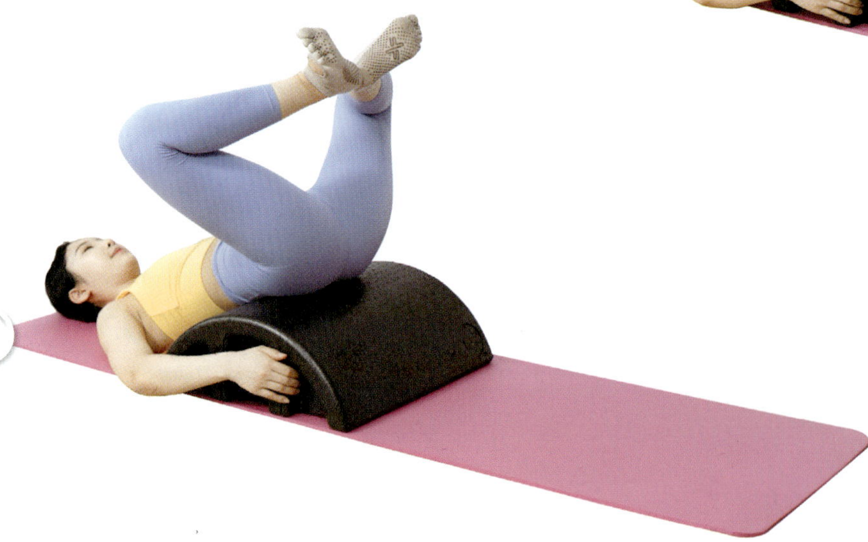

15 2

15 3

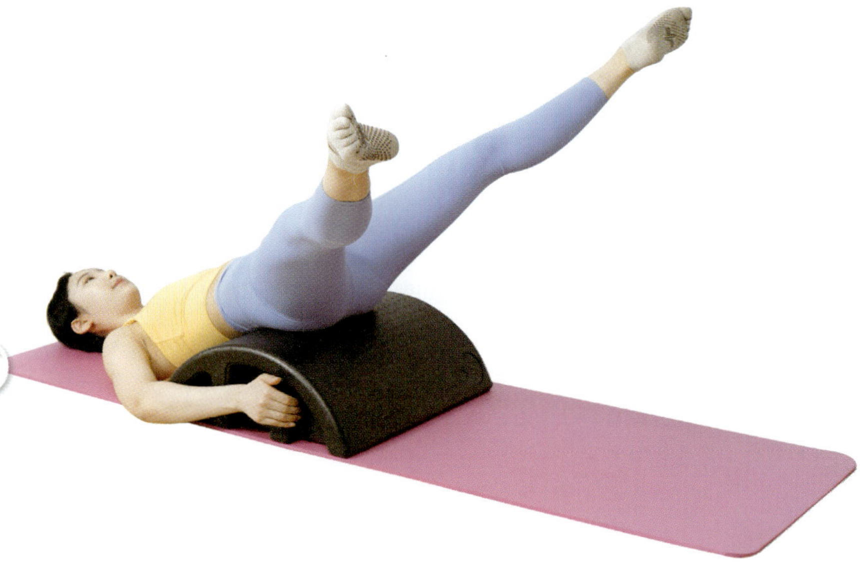

15 4

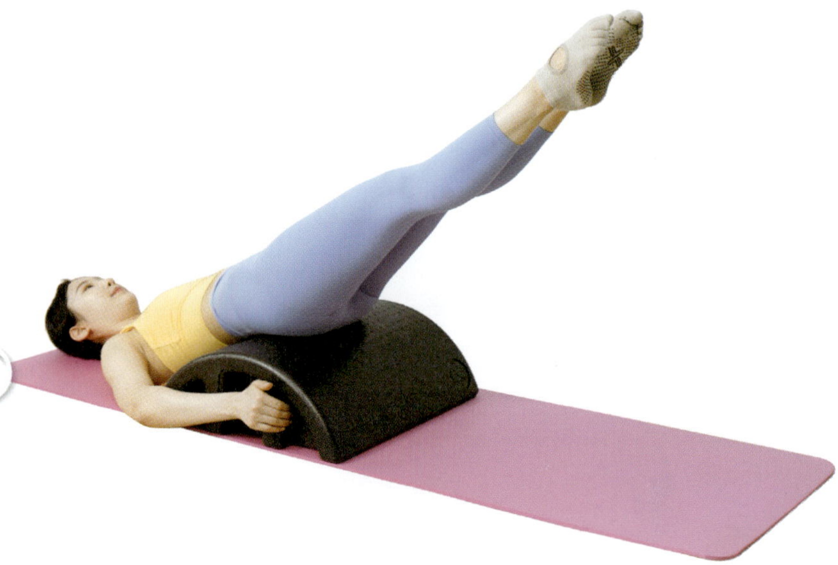

15 5

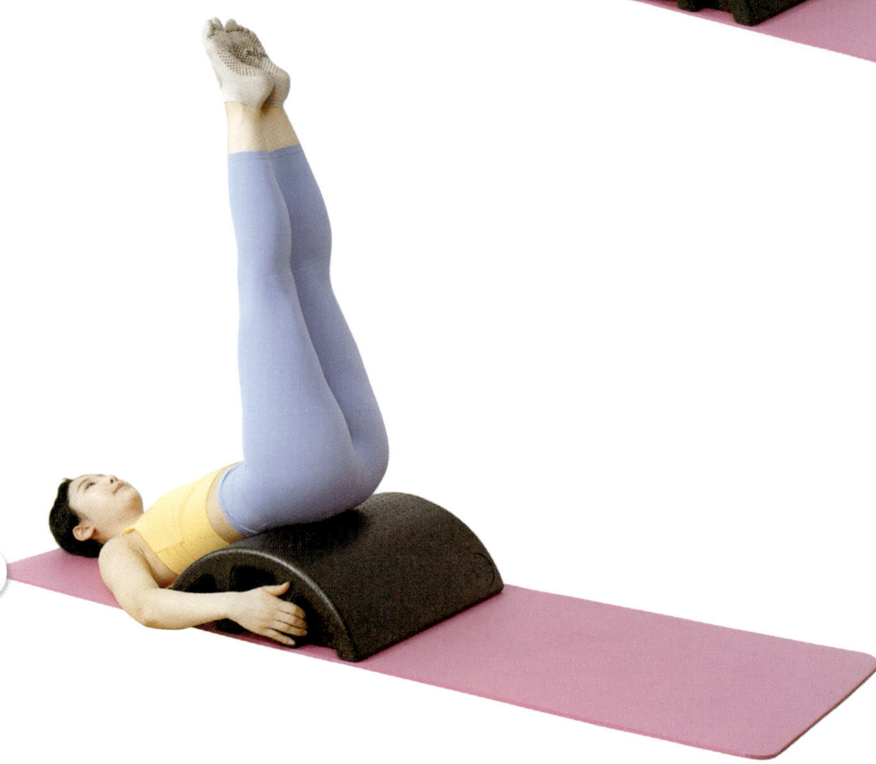

16 오블리크 캔-캔 Oblique can-cans

- 아크바렐 아치 위에 골반을 대고 누워 양손으로 아크바렐의 옆면을 잡는다. 양쪽 다리를 90°로 들어 올린다. (머리와 어깨는 매트에 지지하고, 척추는 아치에 지지한다.)
- 숨을 들이마시면서 무릎을 굽혀 엉덩이를 반돌림하고, 숨을 내쉬면서 무릎을 편한다.
- 숨을 들이마시면서 무릎을 굽힘하고 반대 방향도 실시한다.
- 5회 반복한다. 시작 자세로 돌아온다.

대상 근육

- 코어근육
- 엉덩관절 폄근 및 굽힘근
- 무릎관절 폄근 및 굽힘근

주의 사항

- 목과 어깨의 긴장을 피한다.
- 자세 유지를 강조한다(과도한 돌림은 피한다).
- (제한 범위 내에서) 척추 돌림을 확인한다.

16 1

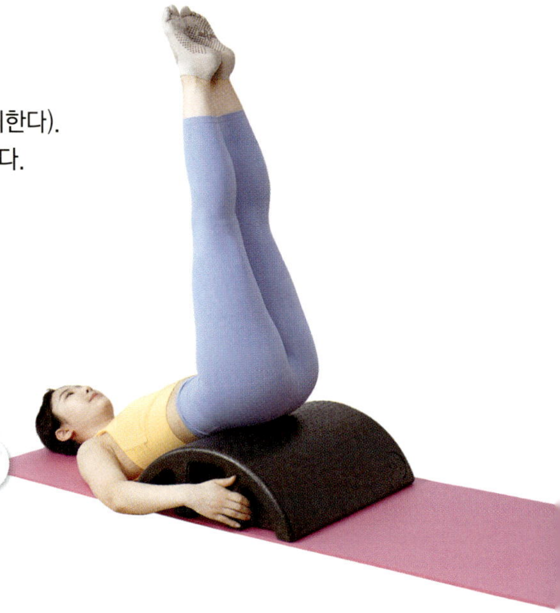

16 2

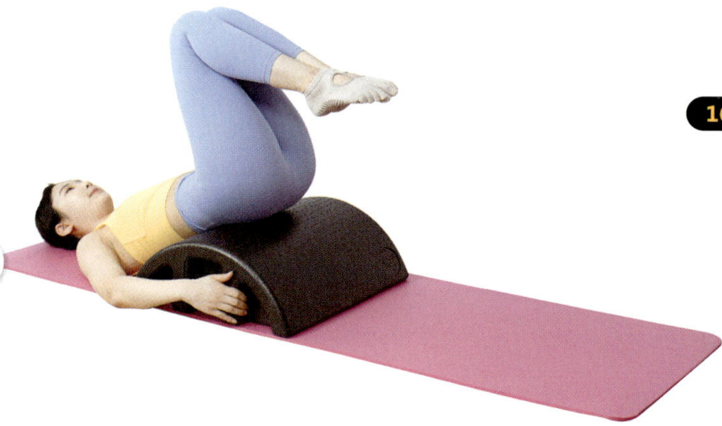

16 3

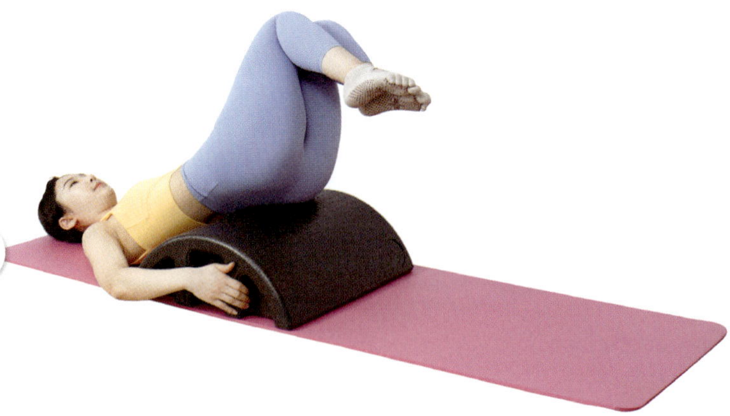

16 4

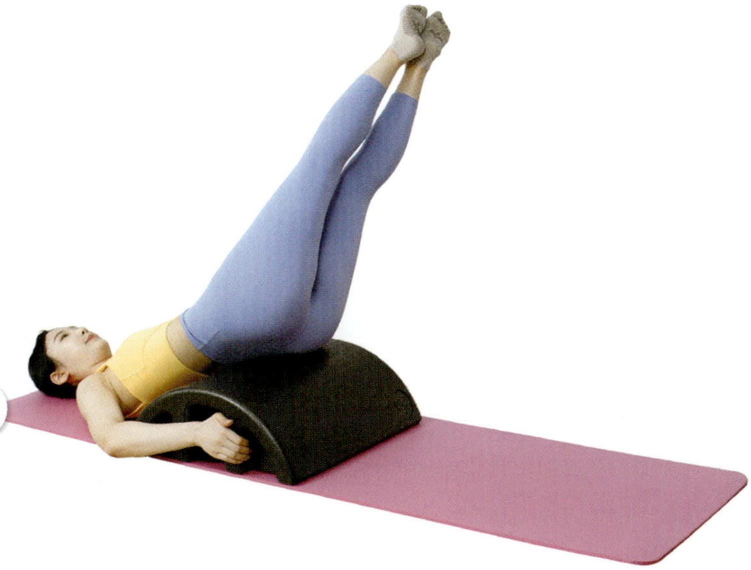

16 5

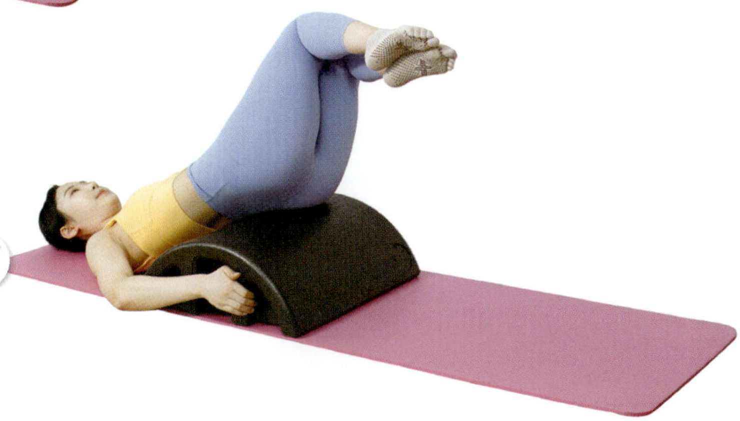

16 6

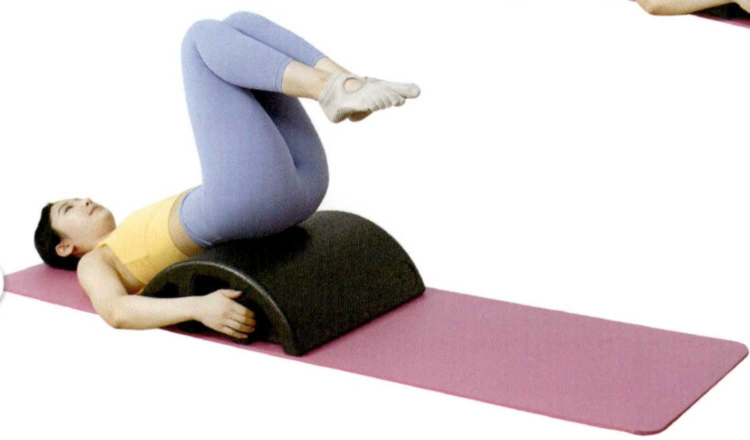

16 7

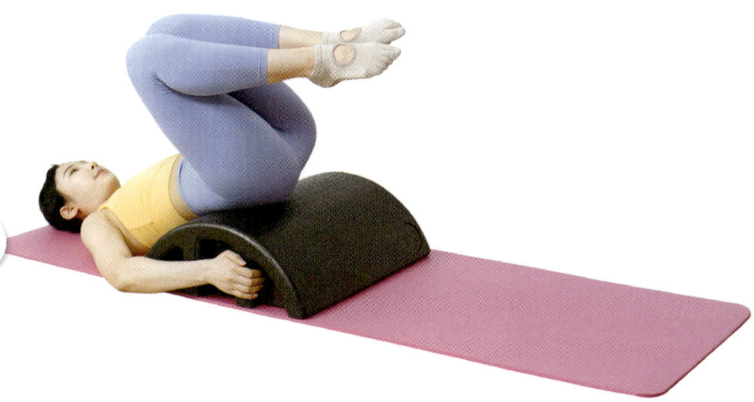

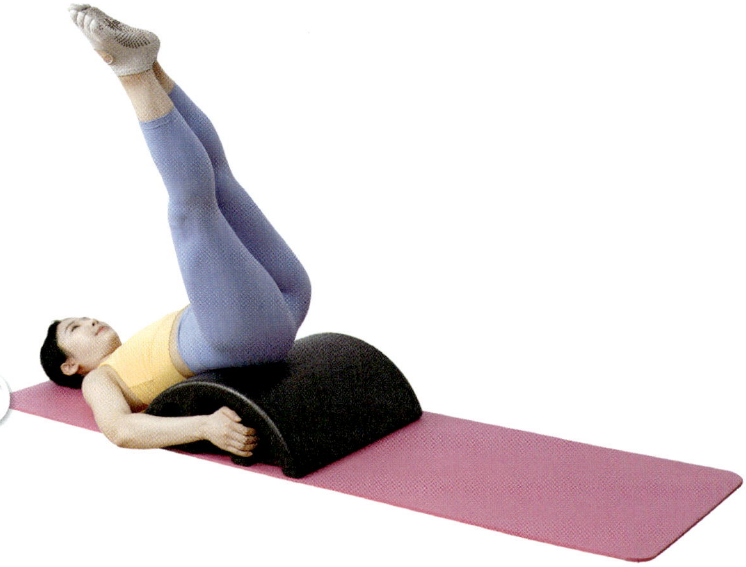

16 8

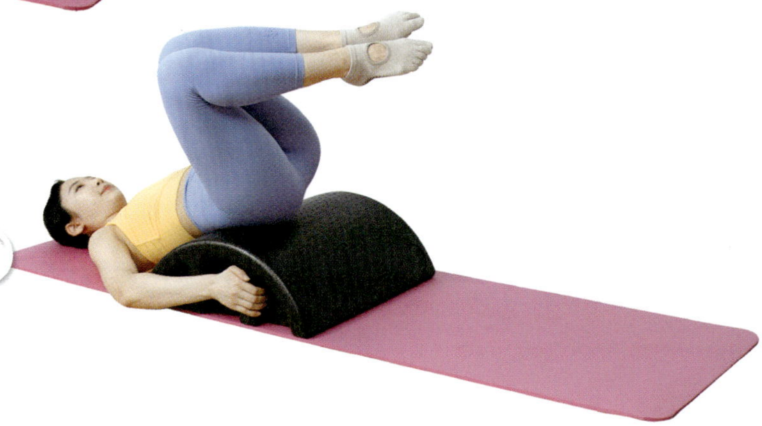

16 9

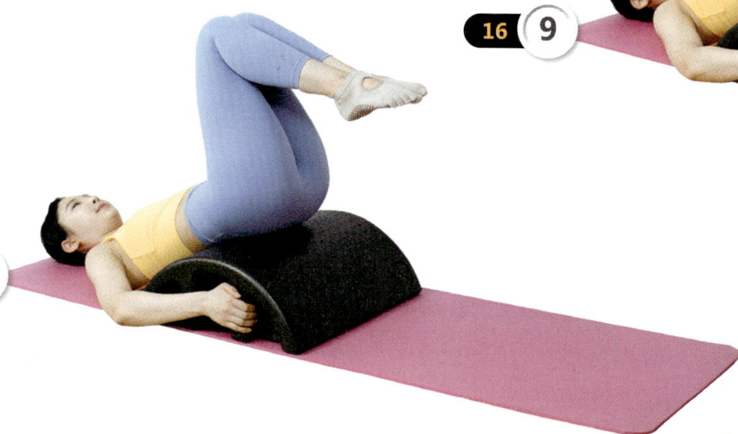

16 10

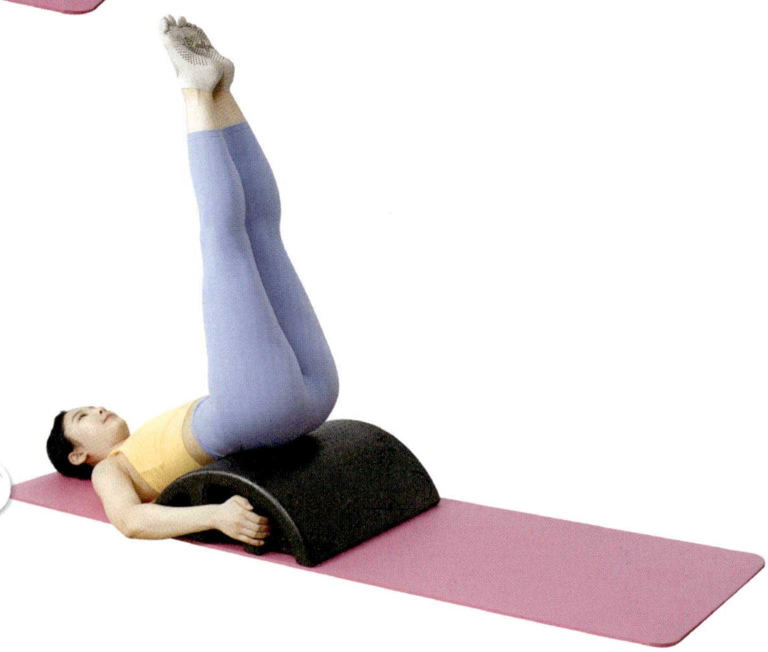

16 11

17 스파인 롤 Spine rolls

- 아크바렐 아치 위에 골반을 대고 누워 양손으로 아크바렐의 옆면을 잡는다. 양쪽 다리를 90°로 들어 올린다. (머리와 어깨는 매트에 지지하고, 척추는 아치에 지지한다).
- 엉덩관절을 굽힘하여 다리를 머리 뒤로 넘겨서 발을 바닥에 닿게 한다.
- 숨을 내쉬면서 다리를 벌려 원을 그리면서 시작 자세로 돌아온다.
- 5회 반복한다.

대상 근육

- 코어근육
- 엉덩관절 폄근 및 굽힘근
- 척추세움근

주의 사항

- 목과 어깨의 긴장을 피한다.
- 자세 유지를 강조한다.
- 척추 분절의 가동성을 확인한다.

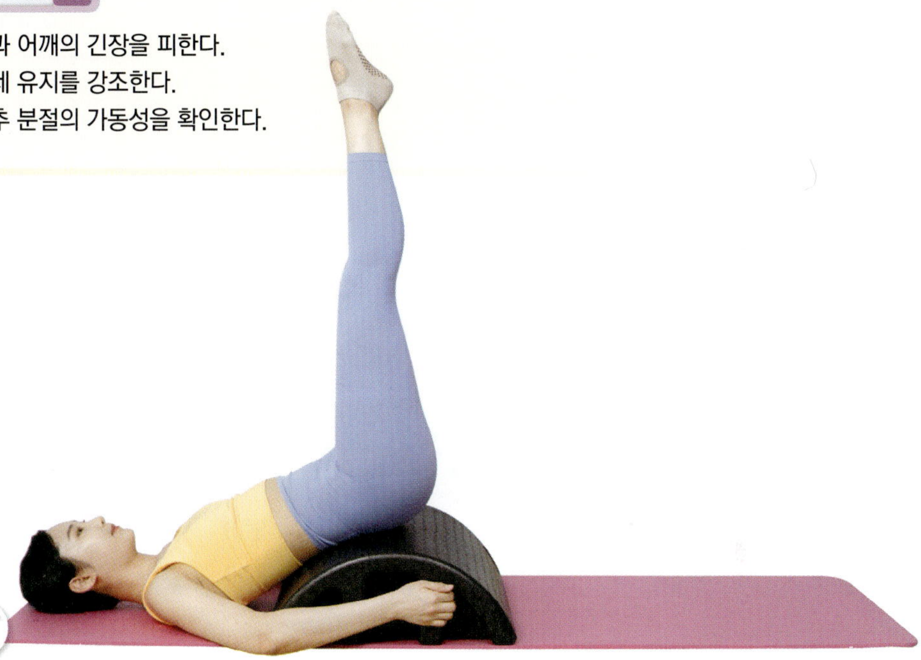

17 1

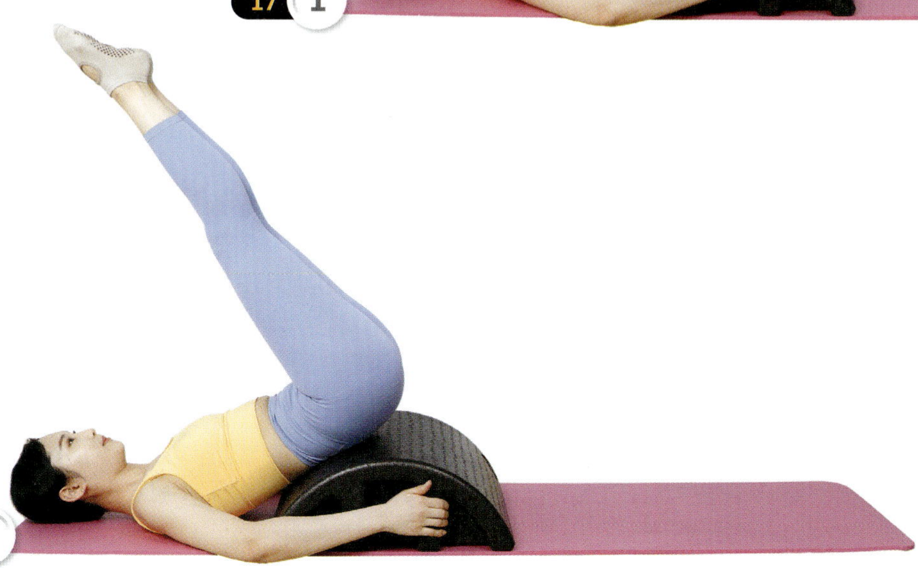

17 2

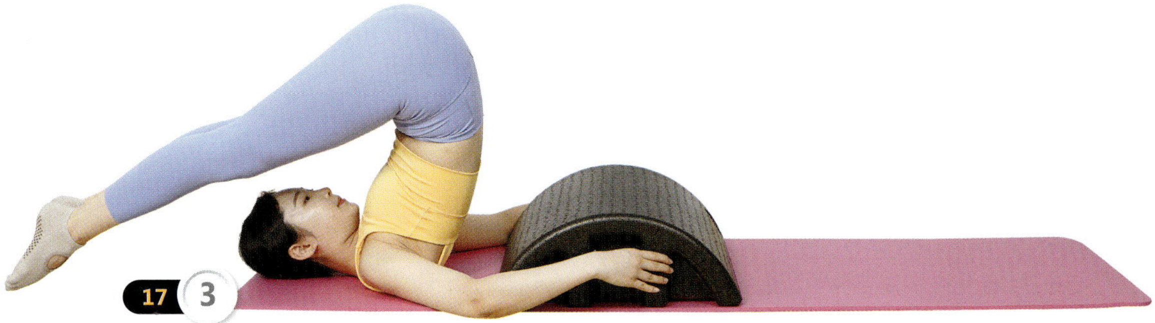

17 3

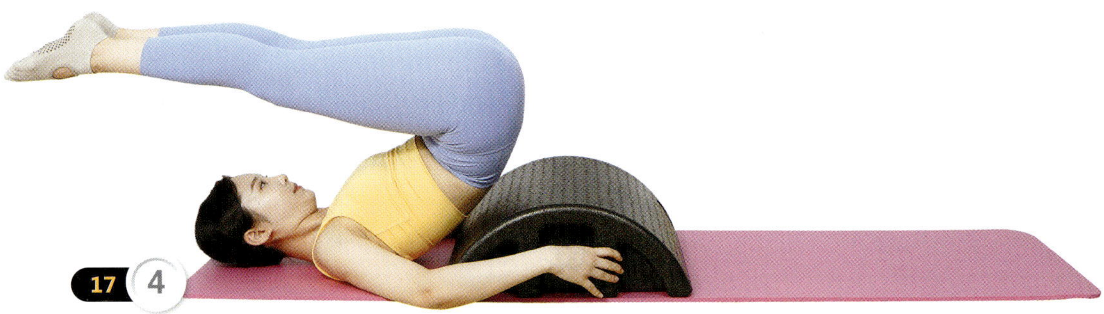

17 4

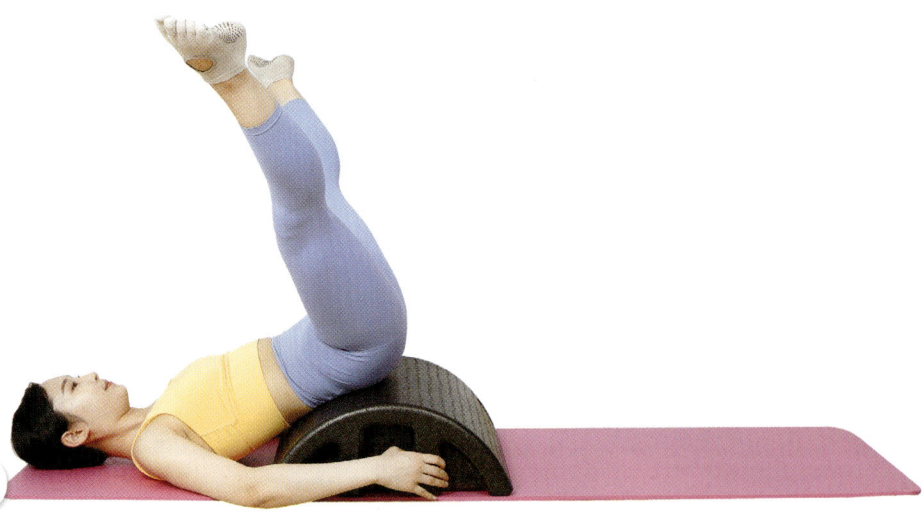

17 5

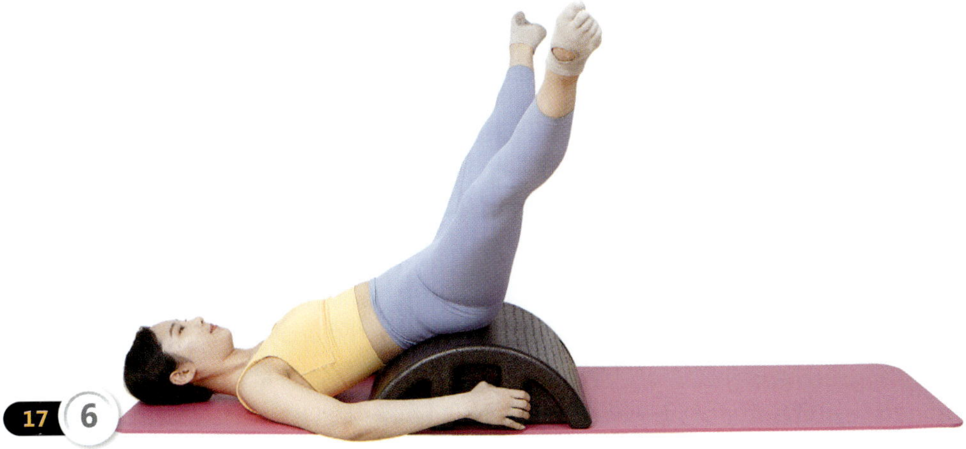
17 6

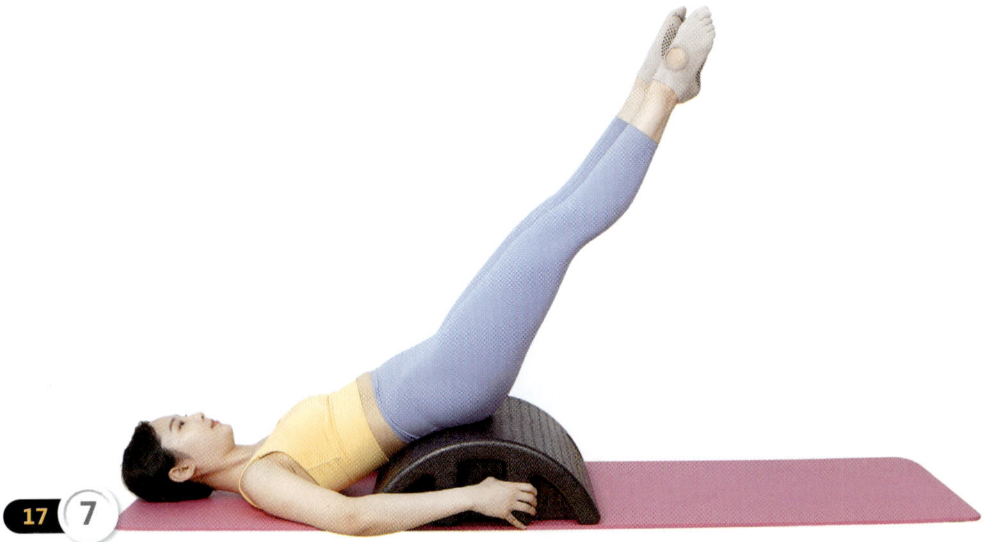
17 7

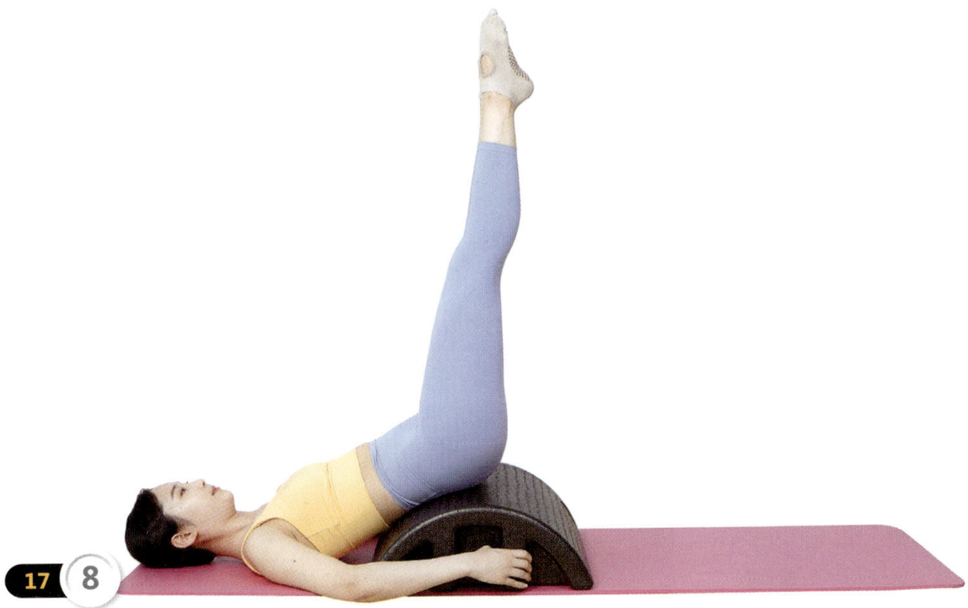
17 8

18 숄더 브릿지 Shoulder bridge

- 양발을 매트 위에 놓고 정렬하여 아크바렐 아치 위에 눕는다(브릿지 자세).
- 숨을 들이마시고 내쉬면서 다리를 들어 올려 무릎을 편다.
- 숨을 들이마시고 내쉬면서 발등굽힘하여 다리를 내린다.
- 숨을 들이마시고 내쉬면서 발바닥굽힘하여 다리를 올린다.
- 숨을 들이마시고 내쉬면서 무릎굽힘하여 시작 자세로 돌아온다.
- 5회 반복한다. 반대 방향도 실시한다.

대상 근육

- 코어근육
- 엉덩관절 폄근 및 굽힘근
- 무릎관절 폄근 및 굽힘근

주의 사항

- 목과 어깨의 긴장을 피한다.
- 자세 유지를 강조한다.
- 협응력을 확인한다.
- 엉덩관절과 무릎관절의 가동성을 확인한다.

18 1

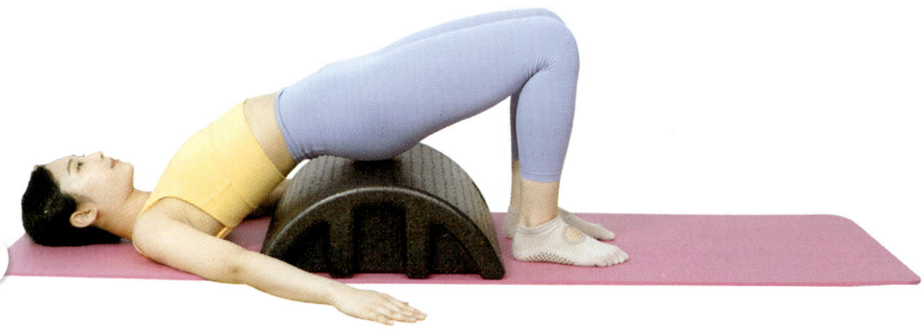

18 2

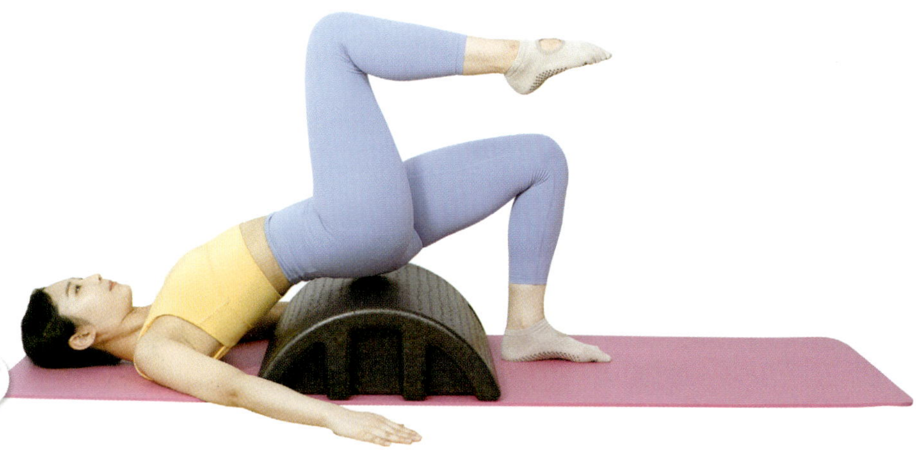

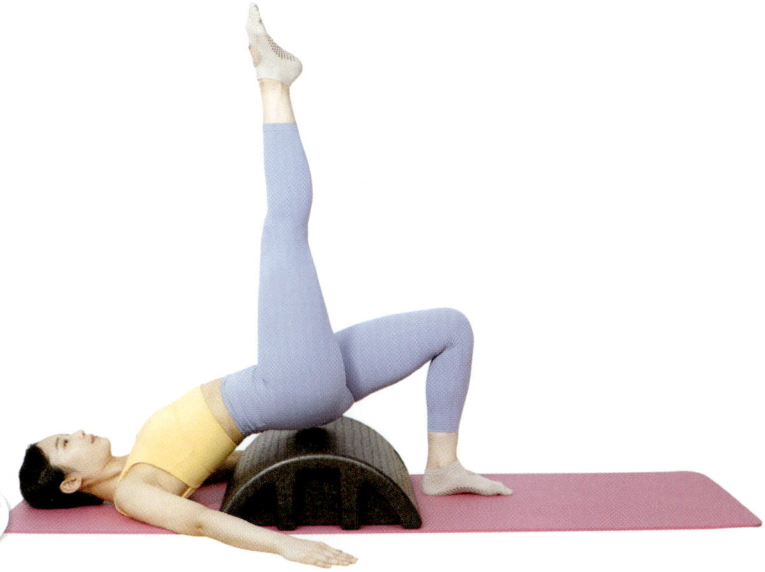

18 3

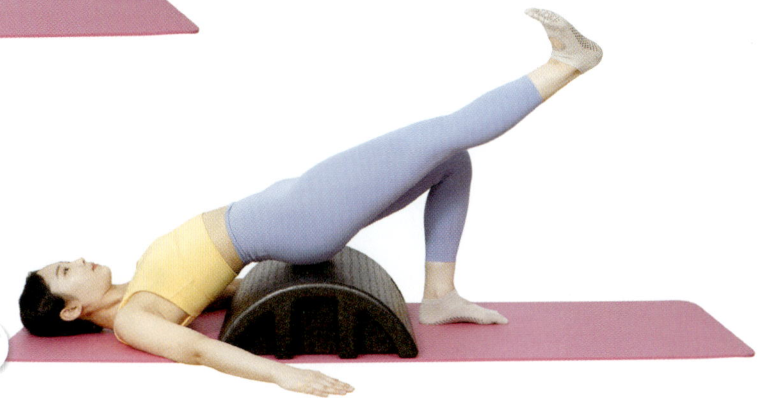

18 4

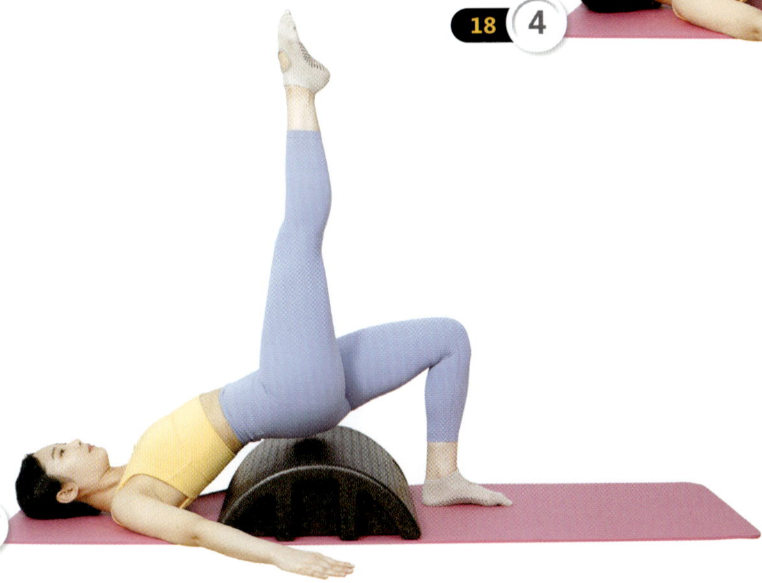

18 5

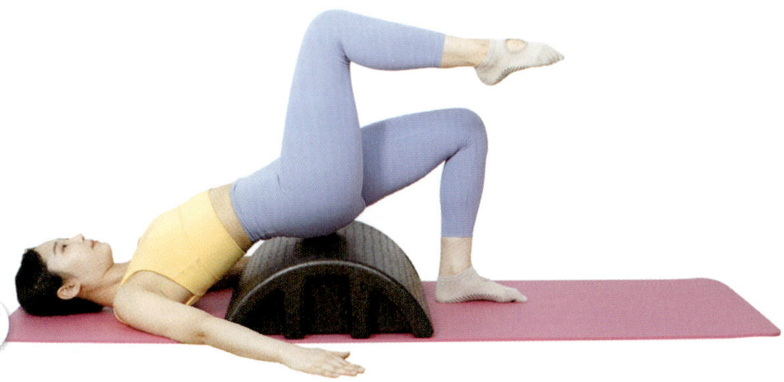

18 6

18 7

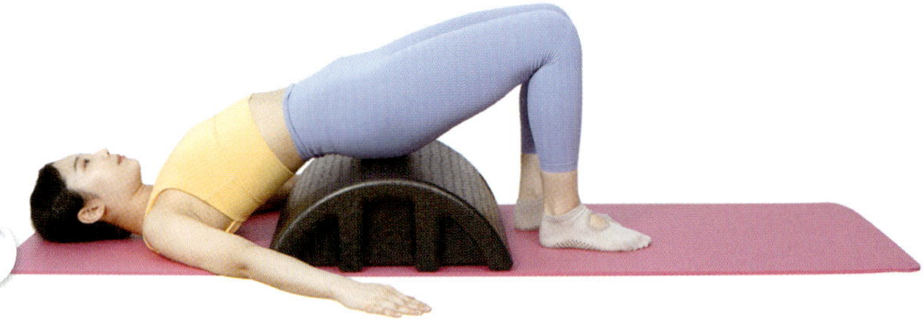

18 8

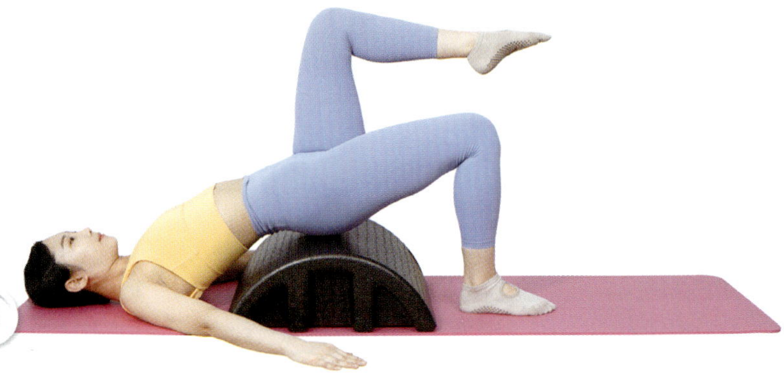

18 9

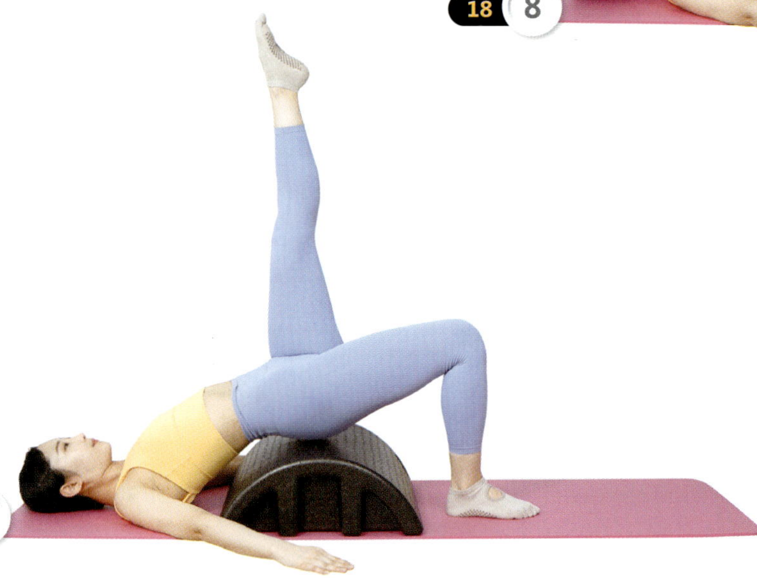

18 10

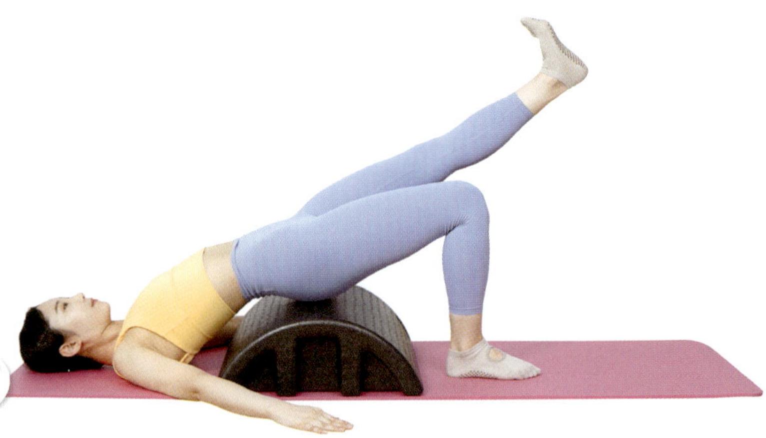

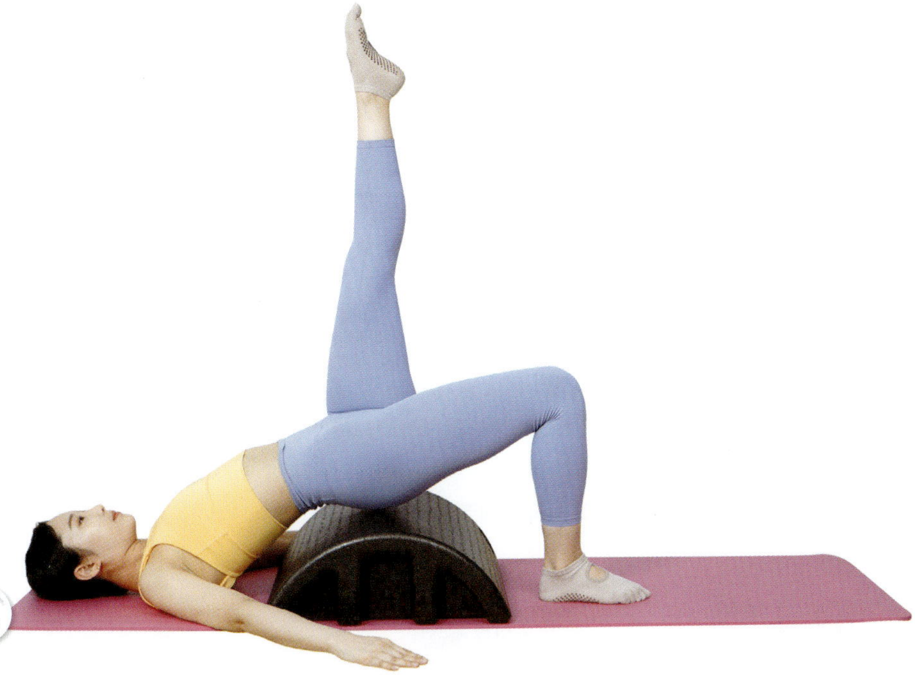

18 11

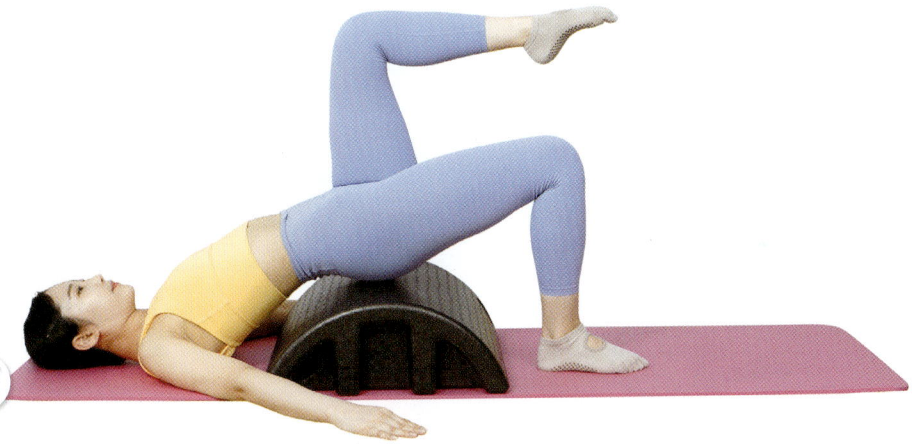

18 12

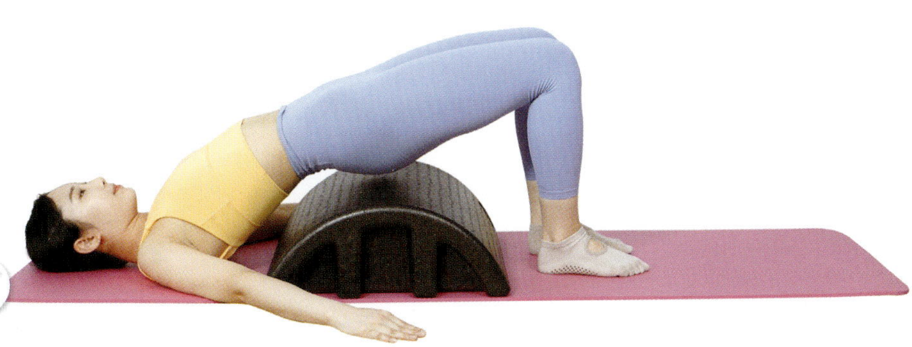

18 13

19 콕스크루 Corkscrew

- 아크바렐 아치 위에 골반을 대고 누워 양손으로 아크바렐의 옆면을 잡는다. 양쪽 다리를 90°로 들어 올린다. (머리와 어깨는 매트에 지지하고, 척추는 아치에 지지한다.)
- 엉덩관절을 굽힘하여 다리를 머리 뒤로 넘겨서 60~70°를 유지한다.
- 숨을 내쉬면서 다리와 엉덩이를 S자를 그리면서 내려온다.
- 숨을 들이마시면서 자세를 유지한다.
- 숨을 내쉬면서 반원을 그리며 시작 자세로 돌아온다.
- 5회 반복한다.

대상 근육

- 코어근육
- 엉덩관절 폄근 및 굽힘근
- 척추세움근

주의 사항

- 목과 어깨의 긴장을 피한다.
- 자세 유지를 강조한다.
- 협응성을 확인한다.
- 척추 분절의 가동성을 확인한다.

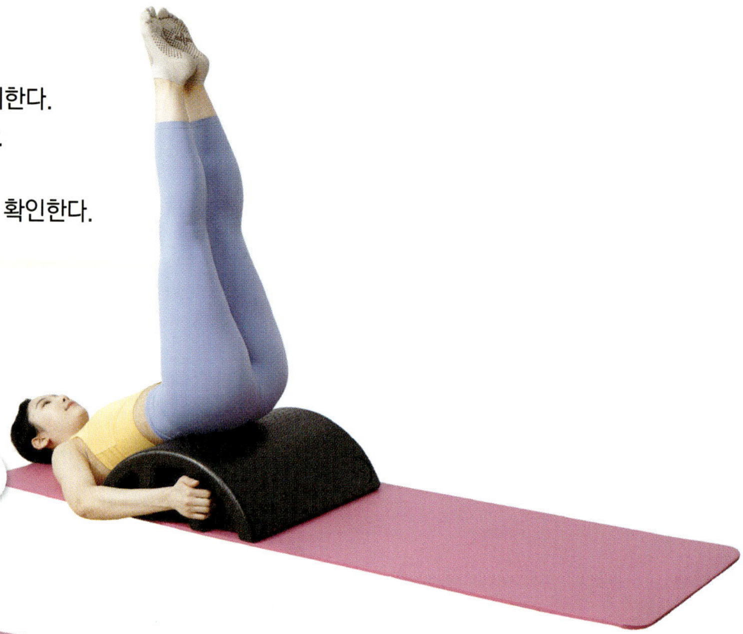

19 1

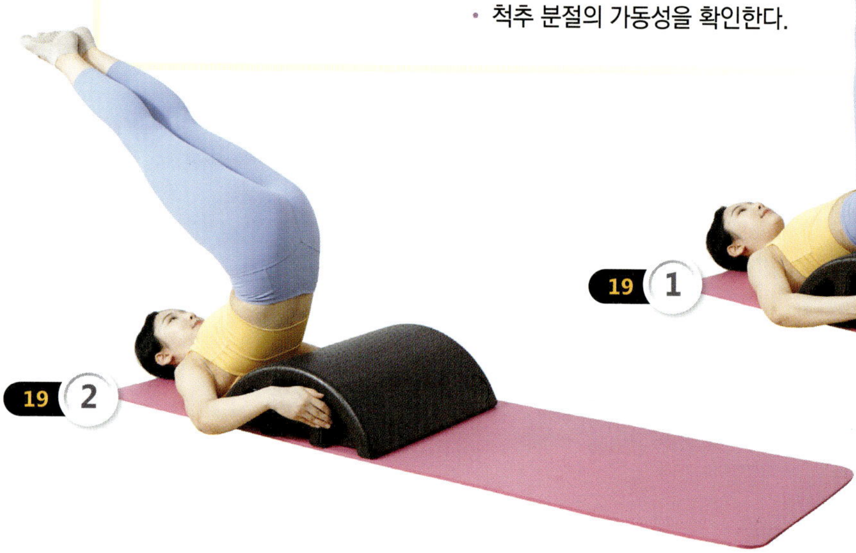

19 2

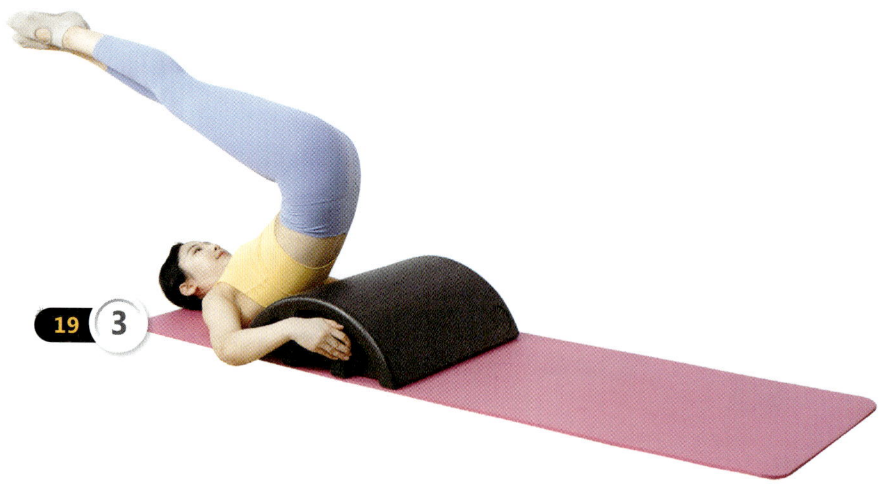

19 3

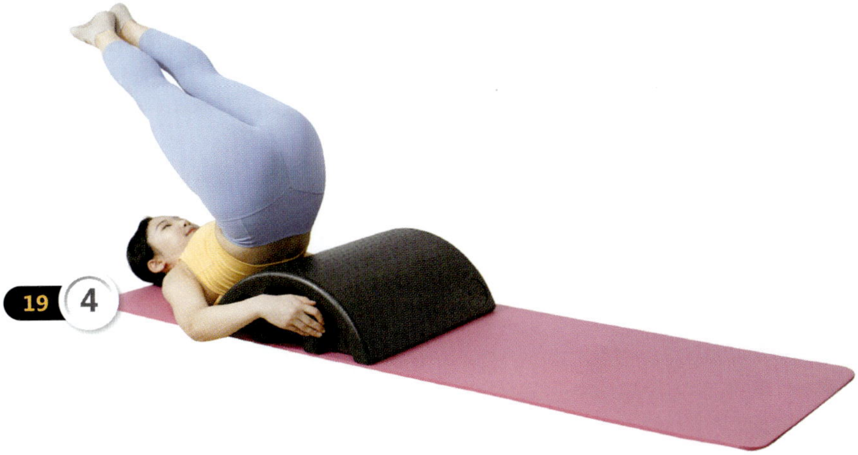
19 4

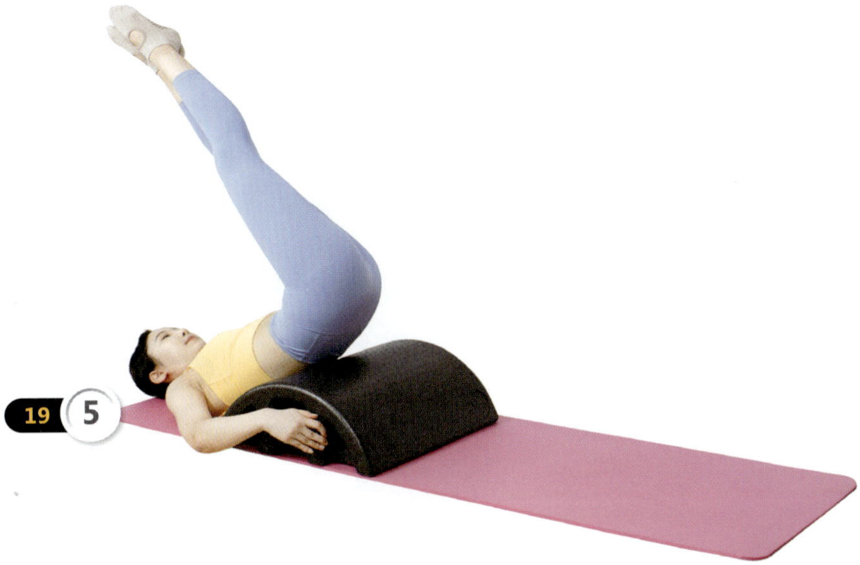
19 5

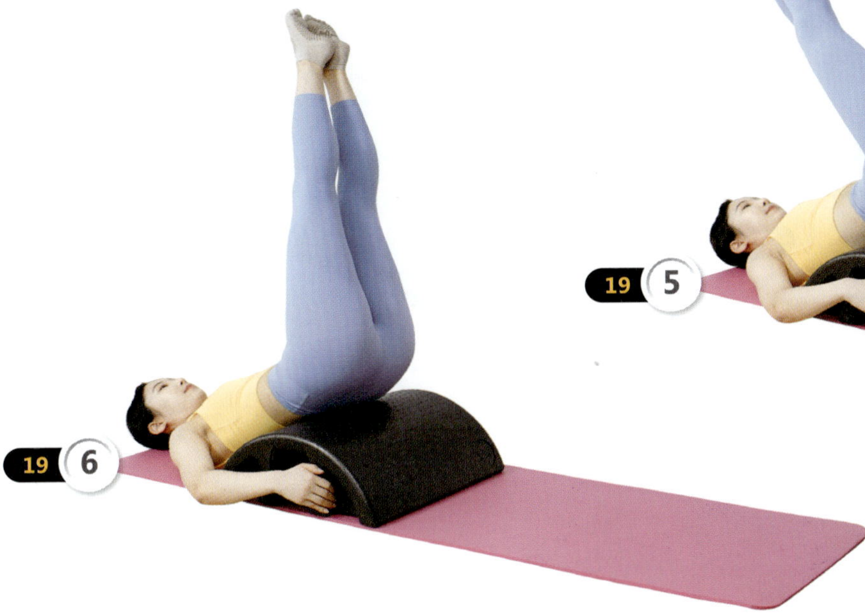
19 6

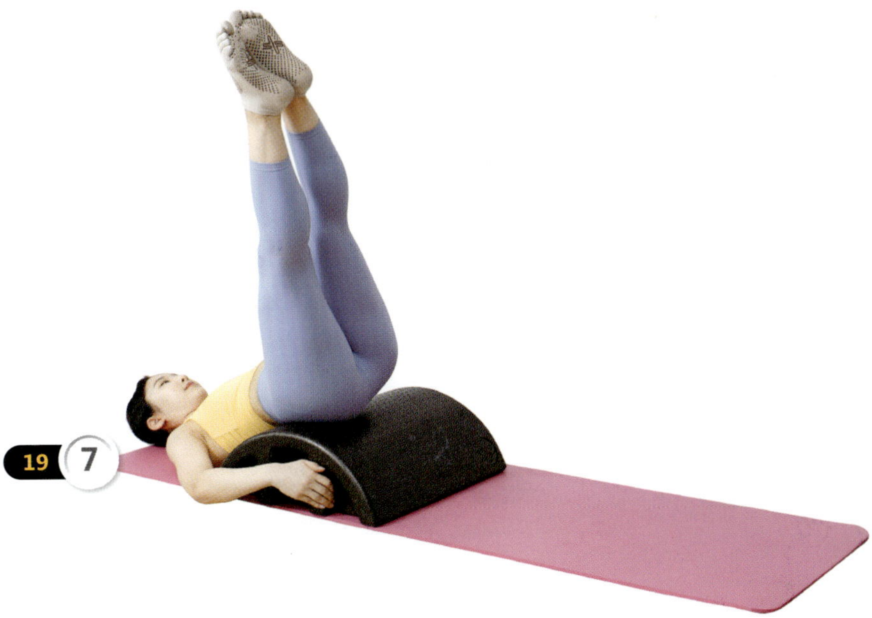
19 7

19 8

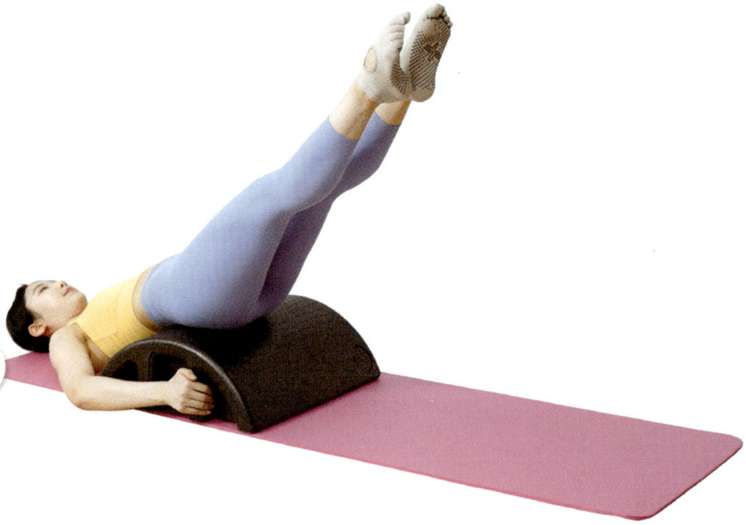

19 9

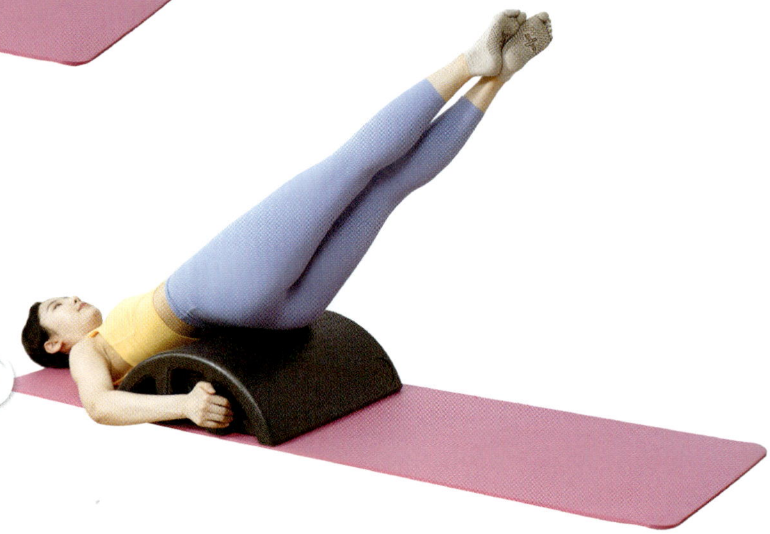

19 10

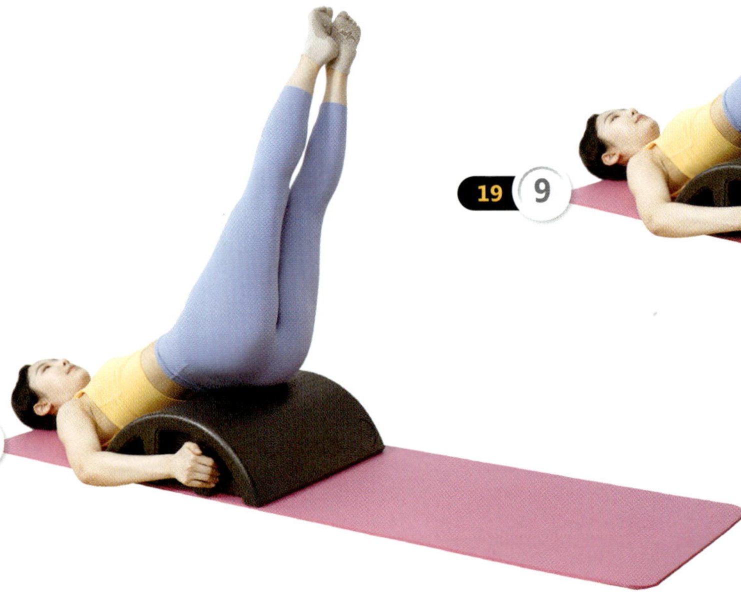

19 11

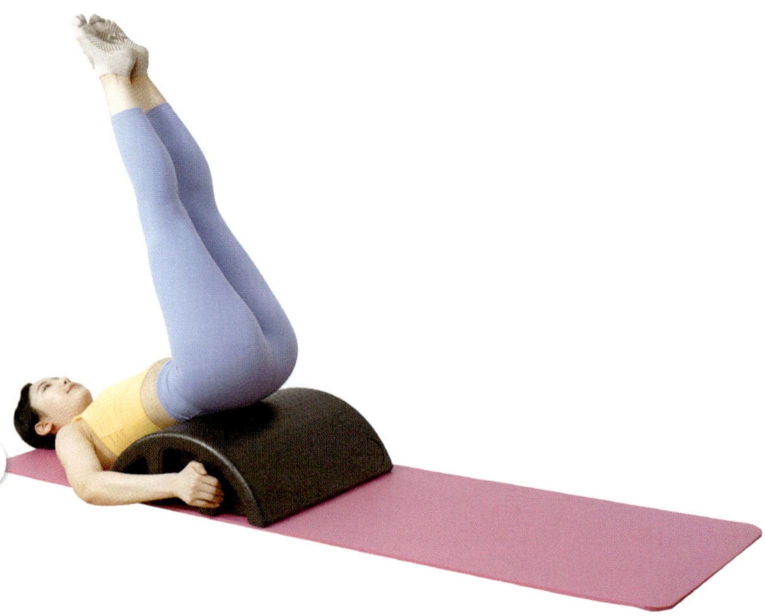

20 싱글 스트레이트 레그 스트레치 Singe straight leg stretch

- 엉덩이를 아크바렐 아치에 대고 누워 한쪽 무릎을 굽혀 양손으로 무릎을 잡는다.
- 숨을 내쉬면서 무릎을 펴하며 종아리를 잡는다.
- 숨을 들이마시면서 자세를 유지한다.
- 숨을 내쉬면서 다리를 교차한다.
- 10회 반복하고 시작 자세로 돌아온다.

대상 근육

- 코어근육
- 엉덩관절 폄근 및 굽힘근

주의 사항

- 운동하는 동안 발바닥굽힘을 유지한다.
- 다리의 정렬을 유지한다.

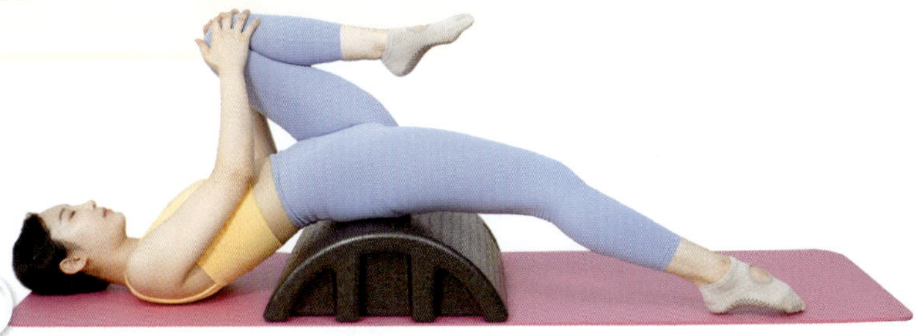

20 1

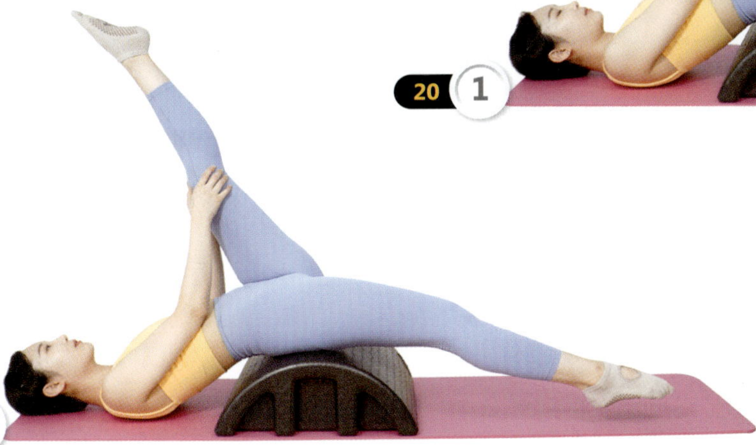

20 2

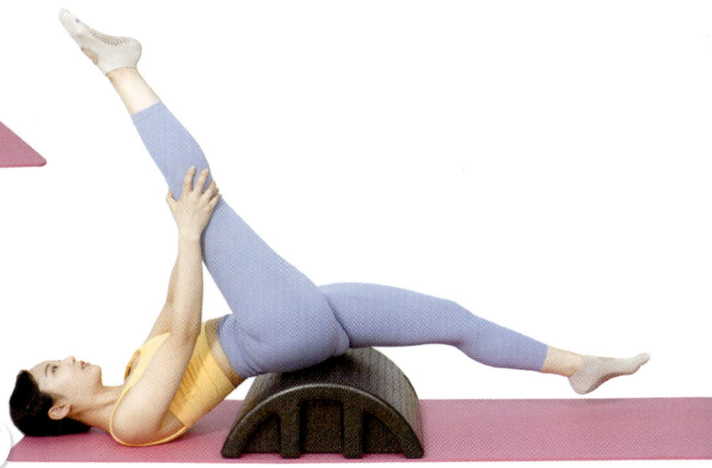

20 3

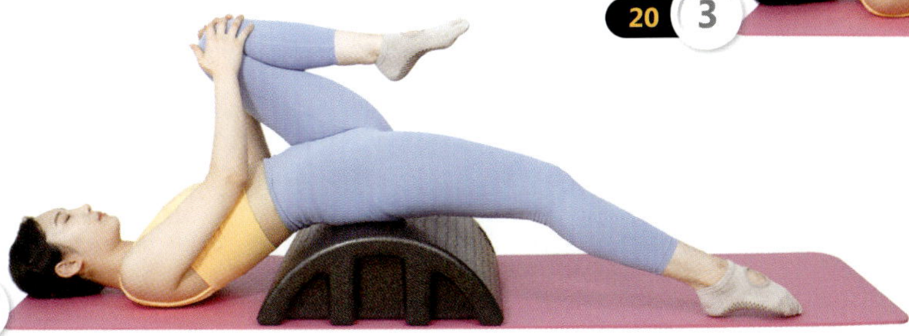

20 4

21 사이드 레그 리프트 Side leg lift

- 아크바렐 아치 위에 골반을 대고 팔꿈치를 바닥에 지지한 상태로 다리를 정렬하여 옆으로 눕는다.
- 숨을 내쉬면서 위쪽 다리를 들어 올리고, 숨을 들이마시면서 자세를 유지한다.
- 숨을 내쉬면서 시작 자세로 돌아온다.
- 10회 반복한다. 반대 방향도 실시한다.

대상 근육

- 코어근육
- 엉덩관절 모음근 및 벌림근
- 배바깥빗근
- 배속빗근
- 허리네모근

주의 사항

- 엉덩관절의 모음 및 벌림 운동에 집중한다.

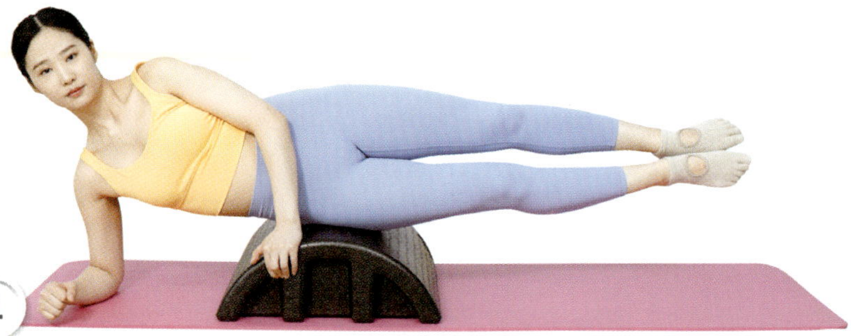
21 1

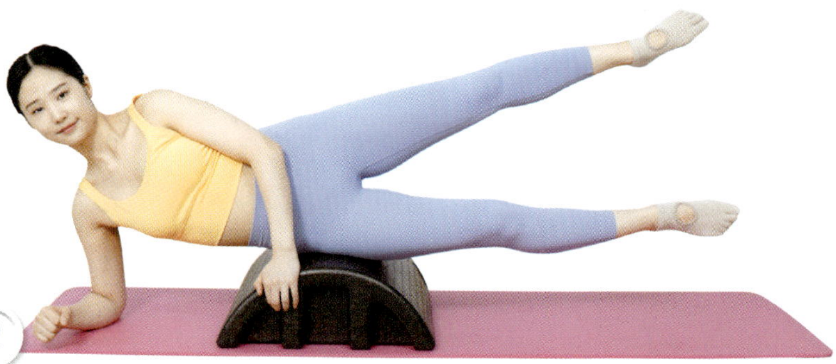
21 2

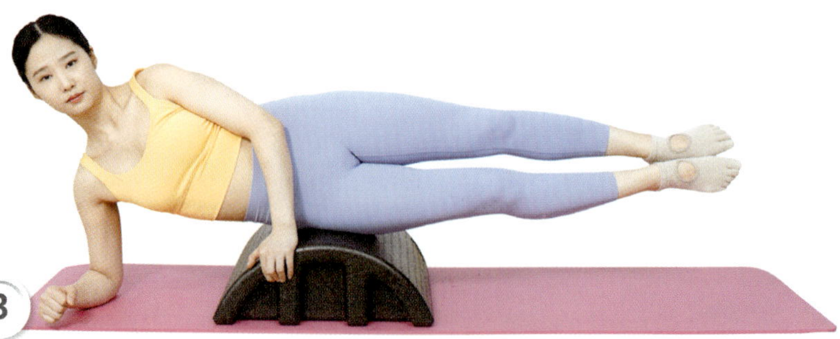
21 3

22 사이드 레그 시저 Side leg scissor

- 아크바렐 아치 위에 골반을 대고 팔꿈치를 바닥에 지지한 상태로 다리를 정렬하여 옆으로 눕는다.
- 숨을 내쉬면서 다리를 교차시킨다.
- 10회 반복한다. 시작 자세로 돌아온다.

대상 근육

- 코어근육
- 엉덩관절 폄근 및 굽힘근

주의 사항

- 코어의 안정성을 유지한다.
- 상체의 움직임을 최소화한다.

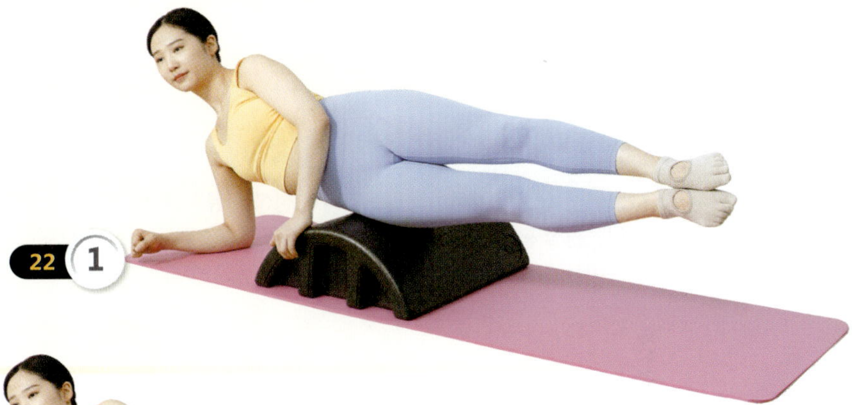

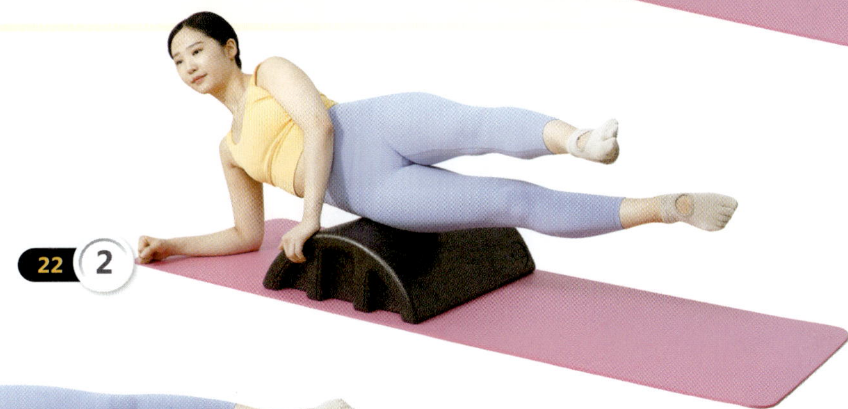

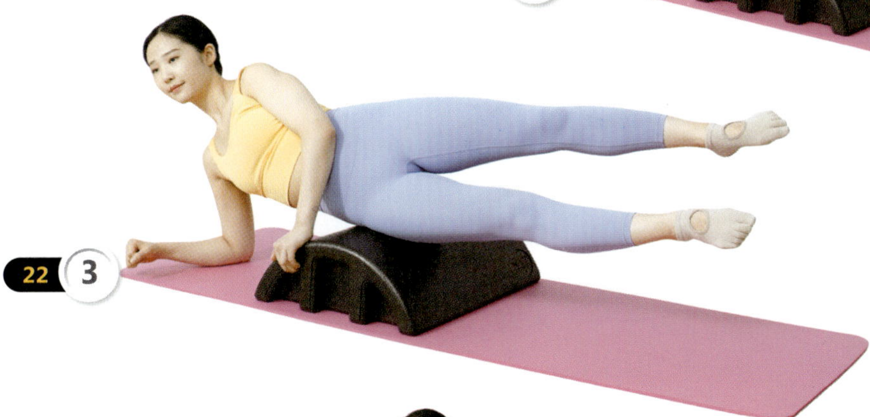

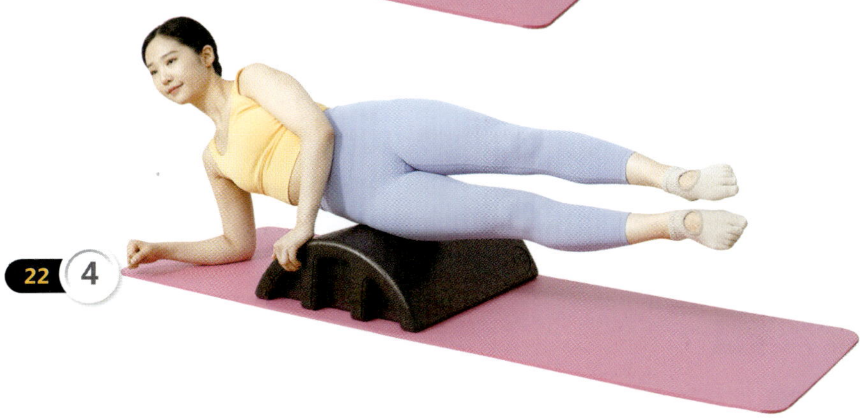

23 사이드 레그 스윙 Side leg swing

- 아크바렐 아치 위에 골반을 대고 팔꿈치를 바닥에 지지한 상태로 정렬하여 옆으로 눕는다.
- 숨을 내쉬면서 위쪽 다리를 천천히 앞으로 스윙한다.
- 숨을 들이마시면서 자세를 유지한다.
- 숨을 내쉬면서 시작 자세로 돌아온다.
- 10회 반복한다. 반대 방향도 실시한다.

대상 근육

- 코어근육
- 엉덩관절 폄근 및 굽힘근

주의 사항

- 코어의 안정성을 유지한다.
- 상체의 움직임 없이 운동(동작)한다.
- 다리의 정렬을 유지한다.

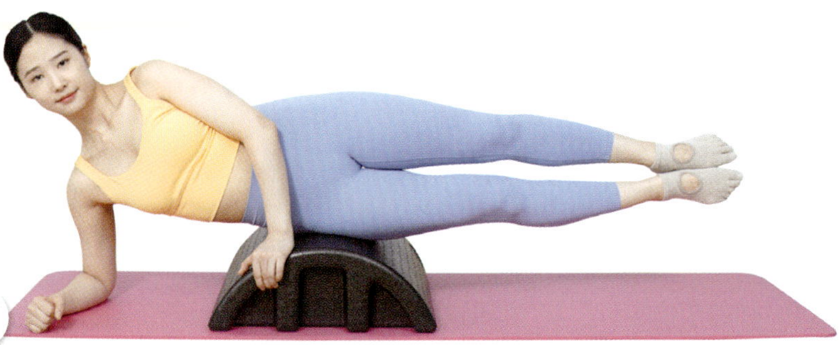

23 1

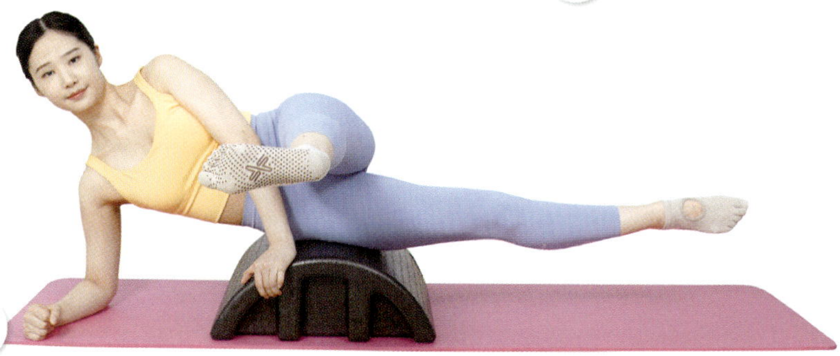

23 2

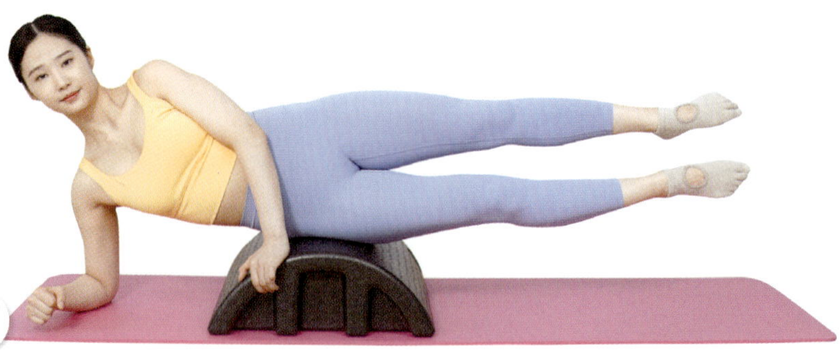

23 3

24 디벨로프 사이드 플랭크 Develop side plank

- 아크바렐 아치 위에 골반을 대고 팔꿈치를 바닥에 지지한 상태로 정렬하여 옆으로 눕는다.
- 숨을 내쉬면서 위쪽 다리를 발바닥굽힘하여 발끝을 몸 쪽으로 당기고 무릎을 위로 편다.
- 숨을 들이마시면서 자세를 유지하고, 숨을 내쉬면서 발등굽힘하여 시작 자세로 돌아온다.
- 10회 반복한다. 반대 방향도 실시한다.

대상 근육

- 코어근육
- 엉덩관절 폄근 및 굽힘근
- 무릎관절 폄근 및 굽힘근
- 배빗근
- 허리네모근

주의 사항

- 측면 자세의 정렬을 확인한다.
- 상체의 움직임을 최소화한다.
- 코어의 안정성을 유지한다.

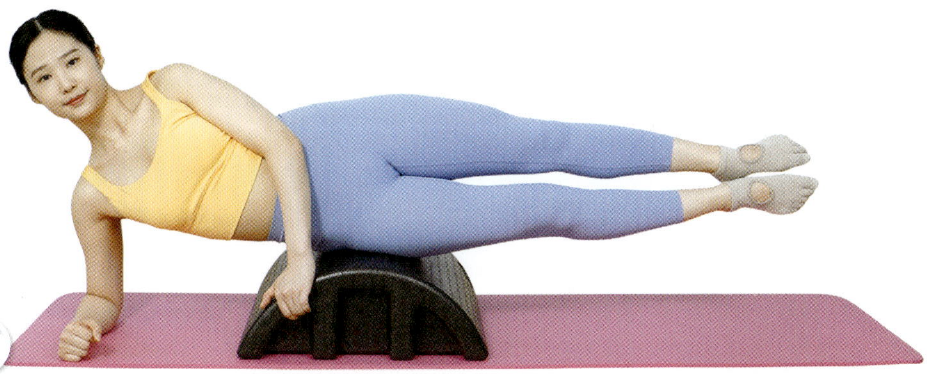

24 1

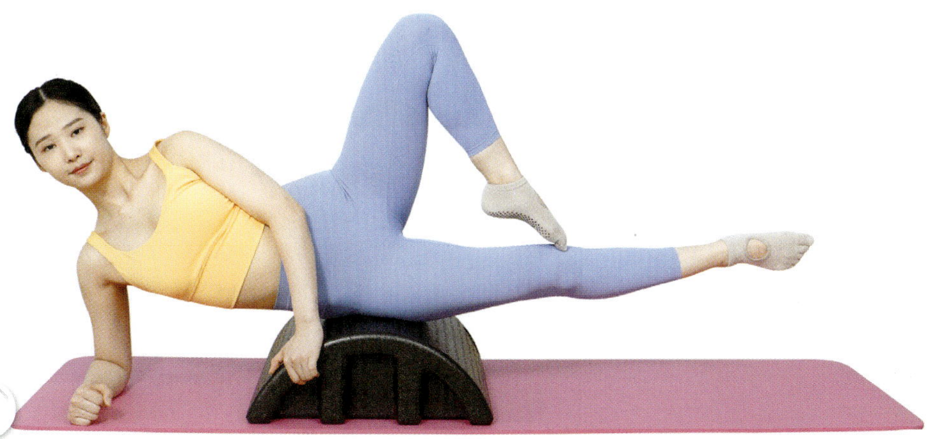

24 2

24 3

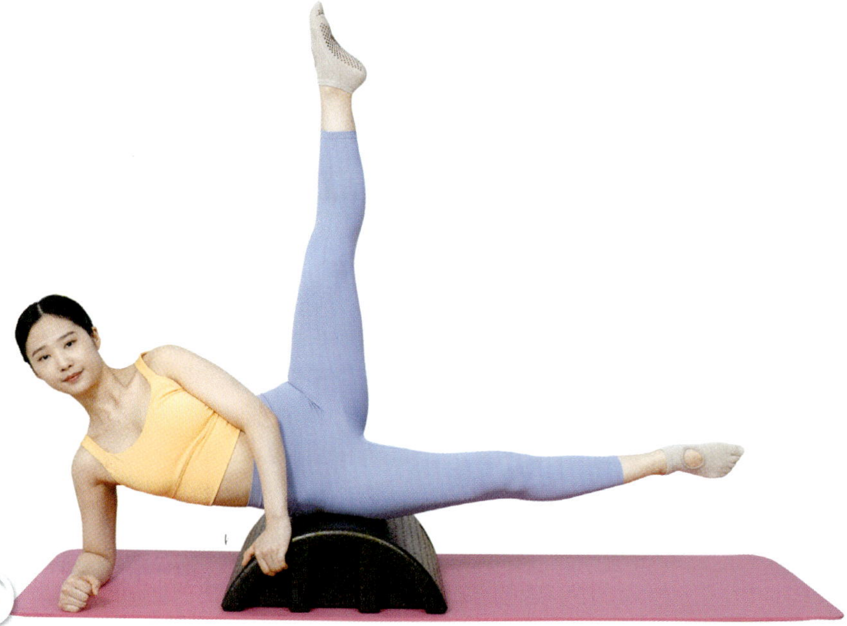

24 4

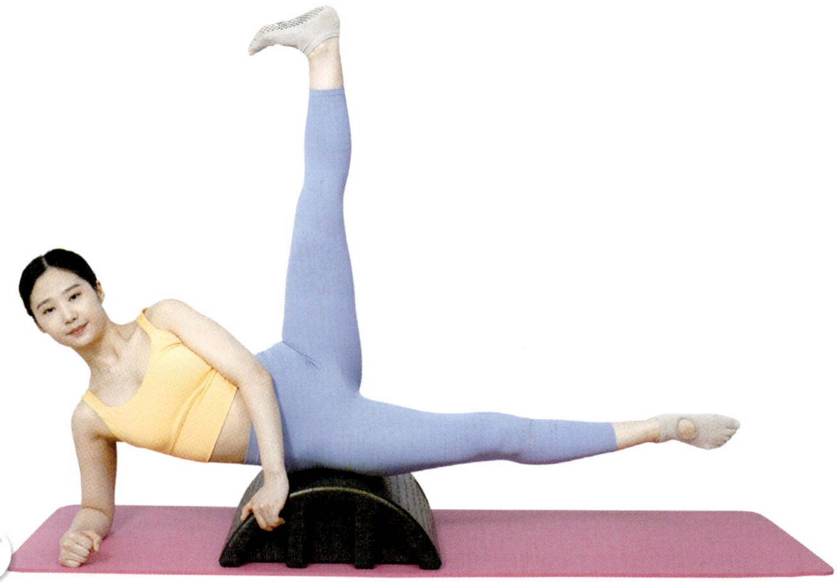

24 5

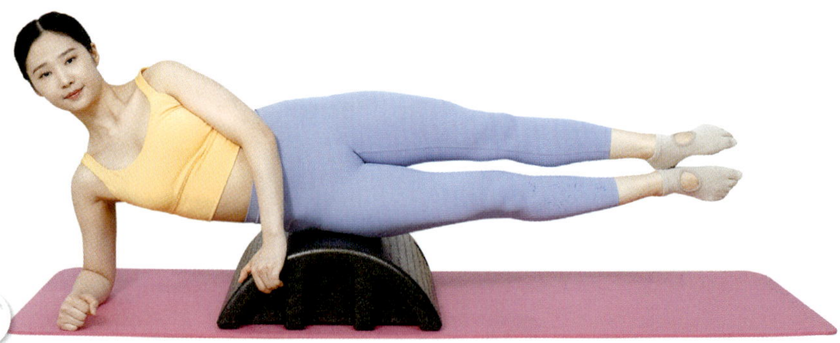

25 시팅 롤 다운 업 Sitting roll down up

- 아크바렐 끝에 무릎을 굽히고 앉아 양팔을 앞으로 한다.
- 숨을 내쉬면서 척추를 하나씩 아치에 내려놓는다.
- 숨을 들이마시면서 자세를 유지한다.
- 숨을 내쉬면서 턱을 당겨 척추를 하나씩 분절하면서 시작 자세로 돌아온다.
- 5회 반복한다.

대상 근육

- 코어근육
- 배곧은근
- 배가로근
- 배빗근
- 척추세움근

주의 사항

- 척추 분절을 확인한다.
- 다리의 정렬을 확인한다.

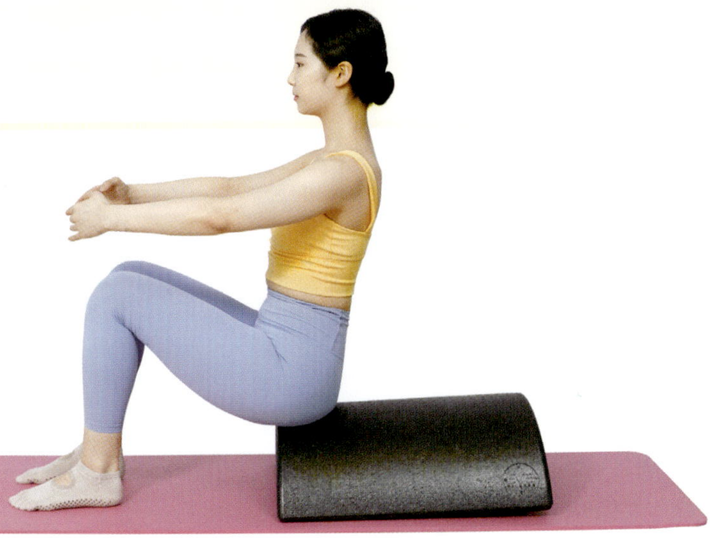

25 1

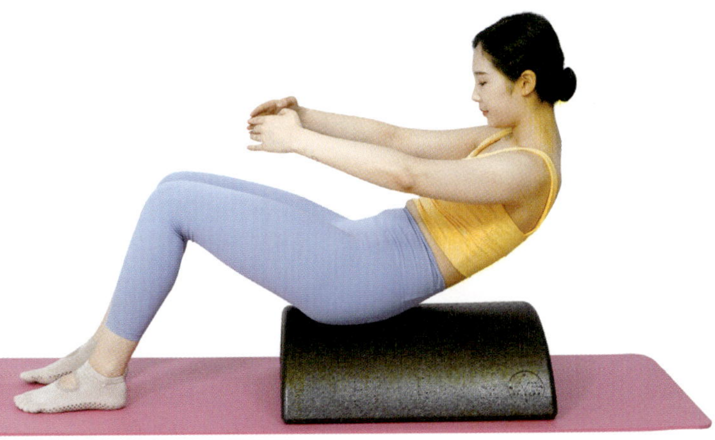

25 2

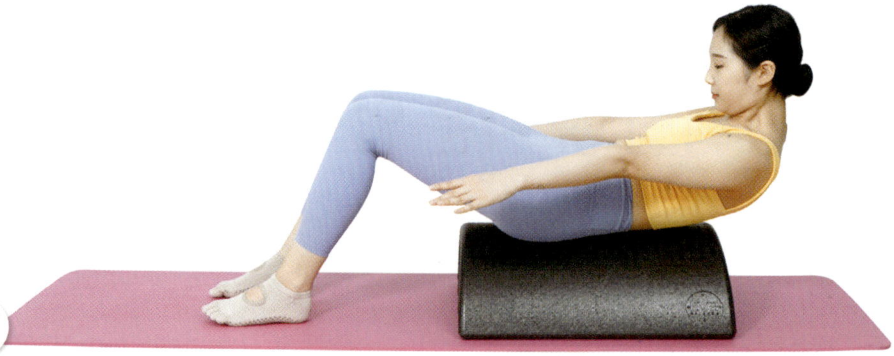

25 3

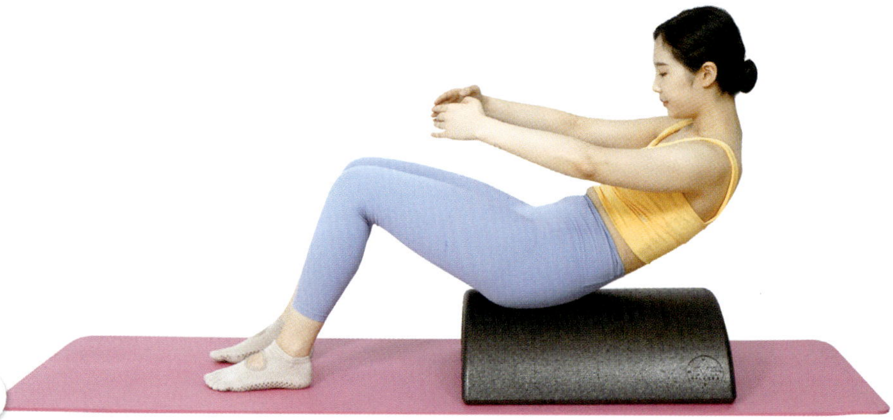

25 4

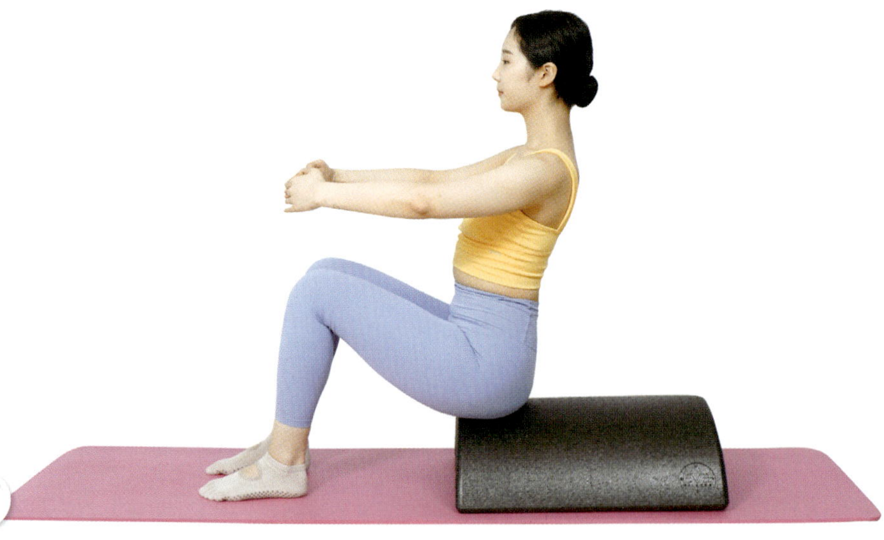

25 5

26 코어 시져 Core scissor

- 아크바렐 아치 위에 척추를 대고 눕는다. 다리는 90°로 들어 올리고 양손은 아크바렐의 옆면을 잡는다.
- 숨을 내쉬면서 다리를 교차시킨다.
- 10회 반복한다.
- 시작 자세로 돌아온다.

대상 근육

- 코어근육
- 엉덩관절 폄근 및 굽힘근
- 척추안정근
- 배가로근
- 배곧은근
- 배속빗근
- 배바깥빗근

주의 사항

- 중립 척추를 유지한다.
- 무릎의 폄을 유지한다.

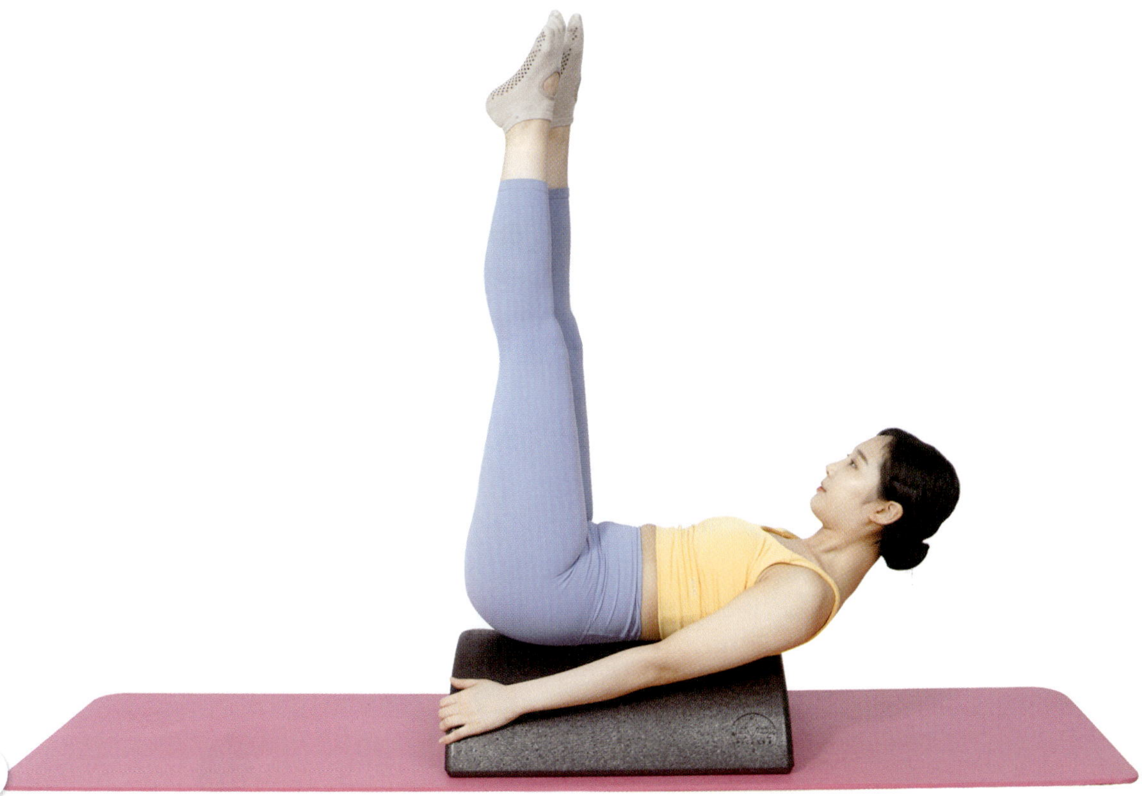

26 1

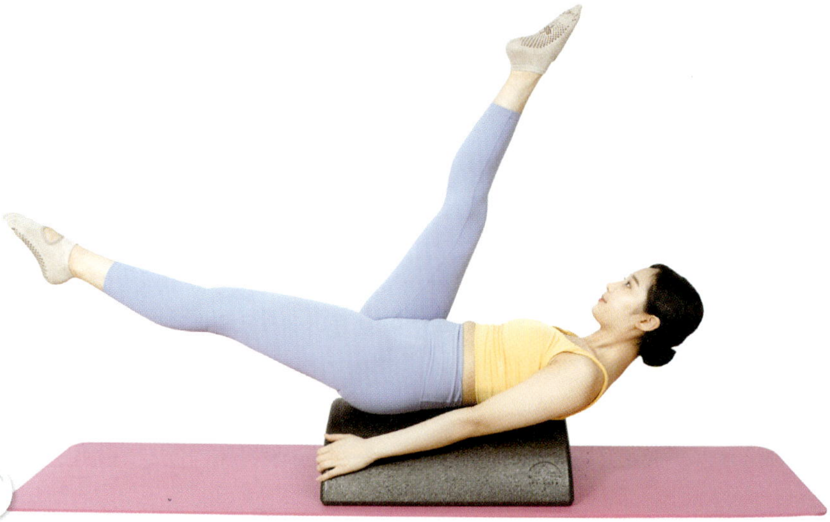

26 2

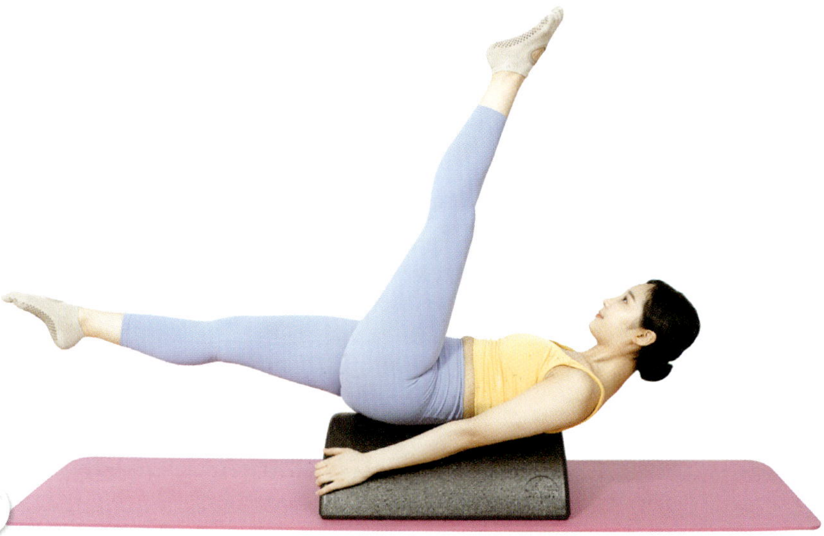

26 3

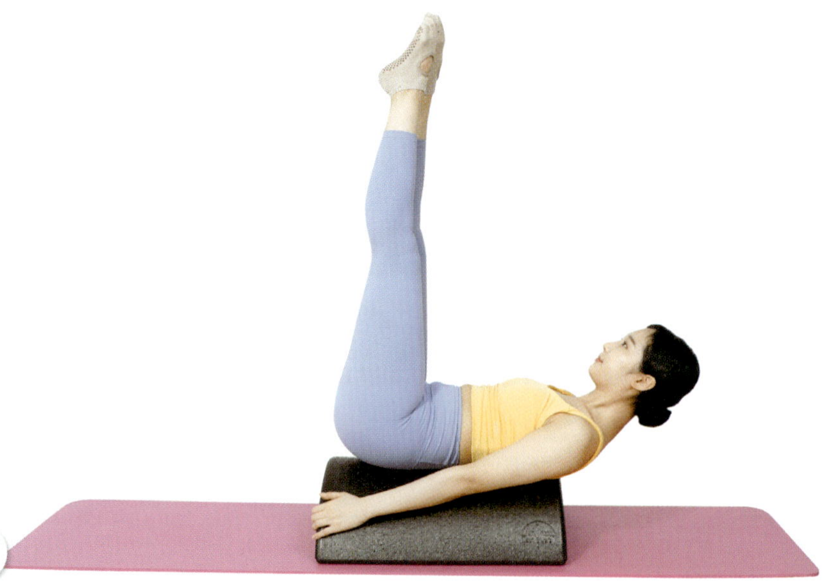

26 4

27 바이시클 Bicycle

- 아크바렐 아치 위에 척추를 대고 눕는다. 다리는 90°로 들어 올리고 양손은 아크바렐의 옆면을 잡는다.
- 숨을 내쉬면서 오른쪽 다리는 45° 앞으로 내리고, 왼쪽 다리는 무릎을 굽혀 가슴 쪽으로 당겨온다(자전거 페달을 밟듯이).
- 오른쪽 다리를 굽혀 가슴 쪽으로 당겨오고, 무릎굽힘한 왼쪽 다리는 무릎폄하여 대각선 위로 뻗는다.
- 숨을 내쉬면서 10회 반복하고 반대 방향도 실시한다.
- 시작 자세로 돌아온다.

대상 근육

- 코어근육
- 엉덩관절 폄근 및 굽힘근
- 무릎관절 폄근 및 굽힘근

주의 사항

- 목과 어깨의 긴장을 피한다.
- 자세 유지를 강조한다.
- 협응성을 확인한다.

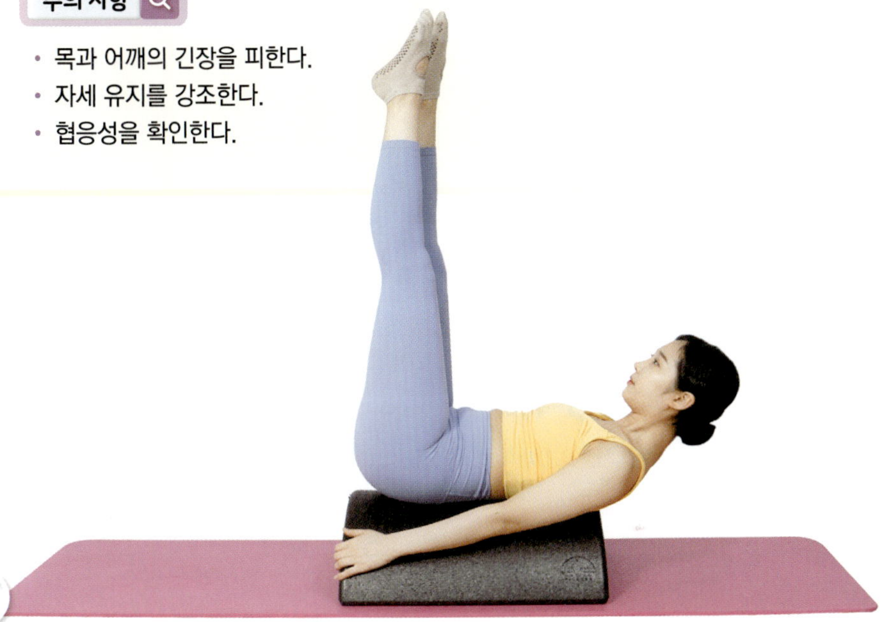

27 1

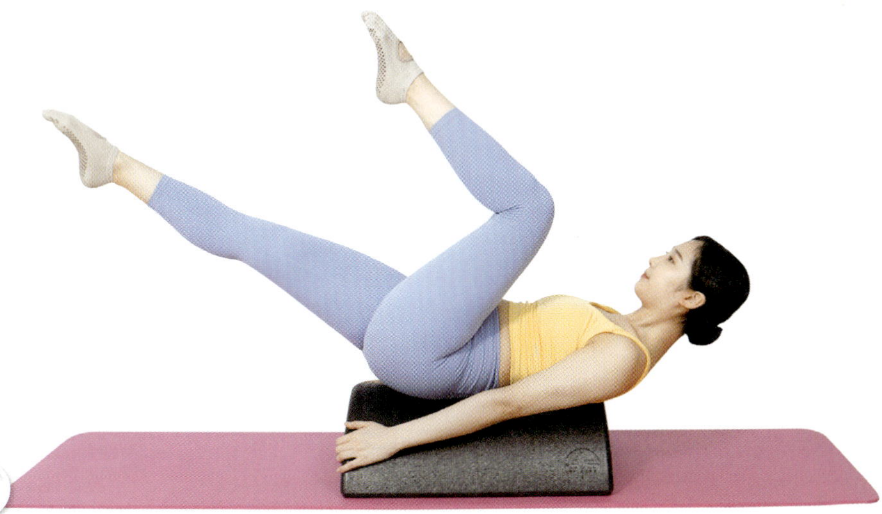

27 2

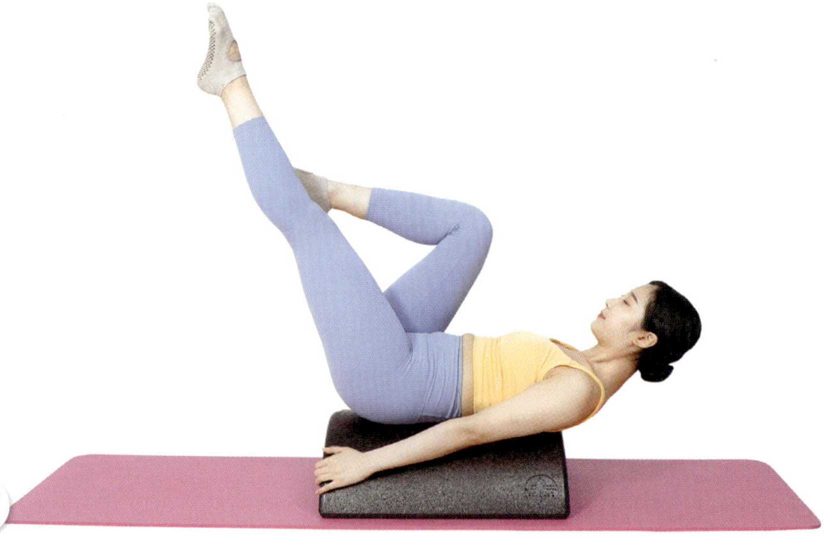

27 3

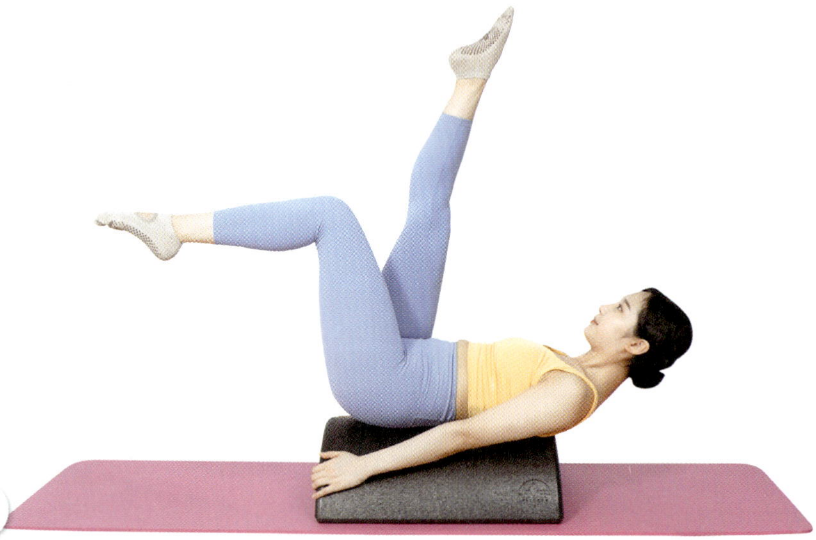

27 4

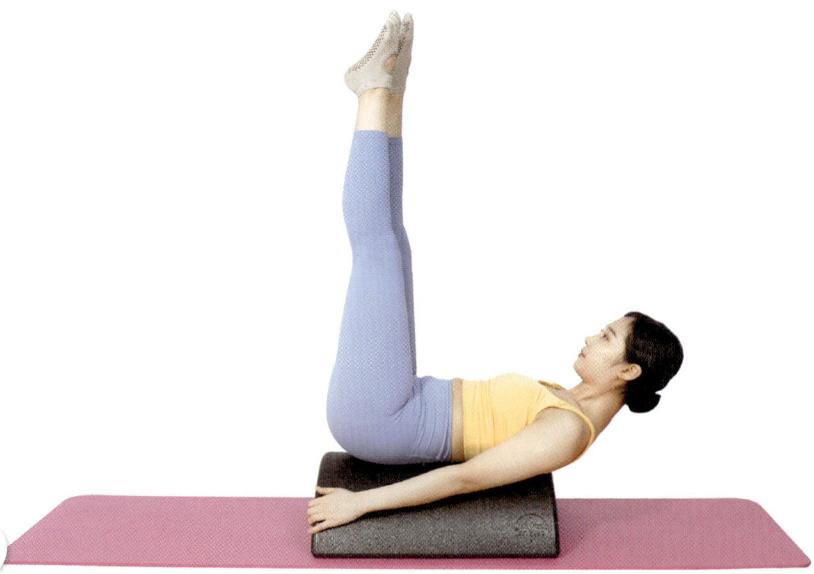

27 5

28 싱글 레그 스트레치 Singe leg stretch

- 아크바렐 아치에 척추를 대고 누워 다리를 들어 올려 테이블 탑 자세를 하고, 양손은 무릎에 댄다.
- 숨을 내쉬면서 한쪽 다리를 45°로 뻗고, 양손은 굽힌 무릎 앞에 댄다.
- 숨을 들이마시면서 자세를 유지한다.
- 숨을 내쉬면서 다리를 교차시킨다.
- 10회 반복하고 시작 자세로 돌아온다.

대상 근육

- 코어근육
- 엉덩관절 폄근 및 굽힘근
- 무릎관절 폄근 및 굽힘근

주의 사항

- 중립 척추를 유지한다.
- 다리를 교차시킬 때, 몸통의 움직임을 제어한다.

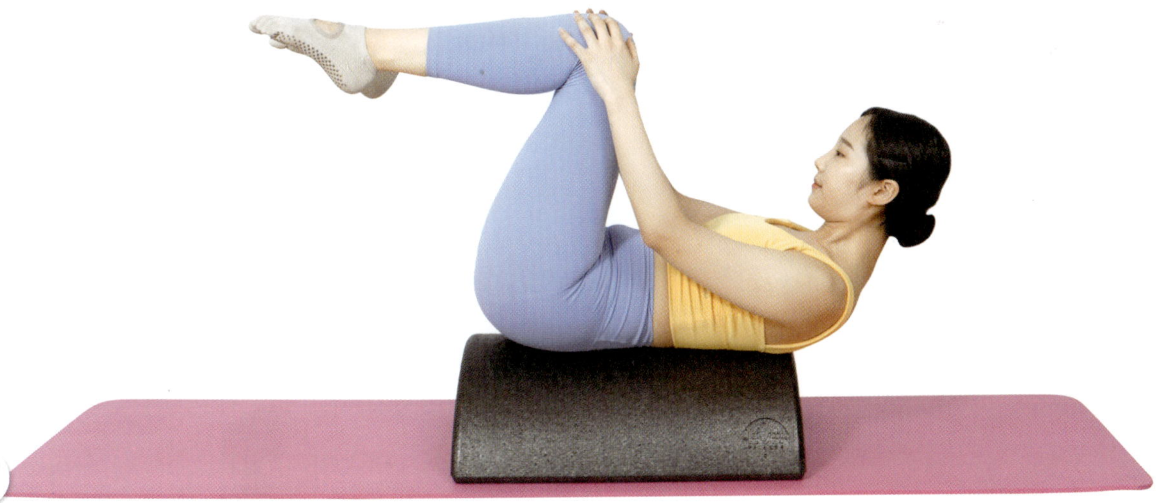

28 1

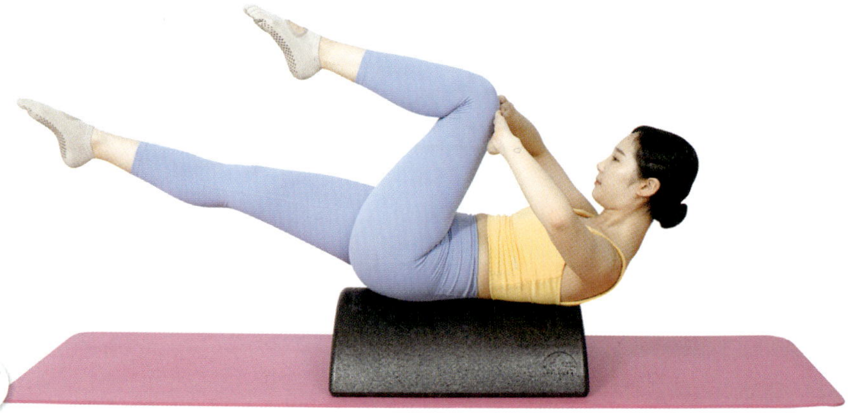

28 2

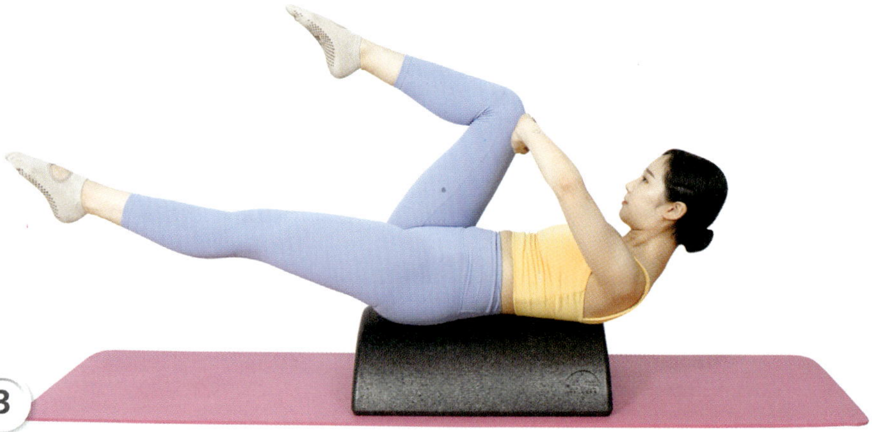

28 3

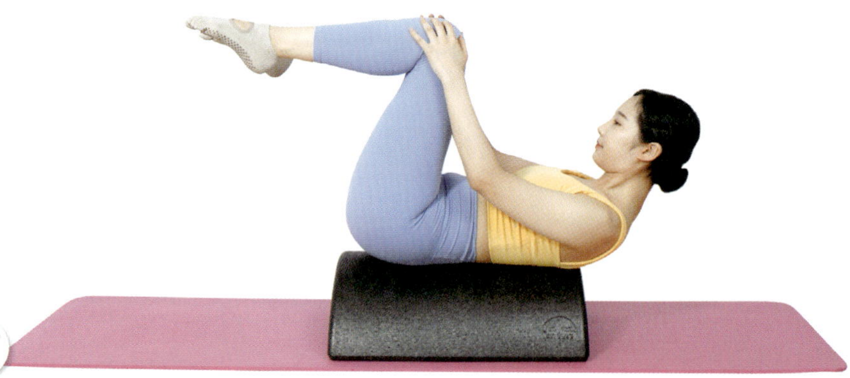

28 4

29 더블 레그 스트레치 Double leg stretch

- 아크바렐 아치에 척추를 대고 누워 다리를 들어 올려 테이블 탑 자세를 하고, 양손은 무릎 옆에 댄다.
- 숨을 내쉬면서 다리를 45°로 뻗는다. 동시에 팔을 머리 위로 뻗는다.
- 숨을 들이마시면서 자세를 유지한다.
- 숨을 내쉬면서 무릎을 굽힘하고, 양팔은 원을 그리며 시작 자세로 돌아온다.
- 10회 반복한다.

대상 근육

- 코어근육
- 엉덩관절 폄근 및 굽힘근
- 무릎관절 폄근 및 굽힘근
- 어깨관절 돌림근

주의 사항

- 등을 과다굽힘하지 않는다.
- 목을 이완한다.
- 상체의 움직임을 제어한다.

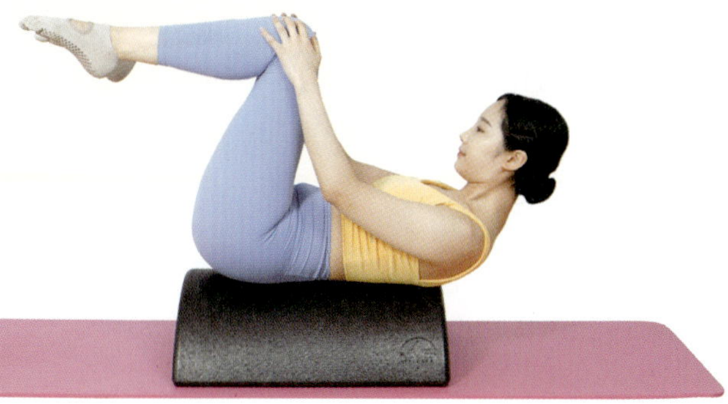

29 1

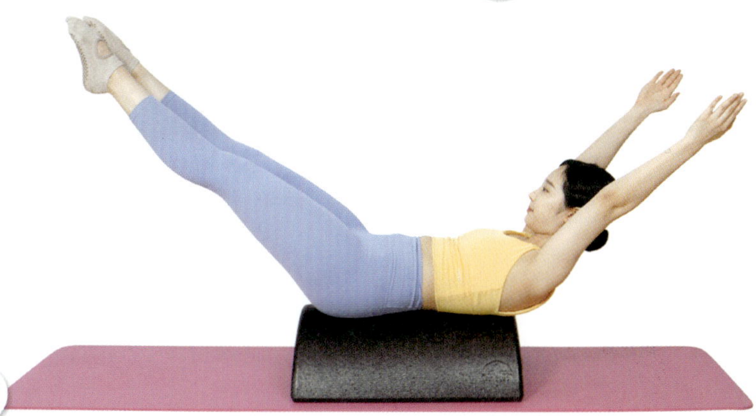

29 2

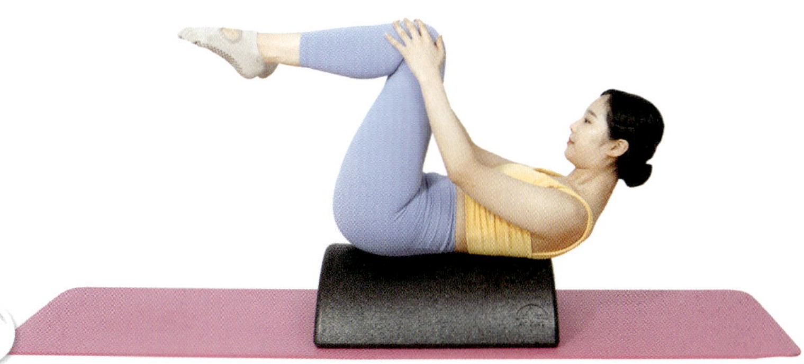

29 3

30 크리스 크로스 Criss cross

- 아크바렐 아치에 척추를 대고 누워 다리를 들어 올려 테이블 탑 자세를 하고, 양손은 머리에 댄다.
- 숨을 내쉬면서 한쪽 무릎을 펌한다. 굽힘한 다리 쪽으로 몸통을 돌림한다.
- 숨을 들이마시면서 자세를 유지한다.
- 숨을 내쉬면서 몸통을 반대쪽으로 돌림하면서 다리를 교차한다.
- 10회 반복한다.
- 시작 자세로 돌아온다.

대상 근육

- 코어근육
- 엉덩관절 폄근 및 굽힘근
- 무릎관절 폄근 및 굽힘근
- 배빗근
- 어깨관절 안정근

주의 사항

- 몸통 돌림을 정확히 수행한다.

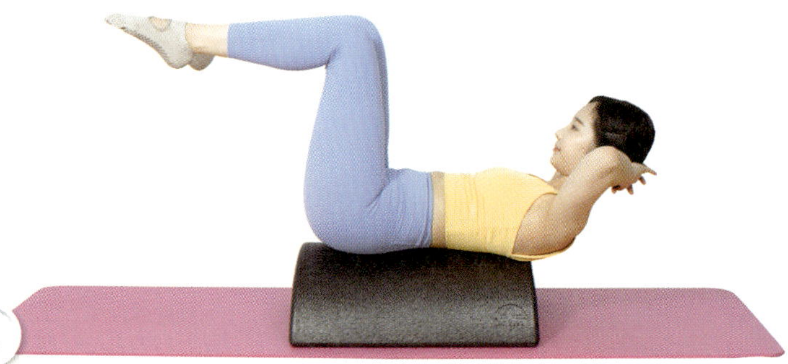

30 1

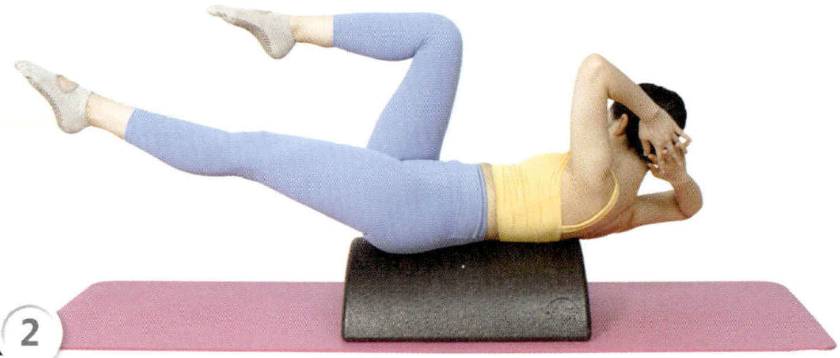

30 2

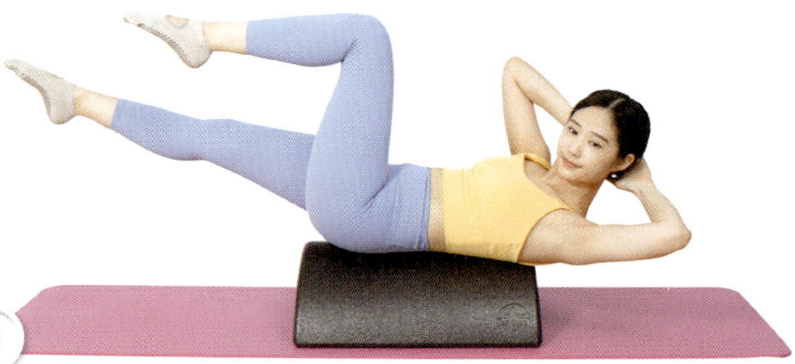

30 3

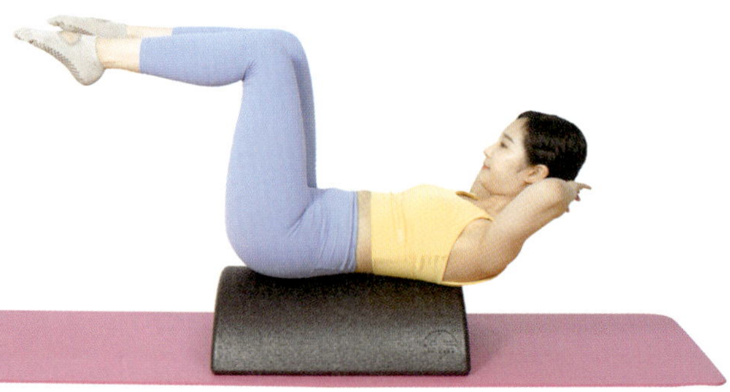

30 4

31 프론 싱글 레그 리프트 Prone single leg lift

- 아크바렐 아치 위에 엎드린다(양팔은 팔꿈치굽힘 자세를 취한다).
- 숨을 내쉬면서 한쪽 다리를 발바닥굽힘 자세로 골반 높이까지 들어 올린다.
- 숨을 들이마시면서 다리를 내리고, 숨을 내쉬면서 반대쪽 다리를 들어 올린다.
- 숨을 들이마시면서 시작 자세로 돌아온다.
- 8회 반복한다. 반대 방향도 실시한다.

대상 근육

- 코어근육
- 엉덩관절 폄근

주의 사항

- 목과 어깨의 긴장을 피한다.
- 자세 유지를 강조한다(엉덩관절의 분리를 확인한다).
- 엉덩관절의 가동성을 확인한다.

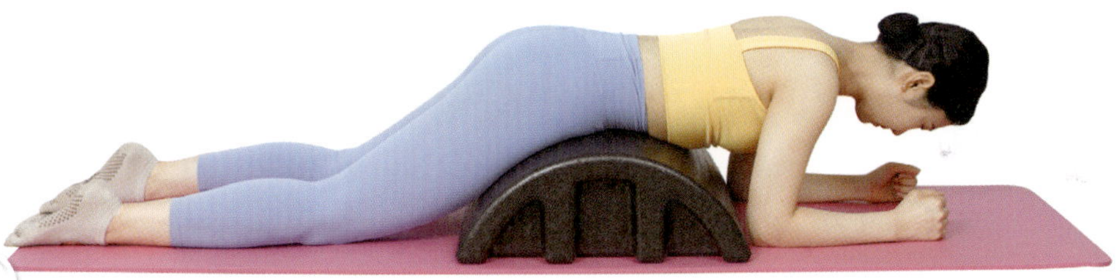

31 1

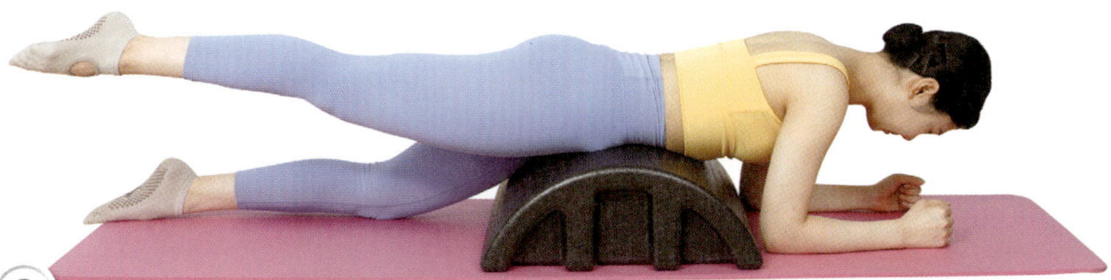

31 2

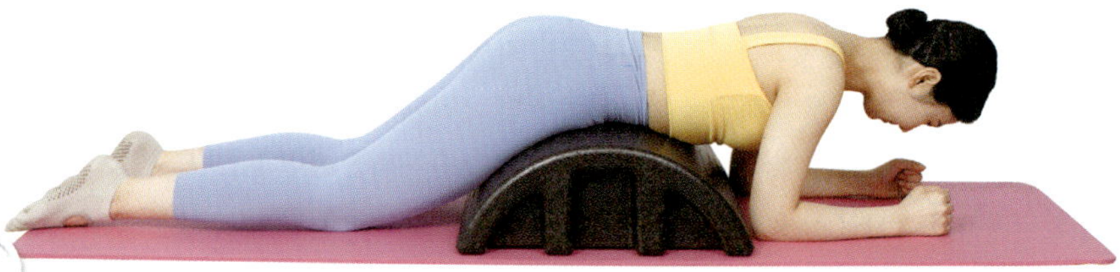

31 3

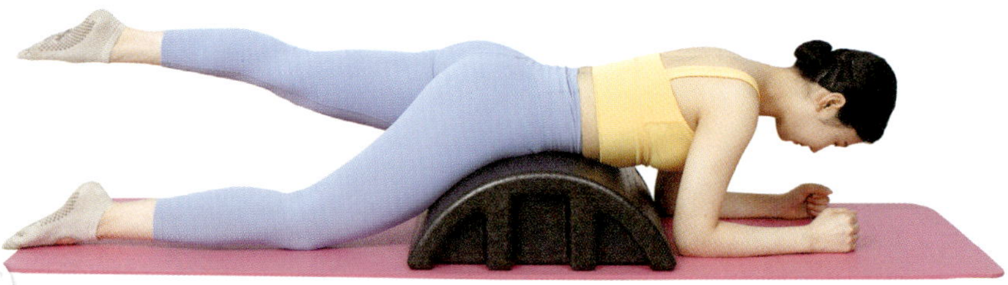

31 4

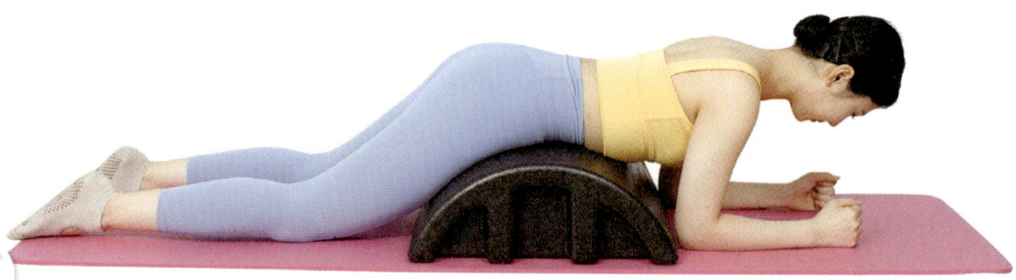

31 5

32 프론 로워 앤 리프트 Prone lower & lift

- 아크바렐 아치 위에 엎드린다(양팔은 굽힘하고 무릎은 폄한 자세를 취한다).
- 숨을 내쉬면서 다리를 들어 올리고, 숨을 들이마시면서 자세를 유지한다.
- 숨을 내쉬면서 시작 자세로 돌아온다.
- 10회 반복한다.

대상 근육

- 코어근육
- 엉덩관절 폄근

주의 사항

- 목과 어깨의 긴장을 피한다.
- 자세 유지를 강조한다(엉덩관절의 분리를 확인한다).
- 골반의 안정을 확인한다.
- 허리뼈의 과다폄을 피한다.

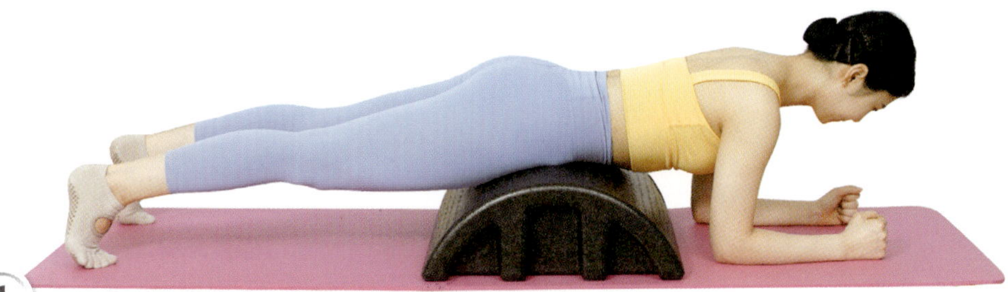

32 1

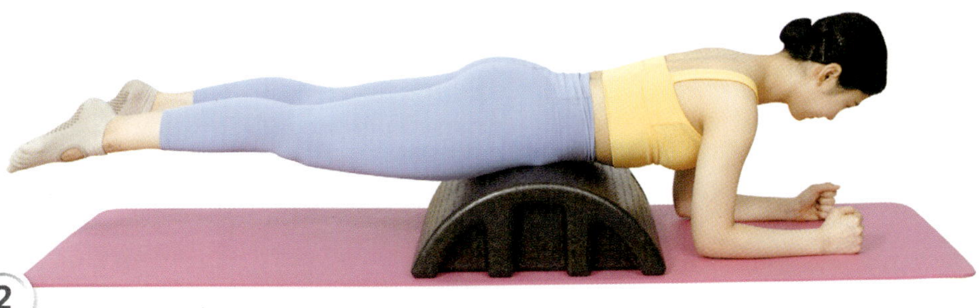

32 2

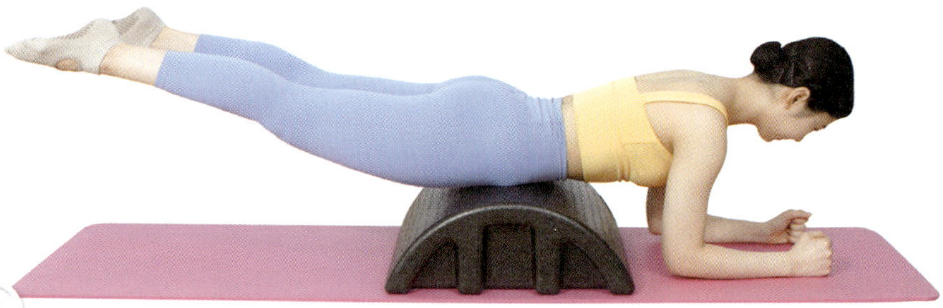

32 3

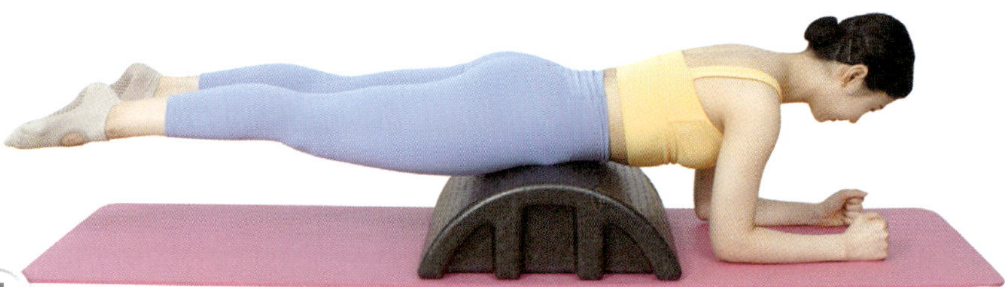

32 4

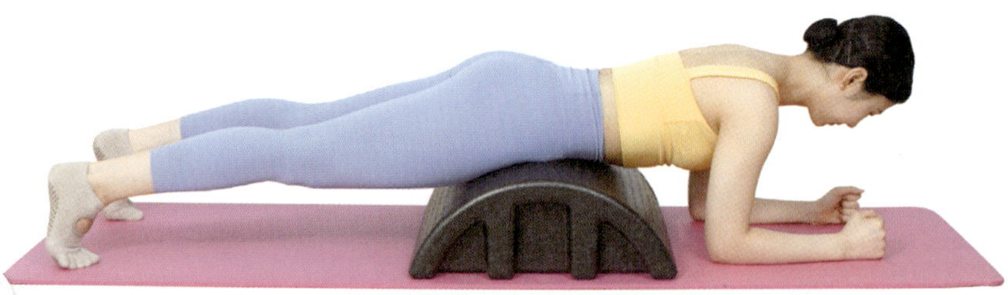

32 5

33 프론 레그 써클 Prone leg circle

- 아크바렐 아치 위에 엎드려 다리를 골반 높이로 유지한다(양팔은 팔꿈치굽힘 자세를 취한다).
- 숨을 내쉬면서 다리를 들어 올려 원을 그리며 시작 자세로 돌아온다.
- 10회 반복한다. 반대 방향도 실시한다.

대상 근육

- 코어근육
- 엉덩관절 폄근 및 굽힘근
- 엉덩관절 돌림근

주의 사항

- 목과 어깨의 긴장을 피한다.
- 엉덩관절의 분리를 확인한다.

33 1

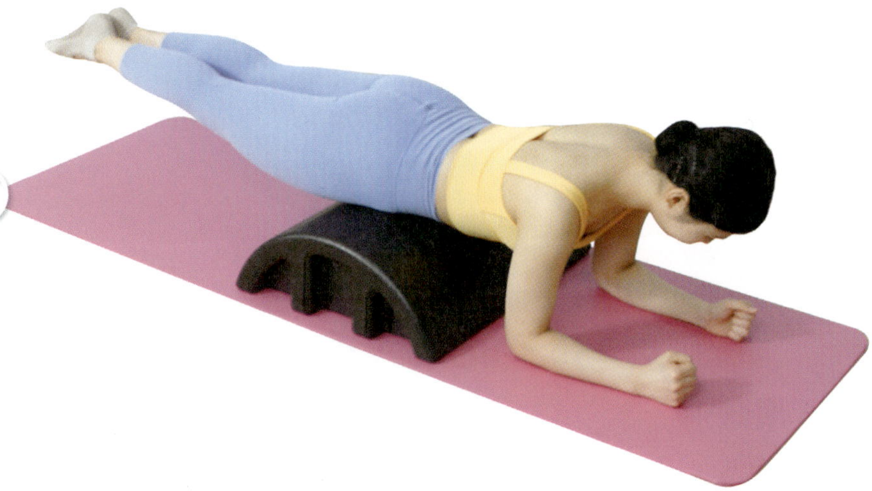

33 2

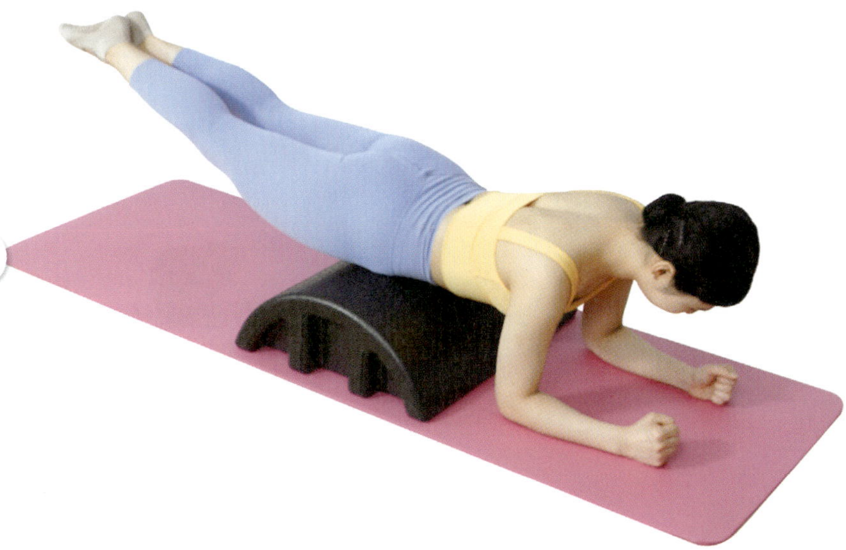

33 3

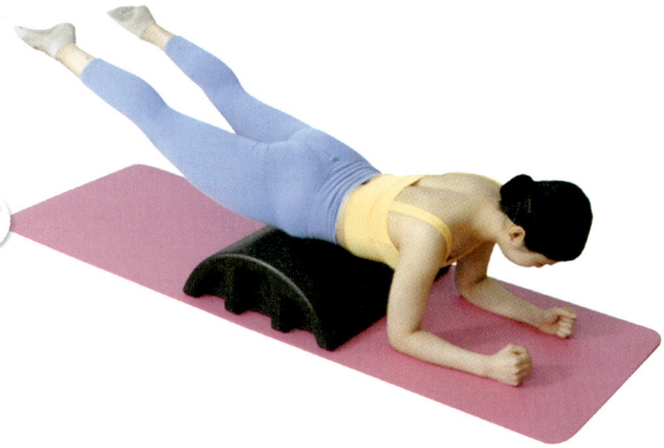

33 4

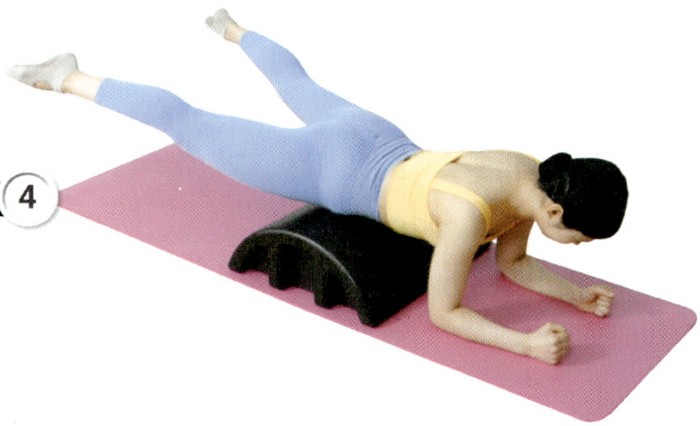

33 5

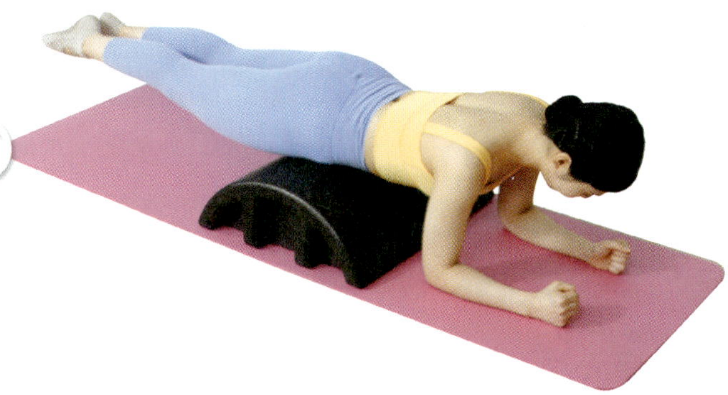

33 6

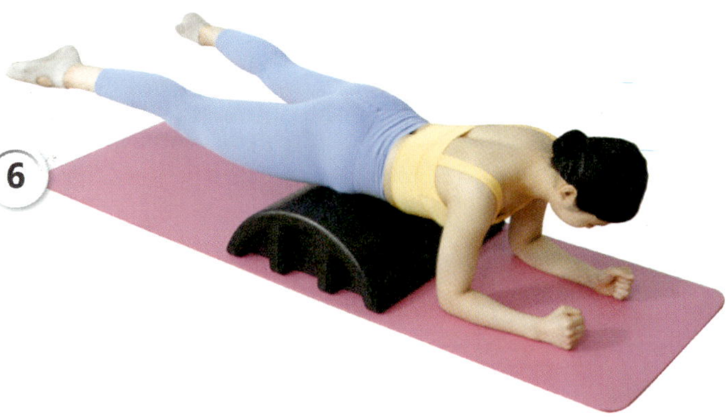

33 7

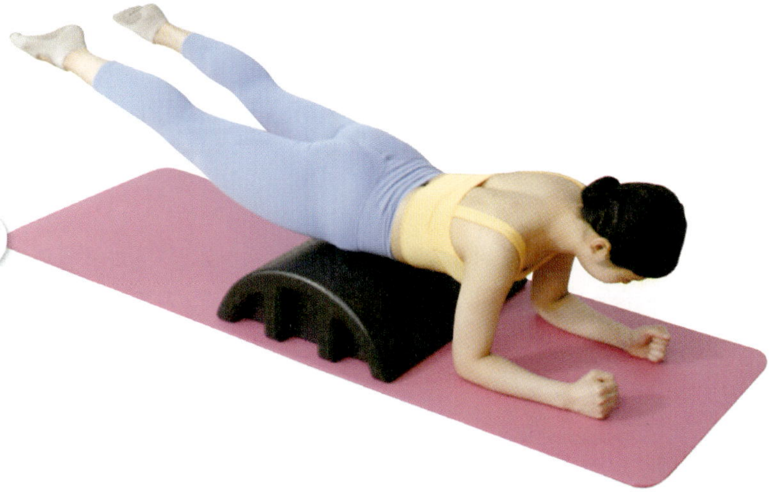

33 8

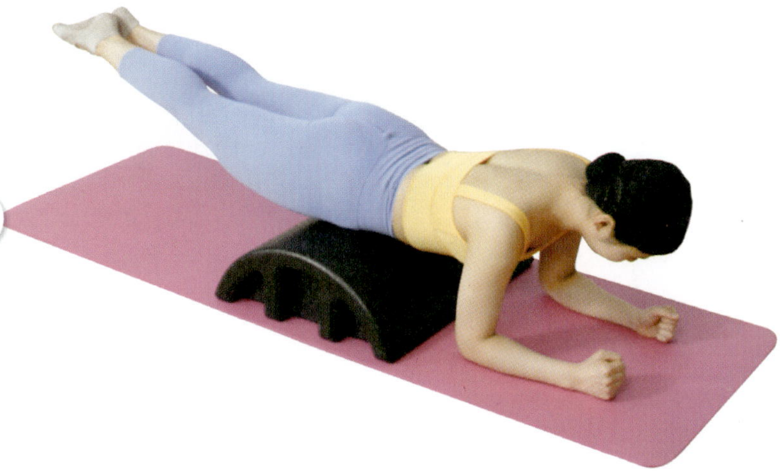

33 9

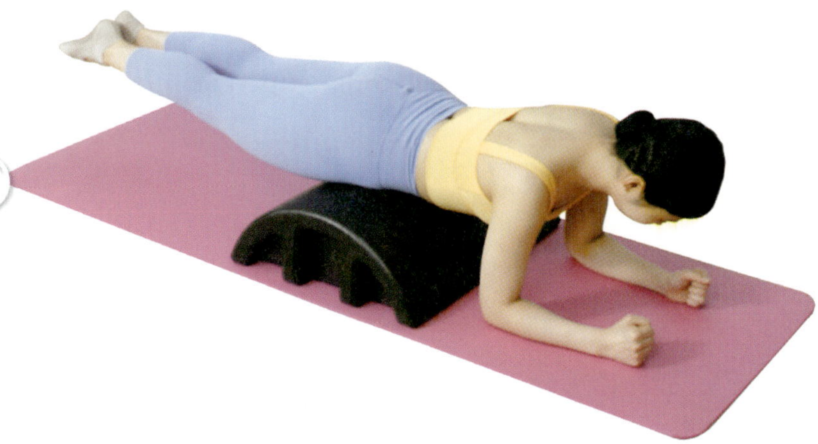

34 프론 시저 Prone scissor

- 아크바렐 아치 위에 엎드려 다리를 골반 높이로 유지한다(양팔은 팔꿈치굽힘 자세를 취한다).
- 숨을 내쉬면서 양방향으로 다리를 교차시켜 시작 자세로 돌아온다.
- 5회 반복한다.

대상 근육

- 코어근육
- 엉덩관절 폄근 및 굽힘근

주의 사항

- 목과 어깨의 긴장을 피한다.
- 엉덩관절의 분리를 확인한다.

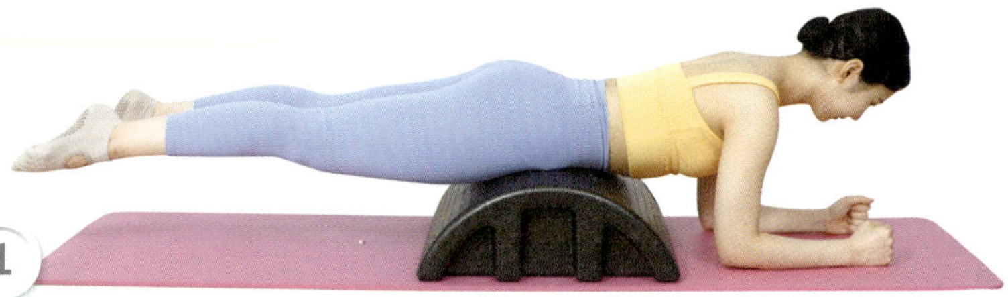

34 1

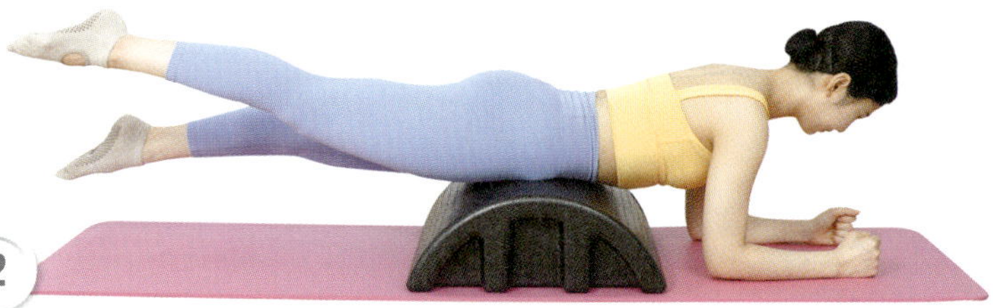

34 2

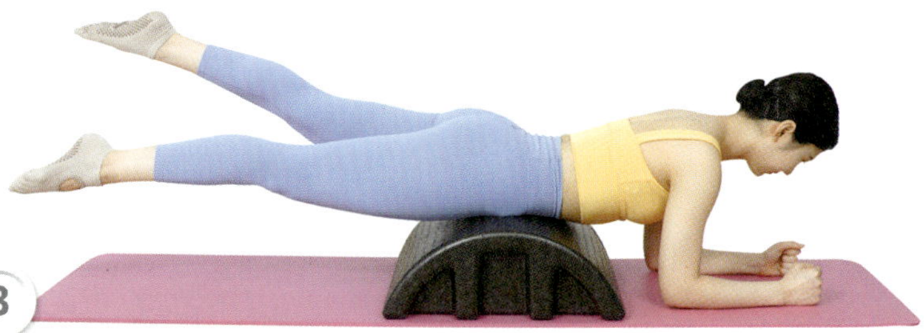

34 3

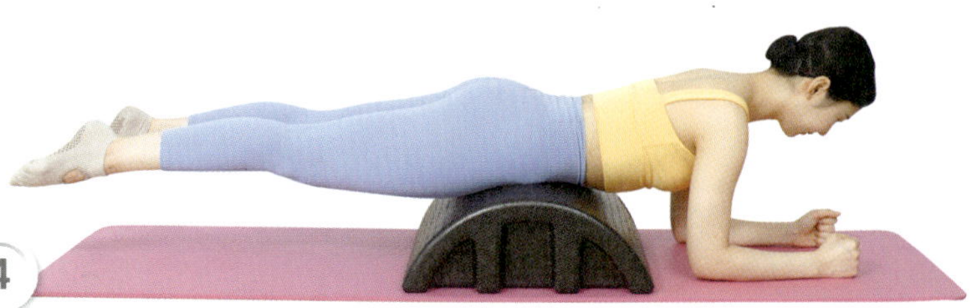

34 4

35 프론 비트 Prone beats

- 아크바렐 아치 위에 엎드려 다리를 골반 높이로 유지한다(양팔은 팔꿈치굽힘 자세를 취한다).
- 발등굽힘하여 내쉬는 호흡에 맞춰 뒤꿈치를 세 번 부딪친다.
- 발바닥굽힘하여 내쉬는 호흡에 맞춰 엄지발가락을 세 번 부딪친다.
- 3회 반복한다.
- 숨을 들이마시면서 시작 자세로 돌아온다.

대상 근육

- 코어근육
- 엉덩관절 폄근 및 굽힘근
- 엉덩관절 모음근 및 벌림근

주의 사항

- 목과 어깨의 긴장을 피한다.
- 무릎의 폄을 유지한다.

35 1

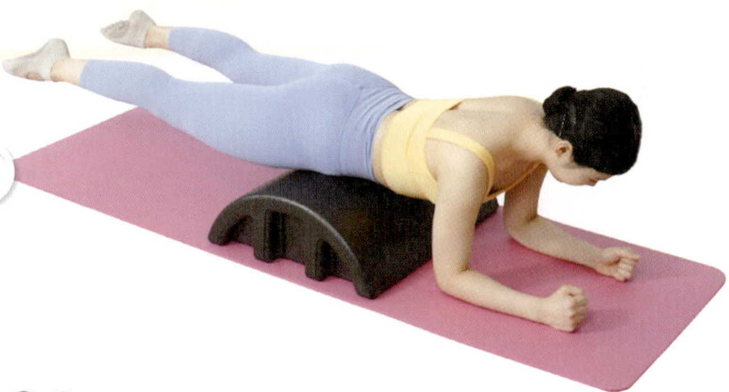

35 2

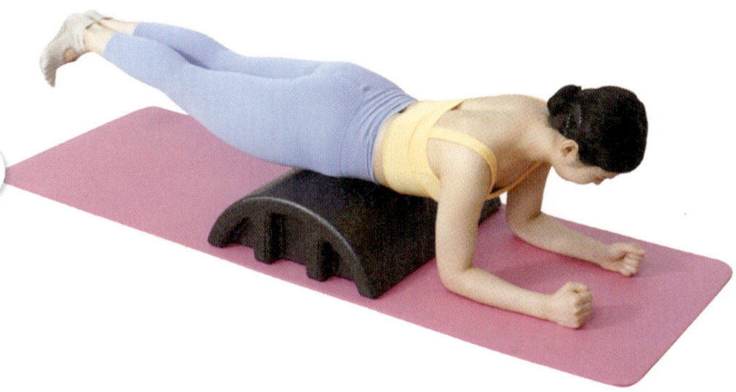

35 3

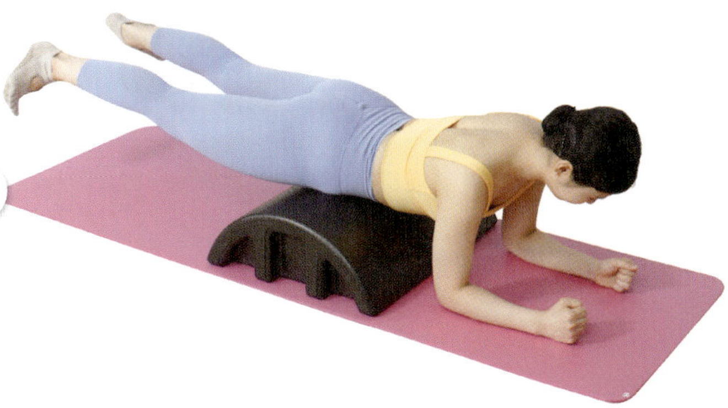

35 4

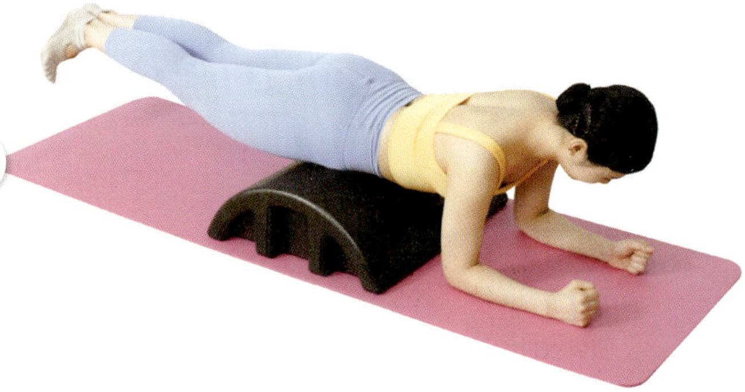

35 5

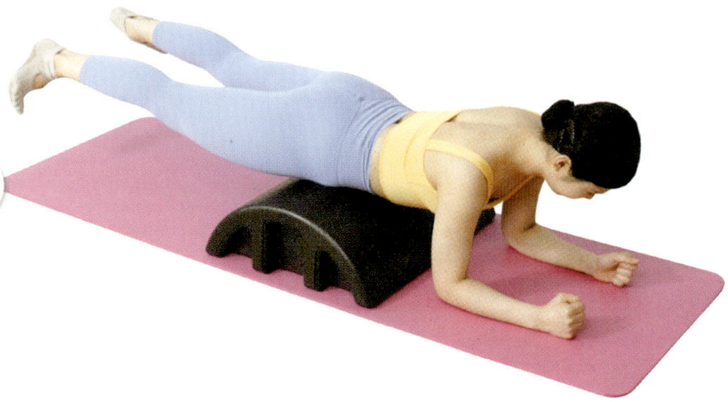

35 6

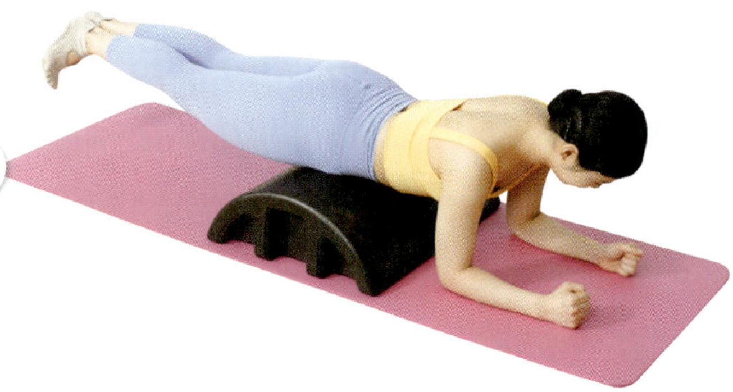

35 7

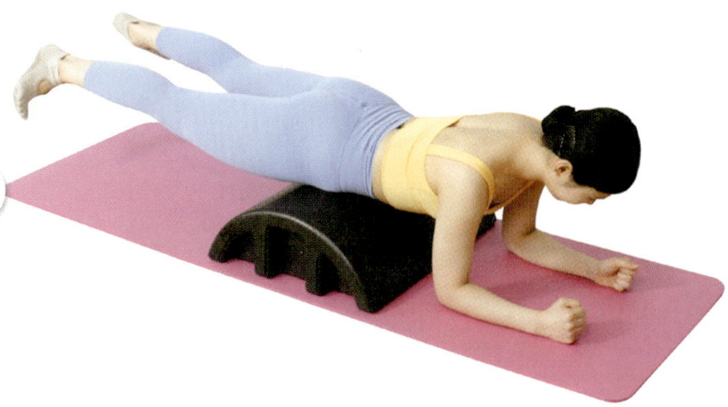

35 8

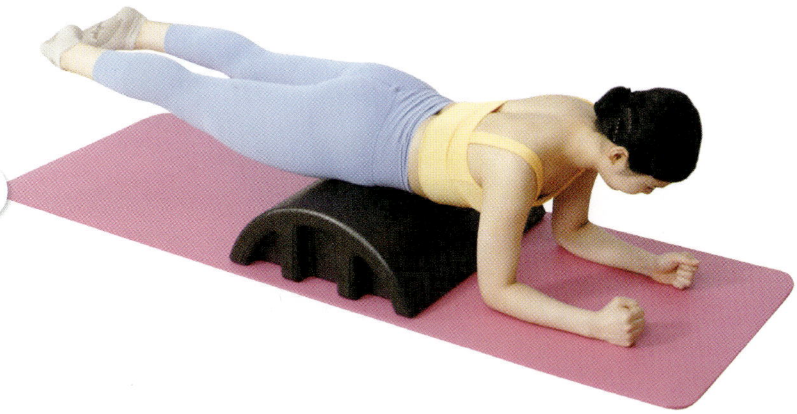

35 9

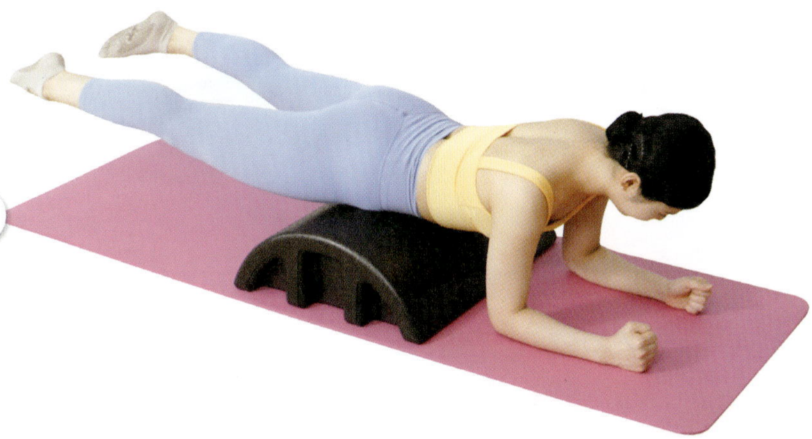

35 10

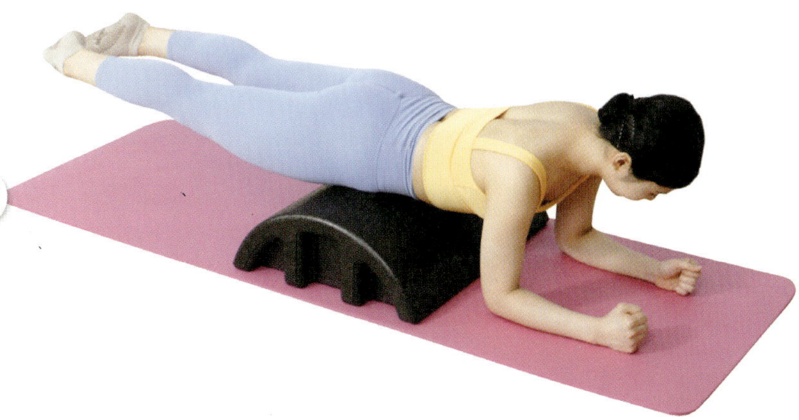

35 11

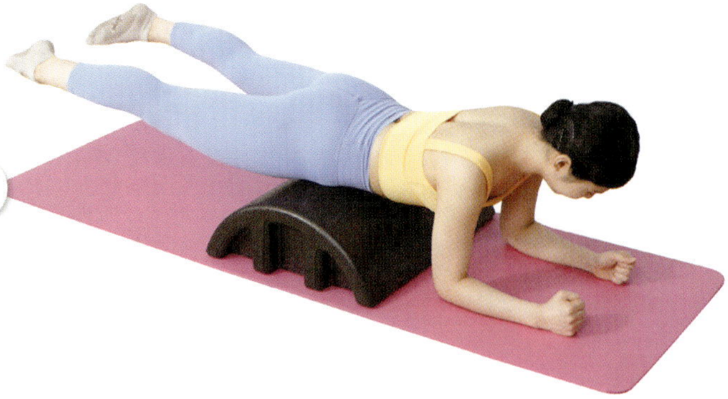

35 12

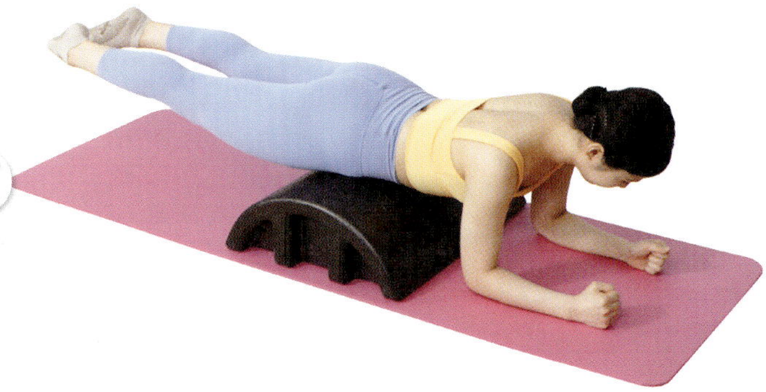

35 13

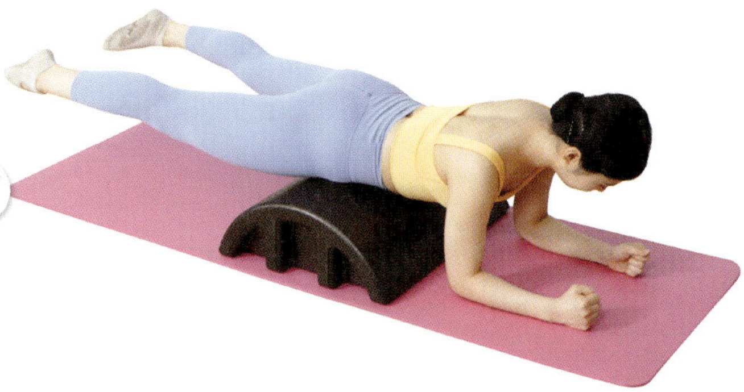

35 14

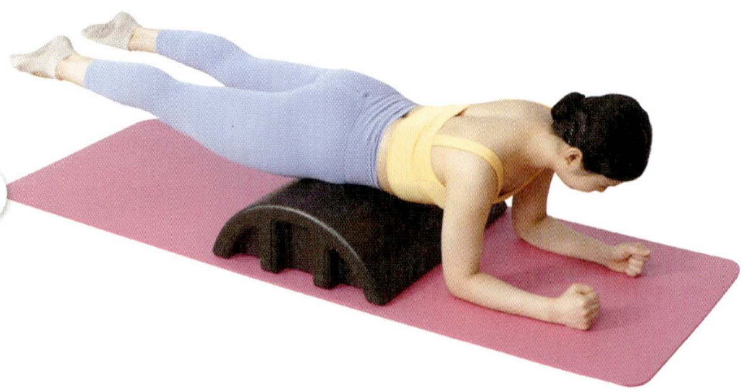

36 브레스트 스트로크 프렙 Breast stroke preps

- 아크바렐 아치 위에 엎드려 양팔은 어깨 옆 바닥을 지지한다.
- 숨을 내쉬면서 상체와 팔을 들어 올려 앞으로 뻗는다.
- 팔로 원을 그리며 골반 옆에 두고, 머리는 앞으로 밀며 척추를 대각선으로 유지한다.
- 숨을 들이마시면서 자세를 유지한다.
- 숨을 내쉬면서 시작 자세로 돌아온다.
- 5회 반복한다.

변형: 운동을 할 때, 무릎을 펴서 머리부터 발끝까지 대각선 자세를 취한다.

대상 근육

- 코어근육
- 엉덩관절 폄근 및 굽힘근
- 척추세움근

주의 사항

- 목, 어깨, 허리의 과다폄과 긴장을 피한다.
- 엉덩관절의 분리를 확인한다.
- 상부 척추의 분절 가동성을 확인한다.
- 등뼈와 목뼈를 늘이면서 폄을 강조한다.

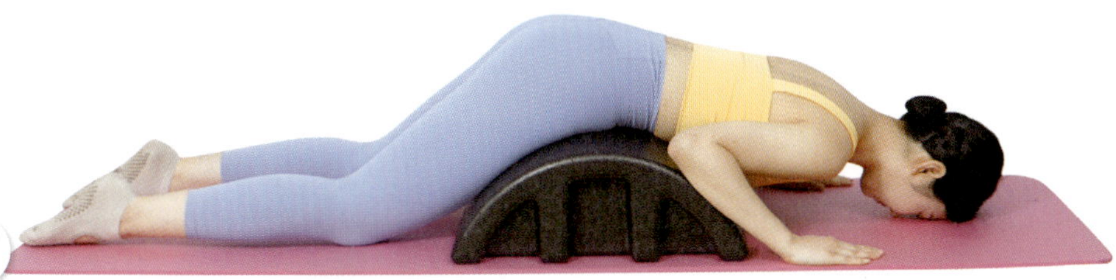

36 1

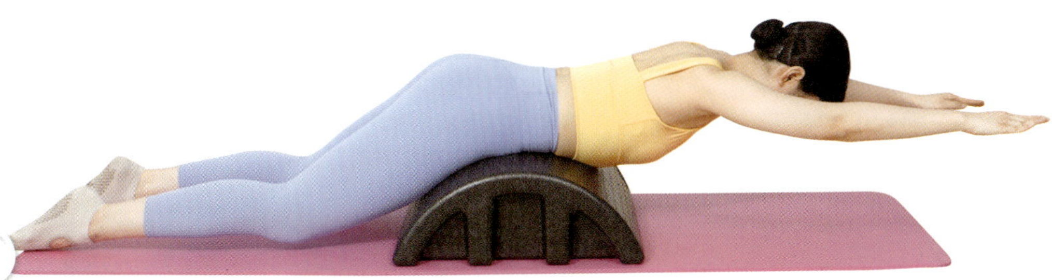

36 2

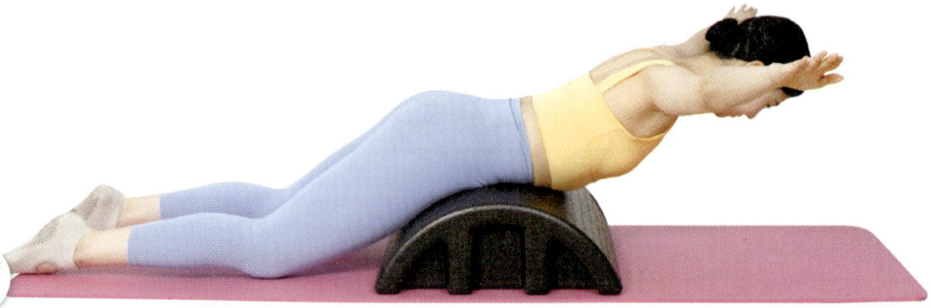
36 3

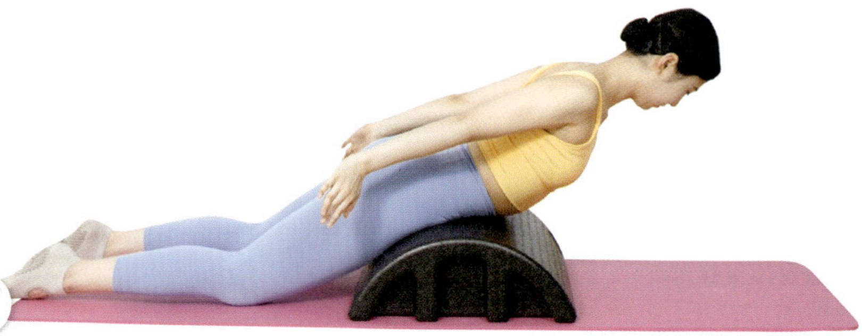
36 4

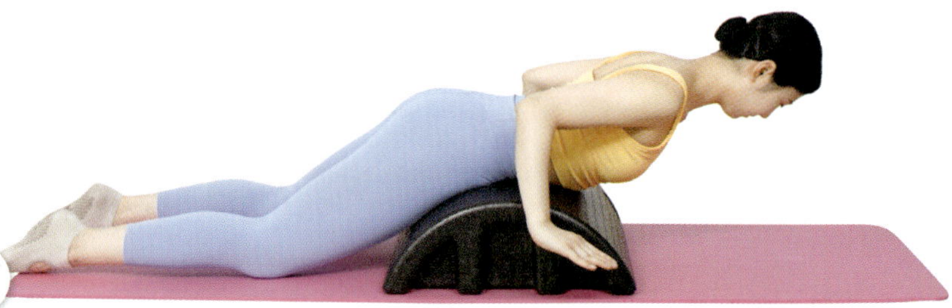
36 5

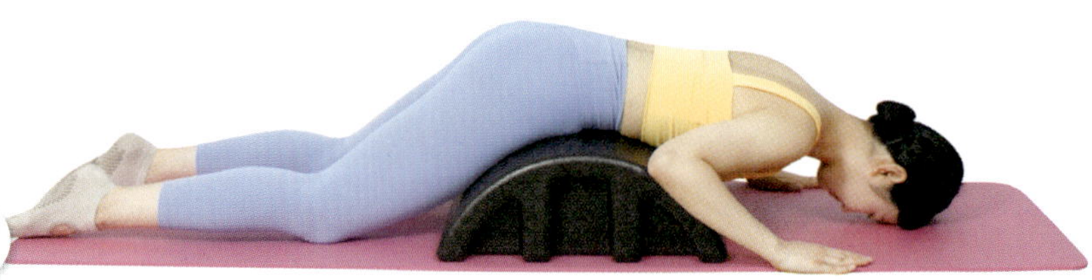
36 6

37 스완 다이브 Swan dive

- 아크바렐 아치 위에 엎드려 양팔을 펴고 스완 자세를 한다.
- 숨을 들이마시면서 몸을 앞으로 굽혀 롤링하고, 숨을 내쉬면서 시작 자세로 돌아온다.
- 5회 반복한다.

대상 근육

- 코어근육
- 엉덩관절 폄근
- 척추세움근
- 어깨근육

주의 사항

- 목, 어깨, 허리뼈와 목뼈의 과다폄과 긴장을 피한다.
- 자세 유지를 강조한다.
- 볼기근의 수축을 강조한다.

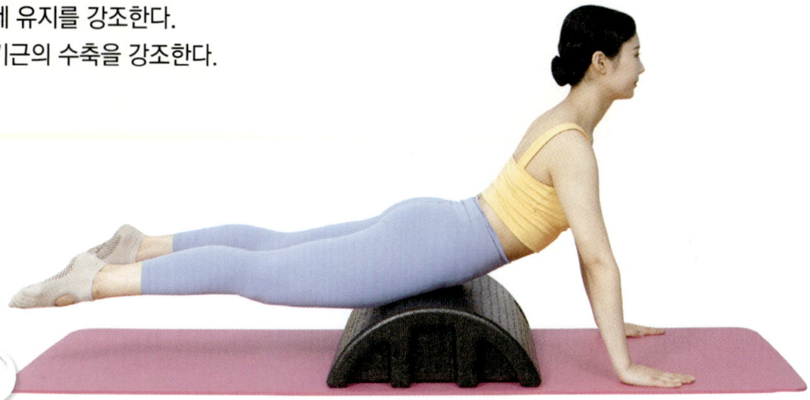

37 1

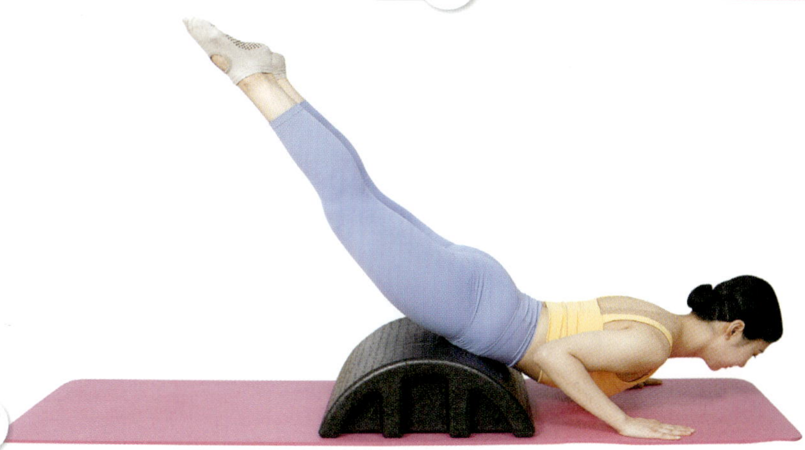

37 2

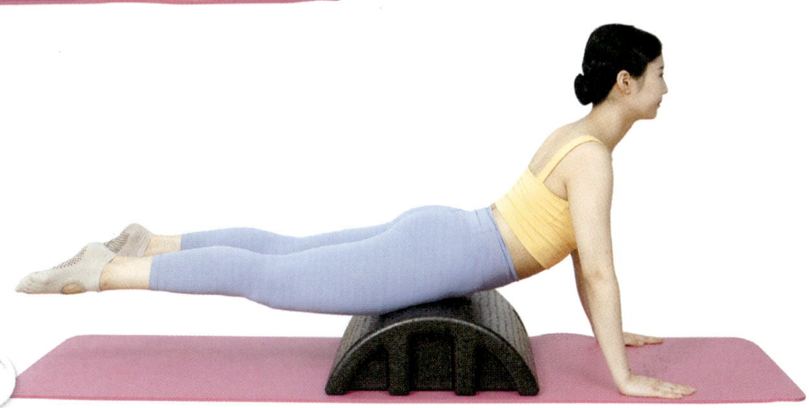

37 3

38 그래스호퍼 Grasshopper

- 아크바렐 아치 위에 엎드려 양팔을 펴고 스완 자세를 한다.
- 몸통을 전방으로 기울여 무릎을 굽히고 다리를 세 번 교차시킨다.
- 무릎을 펴하고 롤링하며 시작 자세로 돌아온다.
- 5회 반복한다.

대상 근육

- 코어근육
- 엉덩관절 폄근 및 굽힘근
- 무릎관절 폄근 및 굽힘근
- 척추세움근
- 어깨근육

주의 사항

- 목, 어깨, 허리뼈와 목뼈의 과다폄과 긴장을 피한다.
- 자세 유지를 강조한다(다리를 위로 뻗어 앞으로 쏠리게 한다).

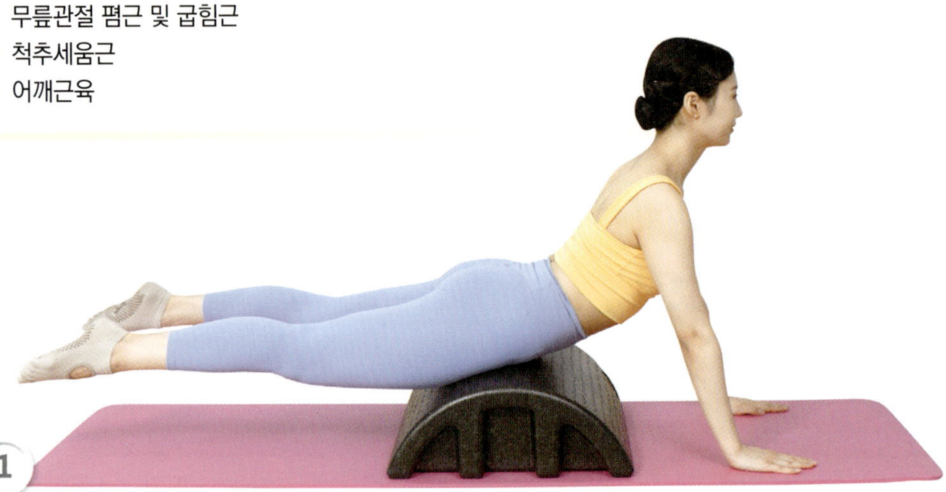

38 1

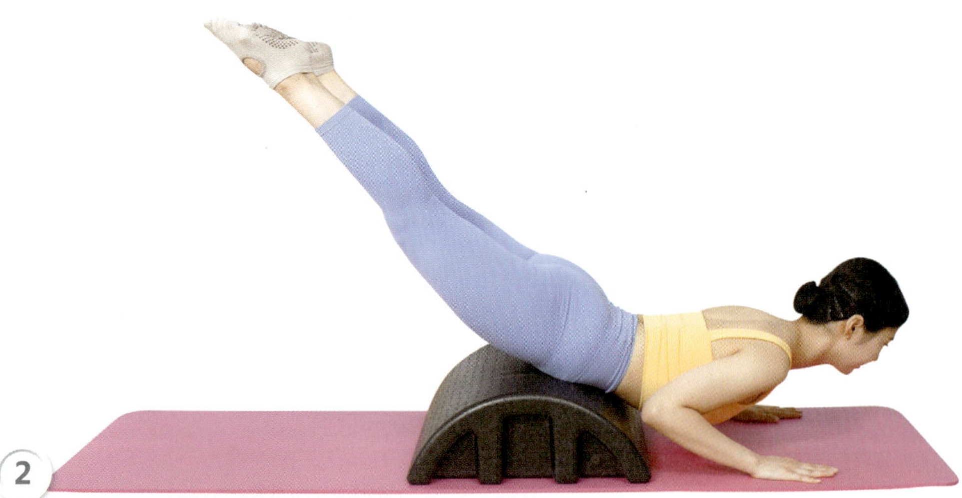

38 2

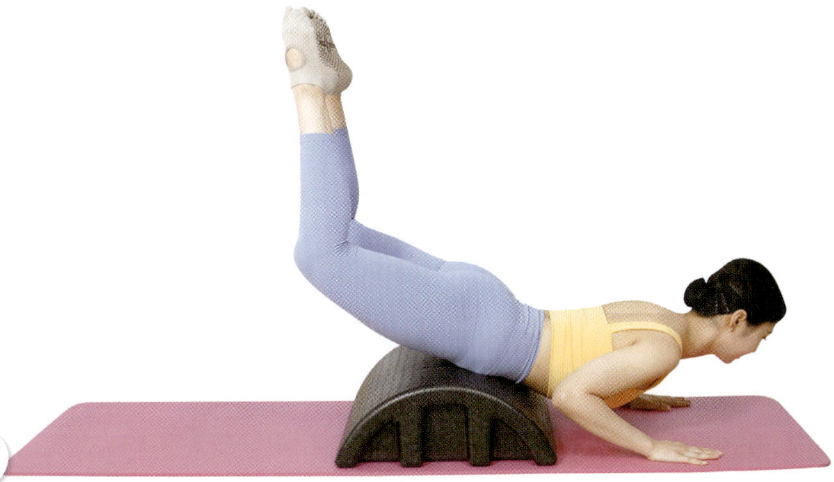

38 3

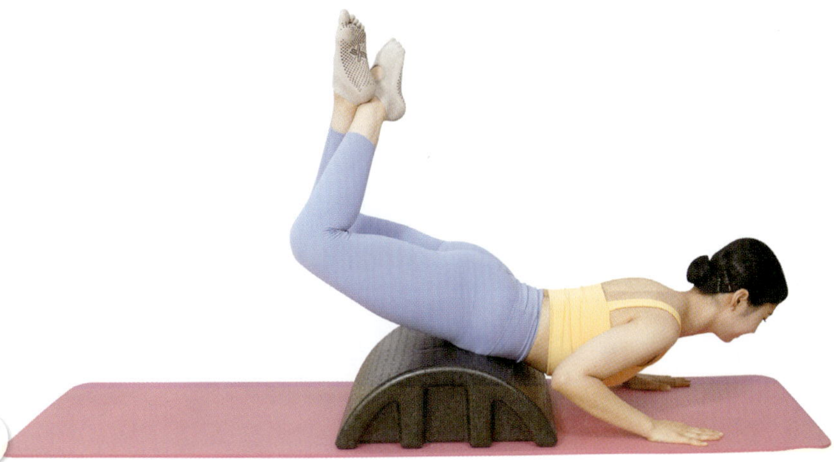

38 4

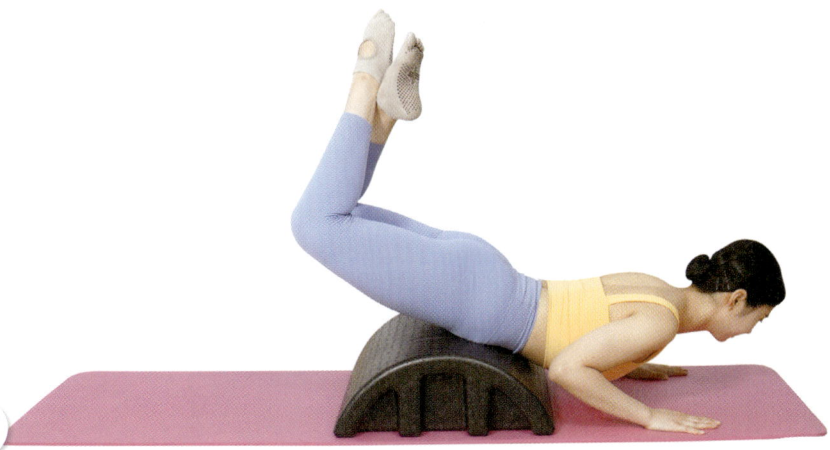

38 5

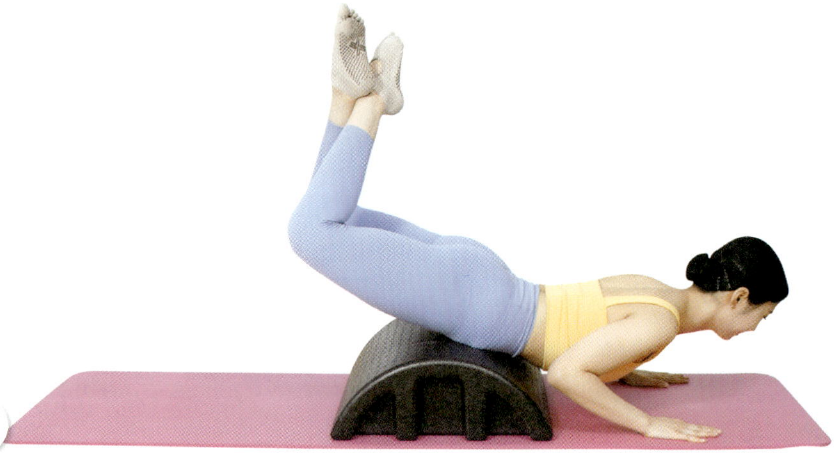
38 6

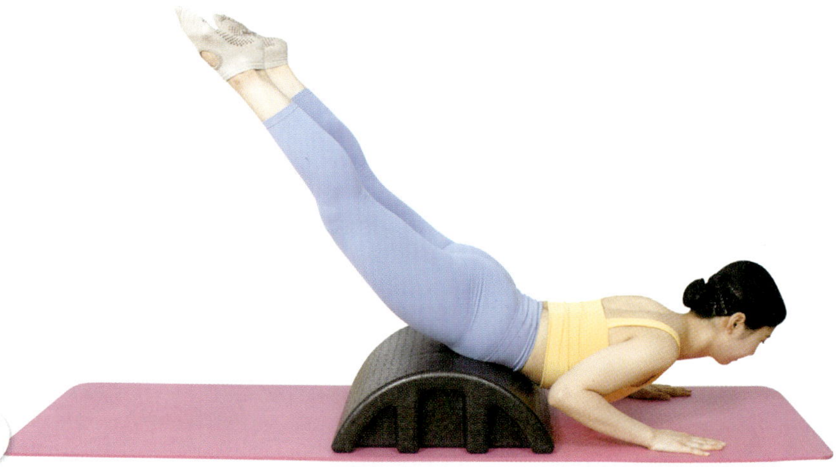
38 7

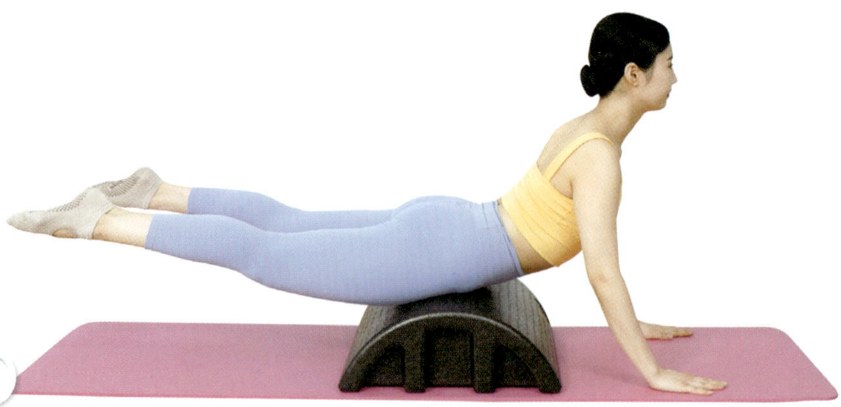
38 8

39 다트 Dart

- 아크바렐 아치 위에 코어를 대고 양팔을 골반 옆에 붙이고 엎드려 눕는다.
- 숨을 내쉬면서 목뼈와 등뼈를 하나씩 차례로 들어 올린다.
- 숨을 들이마시면서 자세를 유지한다.
- 숨을 내쉬면서 시작 자세로 돌아온다.
- 5회 반복한다.

대상 근육

- 코어근육
- 척추펶근
- 척추세움근
- 엉덩관절 폄근

주의 사항

- 목폄의 운동범위를 최소로 유지한다.
- 등폄과 연결한다.
- 가슴을 펴하기 전에 매트로부터 머리를 먼저 들어 올린다.

39 1

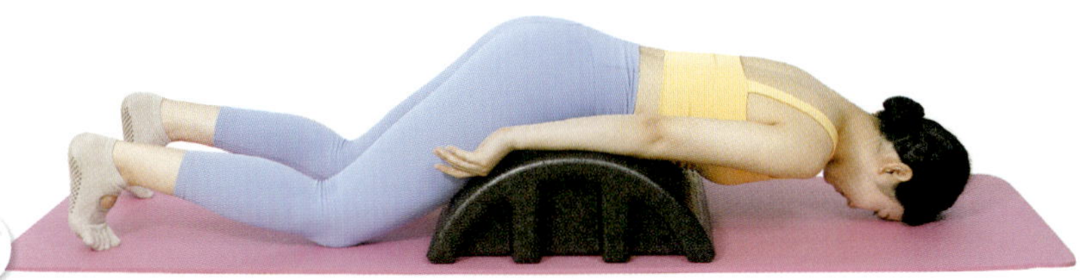

39 2

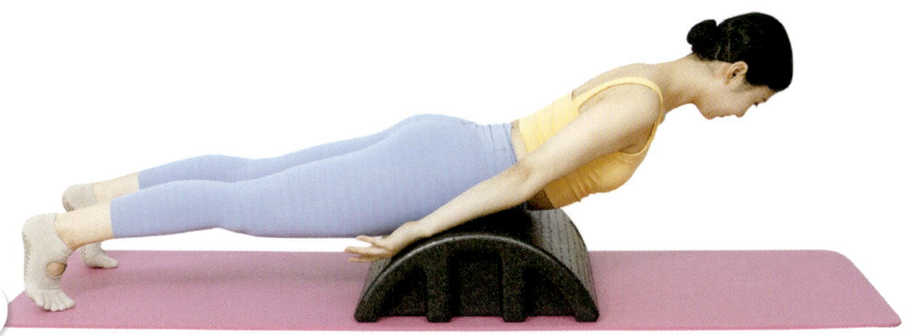

39 3

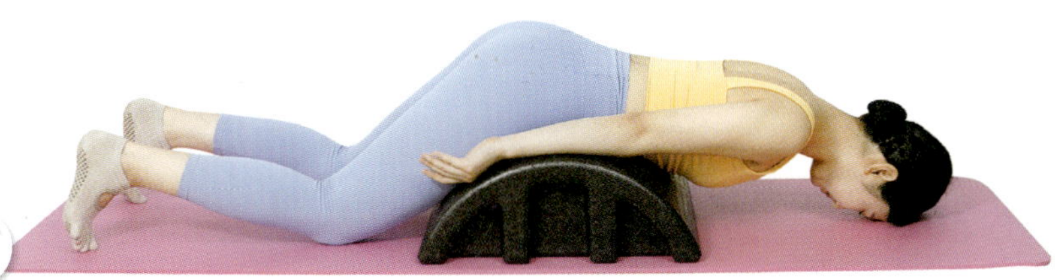

40 얼터네이트 암 앤 레그 리프트 Alternate arm & leg lift

- 아크바렐 위에 코어를 대고 팔꿈치를 바닥에 지지하여 엎드린다.
- 숨을 내쉬면서 골반과 척추의 중립위치를 유지하고, 왼쪽 팔과 오른쪽 다리를 들어 올린다.
- 숨을 들이마시면서 시작 자세로 돌아온다.
- 숨을 내쉬면서 반대쪽 팔과 다리를 들어 올린다.
- 숨을 들이마시면서 시작 자세로 돌아온다.
- 10회 반복한다.

대상 근육

- 코어근육
- 엉덩관절 폄근
- 어깨관절 굽힘근

주의 사항

- 다리는 길게 뻗되, 과다폄하지 않는다.
- 팔은 귀 높이까지 들어 올린다.

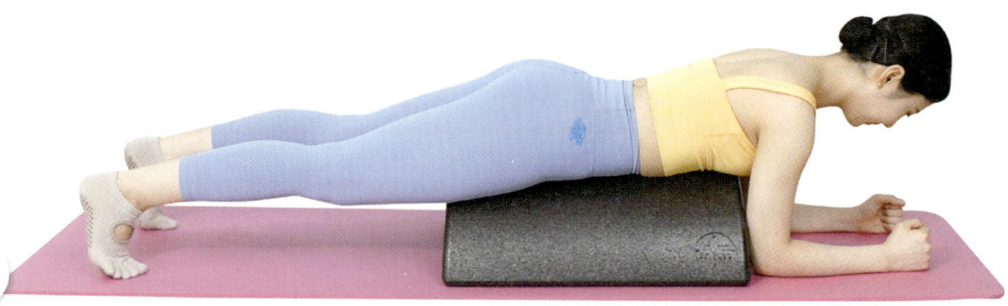

40 1

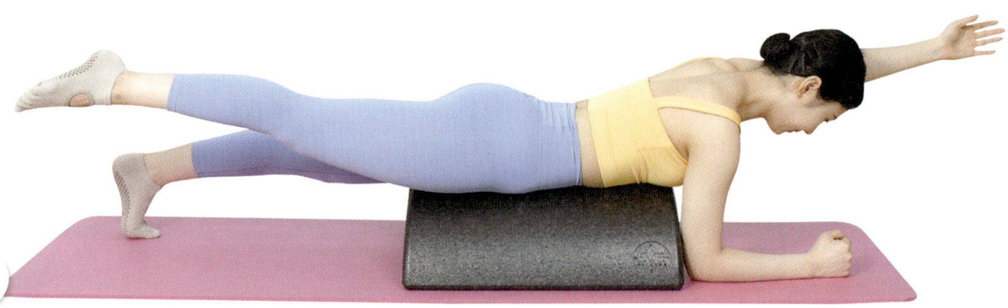

40 2

40 3

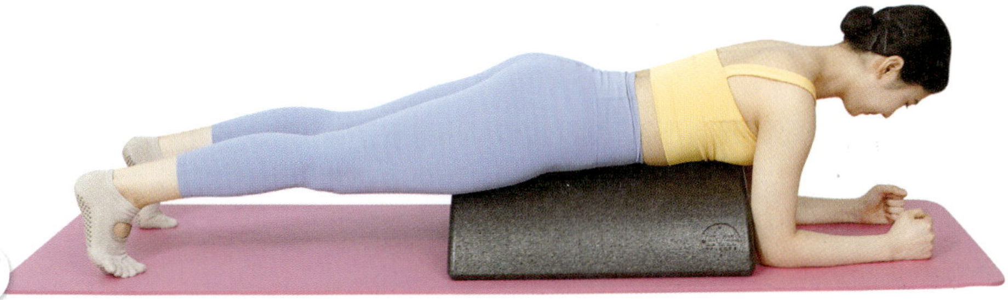

40 4

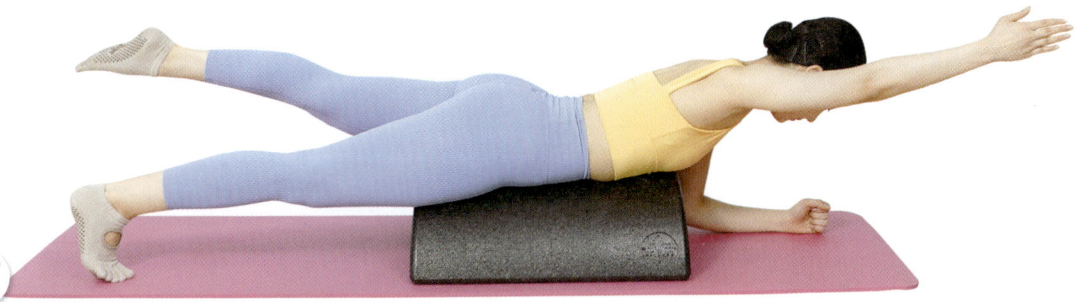

40 5

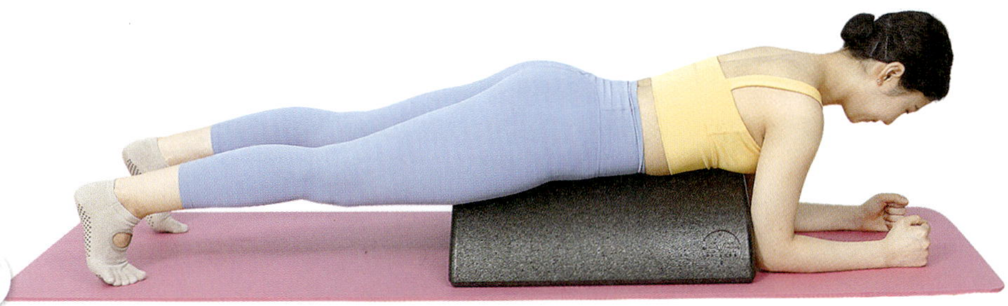

41 스위밍 Swimming

- 아크바렐 아치 위에 편안하게 엎드린다(상체와 하체를 균등하게 위치시킨다).
- 숨을 들이마시고 내쉬면서 팔과 다리를 수평하게 들어 올린다.
- 숨을 들이마시고 내쉬면서 신체의 균형을 잡아 반대쪽 팔과 다리를 교대로 들어 올린다.
- 숨을 들이마시고 내쉬면서 시작 자세로 돌아온다.
- 5회 반복한다.

대상 근육

- 코어근육
- 엉덩관절 근육
- 어깨근육
- 척추세움근

주의 사항

- 목과 어깨의 과다폄과 긴장을 피한다.
- 자세 유지를 강조한다.
- 어깨와 엉덩관절의 움직임과 늘임을 강조한다.

41 1

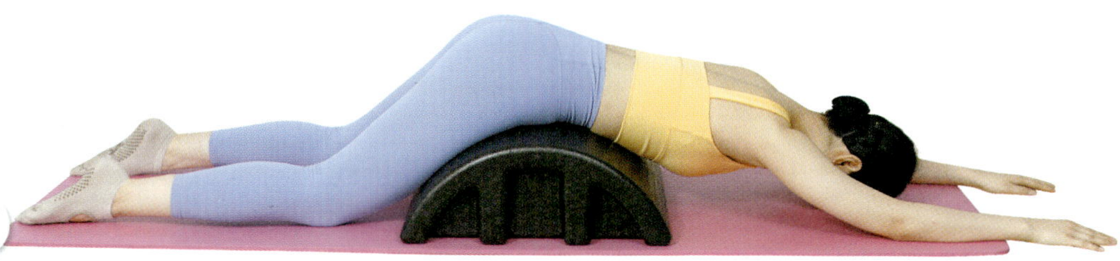

41 2

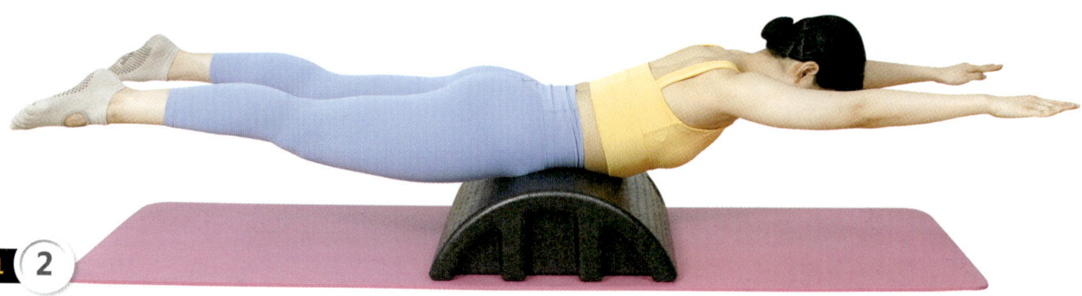

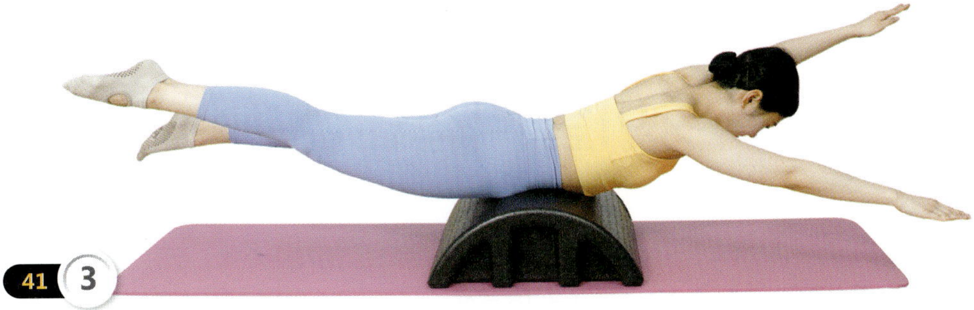
41 3

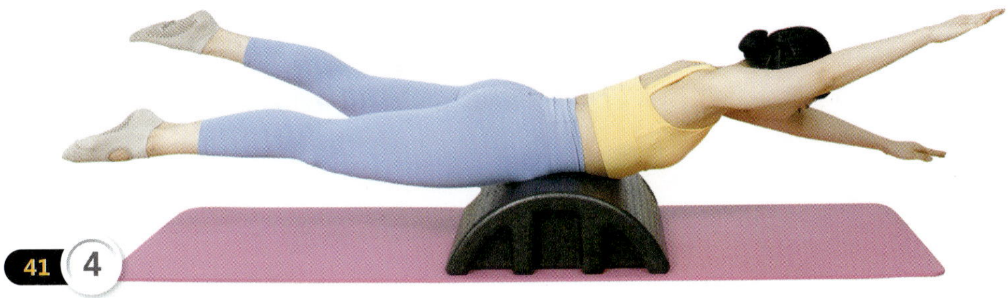
41 4

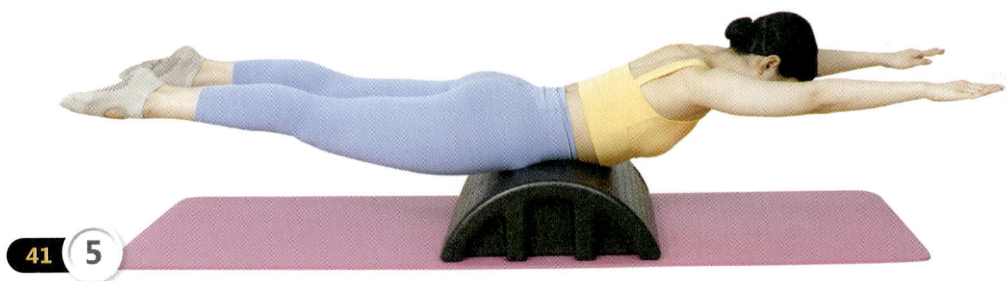
41 5

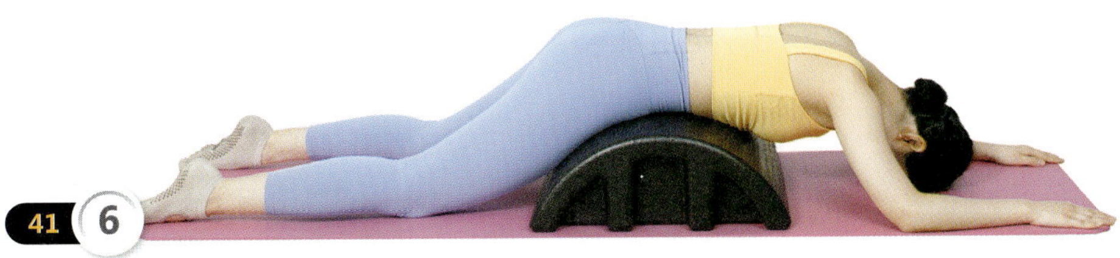
41 6

42 스파이널 익스텐션 Spinal extension

- 아크바렐 아치 위에 편안하게 엎드리고 양손은 이마에 댄다(상체와 하체를 균등하게 위치시킨다).
- 숨을 내쉬면서 상체를 들어 올려 대각선을 유지한다.
- 숨을 들이마시면서 자세를 유지한다.
- 숨을 내쉬면서 시작 자세로 돌아온다.
- 5~10회 반복한다.

대상 근육

- 코어근육
- 엉덩관절 폄근
- 척추세움근

주의 사항

- 목과 어깨의 과다폄과 긴장을 피한다.
- 자세 유지를 강조한다(대각선을 유지한다).

42 1

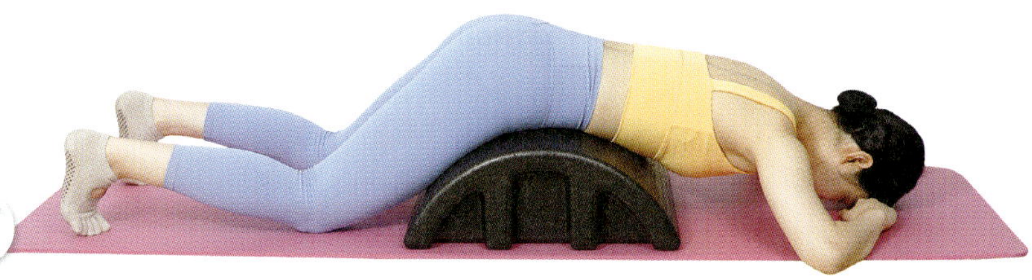

42 2

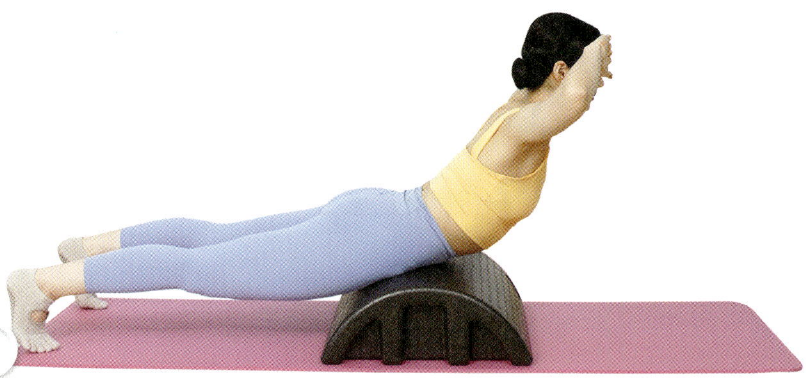

42 3

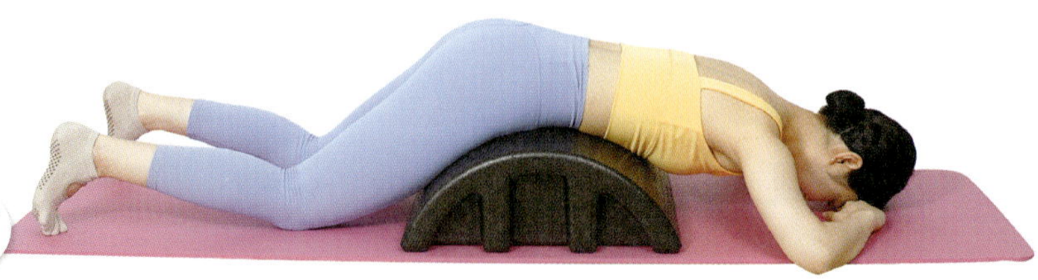

43 로테이션 프론 Rotation prone

- 아크바렐 아치 위에 편안하게 엎드리고 양손은 이마에 댄다(상체와 하체가 균등하게 위치시킨다).
- 숨을 내쉬면서 상체를 들어 올려 대각선을 유지한다.
- 숨을 들이마시면서 자세를 유지한다.
- 숨을 내쉬면서 몸통을 돌림한다.
- 숨을 들이마시면서 중립 자세로 돌아온다.
- 숨을 내쉬면서 반대 방향으로 몸통을 돌림한다.
- 숨을 들이마시면서 중립 자세로 돌아와 숨을 내쉬면서 시작 자세로 돌아온다.
- 5회 반복한다.

대상 근육

- 코어근육
- 엉덩관절 폄근
- 척추세움근
- 척추돌림근
- 어깨근육

주의 사항

- 목과 어깨의 과다폄과 긴장을 피한다.
- 자세 유지를 강조한다.
- 척추의 돌림과 나선형으로 들어 올림을 강조한다.

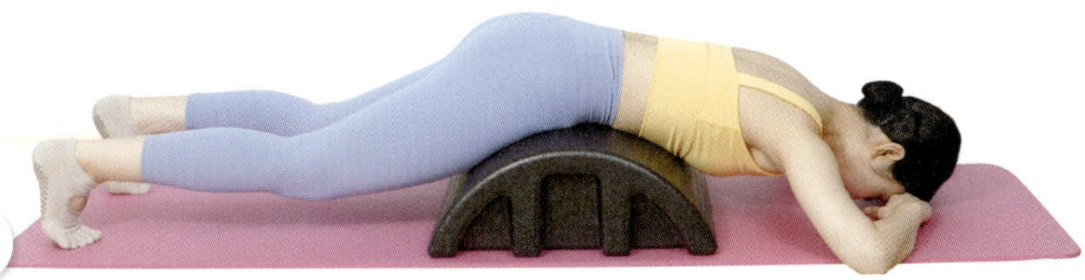
43 1

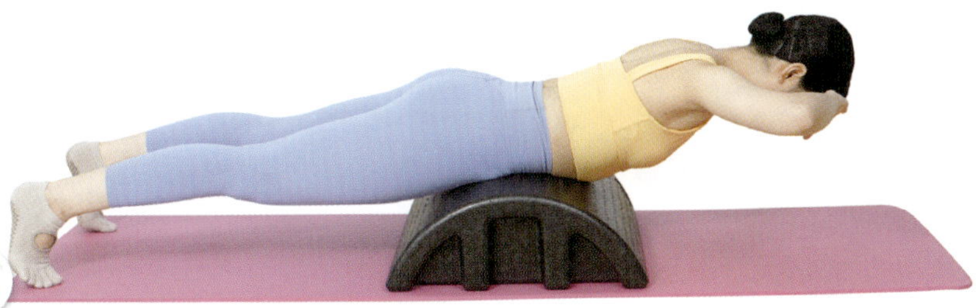
43 2

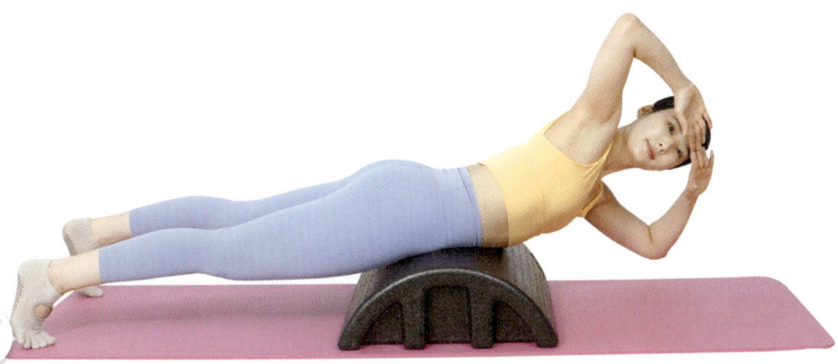
43 3

43 4

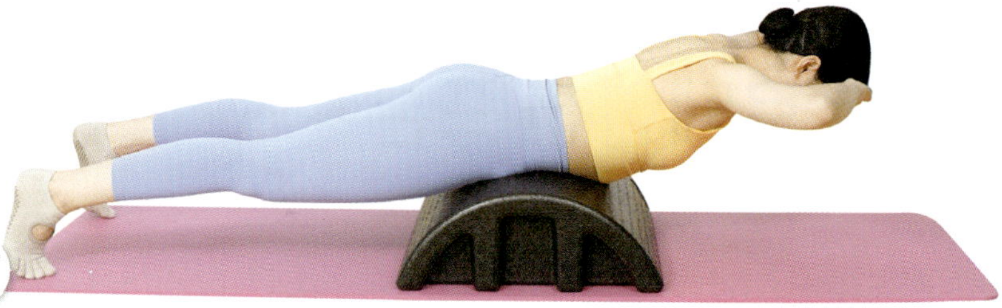

43 5

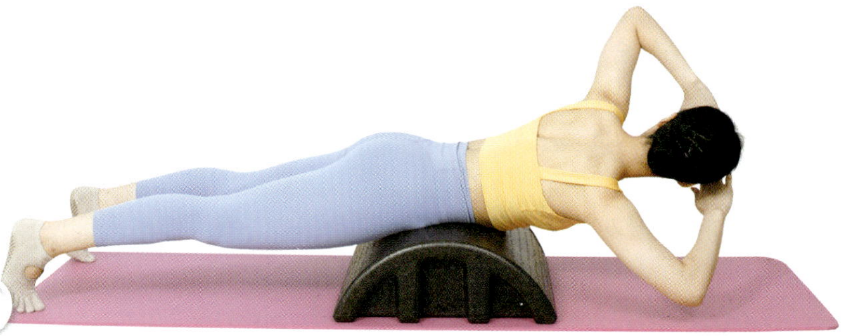

43 6

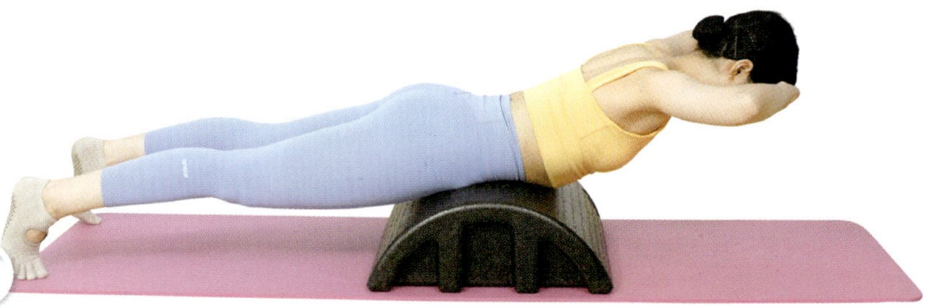

43 7

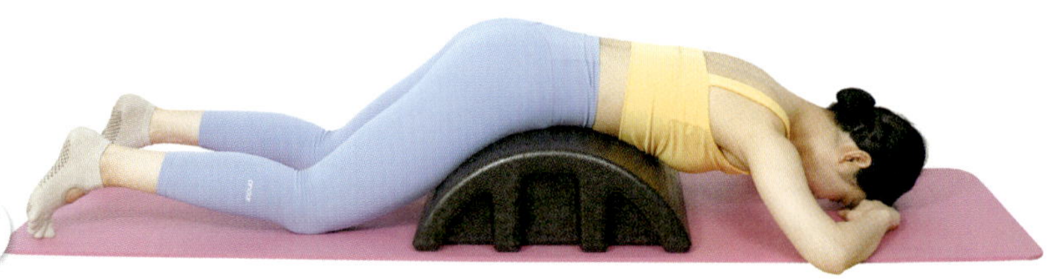

44 캣 스트레치 Cat stretch

- 네발기기 자세를 하고, 아크바렐 아치 위에 양손을 지지한다.
- 숨을 내쉬면서 골반을 뒤쪽으로 기울이기 시작하며, 척추를 하나씩 굴려 C-곡선을 만든다.
- 숨을 들이마시면서 자세를 유지한다.
- 숨을 내쉬면서 목뼈를 시작으로 굽힘된 척추를 하나씩 롤 다운하여 시작 자세로 돌아온다.
- 5~10회 반복한다.

대상 근육

- 코어근육
- 척추세움근
- 골반바닥근

주의 사항

- 머리를 척추의 곡선을 따라 굽힘하되, 과도하게 굽힘하지 않는다.

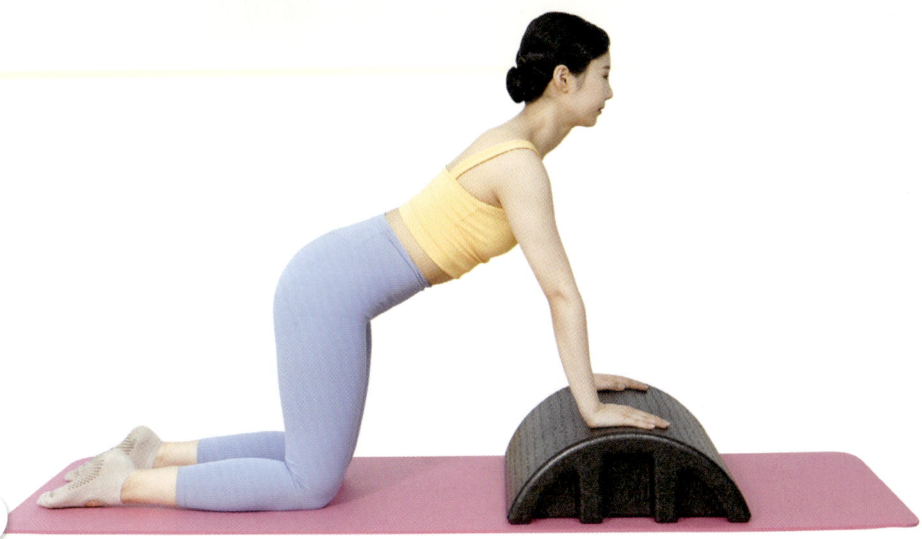

44 1

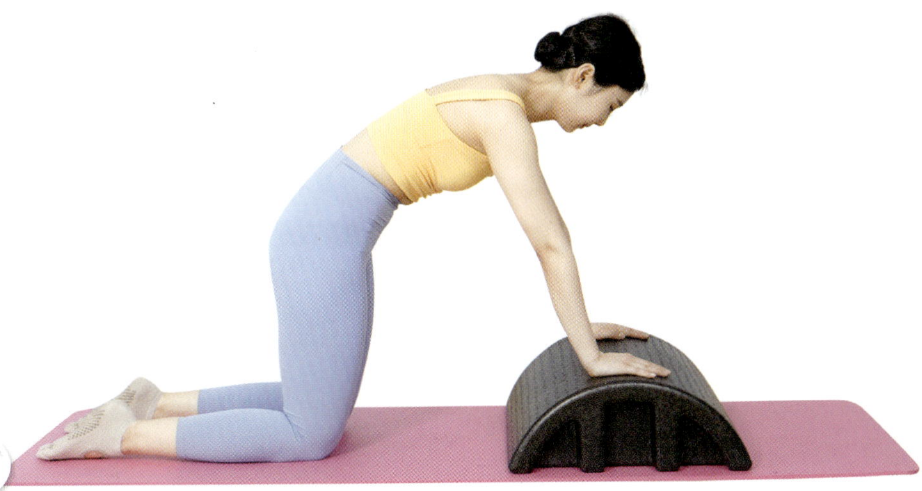

44 2

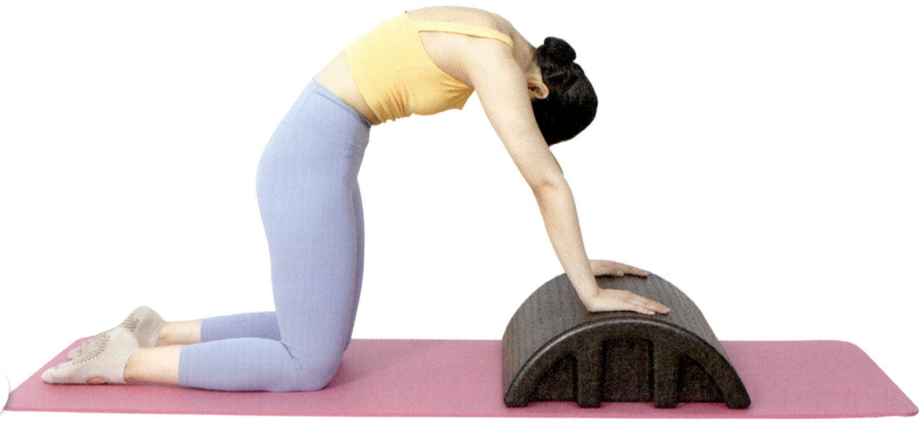

44 3

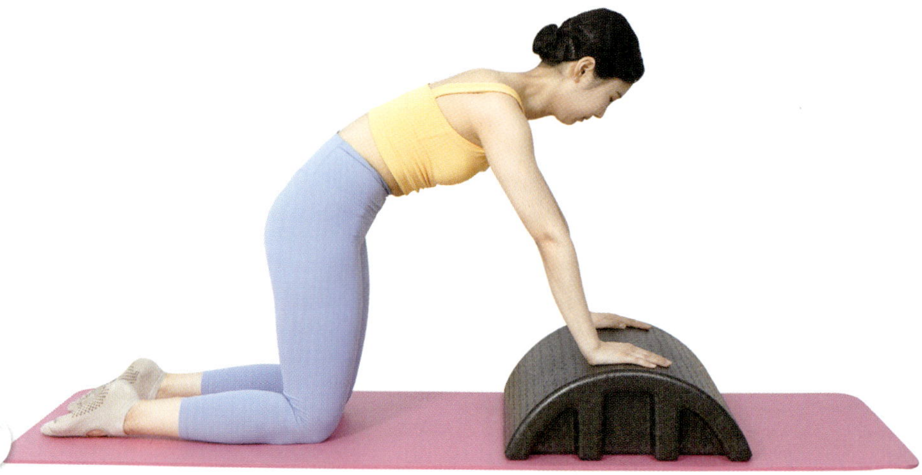

44 4

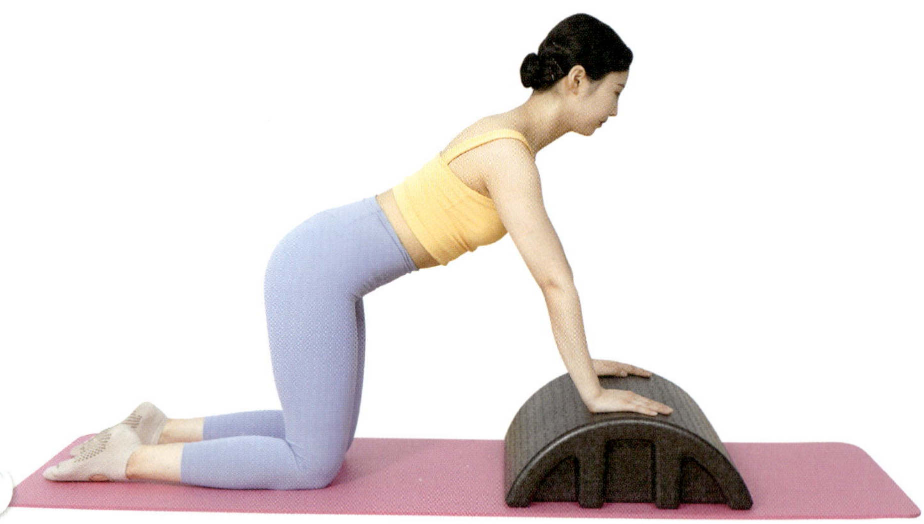

44 5

45 하프 푸쉬 업 Half push up

- 매트 위에 무릎을 굽혀 양손을 아크바렐 아치 위에 지지하고(척추 중립 상태), 발을 교차시킨다.
- 숨을 내쉬면서 팔꿈치를 굽혀 몸통을 내린다.
- 숨을 들이마시면서 자세를 유지한다.
- 숨을 내쉬면서 팔꿈치를 펴 몸통을 위로 올려 시작 자세로 돌아온다.
- 10회 반복한다.

대상 근육

- 코어근육
- 큰가슴근
- 작은가슴근
- 어깨세모근
- 위팔두갈래근
- 위팔세갈래근

주의 사항

- 코어의 안정성 유지한다.

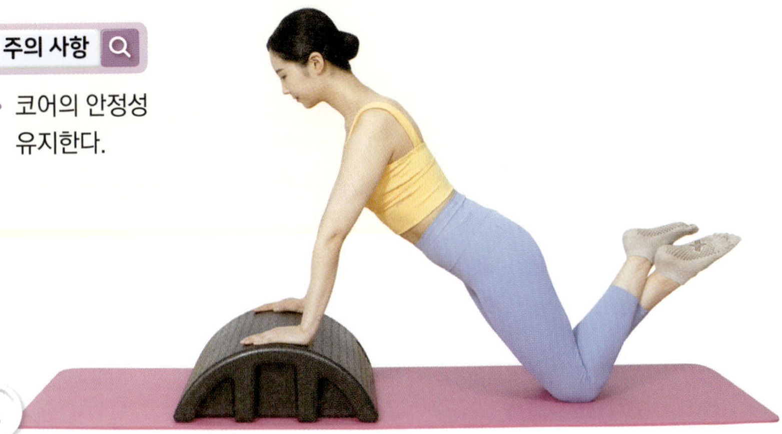
45 1

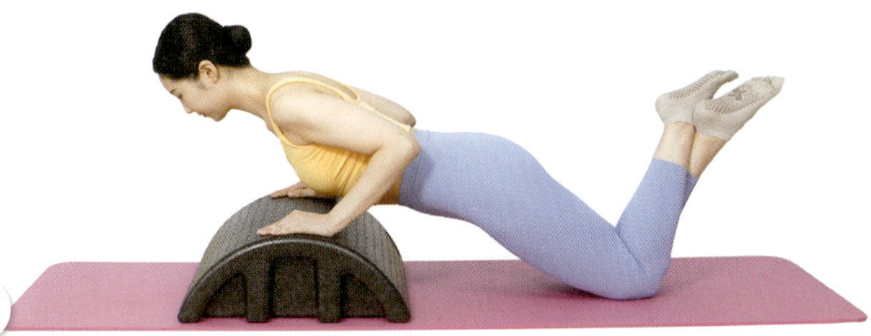
45 2

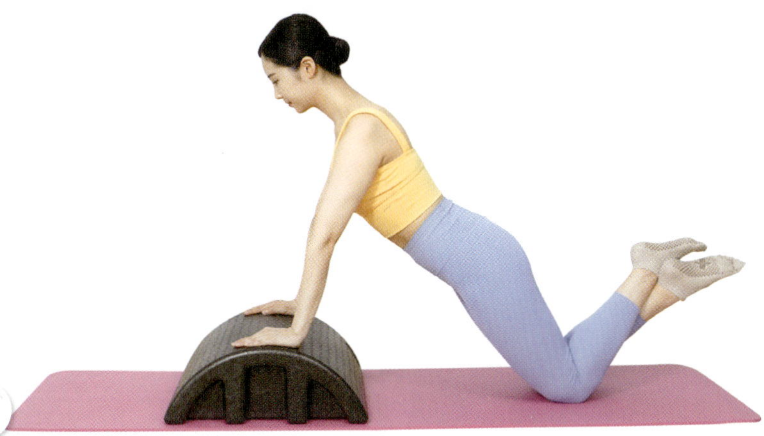
45 3

46 푸쉬 업 Push up

- 아크바렐 아치 위에 양손을 지지하고 무릎을 굽혀 네발기기 자세를 취한다.
- 숨을 들이마시면서 한쪽 다리를 뒤로 펴하고, 숨을 내쉬면서 반대쪽 다리도 펴하여 푸쉬 업 대각선 자세를 취한다.
- 숨을 들이마시면서 팔을 굽힘하고, 숨을 내쉬면서 팔을 펴하여 시작 자세로 돌아온다.
- 10회 반복한다.

변형: 푸쉬 업을 할 때, 다리를 펴하지 않고 무릎을 꿇은 상태에서 실시한다.

대상 근육

- 코어근육
- 엉덩관절 근육
- 어깨관절 근육
- 척추세움근

주의 사항

- 목과 어깨의 과다폄과 긴장을 피한다.
- 자세 유지를 강조한다
(상체, 어깨뼈, 골반의 안정성).

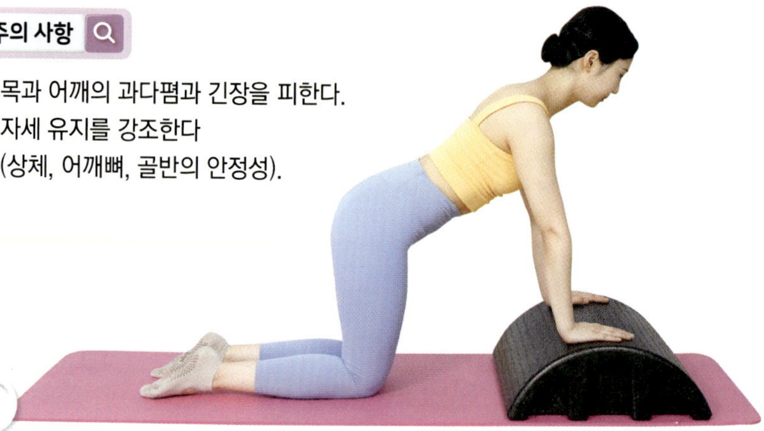

46 1

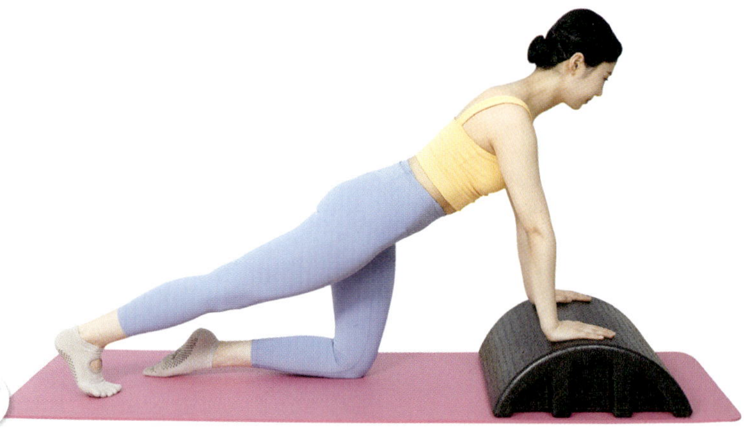

46 2

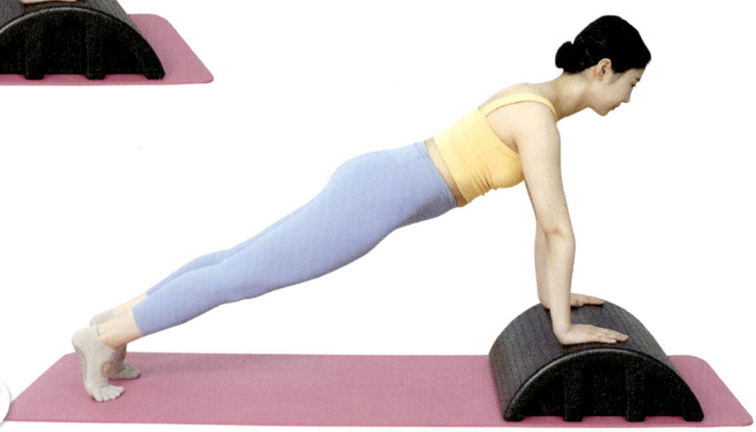

46 3

46 4

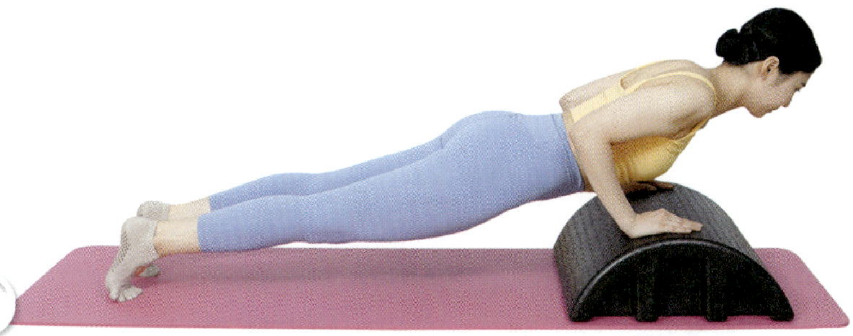

46 5

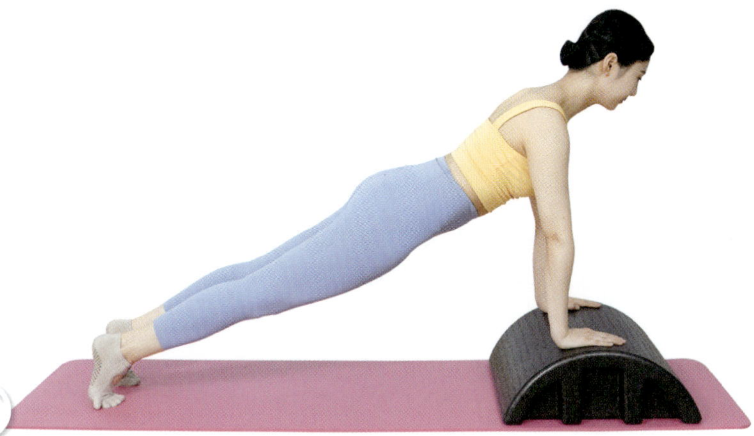

46 6

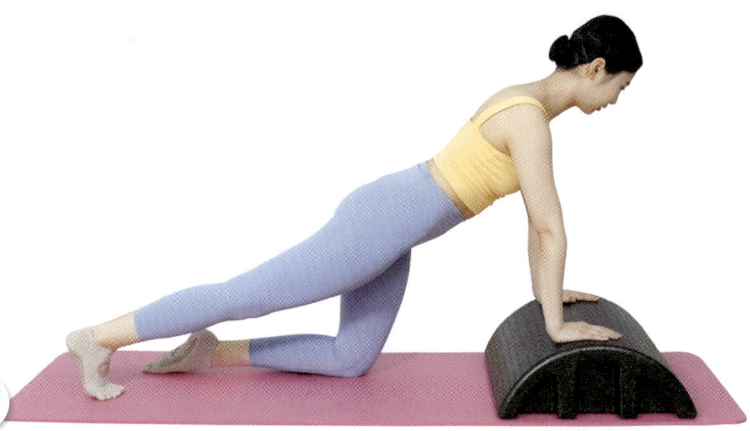

46 7

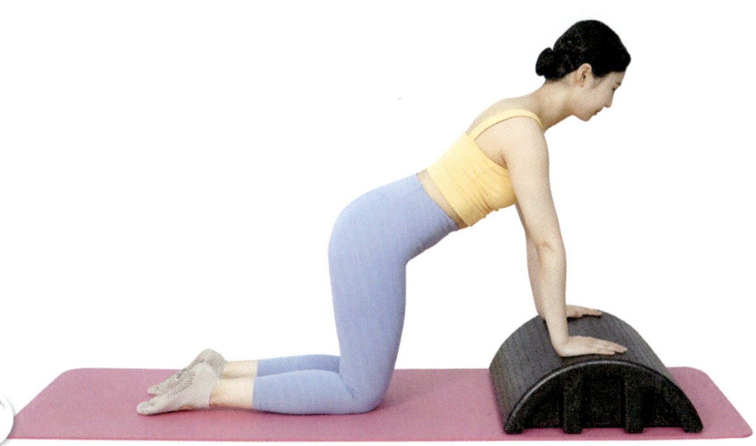

47 하프 플랭크 Half plank

- 매트 위에 무릎을 굽혀 양손을 아크바렐 아치 위에 지지한다(척추 중립 상태).
- 숨을 내쉬면서 무릎을 펌하여 플랭크 자세를 취한다.
- 숨을 들이마시면서 자세를 유지한다.
- 숨을 내쉬면서 무릎을 굽혀 시작 자세로 돌아온다.
- 10회 반복한다.

대상 근육

- 코어근육
- 어깨근육

주의 사항

- 허리 척추의 전만이 증가되지 않게 한다.
- 어깨의 안정성을 유지한다.

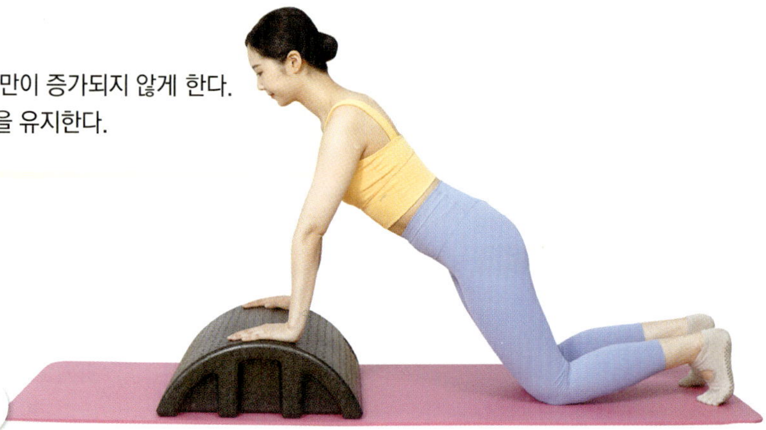

47 1

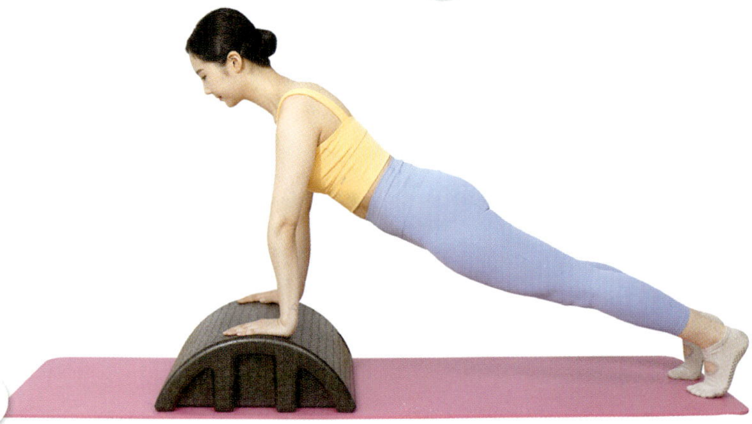

47 2

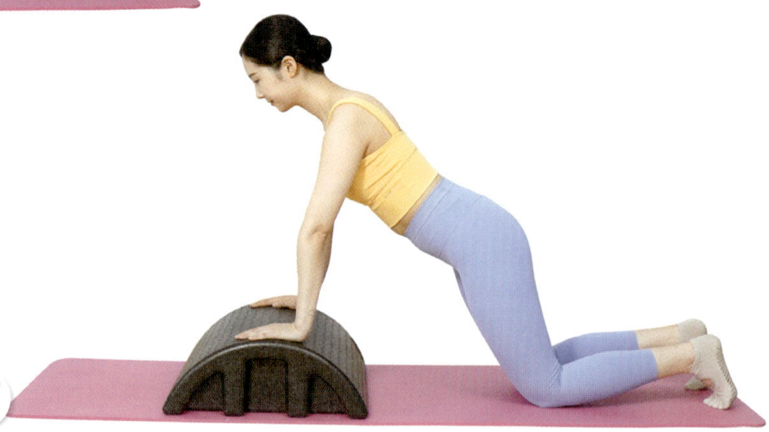

47 3

48 플랭크 업 앤 다운 Plank up & down

- 매트 위에 무릎을 굽혀 양손을 아크바렐 아치 위에 지지한다(척추 중립 상태).
- 숨을 내쉬면서 무릎을 펴하여 플랭크 자세를 취한다.
- 숨을 들이마시면서 자세를 유지한다.
- 숨을 내쉬면서 팔을 아래로 내리며 몸통을 굽힘한다(V자 역자세).
- 숨을 들이마시면서 자세를 유지한다.
- 숨을 내쉬면서 시작 자세로 돌아온다.
- 10회 반복한다.

대상 근육

- 코어근육
- 엉덩관절 굽힘근
- 어깨관절 굽힘근

주의 사항

- 척추와 골반의 중립을 유지한다.

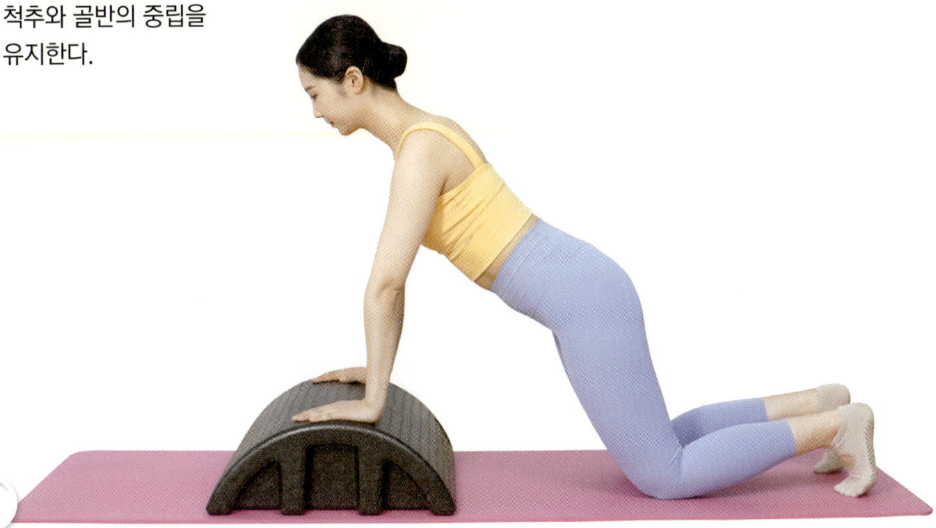
48 1

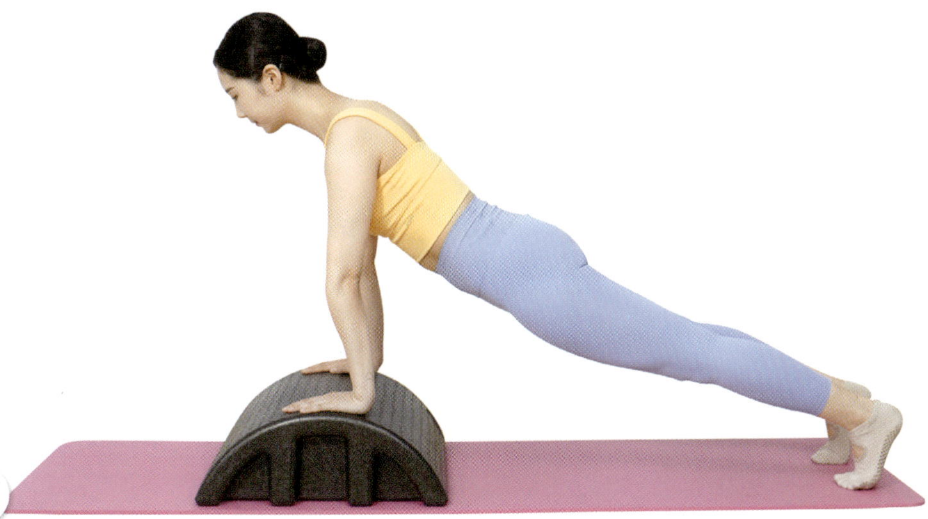
48 2

48 3

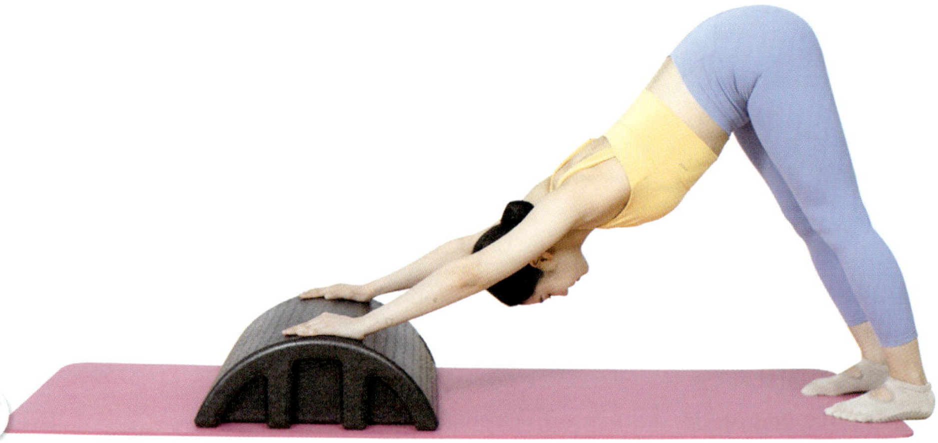

48 4

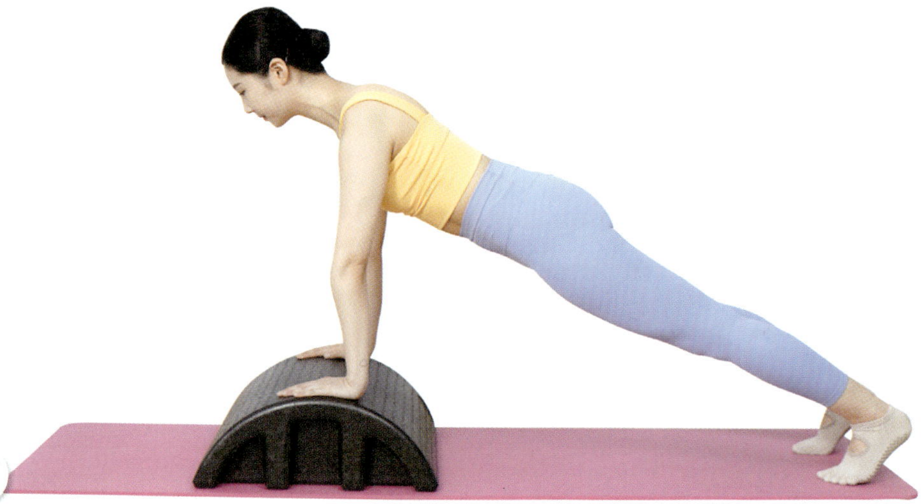

48 5

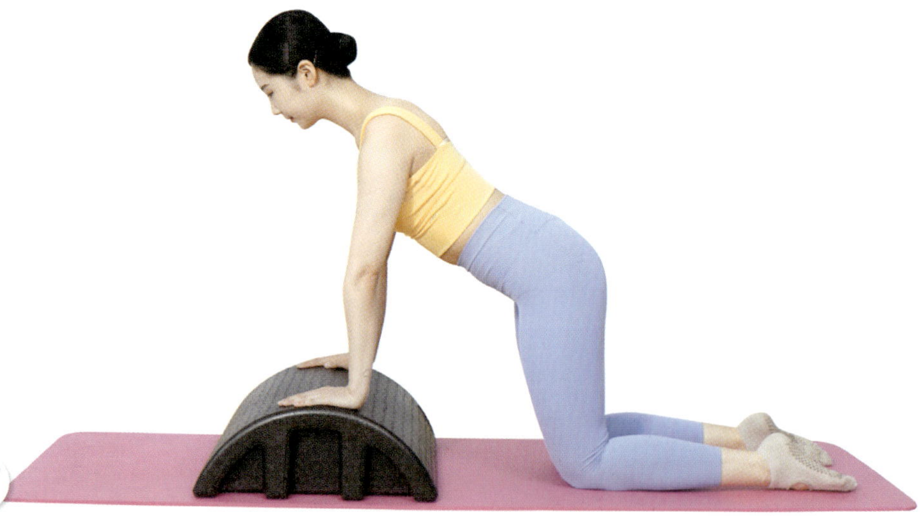

49 레그 풀 프론트 Leg pull front

- 아크바렐 아치 위에 양손을 지지하고, 무릎을 굽혀 네발기기 자세를 취한다.
- 숨을 들이마시면서 한쪽 다리를 뒤로 펴하고, 숨을 내쉬면서 반대쪽 다리도 펴하여 푸쉬 업 대각선 자세를 취한다.
- 숨을 내쉬면서 발바닥굽힘하여 한쪽 다리를 뒤로 들어 올린다.
- 숨을 들이마시면서 발등굽힘하여 다리를 내린다.
- 숨을 내쉬면서 발바닥굽힘하여 반대쪽 다리를 뒤로 들어 올린다.
- 숨을 들이마시면서 발등굽힘하여 다리를 내려놓고 시작 자세로 돌아온다.
- 5회 반복한다.

대상 근육

- 코어근육
- 엉덩관절 폄근 및 굽힘근
- 척추세움근, 어깨근육

주의 사항

- 목과 어깨의 과다폄과 긴장을 피한다.
- 자세 유지를 강조한다.

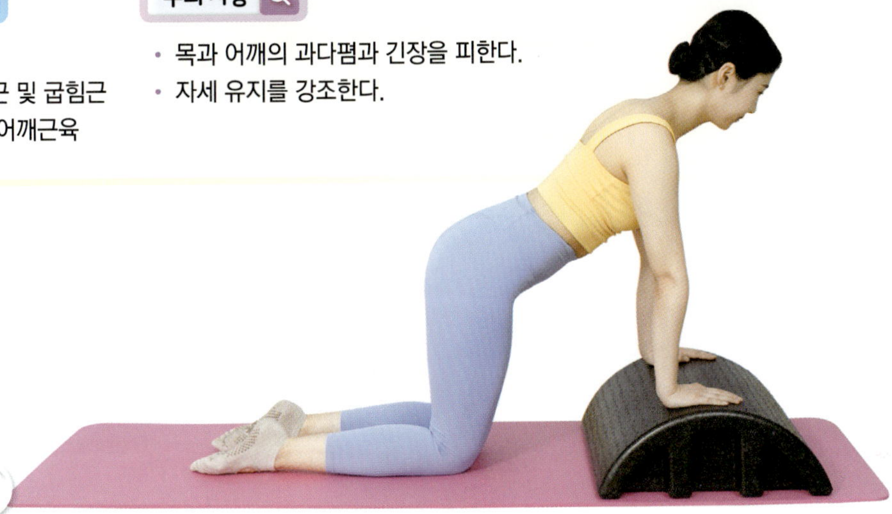

49 1

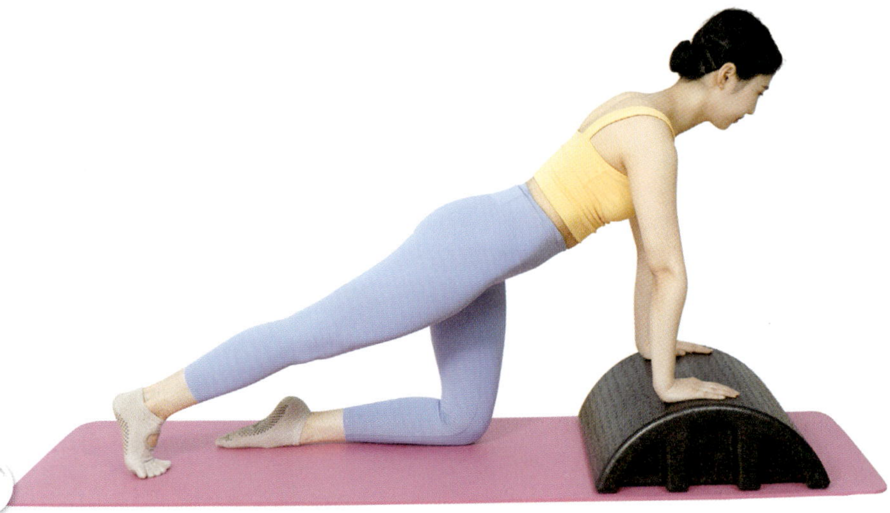

49 2

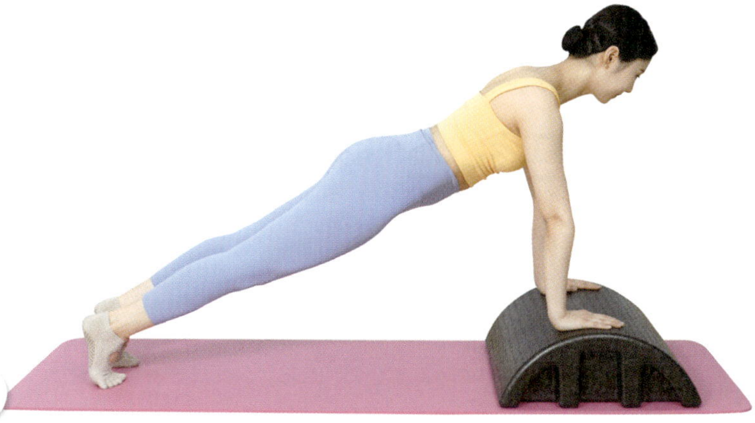

49 3

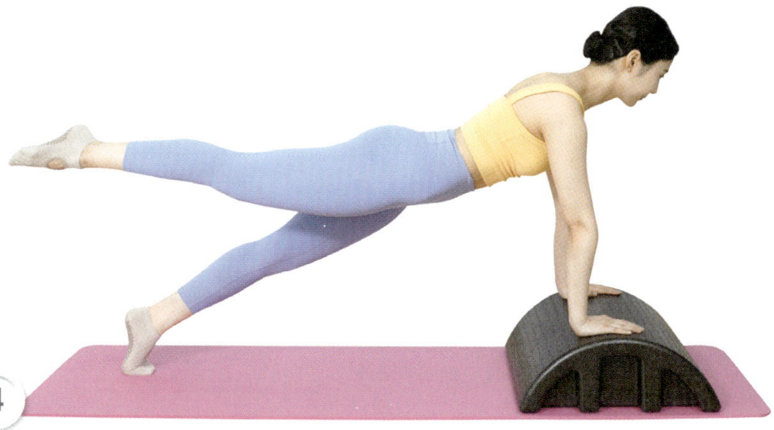

49 4

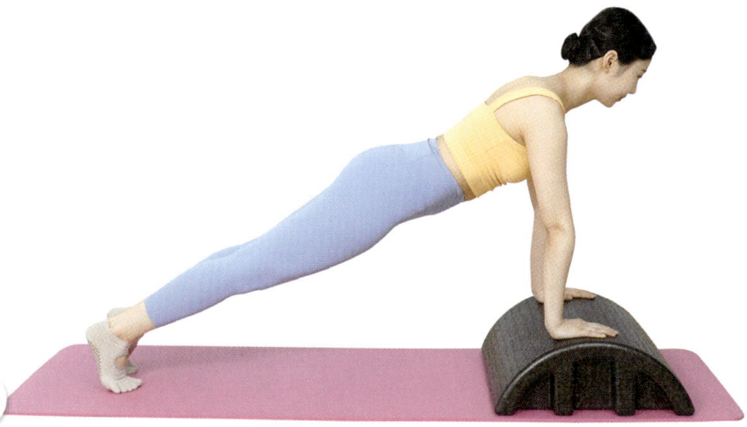

49 5

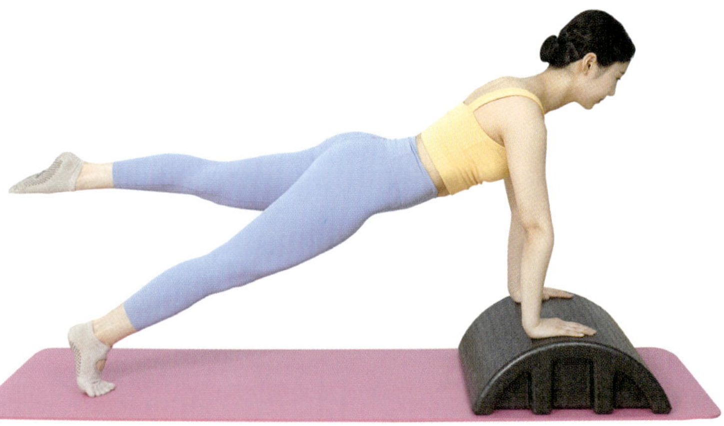

49 6

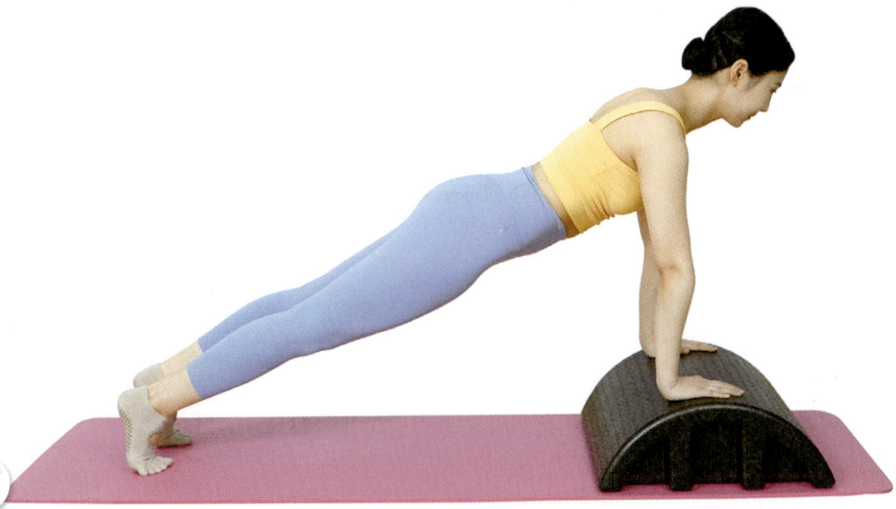

49 7

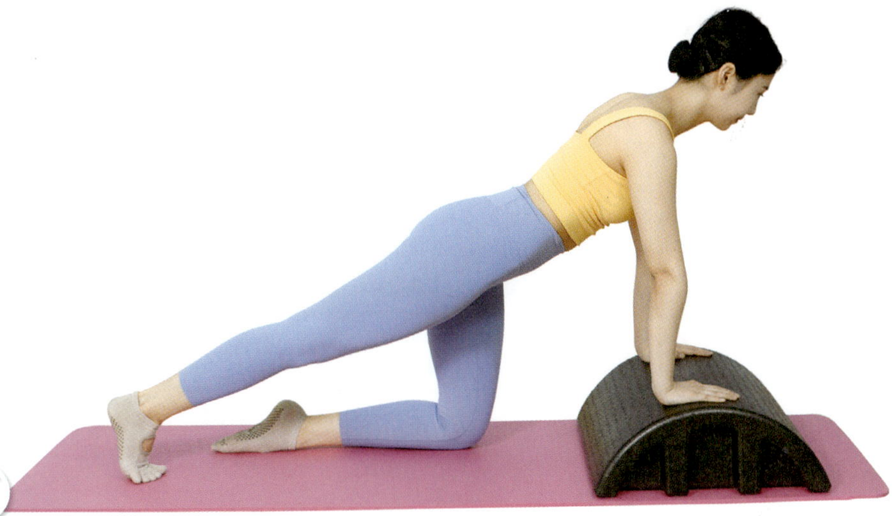

49 8

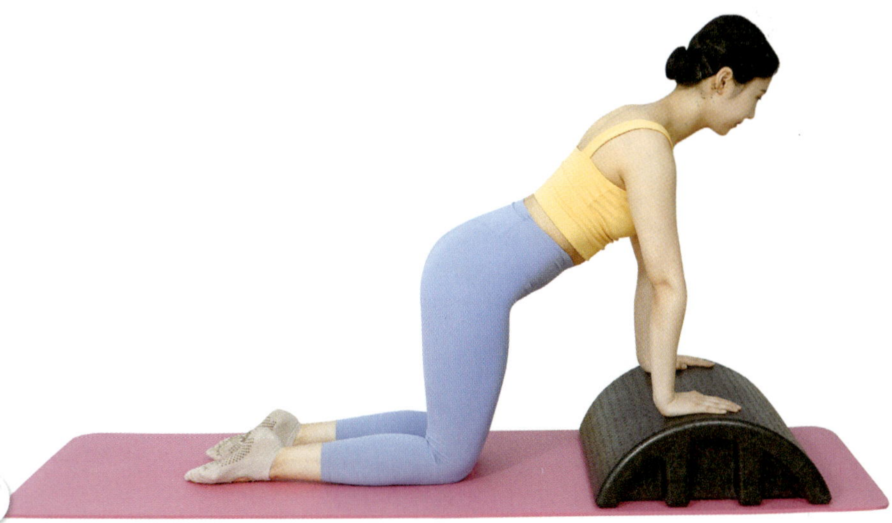

49 9

50 레그 풀 백 Leg pull back

- 아크바렐 앞에 다리를 뻗어 앉는다. 양손을 뒤로해서 팔꿈치를 굽힘하여 아크바렐 위에 놓는다.
- 숨을 내쉬면서 엉덩이를 들어 올려 머리와 발끝까지 대각선 자세를 취한다.
- 숨을 들이마시면서 자세를 유지한다.
- 숨을 내쉬면서 발바닥굽힘하여 다리를 올리고, 숨을 들이마시면서 다리를 내린다.
- 반대 방향도 실시한다. 5회 반복한다.
- 숨을 내쉬면서 시작 자세로 돌아온다.

대상 근육

- 코어근육
- 엉덩관절 폄근 및 굽힘근
- 척추세움근
- 어깨근육

주의 사항

- 목과 어깨의 과다폄과 긴장을 피한다.
- 자세 유지를 강조한다.

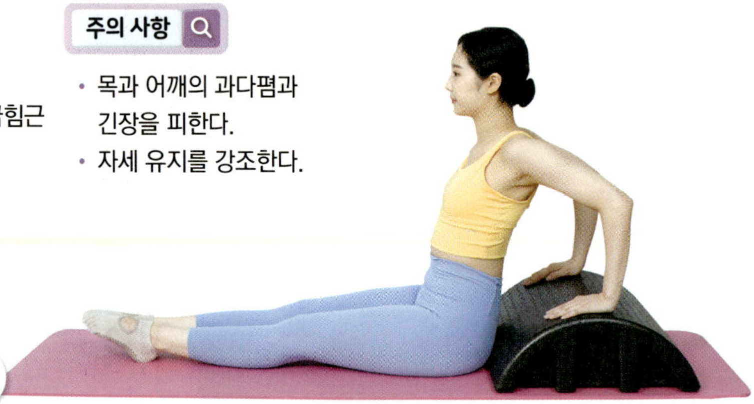

50 1

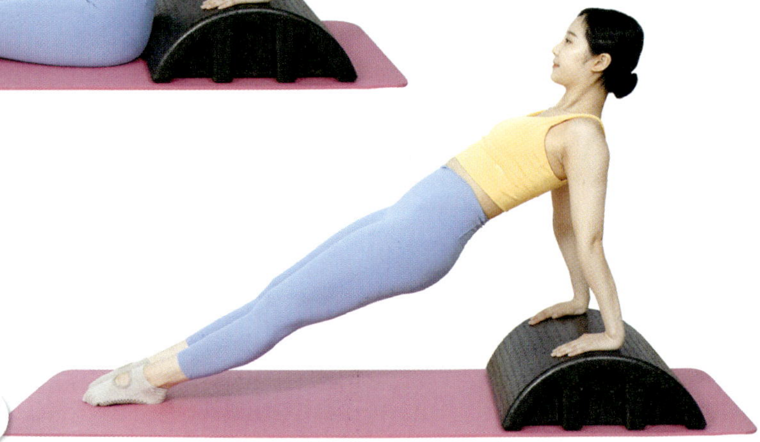

50 2

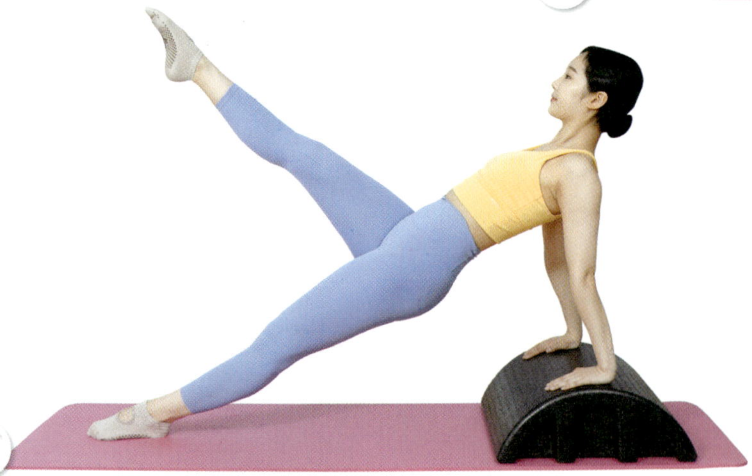

50 3

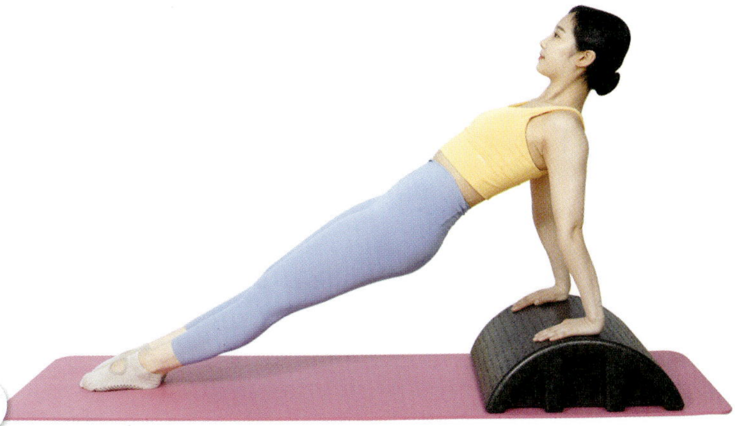

50 4

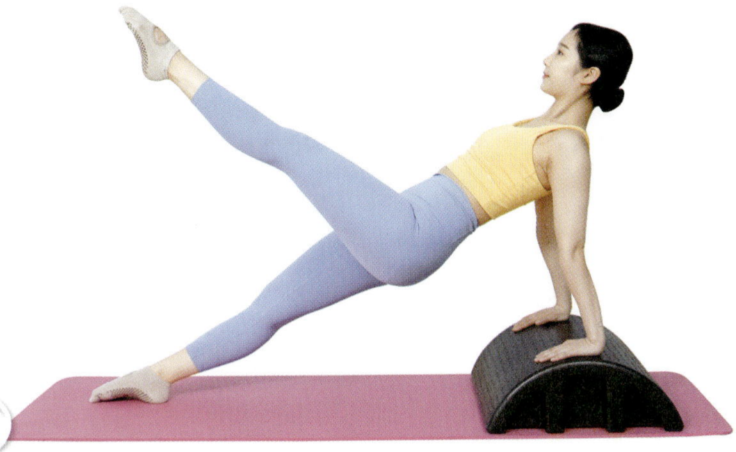

50 5

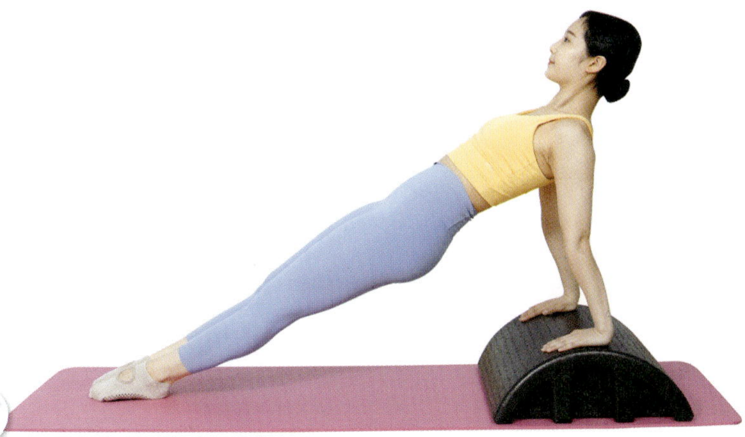

50 6

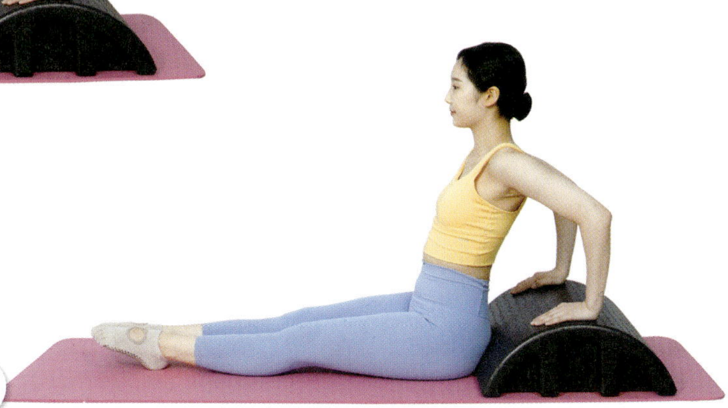

50 7

CHAPTER 6

SPINE CORRECTOR

01 스탠딩 롤 다운
02 브리딩 포워드
03 스파인 롤 다운 업
04 오블리크 사이드 스트레치
05 시팅 사이드 밴드
06 머메이드 트위스트
07 오블리크 위드 플렉션
08 로테이션 위드 플렉션
09 사이드 레그 리프트-싱글/더블
10 사이드 레그 시저
11 스캐퓰러 엘리베이션 앤 디프레션
12 암 시저
13 암 써클
14 리치 롤 다운 업
15 싱글 레그 스트레치
16 크리스 크로스
17 더블 레그 스트레치
18 싱글 스트레이트 레그 스트레치
19 롤 다운 백 익스텐션 오블리큐스
20 오블리큐스 위드 라운드 백
21 런지
22 티저
23 레그 써클
24 시팅 시저
25 바이시클
26 시팅 로워 앤 리프트
27 시팅 레그 써클
28 시팅 힙 트위스트
29 밸런스
30 수파인 시저
31 수파인 바이시클
32 수파인 레그 써클
33 콕스크루
34 수파인 윈드밀 레그
35 수파인 로워 앤 리프트
36 수파인 익스텐디드 프로그
37 오블리크 캔-캔
38 스파인 롤
39 숄더 브릿지
40 롤 오버 브릿지
41 프론 싱글 레그 리프트
42 프론 로워 앤 리프트
43 프론 레그 써클
44 프론 시저
45 프론 비트
46 스완 다이브
47 그래스호퍼
48 스위밍
49 스파이널 익스텐션
50 로테이션 프론
51 푸쉬 업
52 레그 풀 프론트
53 레그 풀 백

01 스탠딩 롤 다운 Standing roll down

- 스파인코렉터 스텝 위에 선다.
- 숨을 내쉬면서 목 끄덕임을 시작으로 척추를 하나씩 차례대로 분절하여 굴리듯 굽힌다.
- 숨을 들이마시면서 자세를 유지한다.
- 숨을 내쉬면서 꼬리뼈부터 시작하여 골반과 척추를 하나씩 굴림하며 올라와 시작 자세로 돌아온다(동작 시 코어근육을 사용한다).

대상 근육

- 코어근육
- 척추세움근
- 다리의 근육들

주의 사항

- 중심선을 통해 신체의 균형을 유지한다.
- 정렬된 자세를 유지한다.
- 코어근육을 이용하여 운동한다.

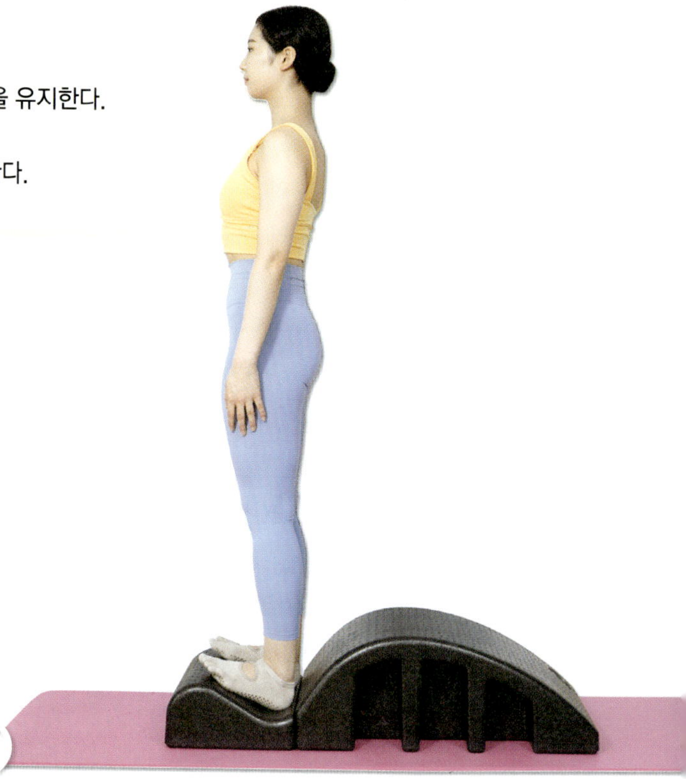

01 1

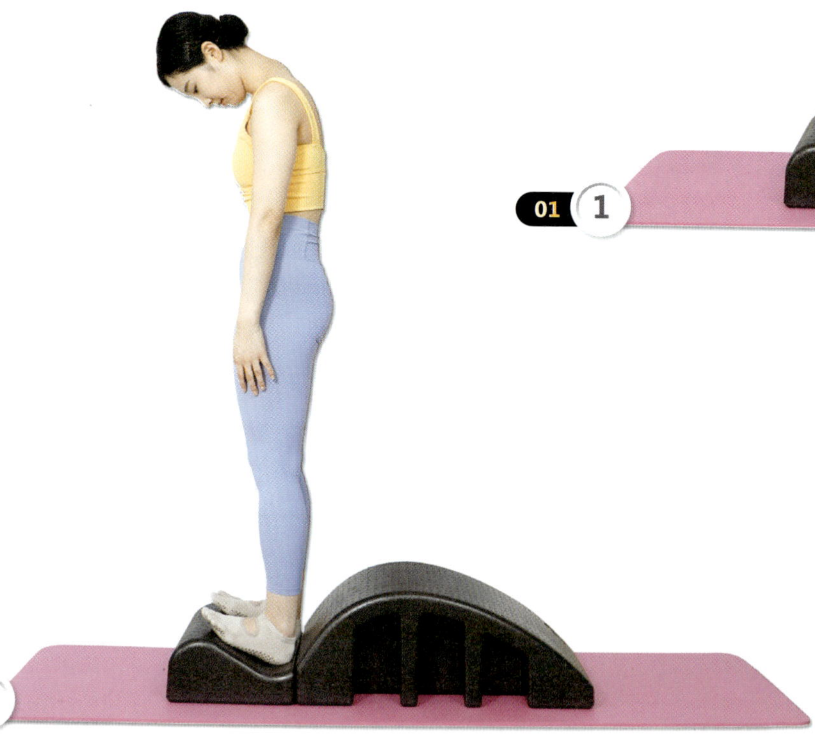

01 2

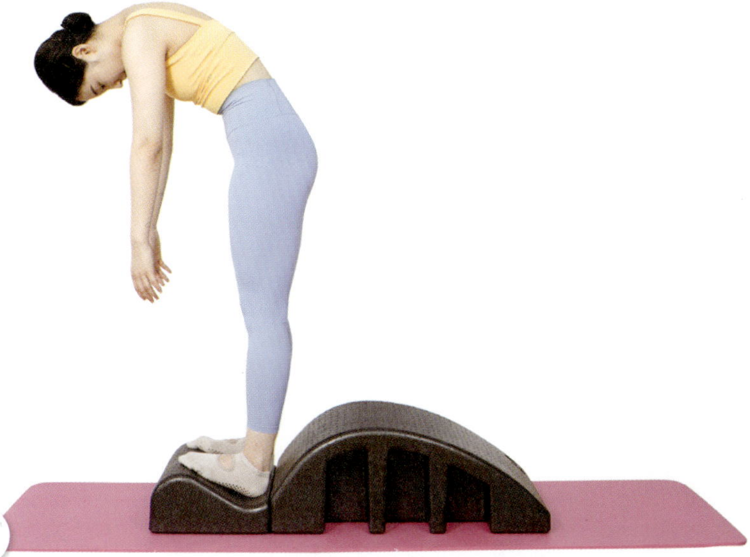

01 3

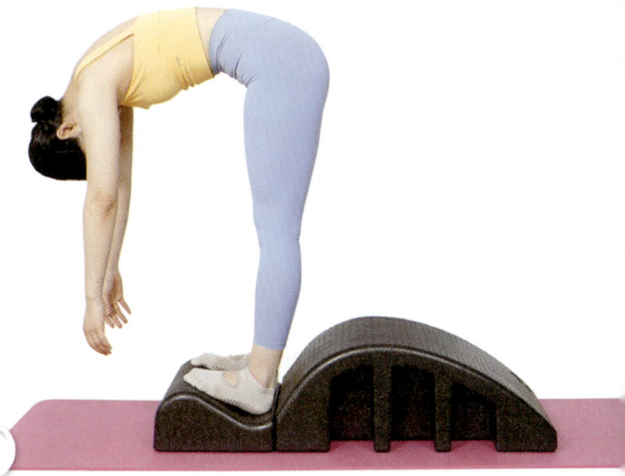

01 4

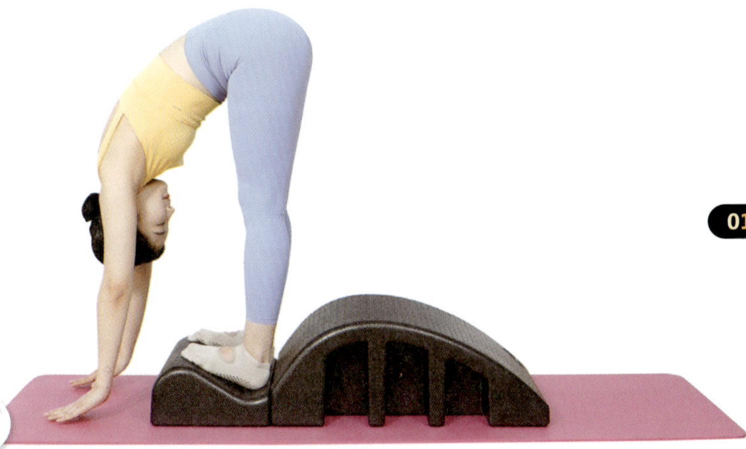

01 5

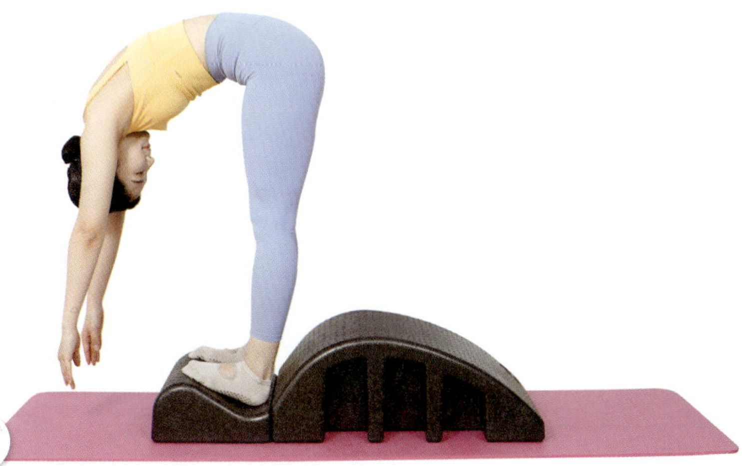

01 6

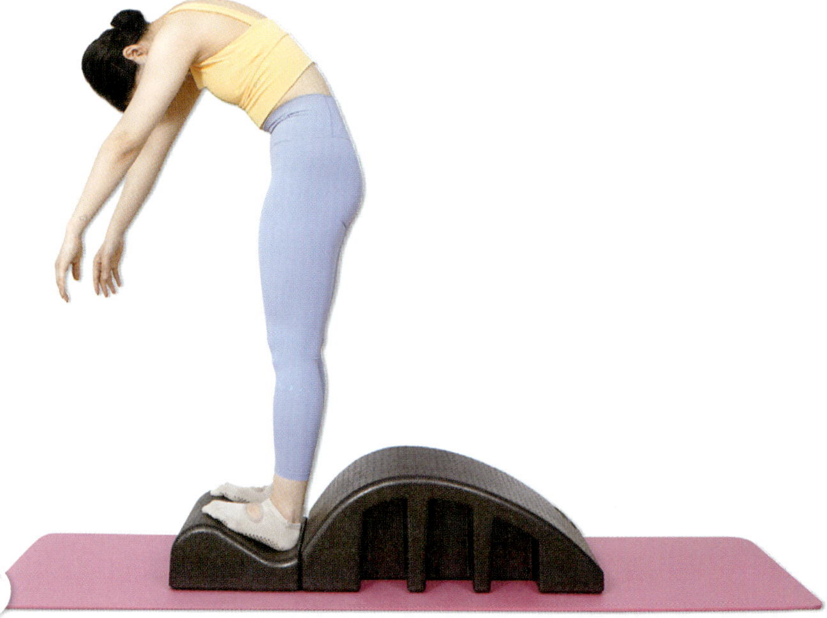

01 7

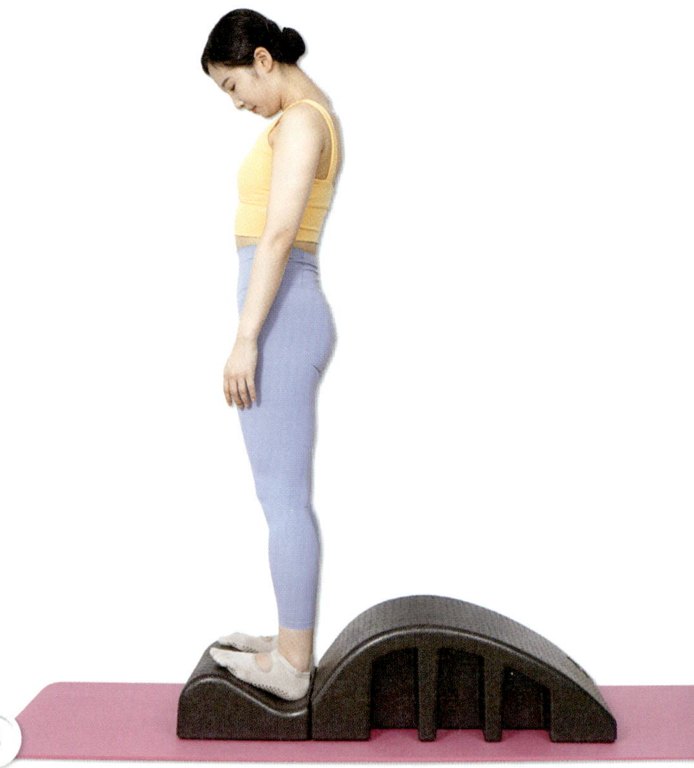

01 8

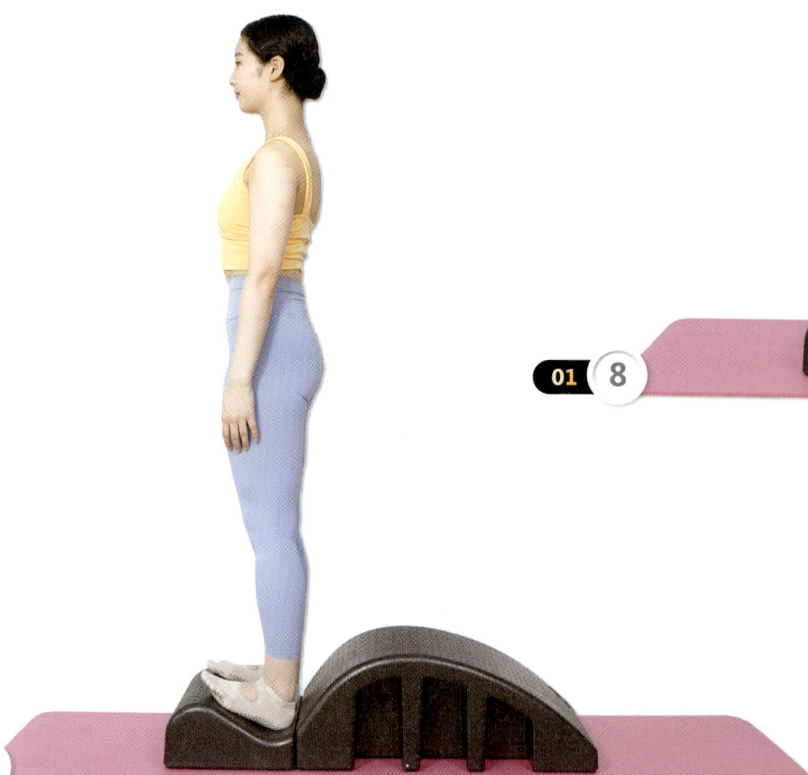

01 9

02 브리딩 포워드 Breathing forward

- 스파인코렉터에 양다리를 올리고 (골반과 척추를 궁둥뼈결절에 무게를 둔) 중립 자세로 앉는다.
- 숨을 내쉬면서 척추를 앞으로 굽힘하여 롤 다운한다.
- 숨을 들이마시면서 자세를 유지한다.
- 숨을 내쉬면서 꼬리뼈부터 척추를 분절하여 시작 자세로 돌아온다.
- 5회 반복한다.

대상 근육

- 코어근육 강화
- 척추세움근
- 척추폄근 및 굽힘근

주의 사항

- 목과 어깨의 긴장을 피한다.
- 등과 가슴우리의 측면 확장을 강조한다.
- 척추의 분절 가동성을 확인한다.

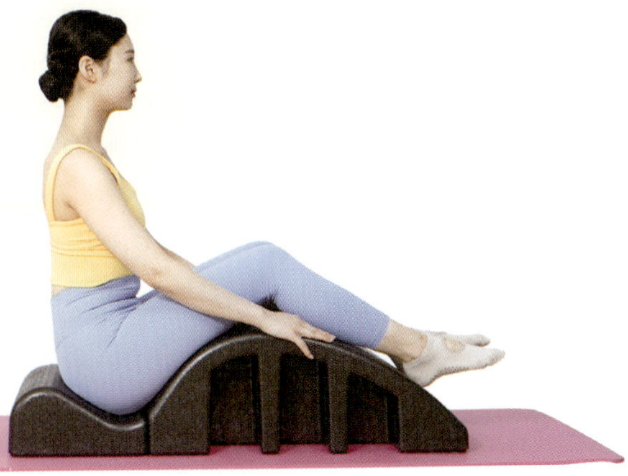

02 1

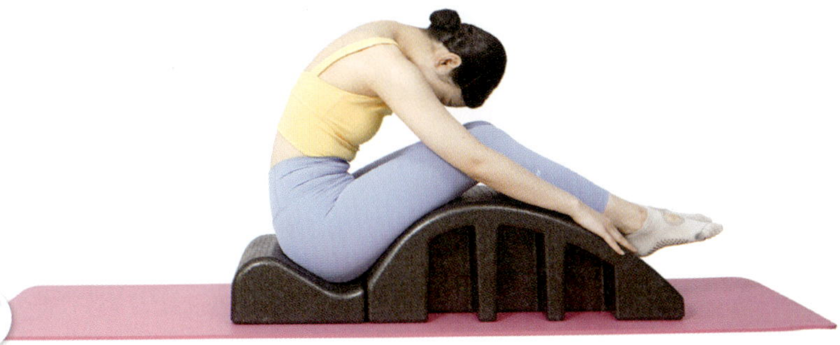

02 2

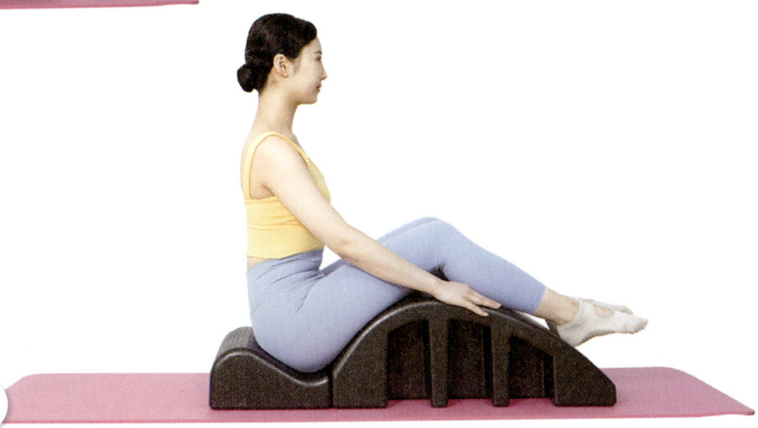

02 3

03 스파인 롤 다운 업 Spine roll down up

- 스파인코렉터 스텝 위에 무릎을 굽혀 앉아 양팔을 들어 척주 중립 자세를 유지한다.
- 숨을 내쉬면서 아치를 따라 C-곡선을 만들며 롤 다운하며 내려간다. 팔을 머리 위로 뻗는다.
- 숨을 들이마시면서 자세를 유지한다.
- 숨을 내쉬면서 양팔을 몸통 쪽으로 원을 그리며, 동시에 턱을 당겨 척추를 분절시키며 올라와서 시작 자세로 돌아온다.
- 5회 반복한다. 반대 방향도 실시한다.

대상 근육

- 코어근육
- 배곧은근
- 배빗근
- 척추폄근 및 굽힘근

주의 사항

- 목뼈와 등뼈의 연결성을 유지한다.
- 과도한 움직임을 피한다.
- 척추의 분절을 강조한다.
- 어깨관절의 가동성을 확인한다.

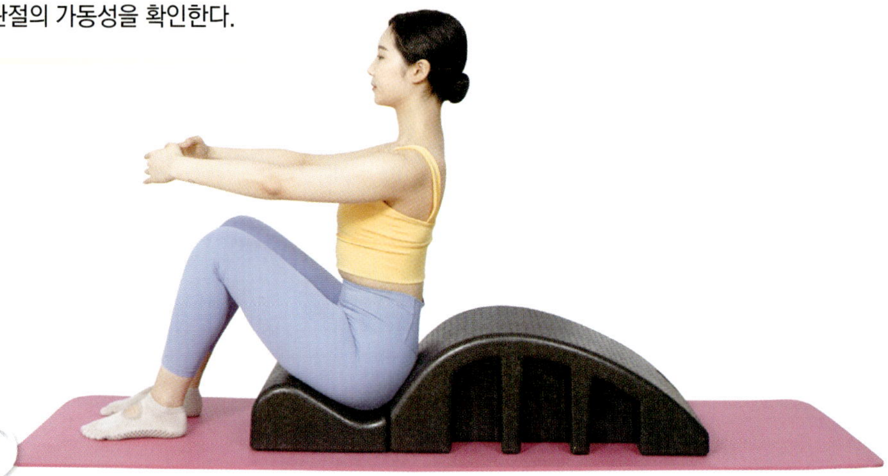

03 1

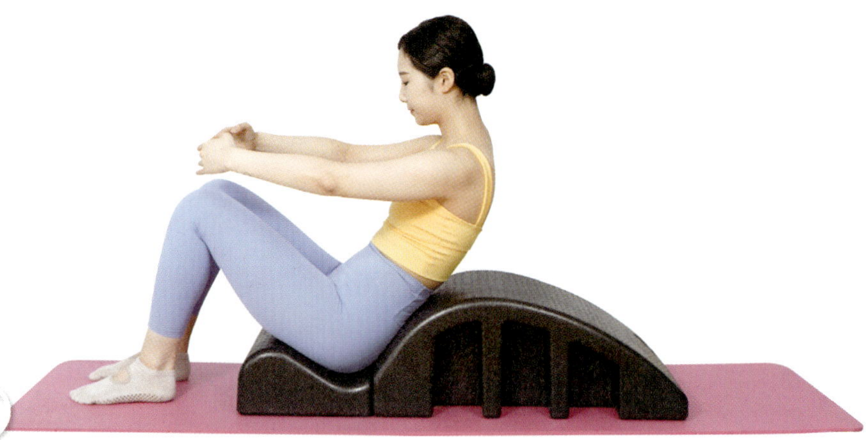

03 2

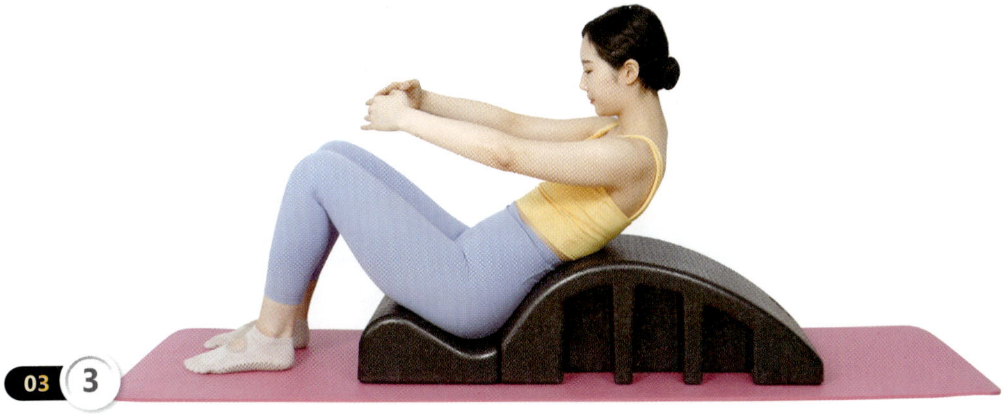
03 3

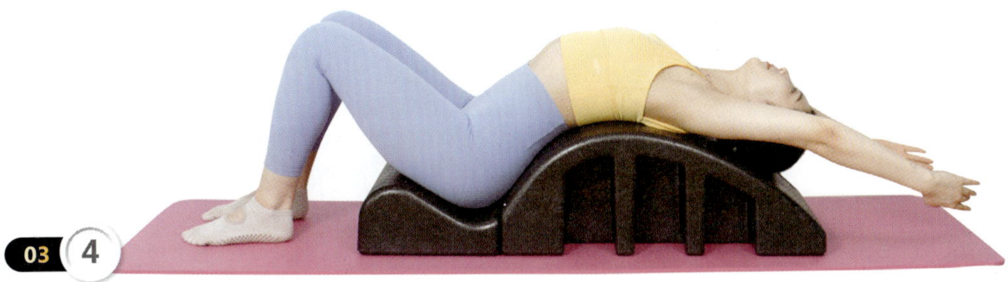
03 4

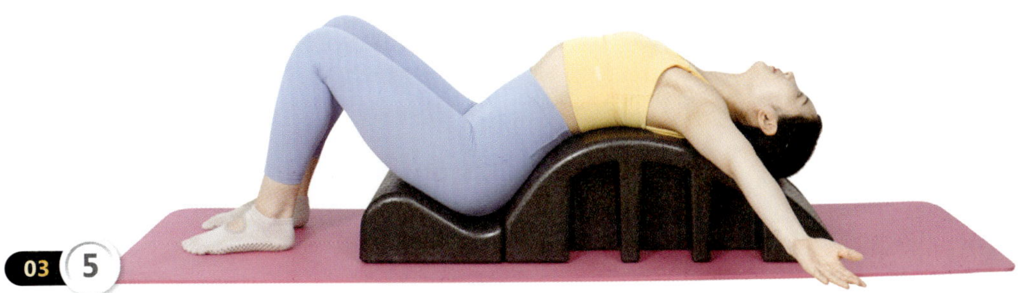
03 5

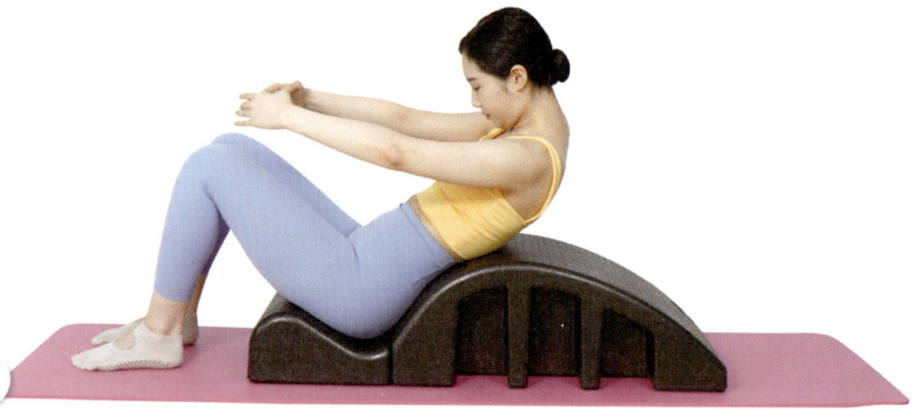

03 6

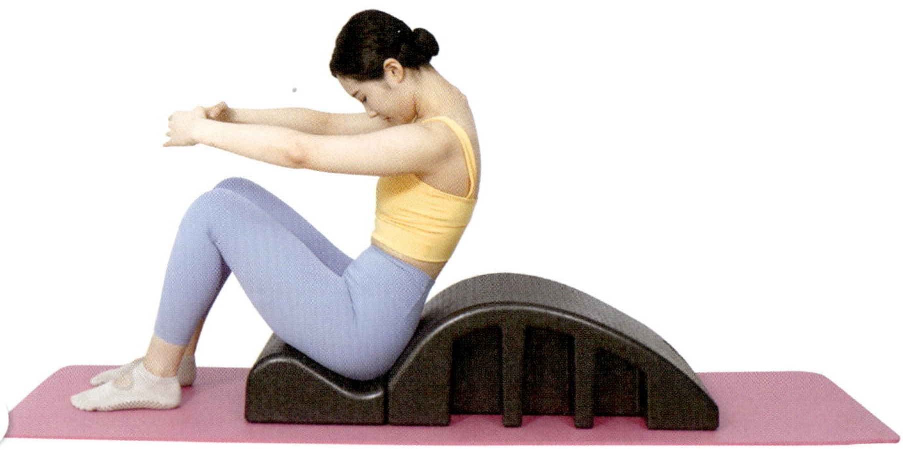

03 7

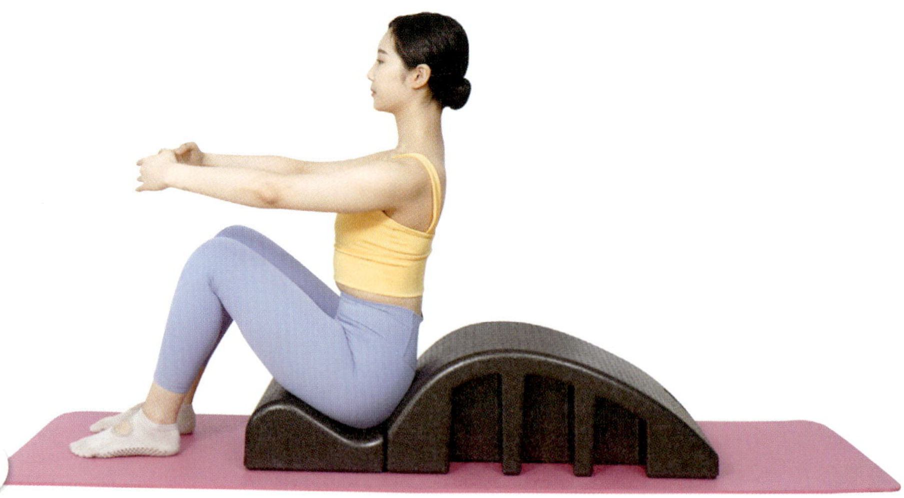

03 8

04 오블리크 사이드 스트레치 Oblique side stretch

- 인어 자세로 앉고 한 팔은 아치 위에 두고 다른 팔은 다리 위에 놓는다.
- 다리 위에 놓인 팔을 들어 올려 머리 위쪽으로 뻗는다.
- 숨을 내쉬면서 몸통을 앞으로 돌림한다.
- 숨을 들이마시면서 자세를 유지한다.
- 숨을 내쉬면서 몸통을 뒤로 돌림하여 팔을 위로 올려 시작 자세로 돌아온다.

대상 근육

- 코어근육
- 척추세움근
- 배빗근
- 허리네모근

주의 사항

- 목뼈와 등뼈의 연결성을 유지한다.

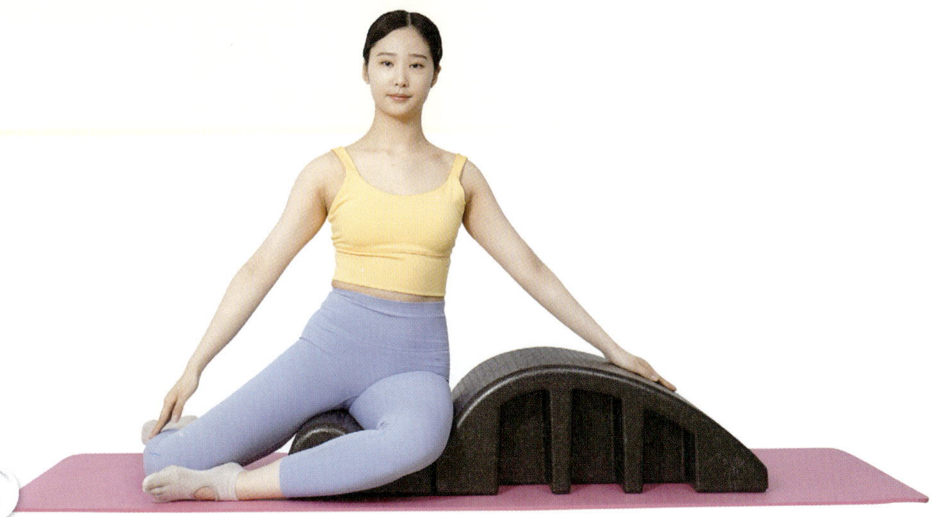

04 1

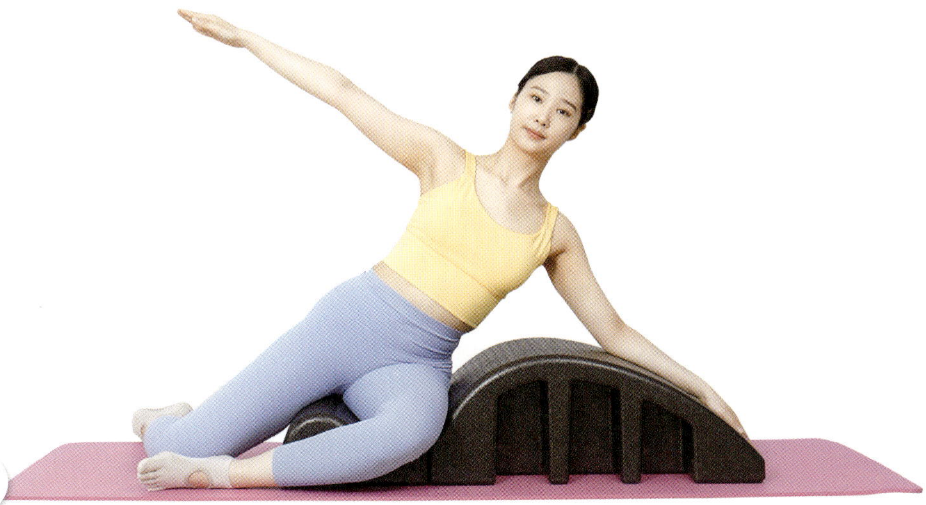

04 2

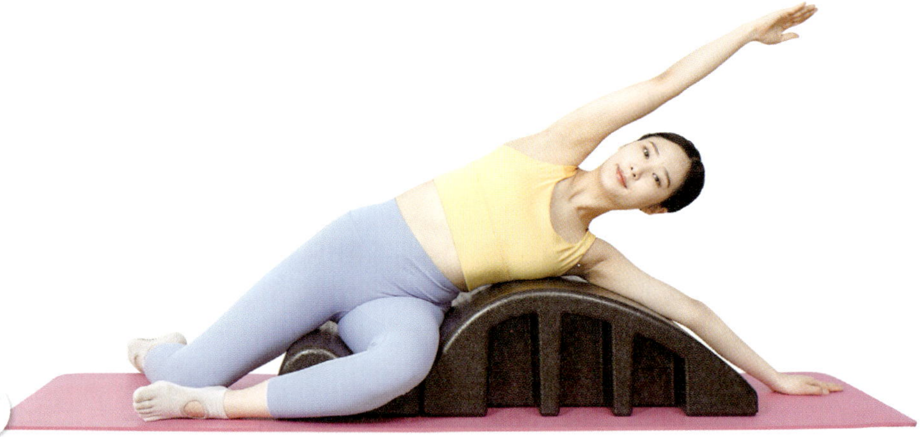

04 3

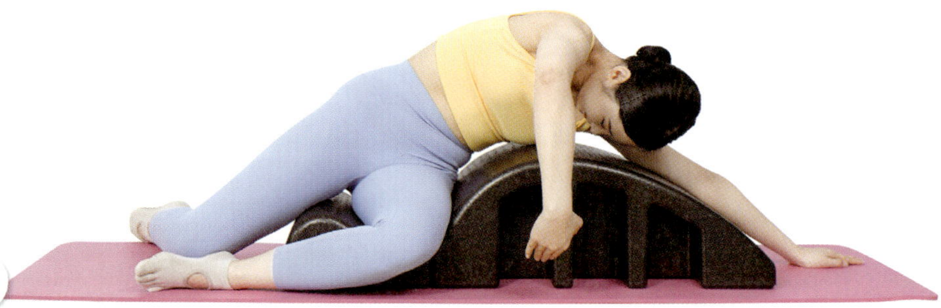

04 4

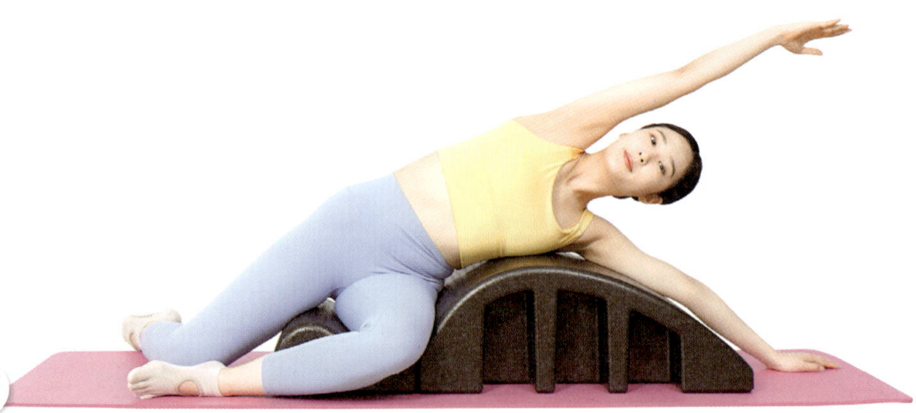

04 5

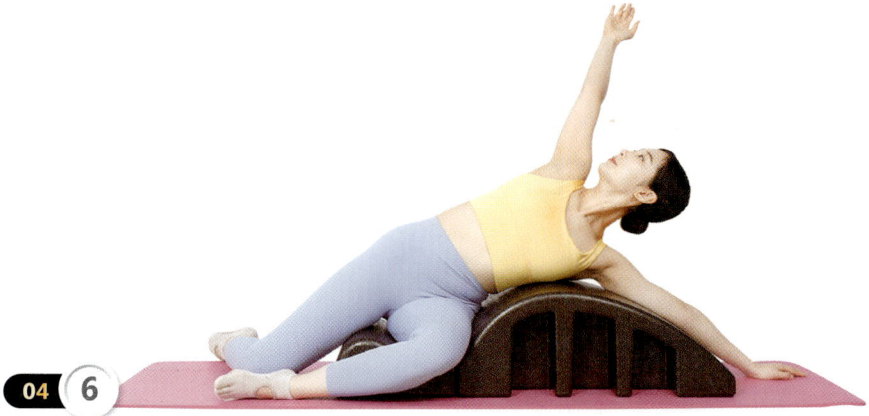
04 6

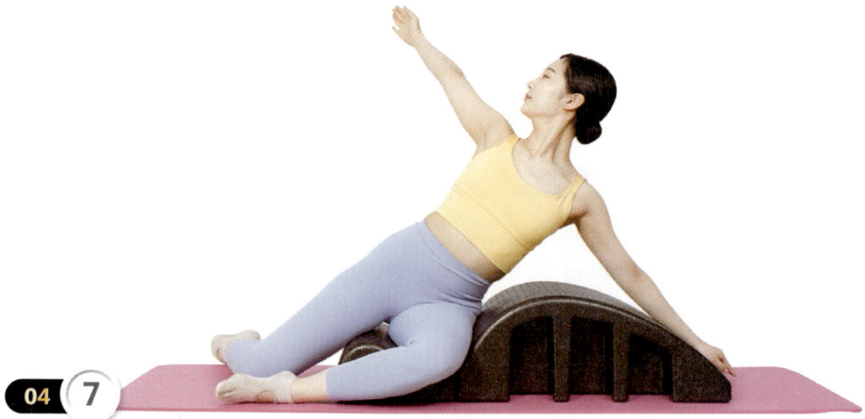
04 7

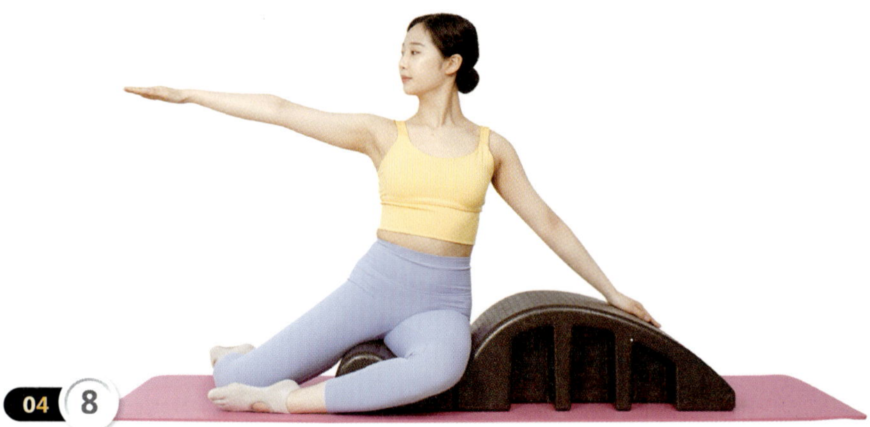
04 8

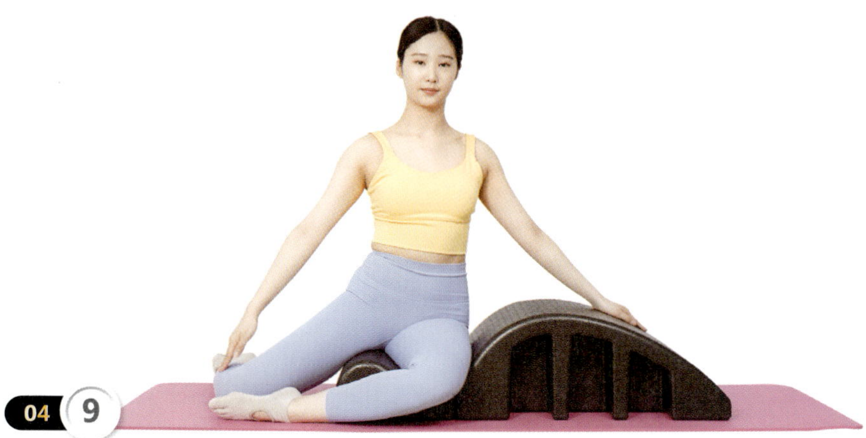
04 9

05 시팅 사이드 밴드 Sitting side bend

- 스파인코렉터 스텝 위에 아래쪽 다리의 무릎을 굽히고, 위쪽 다리는 펴서 아치에 기대 측면으로 눕는다. 이때, 아래쪽 팔은 머리 위로 뻗고, 위쪽 팔은 골반 옆에 놓는다.
- 숨을 내쉬면서 아래쪽 팔을 올리며 몸통을 측면으로 들어 올린다.
- 숨을 들이마시면서 자세를 유지한다.
- 숨을 내쉬면서 시작 자세로 돌아온다.
- 10회 반복한다.

대상 근육

- 코어근육
- 속배빗근
- 바깥배빗근
- 척추세움근
- 허리네모근

주의 사항

- 자세 유지를 강조한다.
- 몸통 돌림을 피한다.
- 척추의 분절 가동성을 확인한다.

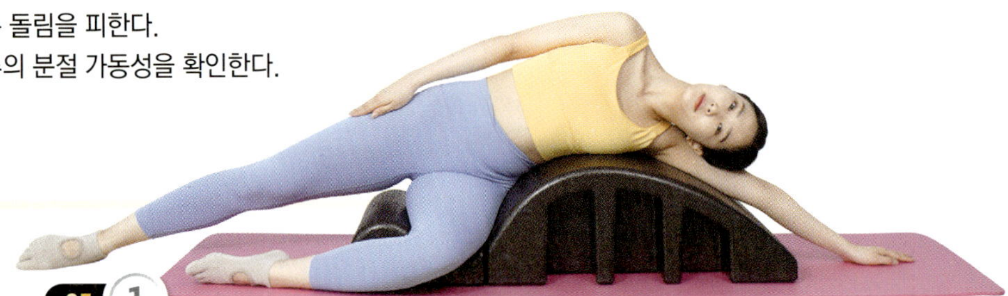

05 1

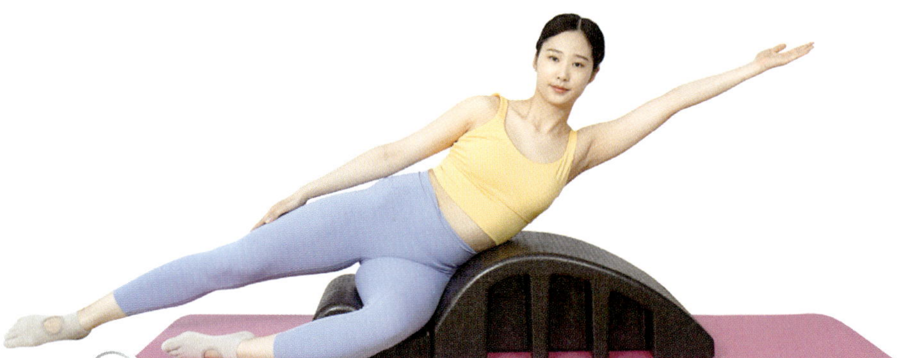

05 2

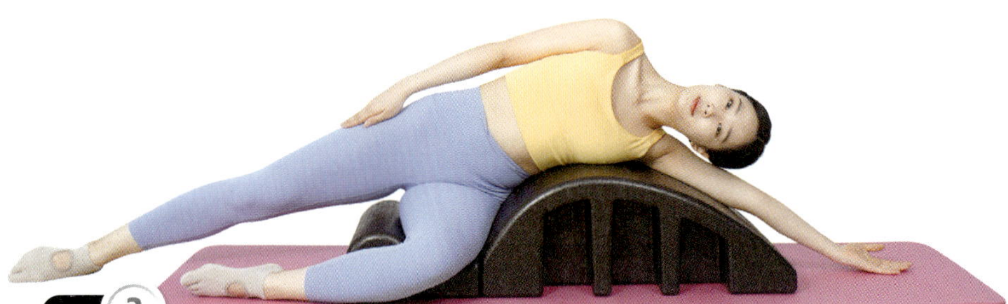

05 3

06 머메이드 트위스트 Mermaid twist

- 스파인코렉터 스텝 위에 인어 자세로 앉아 왼손으로 아치를 잡고 몸통과 오른쪽 팔을 대각선 방향으로 돌림시킨다.
- 숨을 내쉬면서 오른쪽 팔과 몸통을 C-곡선을 그리면서 굽힌다.
- 숨을 들이마시면서 자세를 유지한다.
- 숨을 내쉬면서 시작 자세로 돌아온다.
- 10회 반복한다.

대상 근육

- 코어근육
- 속배빗근
- 바깥배빗근
- 척추세움근
- 허리네모근

주의 사항

- 양쪽 어깨를 움직이지 않게 한다.
- 척추의 돌림을 강조한다.
- 허리뼈와 목뼈의 긴장을 피한다.

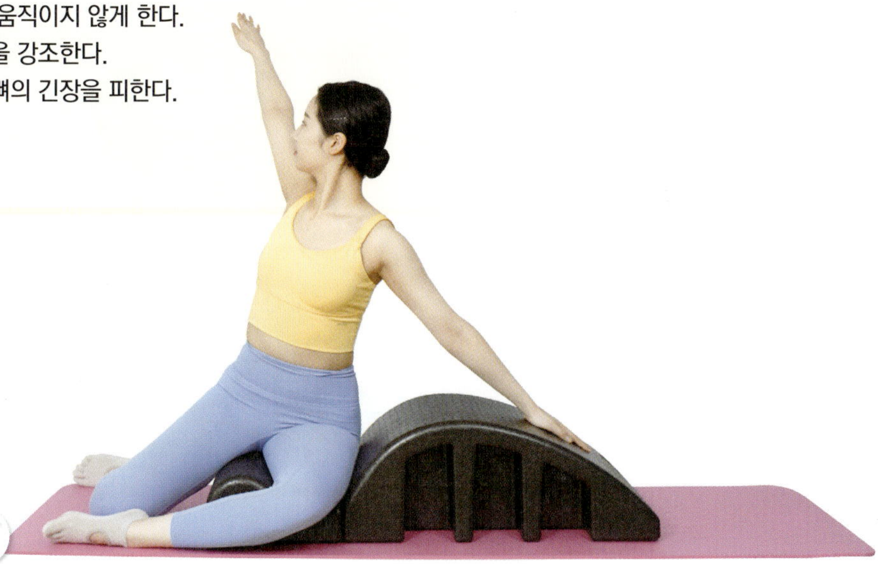

06 1

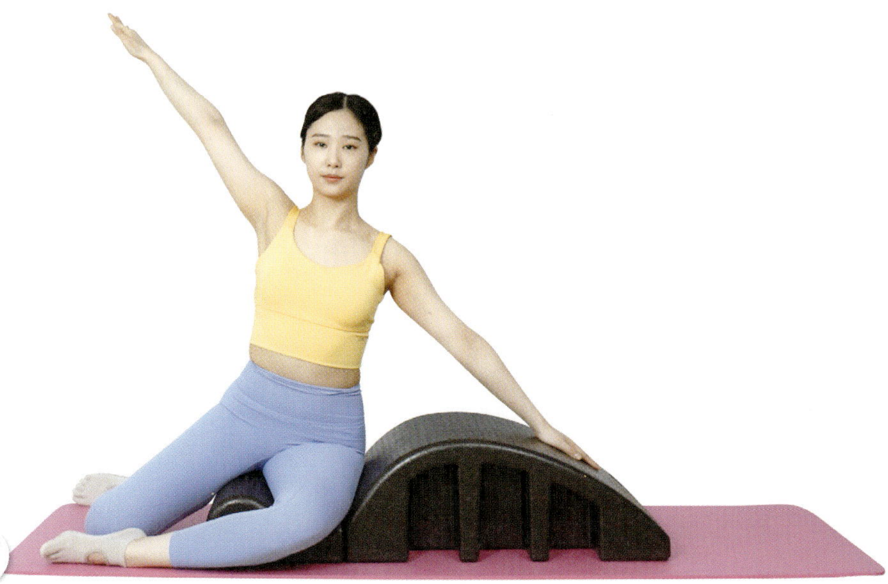

06 2

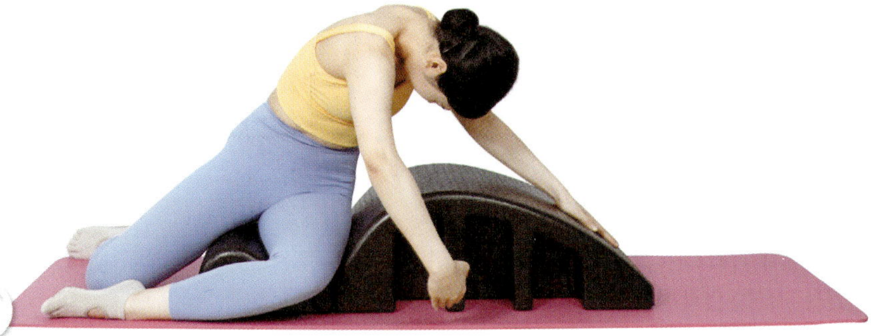

06 3

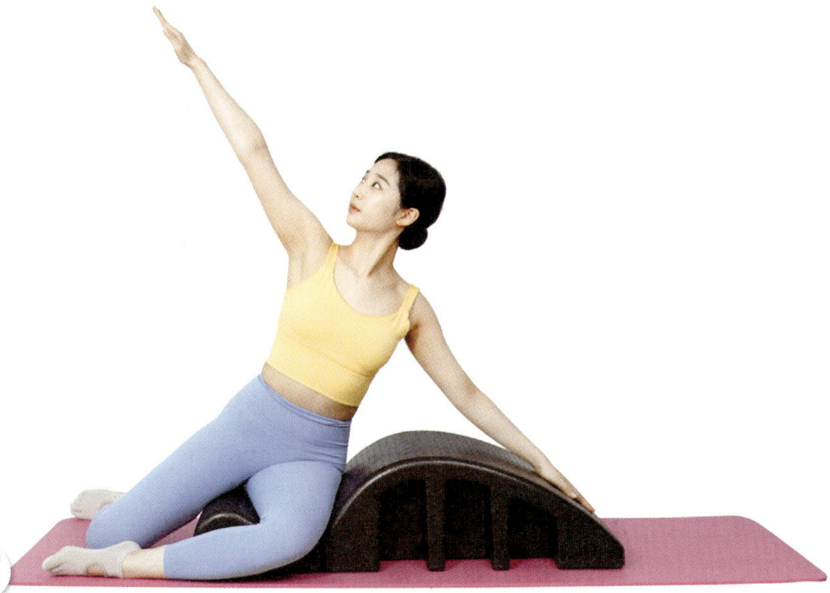

06 4

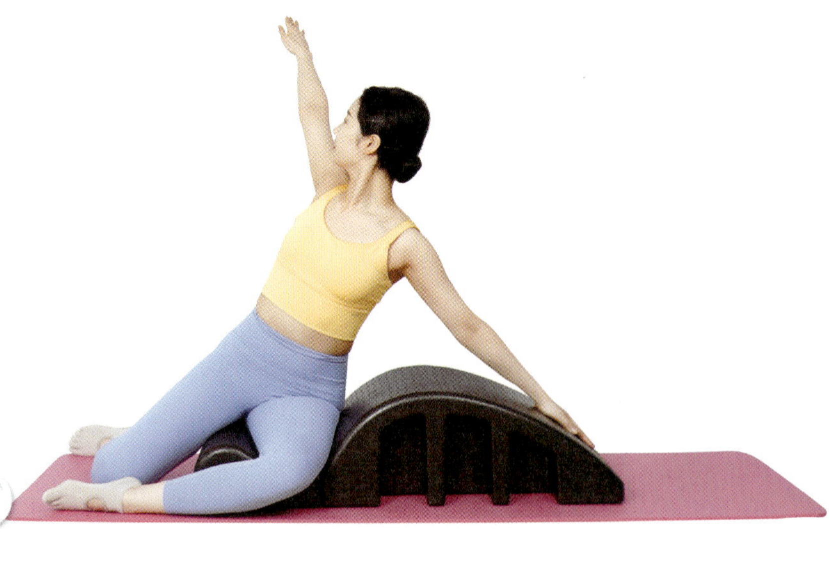

06 5

07 오블리크 위드 플렉션 Oblique with flexion

- 스파인코렉터 스텝 위에 인어 자세로 앉아 이마에 손을 얹는다.
- 숨을 내쉬면서 몸통을 돌림하여 굽힘한다.
- 숨을 들이마시면서 몸통을 펴하고 돌림하여 시작 자세로 돌아온다.
- 5회 반복한다. 반대 방향도 실시한다.

대상 근육

- 코어근육
- 배곧은근
- 속배빗근
- 척추세움근

주의 사항

- 양쪽 어깨를 움직이지 않게 한다.
- 척추의 돌림을 강조한다.
- 몸통돌림근의 연결성을 강조한다.

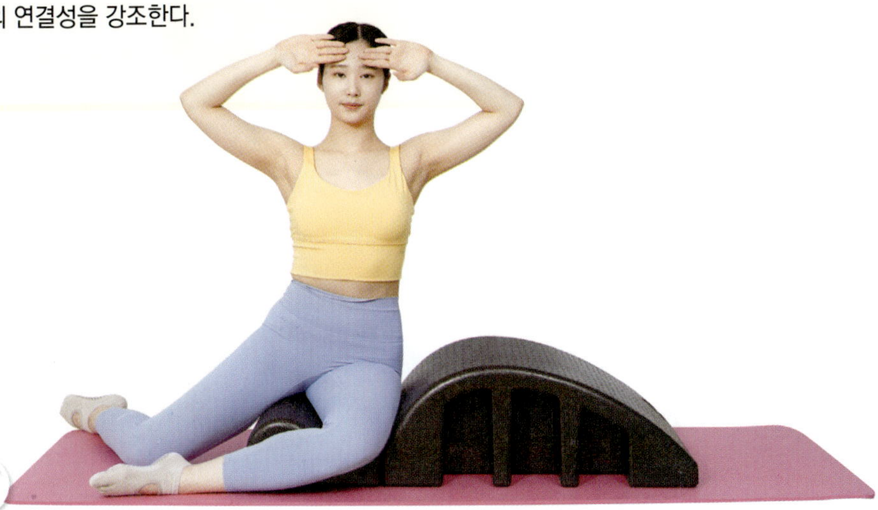

07 1

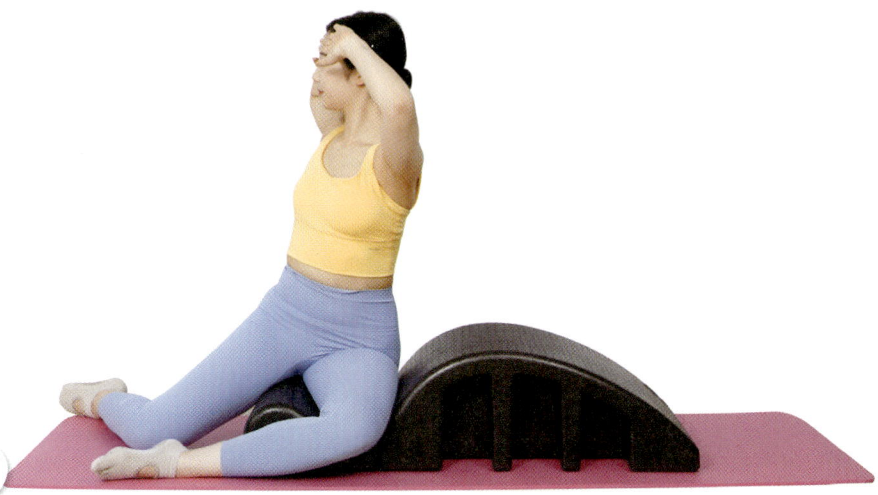

07 2

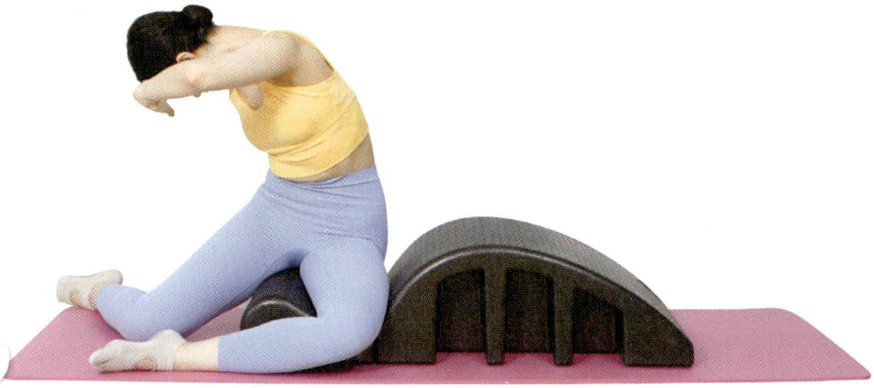

07 3

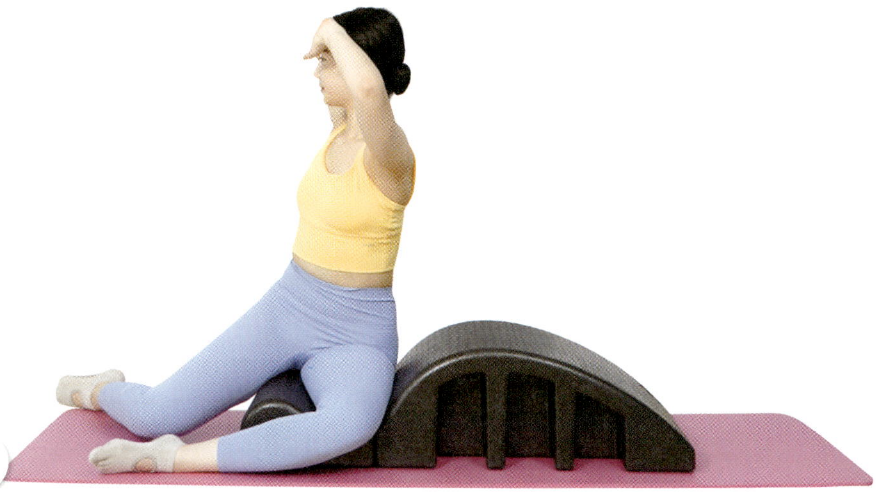

07 4

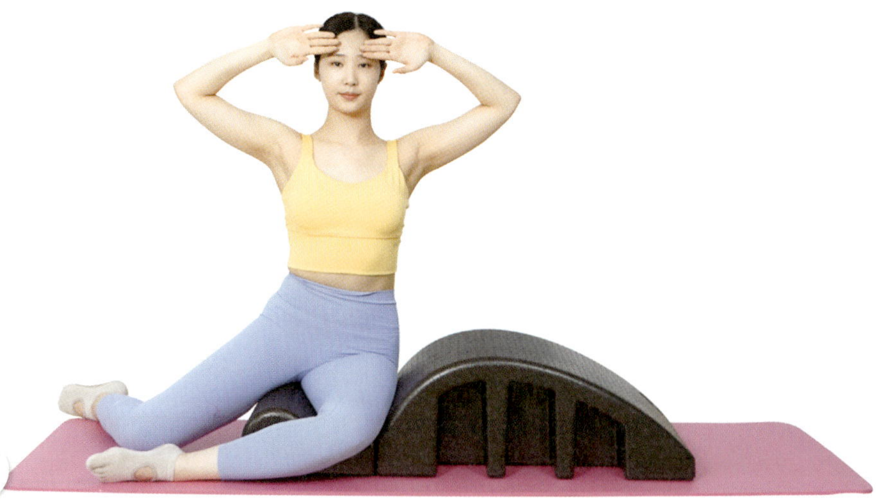

07 5

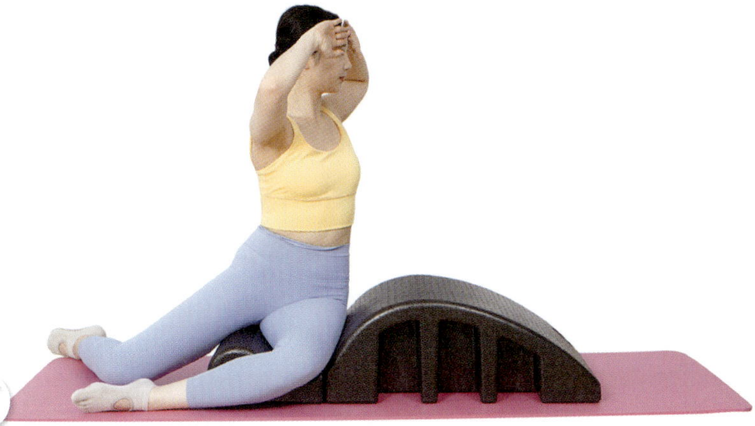

07 6

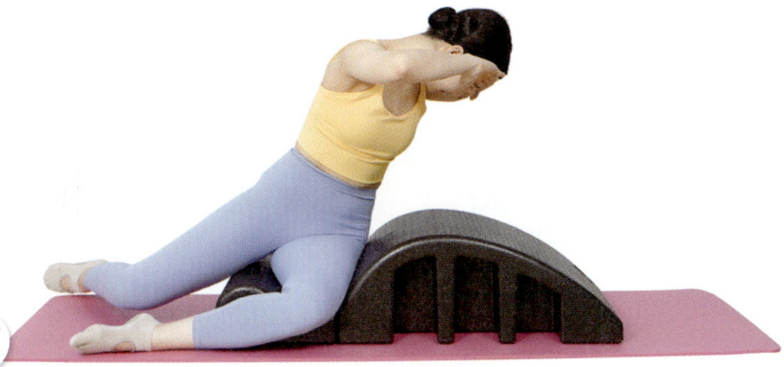

07 7

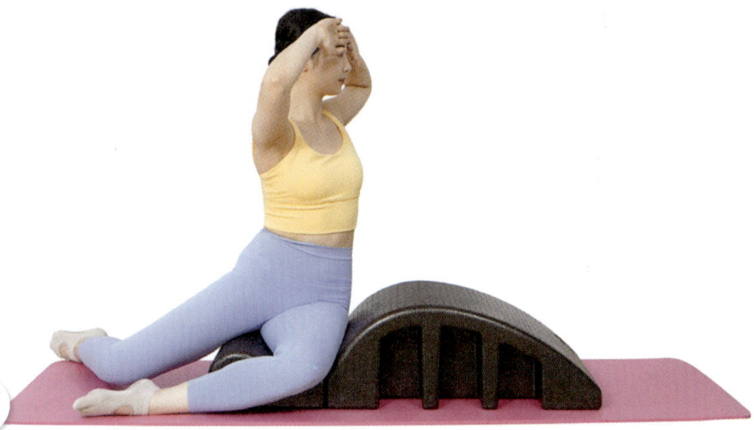

07 8

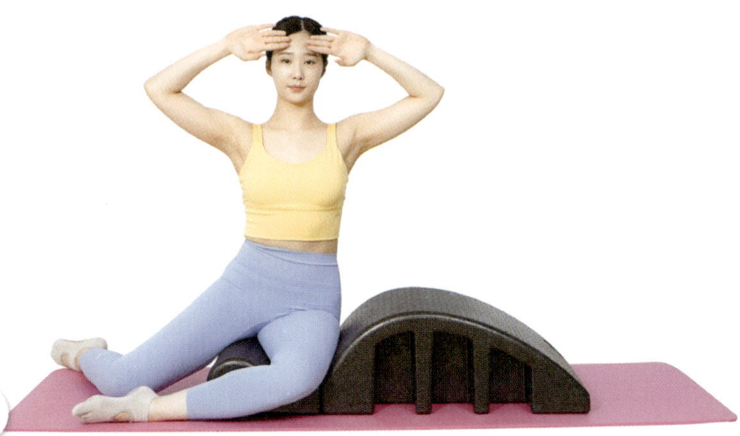

07 9

08 로테이션 위드 플렉션 Rotation with felxion

- 스파인코렉터 스텝 위에 인어 자세로 앉아 상체를 돌림하여 양손을 아치의 가장자리에 놓는다.
- 숨을 내쉬면서 상체를 굽힘하고, 숨을 들이마시면서 자세를 유지한다.
- 숨을 내쉬면서 시작 자세로 돌아온다.
- 5회 반복한다.

대상 근육

- 코어근육
- 배곧은근
- 속배빗근
- 바깥배빗근
- 척추세움근
- 척추폄근 및 굽힘근
- 척추돌림근

주의 사항

- 속배빗근과 바깥배빗근을 강조한다.
- 허리뼈의 과다폄을 피한다.
- 움직이는 동안 목의 자세 유지를 강조한다.

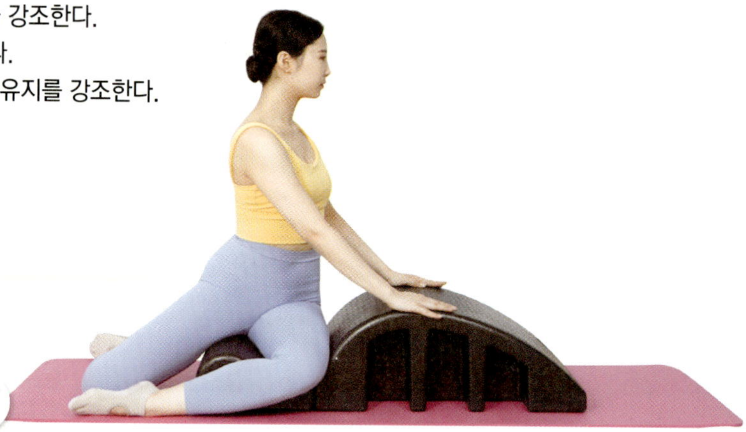

08 1

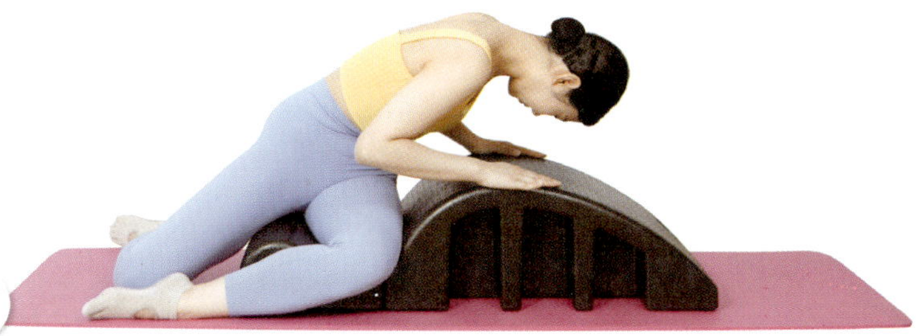

08 2

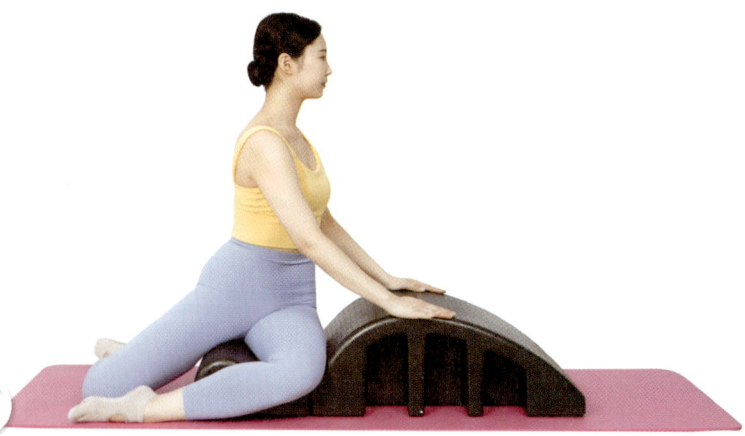

08 3

09 사이드 레그 리프트-싱글/더블
Side leg lifts-Single/Double

SINGLE

- 스파인코렉터 아치 위에 다리를 펴 옆으로 눕는다(몸은 일직선 상태이고, 아래쪽 팔은 팔꿈치를 굽혀 바닥에 지지한다.)
- 숨을 들이마시면서 위쪽 다리를 들어 올리고, 숨을 내쉬면서 아래쪽 다리를 위쪽 다리에 붙인다.
- 숨을 들이마시면서 자세를 유지하고, 숨을 내쉬면서 시작 자세로 돌아온다.
- 5회 반복한다.

DOUBLE

- 스파인코렉터 아치 위에 다리를 펴 옆으로 눕는다(몸은 일직선 상태이고, 아래쪽 팔은 팔꿈치를 굽혀 바닥에 지지한다.)
- 숨을 내쉬면서 두 다리를 들어 올리고, 숨을 들이마시면서 자세를 유지한다.
- 숨을 내쉬면서 시작 자세로 돌아온다.
- 5회 반복한다.

대상 근육

- 코어근육
- 척추세움근
- 엉덩관절 벌림근 및 모음근
- 몸통 측면 굽힘근

주의 사항

- 각 분절의 독립적인 움직임을 강조한다.
- 골반과 상체의 돌림을 피한다.
- 양쪽 다리의 평형을 유지한다(척추와 골반).

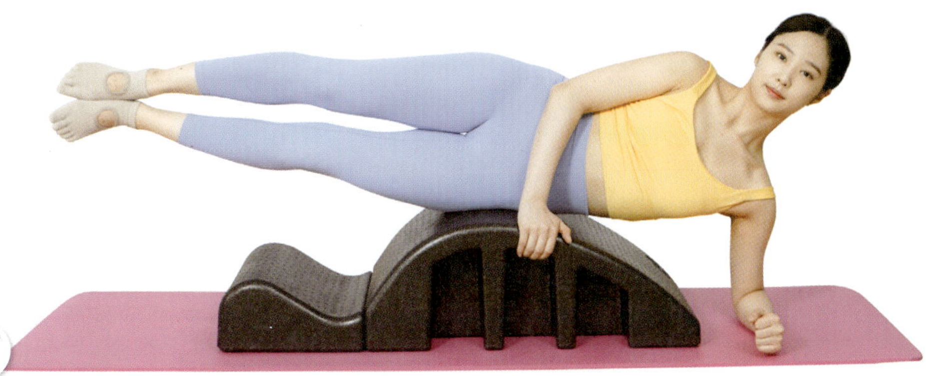

SINGLE 1

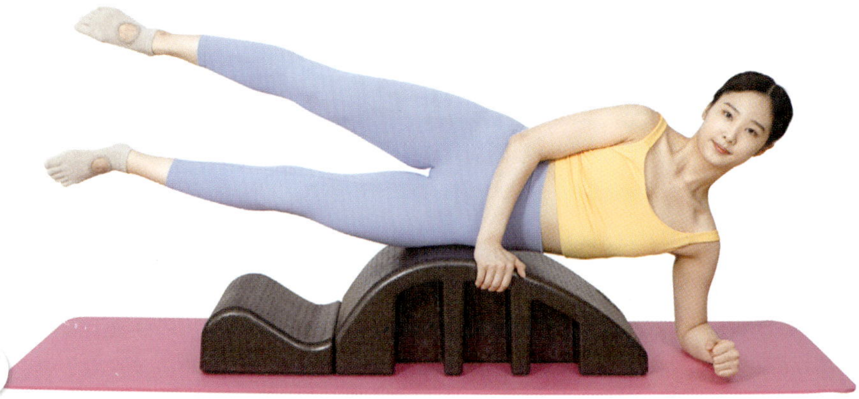

SINGLE 2

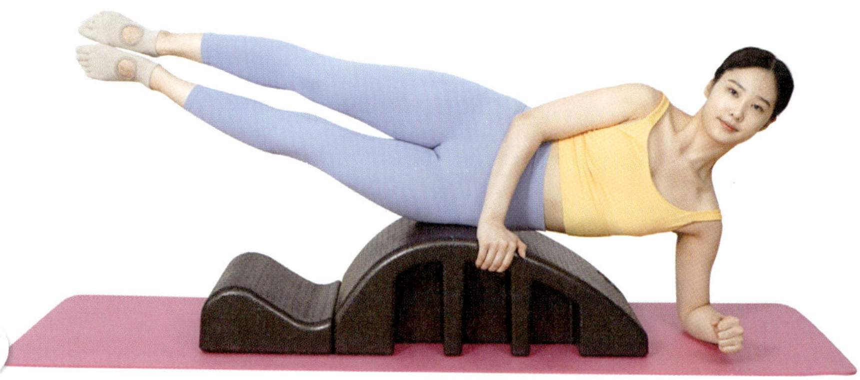

SINGLE 3

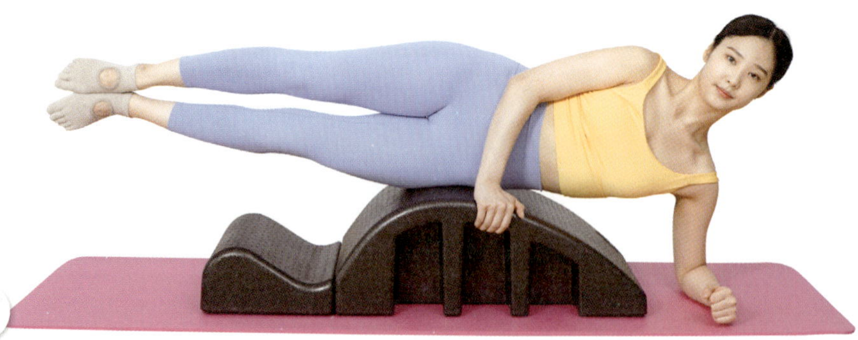

SINGLE 4

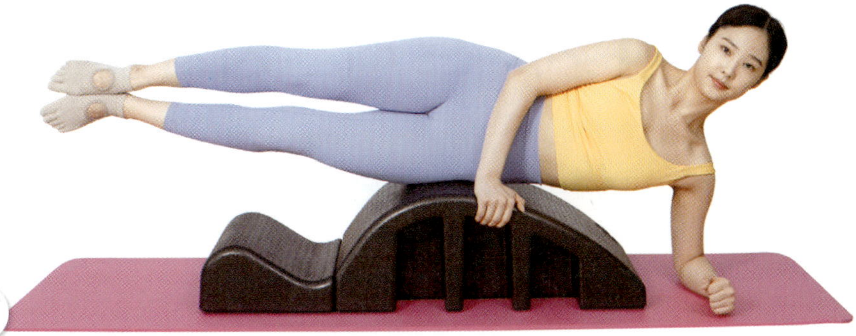

DOUBLE 1

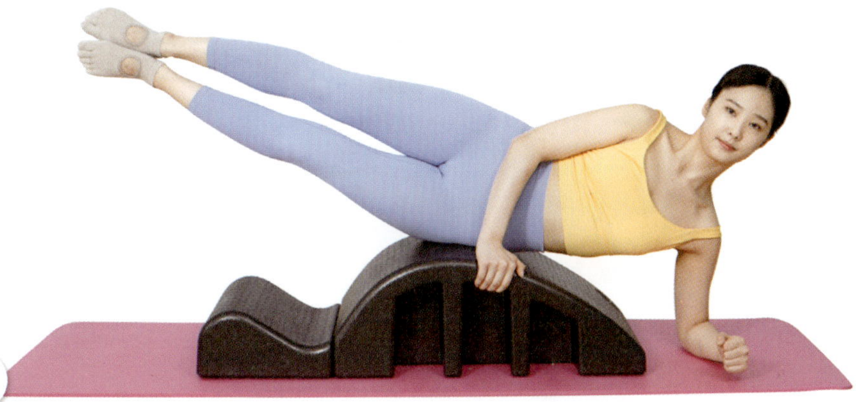

DOUBLE 2

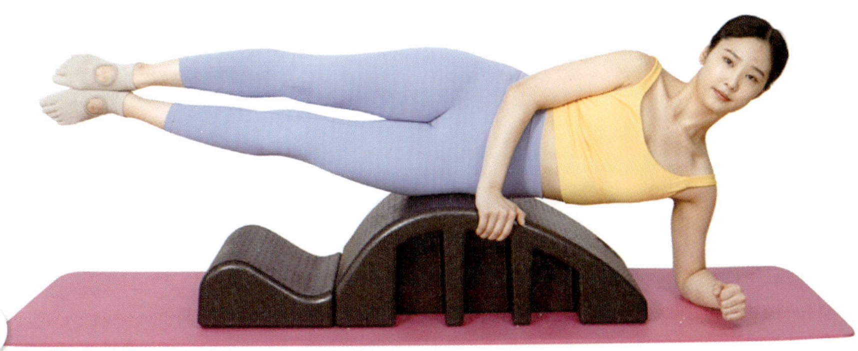

DOUBLE 3

10 사이드 레그 시저 Side leg scissor

- 스파인코렉터 아치 위에 다리를 펴 옆으로 눕는다(몸은 일직선 상태이고, 아래쪽 팔은 팔꿈치를 굽혀 바닥에 지지한다).
- 숨을 내쉬면서 다리를 앞뒤로 교차시킨다.
- 10회 반복한다. 시작 자세로 돌아온다.

대상 근육

- 코어근육
- 척추세움근
- 엉덩관절 굽힘근 및 폄근
- 엉덩관절 벌림근

주의 사항

- 골반의 측면 기울어짐을 피한다.
- 각 분절의 독립적인 움직임을 강조한다.

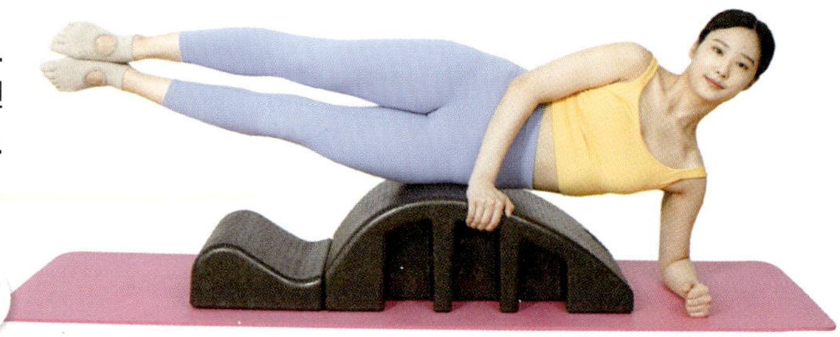

10 1

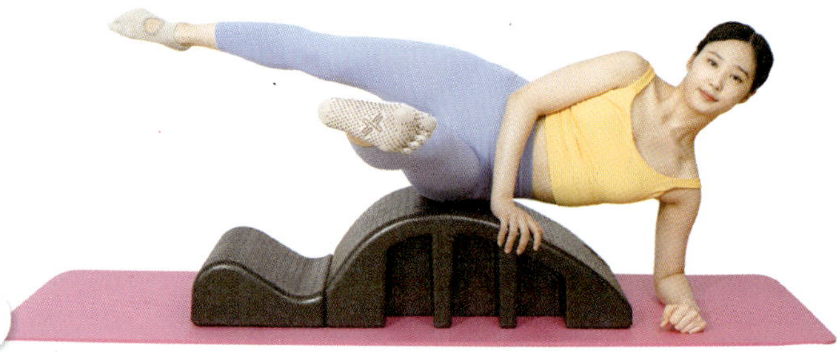

10 2

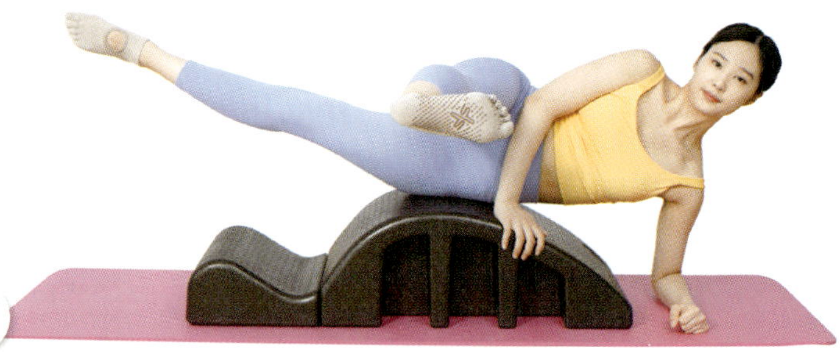

10 3

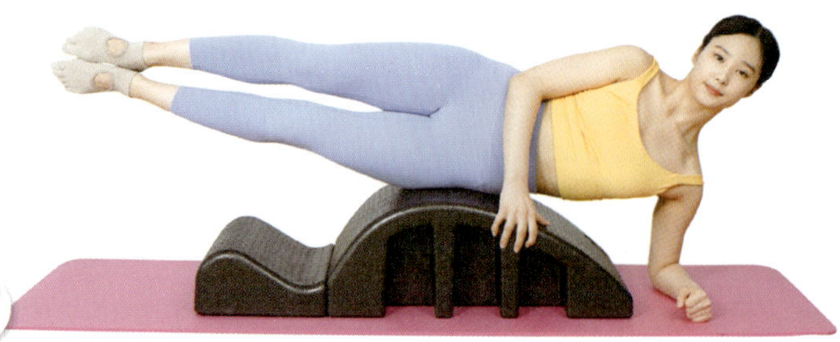

10 4

11 스캐퓰러 엘리베이션 앤 디프레션

Scapula elevation & depression

POSE 1

- 스파인코렉터에 앉아 척추를 아치에 기대어 천천히 롤 다운하여 양팔을 머리 위로 뻗는다.
- 숨을 내쉬면서 팔을 머리 위로 들어 올려 어깨뼈를 올림한다.
- 숨을 들이마시면서 자세를 유지한다.
- 숨을 내쉬면서 팔을 아래로 내려 어깨뼈를 내리고 시작 자세로 돌아온다.
- 5회 반복한다.

POSE 2

- 스파인코렉터 스텝에 무릎을 굽혀 앉아 척추를 아치에 기대어 양팔을 머리 위로 뻗는다.
- 숨을 내쉬면서 팔을 머리 위로 들어 올려 어깨뼈를 올림한다.
- 숨을 들이마시면서 자세를 유지한다.
- 숨을 내쉬면서 팔을 아래로 내려 어깨뼈를 내리고 시작 자세로 돌아온다.
- 5회 반복한다.

대상 근육

- 코어근육
- 속배빗근
- 바깥배빗근
- 어깨올림근
- 등세모근

주의 사항

- POSE 1: 넓은등근을 통해 어깨관절의 움직임을 관찰한다.
- POSE 2: 등뼈의 폄을 강조한다.
- 중립 자세를 유지한다.
- 팔꿈치의 과다폄을 피한다.

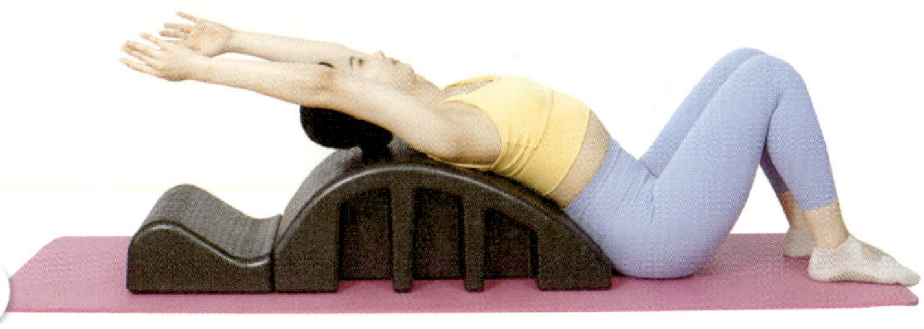

POSE 1 1

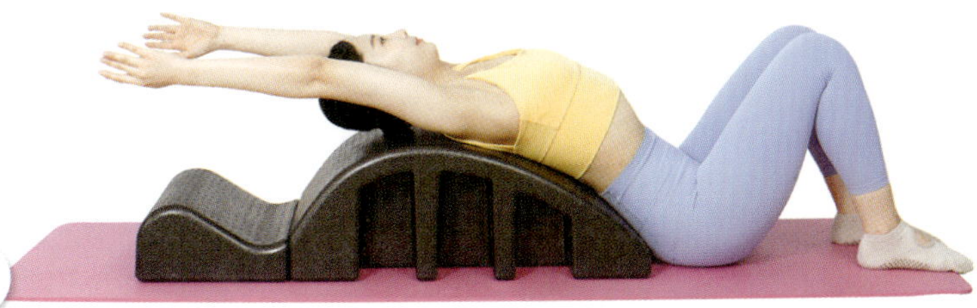

POSE 1 2

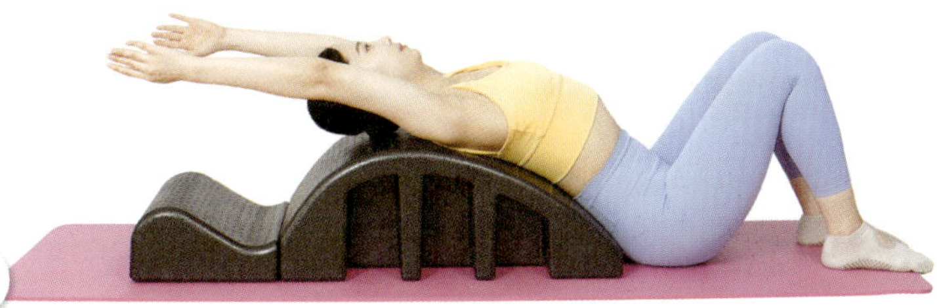

POSE 1 3

POSE 2 1

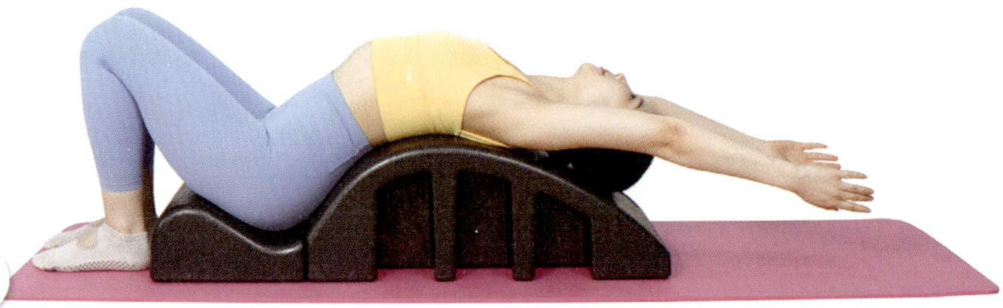

POSE 2 2

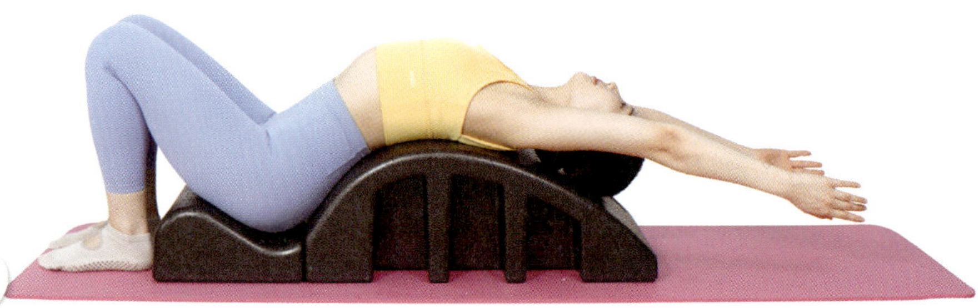

POSE 2 3

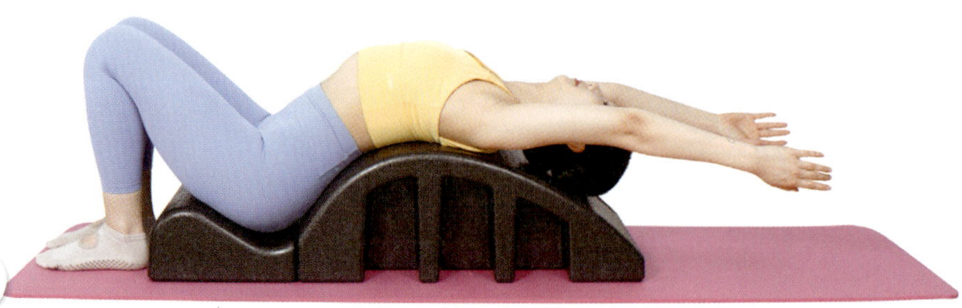

12 암 시져 Arm scissor

POSE 1

- 스파인코렉터에 앉아 척추를 아치에 기대어 천천히 롤 다운하여 양팔을 가슴 위로 뻗는다.
- 숨을 내쉬면서 한쪽 팔은 머리 위로, 반대쪽 팔은 골반 쪽으로 뻗는다.
- 숨을 들이마시면서 양팔을 가슴 위로 들어 올린다.
- 숨을 내쉬면서 팔을 교차시킨다.
- 숨을 들이마시면서 양팔을 가슴 위로 들어 올려 시작 자세로 돌아온다.
- 5회 반복한다.

POSE 2

- 머리와 양어깨로 스파인코렉터의 통 위에 기대어, 머리를 통 상단의 정점에 두고, 양팔을 가슴 위로 뻗어 무릎을 굽혀 눕는다.
- 숨을 내쉬면서 한쪽 팔은 머리 위로, 반대쪽 팔은 골반 쪽으로 뻗는다.
- 숨을 들이마시면서 양팔을 가슴 위로 들어 올린다.
- 숨을 내쉬면서 팔을 교차시킨다.
- 숨을 들이마시면서 양팔을 가슴 위로 들어 올려 시작 자세로 돌아온다.
- 5회 반복한다.

대상 근육

- 코어근육
- 어깨관절 폄근 및 굽힘근
- 어깨뼈 안정근

주의 사항

- 어깨뼈의 안정된 자세와 가동성을 강조한다(동일한 움직임).
- 어깨의 긴장을 피한다.

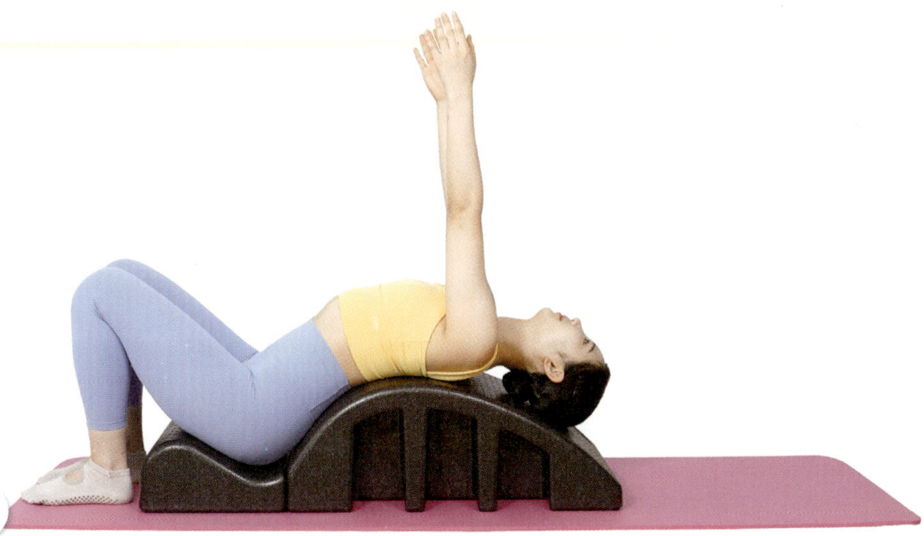

POSE 1 ①

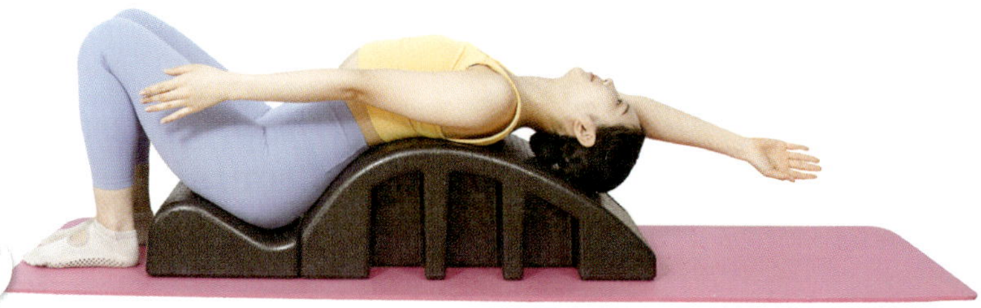

POSE 1 2

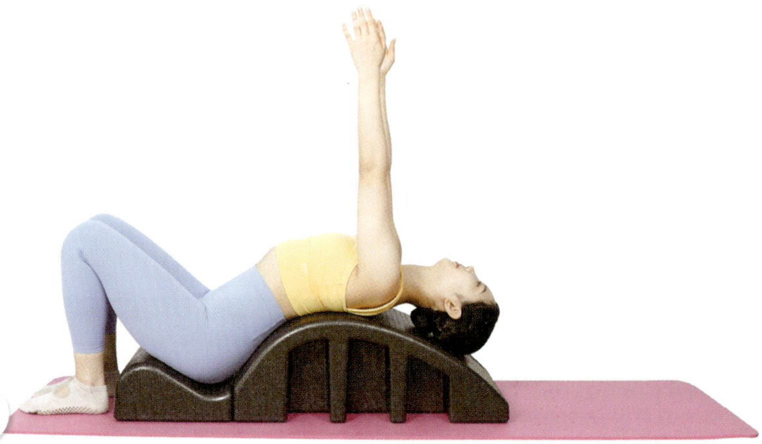

POSE 1 3

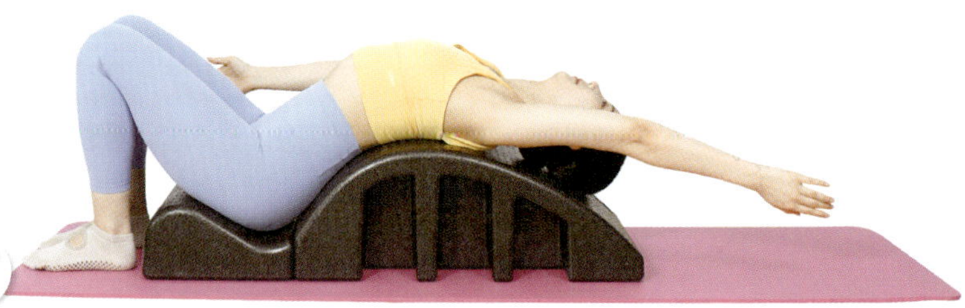

POSE 1 4

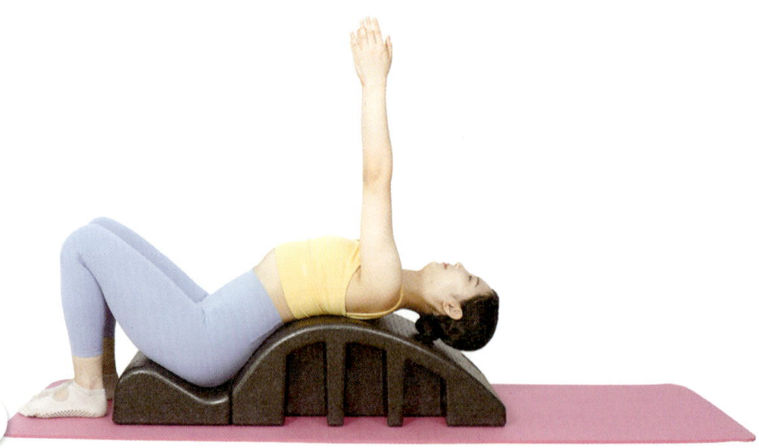

POSE 1 5

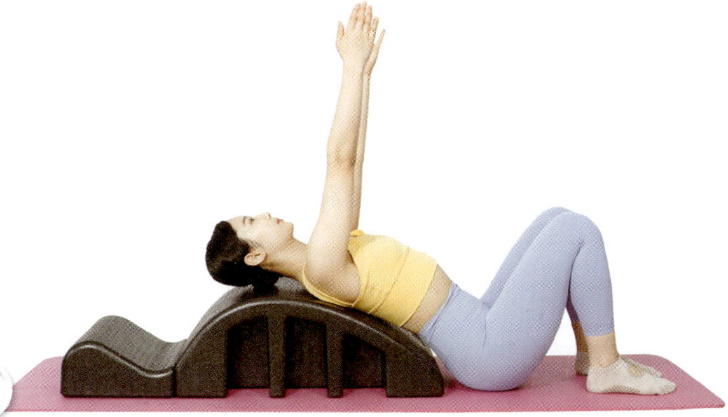

POSE 2 1

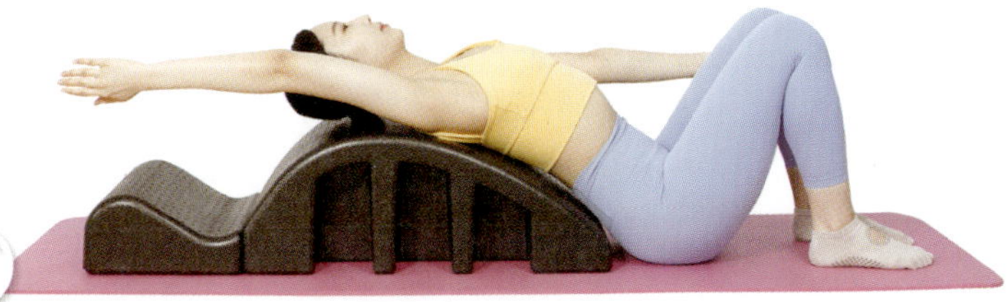

POSE 2 2

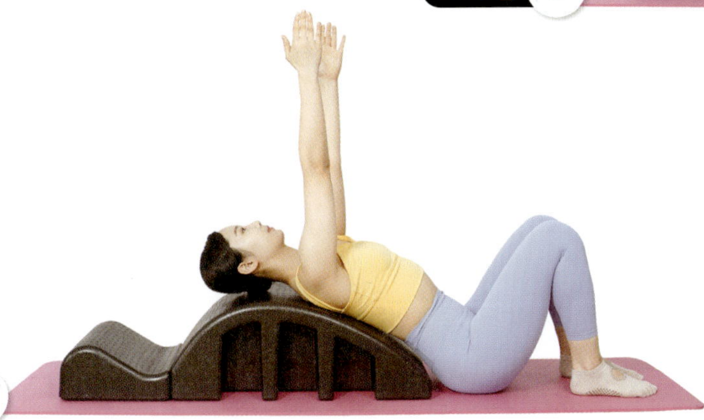

POSE 2 3

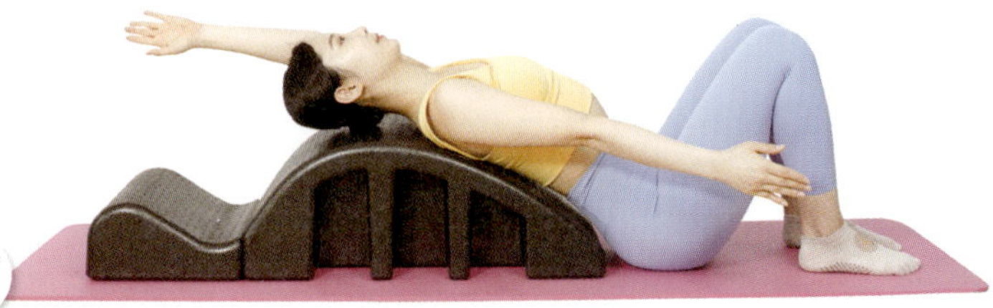

POSE 2 4

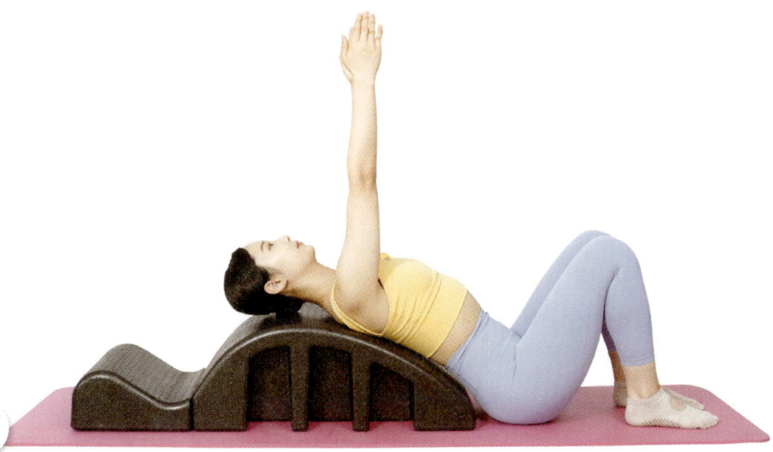

POSE 2 5

13 암 써클 Arm circle

POSE 1

- 스파인코렉터에 앉아 척추를 아치에 기대어 천천히 롤 다운하여 양팔을 골반 옆에 놓는다.
- 숨을 내쉬면서 양팔을 가슴 위로 올린다.
- 숨을 들이마시면서 자세를 유지한다.
- 숨을 내쉬면서 양팔을 머리 위로 뻗는다.
- 숨을 들이마시며 양팔을 가슴 옆으로 원을 그리고 시작 자세로 돌아온다.
- 5회 반복한다. 반대 방향도 실시한다.

POSE 2

- 머리와 양어깨로 스파인코렉터의 통 위에 기대어, 머리를 통 상단의 정점에 두고, 양팔을 골반 옆에 두고 무릎을 굽혀 눕는다.
- 숨을 내쉬면서 양팔을 가슴 위로 올린다.
- 숨을 들이마시면서 자세를 유지한다.
- 숨을 내쉬면서 양팔을 머리 위로 뻗는다.
- 숨을 들이마시면서 양팔을 가슴 옆으로 원을 그리고 시작 자세로 돌아온다.
- 5회 반복한다. 반대 방향도 실시한다.

대상 근육

- 코어근육
- 세모근
- 큰가슴근
- 넓은등근
- 어깨뼈 안정근

주의 사항

- 어깨뼈의 안정된 자세와 가동성을 강조한다(동일한 움직임).
- 어깨의 긴장을 피한다.

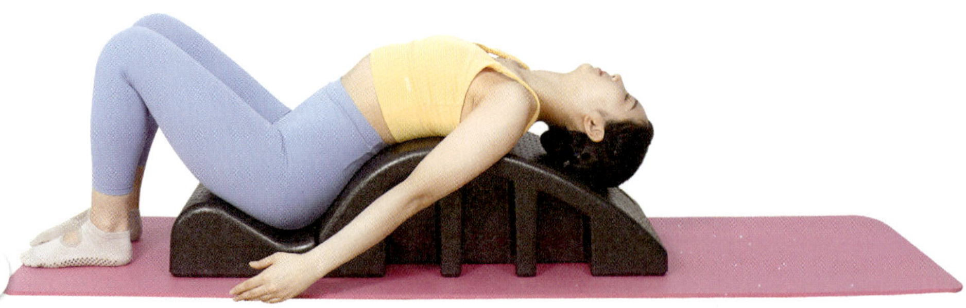

POSE 1 ①

POSE 1 2

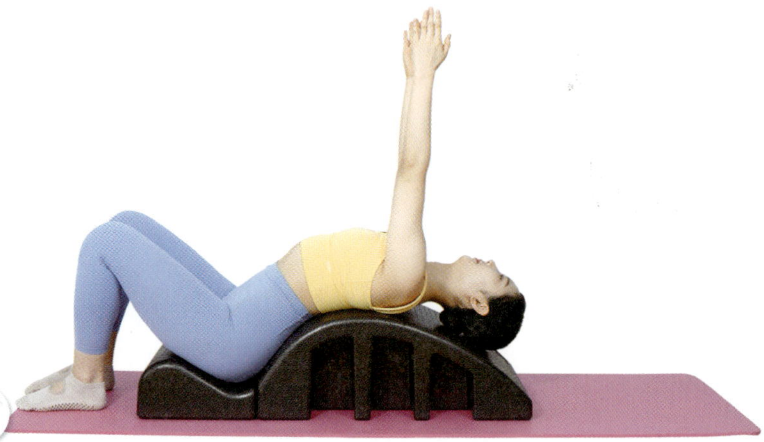

POSE 1 3

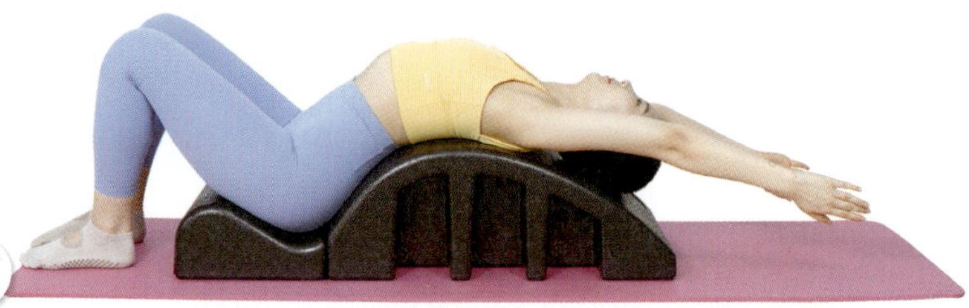

POSE 1 4

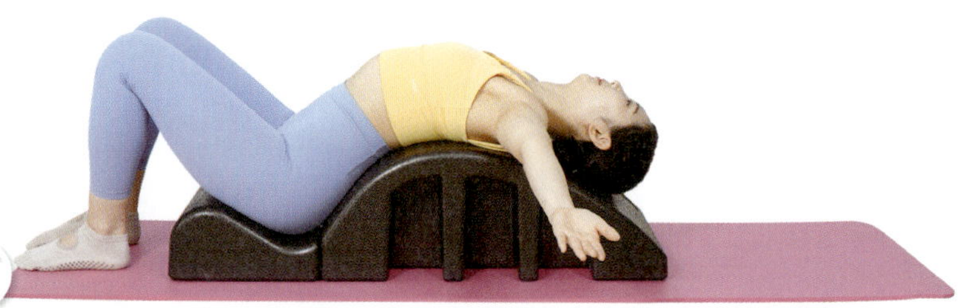

POSE 1 5

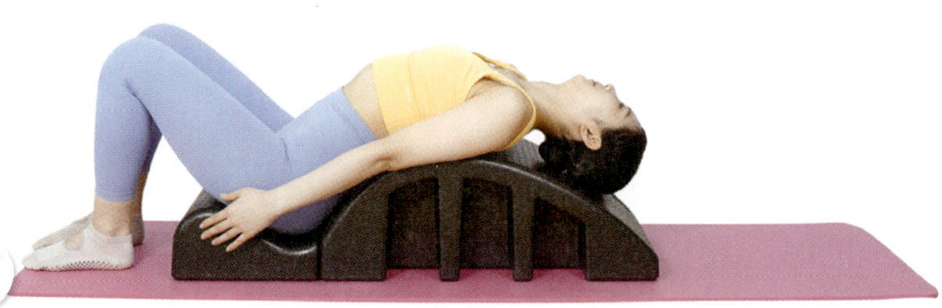

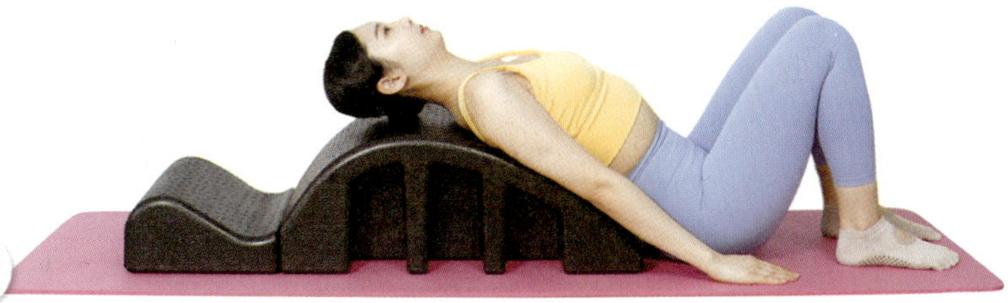

POSE 2 1

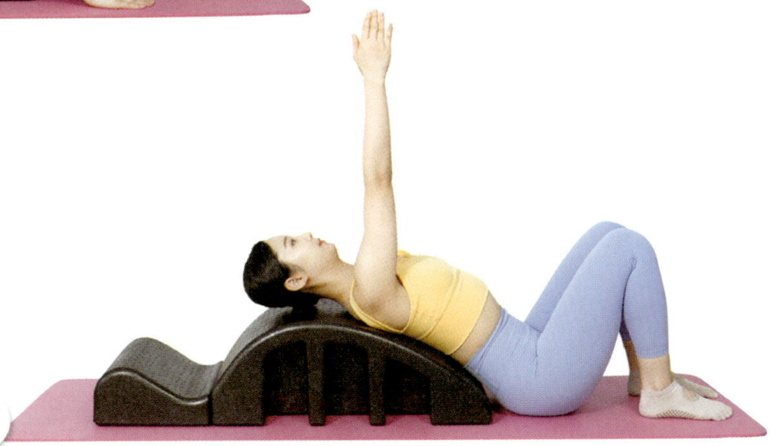

POSE 2 2

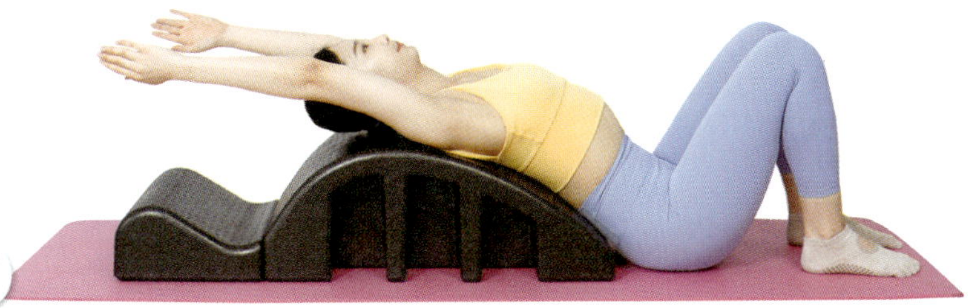

POSE 2 3

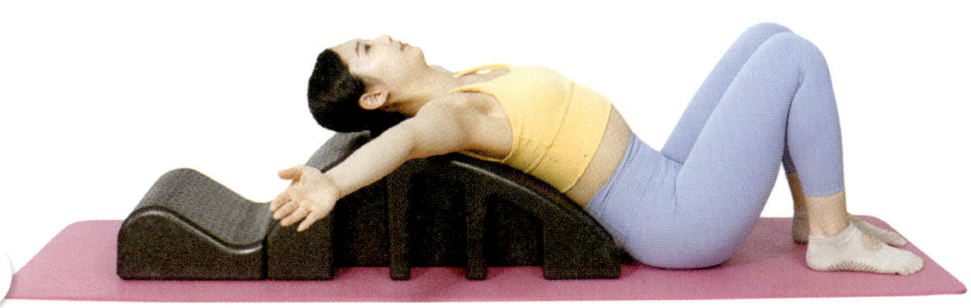

POSE 2 4

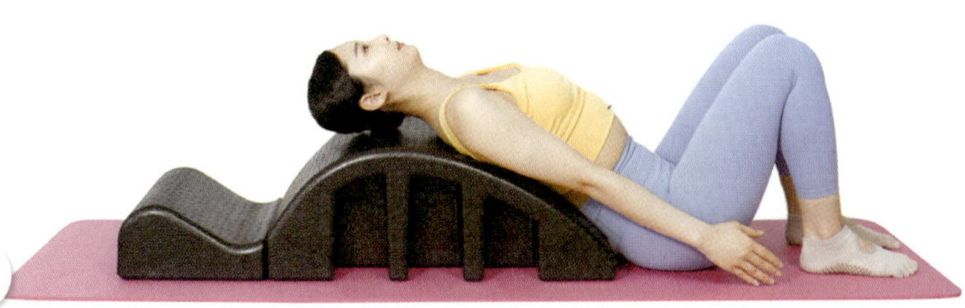

POSE 2 5

14 리치 롤 다운 업 Reach roll down up

- 스파인코렉터 스텝 위에 무릎을 굽혀 앉는다. 양팔은 가슴 앞으로 뻗고 중립 척추를 유지한다.
- 숨을 내쉬면서 척추를 아치 위에 분절하여 내려가며 무릎을 펴고 양팔을 머리 위로 내려놓는다.
- 숨을 들이마시면서 자세를 유지한다.
- 숨을 내쉬면서 척추를 분절하여 시작 자세로 돌아온다.
- 5회 반복한다.

대상 근육

- 코어근육
- 척추세움근
- 몸통굽힘근 및 폄근

주의 사항

- 척추의 분절에 집중하고, 정렬된 자세를 유지한다.

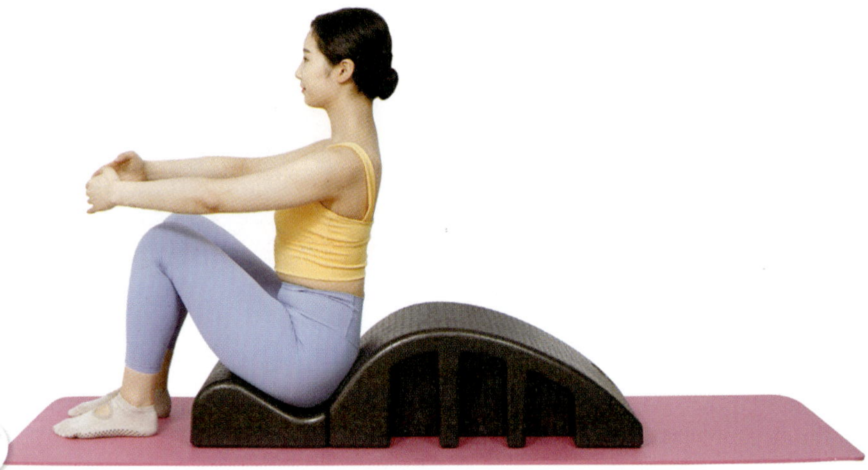

14 1

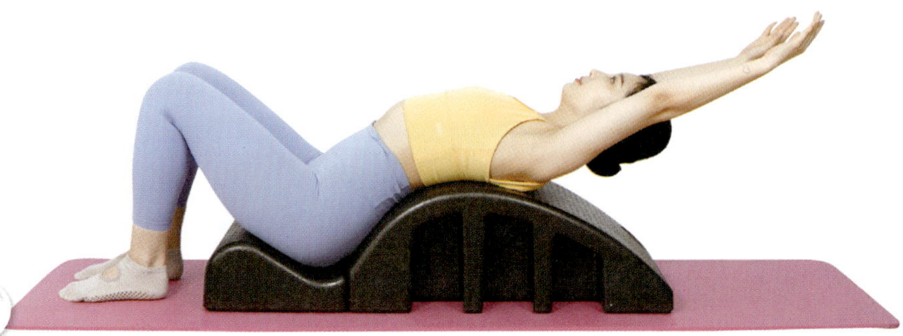

14 2

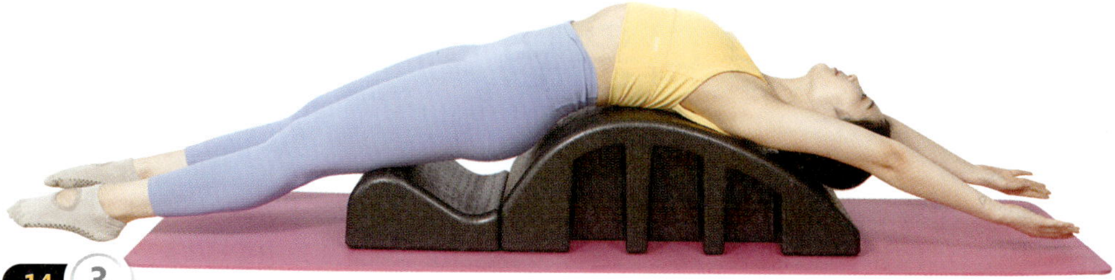

14 3

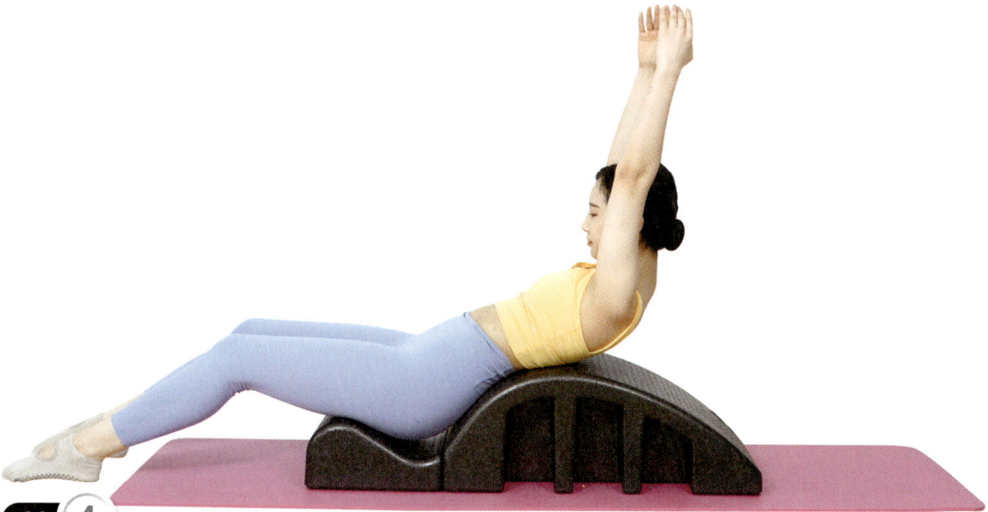

14 4

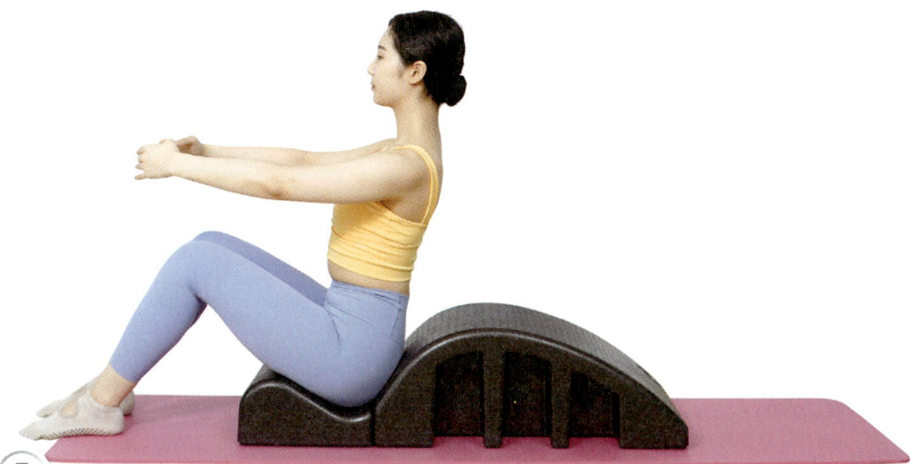

14 5

15 싱글 레그 스트레치 Single leg streatch

- 스파인코렉터 아치에 등을 대고 스텝 위에 앉아 무릎을 굽힌 자세로 양손은 무릎을 잡는다.
- 다리를 뻗어 V자세를 한다. 양팔은 바닥과 수평으로 들어 올린다.
- 숨을 내쉬면서 한쪽 다리의 무릎을 굽히고 양손을 무릎에 댄다.
- 숨을 들이마시면서 자세를 유지한다.
- 숨을 내쉬면서 반대쪽 다리를 무릎을 굽혀 몸 쪽으로 당기고, 굽힌 무릎은 펴하며 양손을 반대쪽 다리의 무릎에 댄다.
- 10회 반복한다. 시작 자세로 돌아온다.

대상 근육

- 코어근육
- 엉덩관절 폄근 및 굽힘근
- 무릎관절 폄근 및 굽힘근
- 팔의 근육들

주의 사항

- V자세를 유지한다.
- 운동 시 몸통의 움직임을 제어한다.
- 운동하는 내내 발바닥굽힘한다.

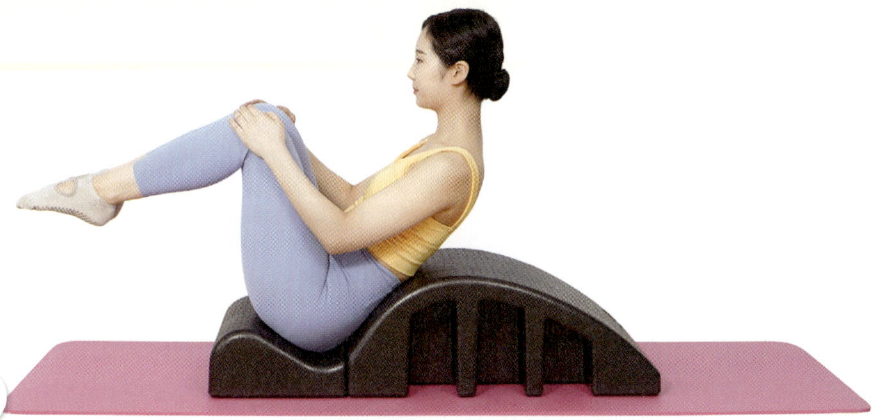

15 1

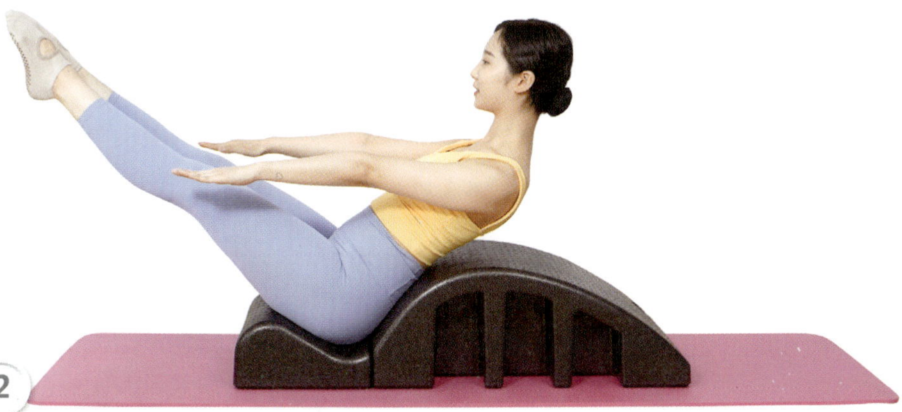

15 2

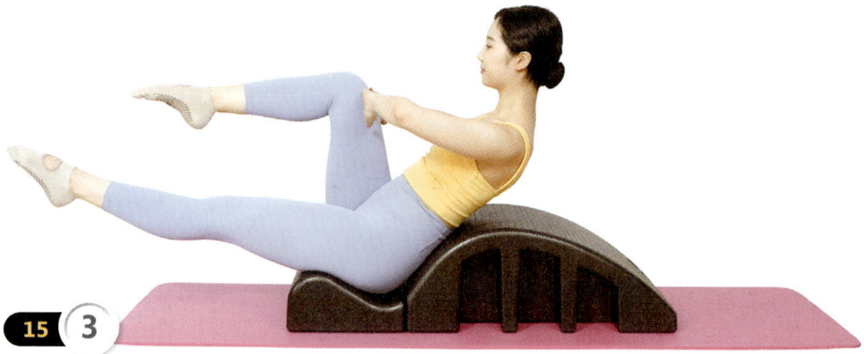

15 3

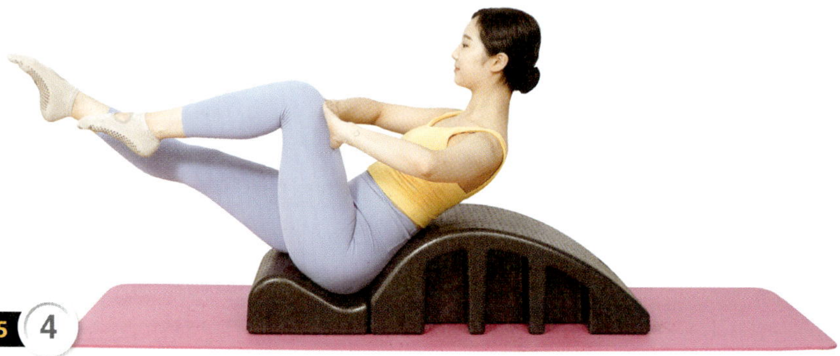

15 4

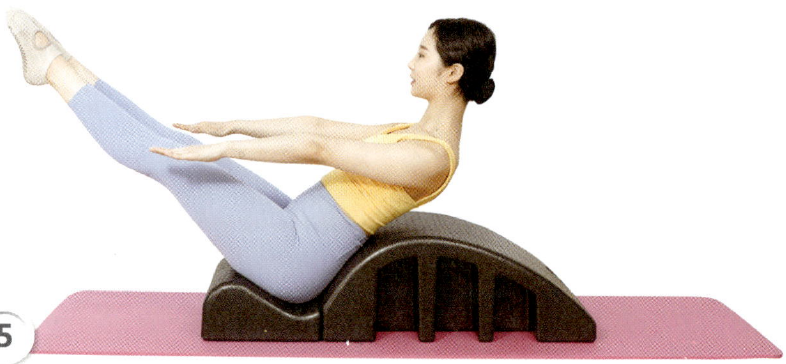

15 5

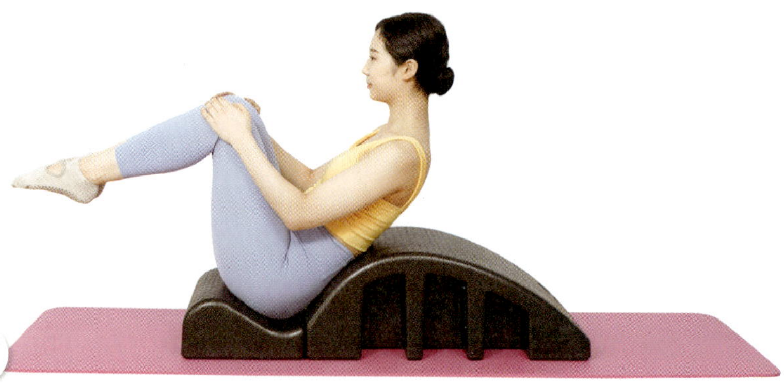

15 6

16 크리스 크로스 Criss cross

- 스파인코렉터 아치에 등을 대고 스텝 위에 앉아 무릎을 굽힌 자세로 양손은 무릎을 잡는다.
- 다리를 뻗어 V자세를 한다. 양팔은 머리 뒤로해서 깍지를 낀다.
- 숨을 내쉬면서 한쪽 다리를 무릎굽힘하여 가슴 쪽으로 당기고, 무릎굽힘한 쪽으로 몸통을 돌림한다.
  숨을 들이마시면서 자세를 유지한다.
- 숨을 내쉬면서 반대쪽 다리를 무릎굽힘하여 가슴 쪽으로 당기고, 굽힌 다리의 무릎을 펴면서 반대쪽으로 몸통을 돌림한다.
- 10회 반복한다. 시작 자세로 돌아온다.

대상 근육

- 코어근육
- 엉덩관절 폄근 및 굽힘근
- 무릎관절 폄근 및 굽힘근
- 척추돌림근

주의 사항

- 골반의 안정성을 유지한다.
- 운동하는 내내 발바닥굽힘한다.
- 몸통과 다리의 균형을 유지한다.

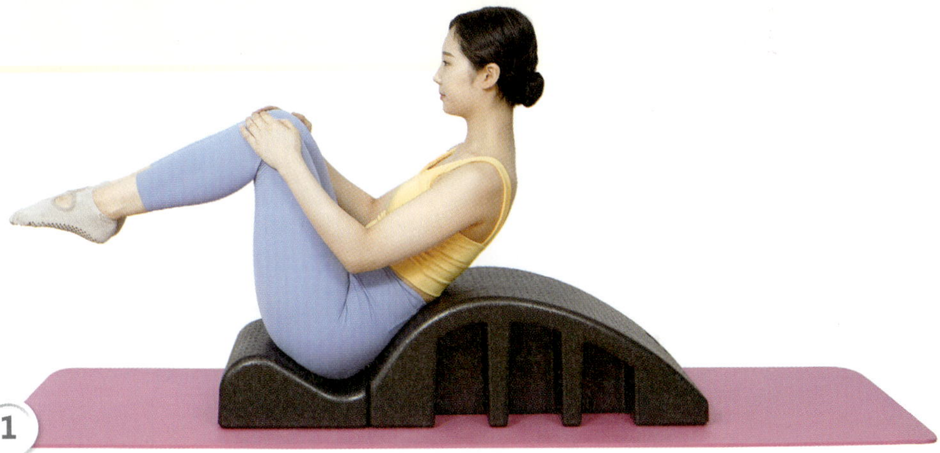

16 1

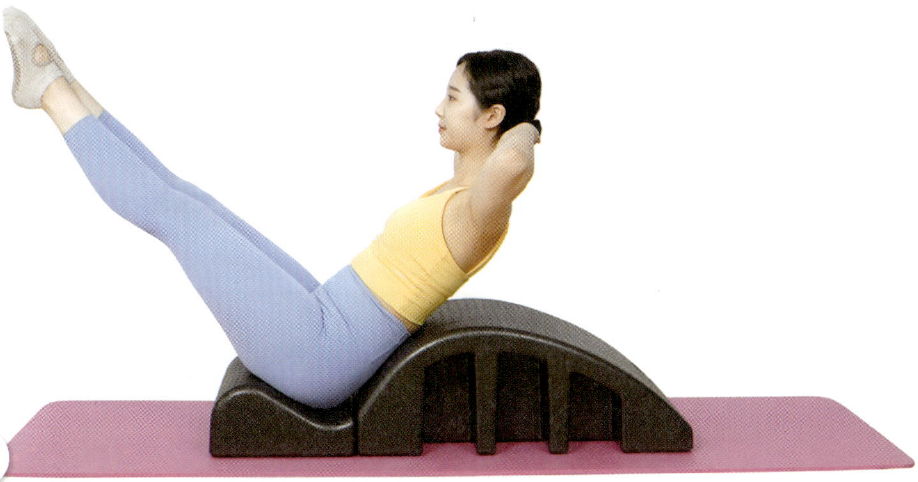

16 2

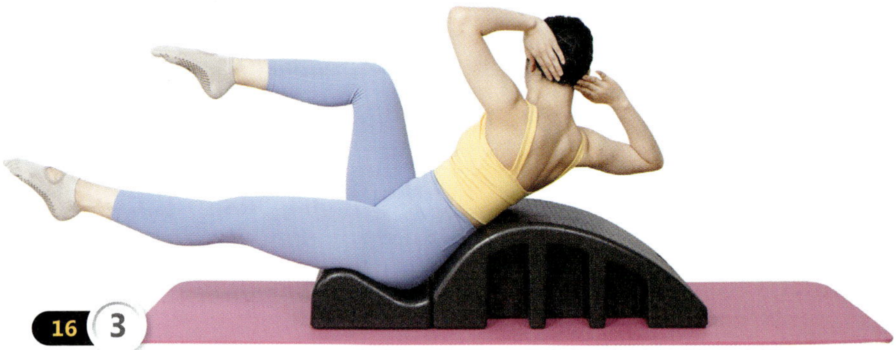

16 3

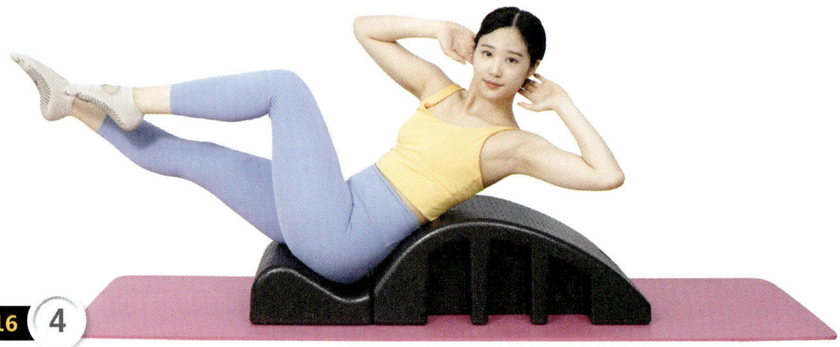

16 4

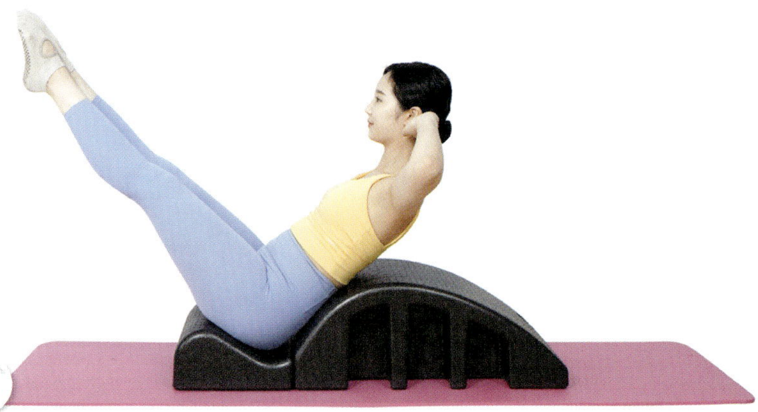

16 5

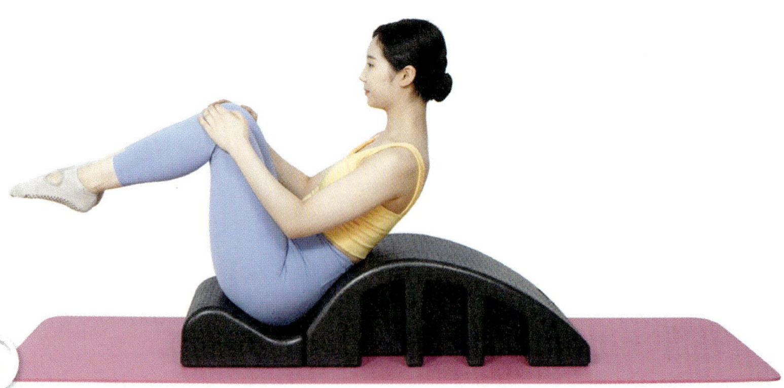

16 6

17 더블 레그 스트레치 Double leg stretch

- 스파인코렉터 아치에 등을 대고 스텝 위에 앉아 무릎을 굽힌 자세로 양손은 무릎을 잡는다.
- 숨을 내쉬면서 무릎을 펴고 양팔을 머리 위로 뻗으면서 V자세를 한다. 숨을 들이마시면서 자세를 유지한다.
- 숨을 내쉬면서 팔로 원을 그리며 시작 자세로 돌아온다.
- 10회 반복한다.

대상 근육

- 코어근육
- 엉덩관절 폄근 및 굽힘근
- 무릎관절 폄근 및 굽힘근
- 팔의 근육들

주의 사항

- V자세를 유지한다.
- 운동 시 몸통의 움직임을 제어한다.
- 운동하는 내내 발바닥굽힘한다.

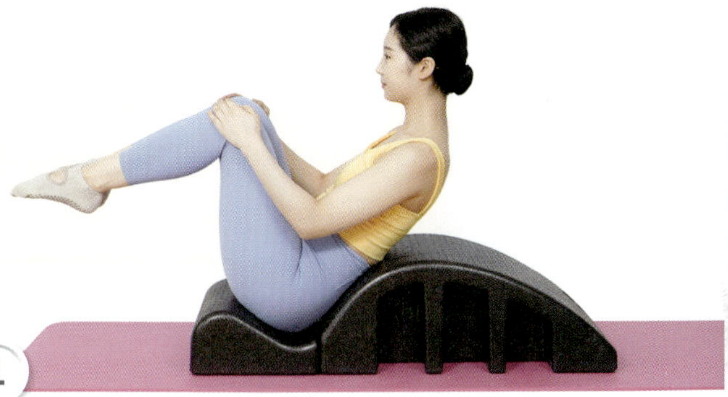

17 1

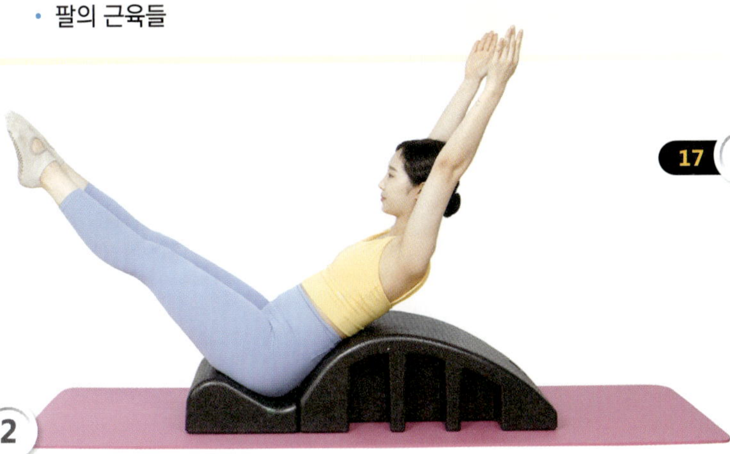

17 2

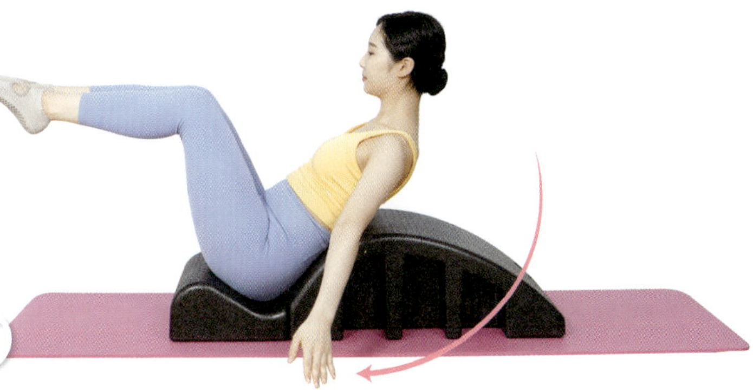

17 3

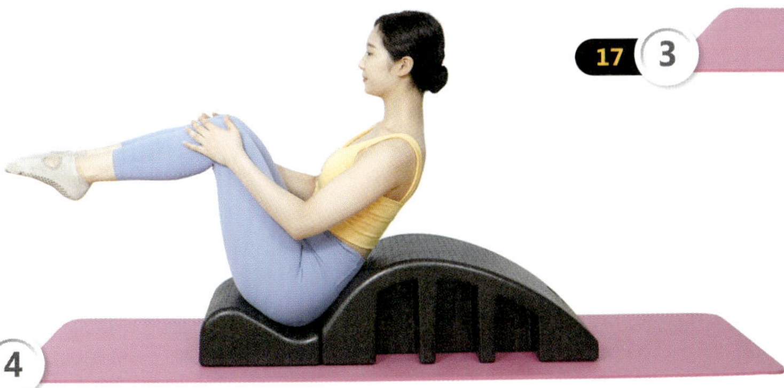

17 4

18 싱글 스트레이트 레그 스트레치

Single straight leg stretch

- 스파인코렉터 아치에 등을 대고 스텝 위에 앉는다.
- 숨을 내쉬면서 한쪽 다리는 무릎을 펴 바닥 쪽으로 뻗고, 반대쪽 다리는 가슴 쪽으로 당겨오면서 양손으로 종아리를 잡는다. 숨을 들이마시면서 자세를 유지한다.
- 숨을 내쉬면서 몸통을 유지하고 다리를 교차시킨다.
- 10회 반복한다. 시작 자세로 돌아온다.

대상 근육

- 코어근육
- 엉덩관절 폄근 및 굽힘근

주의 사항

- 무릎을 펴하여 운동한다.
- 몸통의 움직임을 최소화한다.

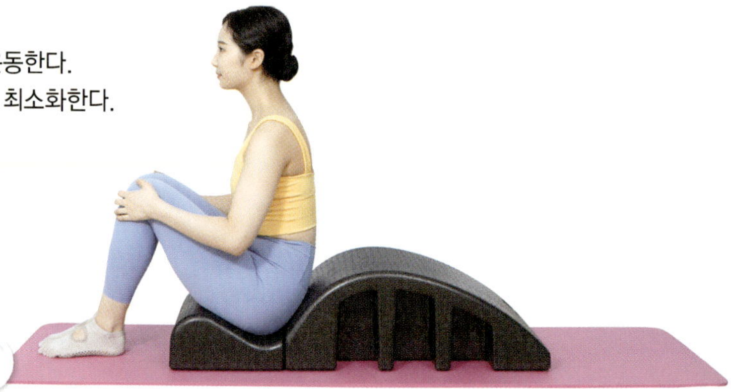

18 1

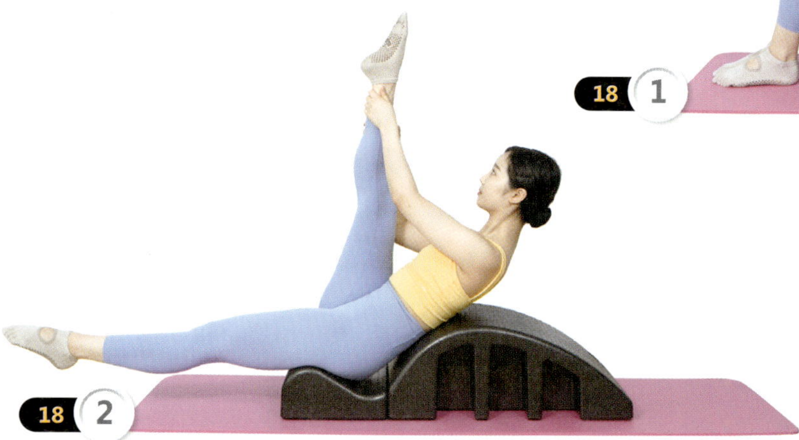

18 2

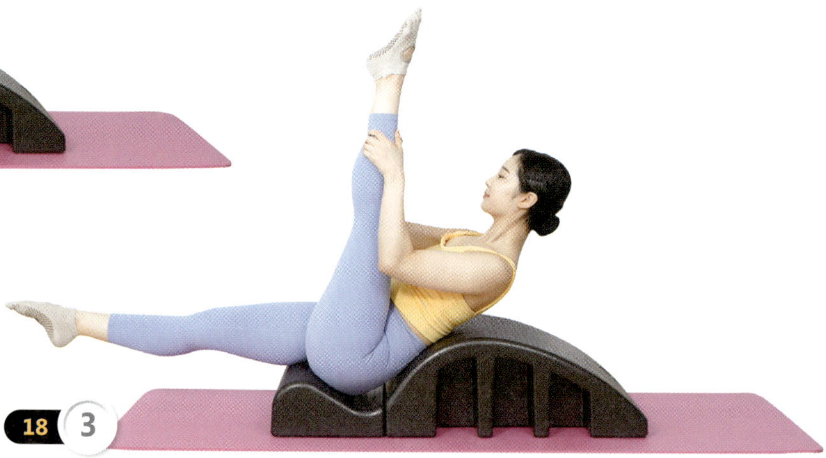

18 3

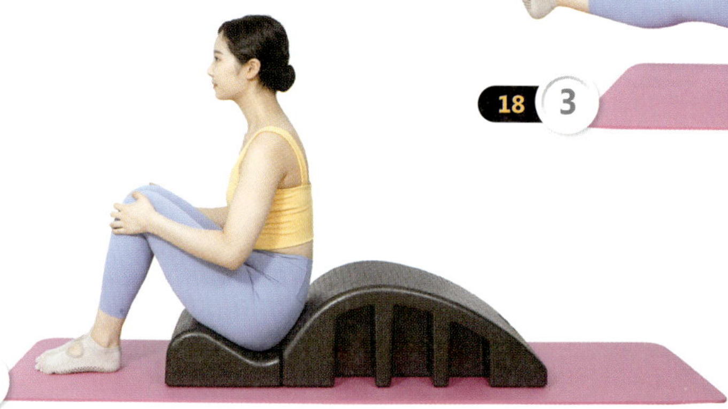

18 4

19 롤 다운 백 익스텐션 오블리큐스
Roll down back extension obliques

- 양손을 머리 뒤에 대고 스파인코렉터 스텝 위에 앉는다.
- 숨을 내쉬면서 척추를 한 마디씩 분절하여 아치 위에 기대어 눕는다.
- 숨을 들이마시면서 자세를 유지한다.
- 숨을 내쉬면서 척추를 굴려 올라오면서 사선 방향으로 몸통을 돌린다.
- 숨을 들이마시면서 척추를 하나씩 굴려 아치 위에 기대어 눕는다.
- 5회 반복한다. 반대 방향도 실시한다.
- 시작 자세로 돌아온다.

대상 근육

- 코어근육
- 척추폄근 및 굽힘근
- 척추돌림근
- 배바깥빗근
- 배속빗근

주의 사항

- 척추의 중립을 유지하고 몸통을 사선 방향으로 돌린다.
- 척추를 분절하며 편다.

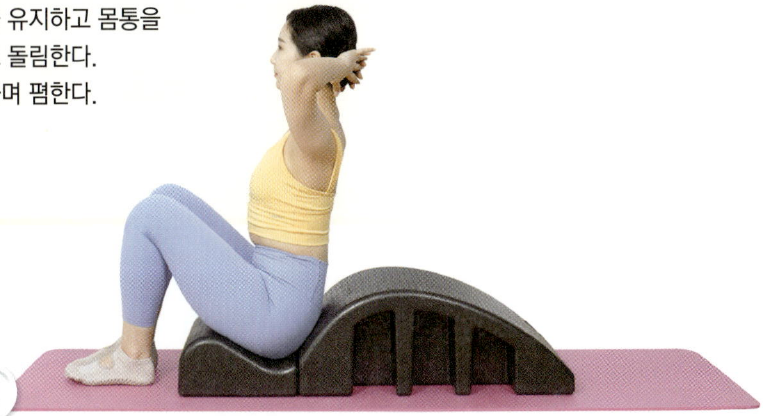

19 1

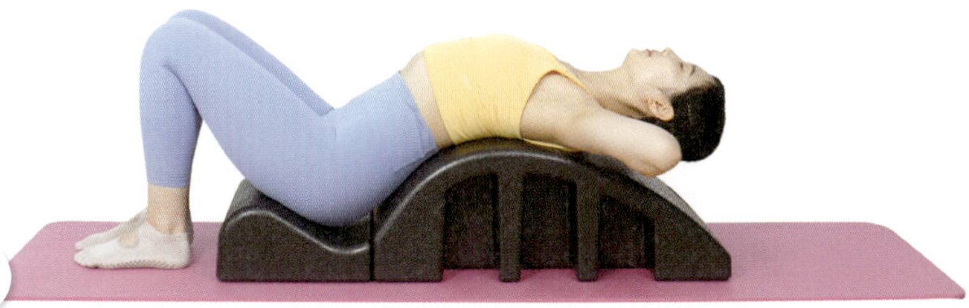

19 2

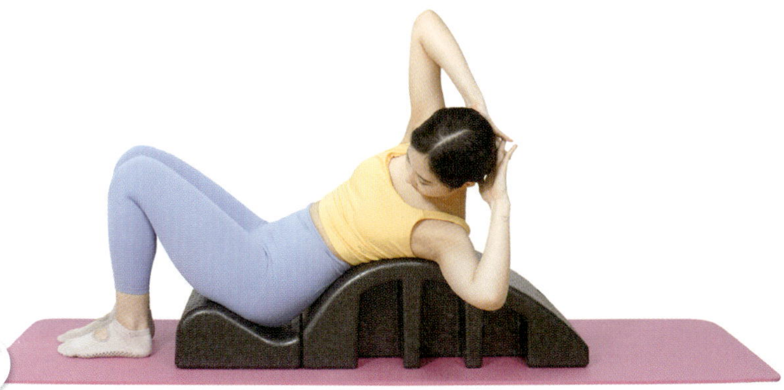

19 3

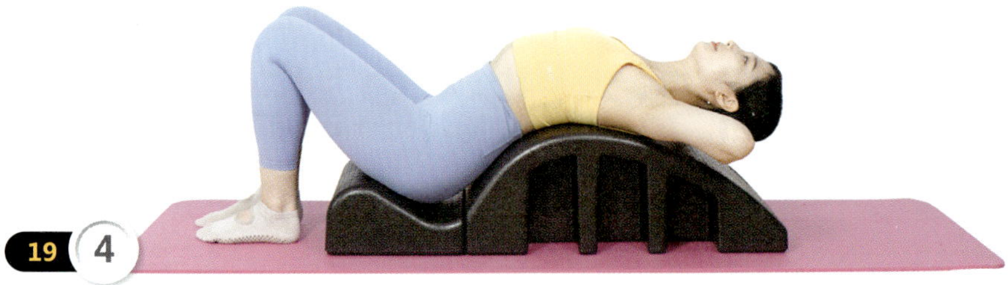
19
4

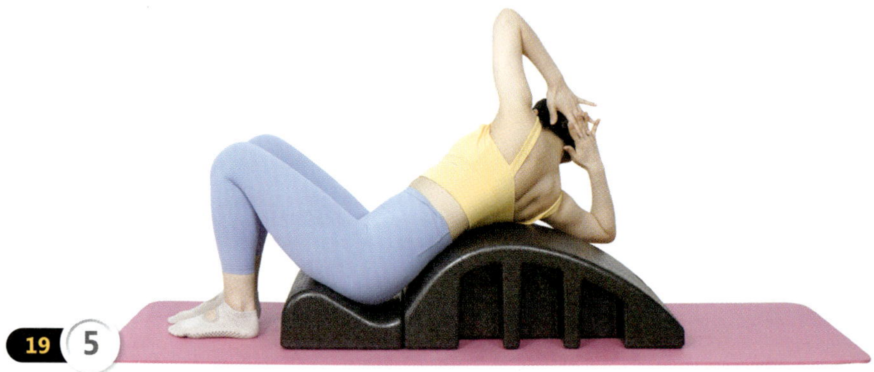
19
5

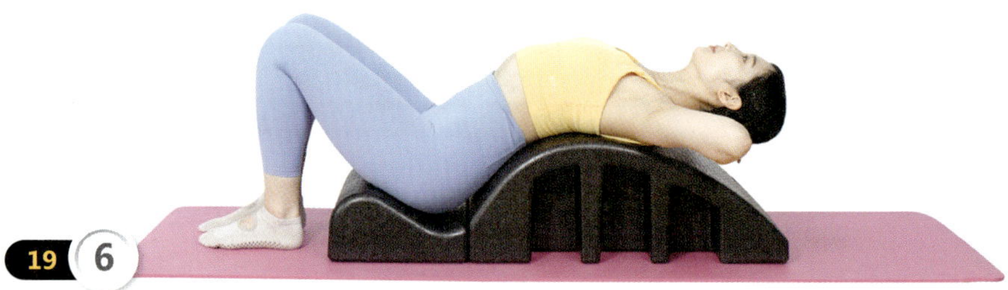
19
6

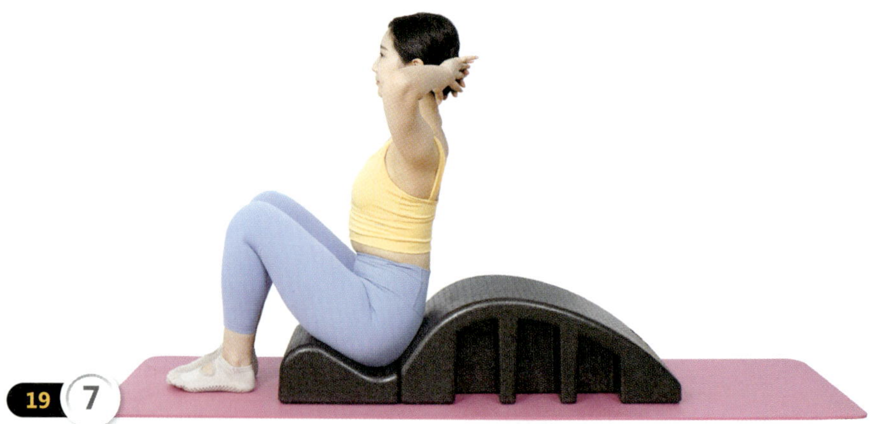
19
7

20 오블리큐스 위드 라운드 백 Obliques with round back

- 스파인코렉터 스텝 위에 앉아 양팔을 앞으로 뻗는다.
- 숨을 내쉬면서 척추를 분절하며 아치에 기대어 내려간다.
- 숨을 들이마시면서 자세를 유지한다.
- 숨을 내쉬면서 팔로 반원을 그리며 몸통을 돌림하였다가 시작 자세로 돌아온다.
- 5회 반복한다. 반대 방향도 실시한다.
- 시작 자세로 돌아온다.

대상 근육

- 코어근육
- 척추폄근 및 굽힘근
- 척추돌림근
- 배바깥빗근
- 배속빗근

주의 사항

- 사선 방향으로 몸통과 손을 돌림할 때, 시선은 손을 쫓아간다.
- 코어를 제어한다.

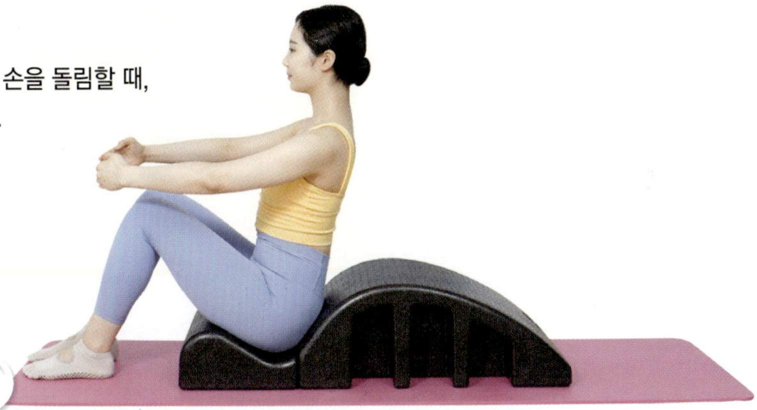

20 1

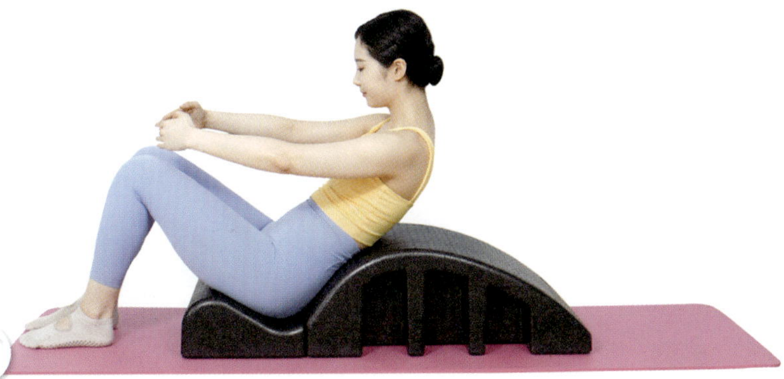

20 2

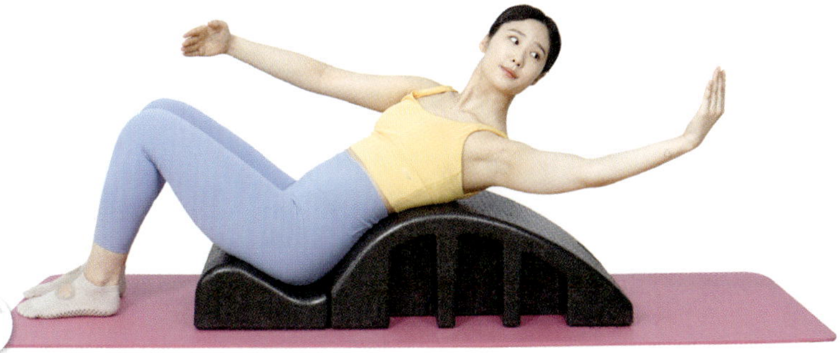

20 3

20 4

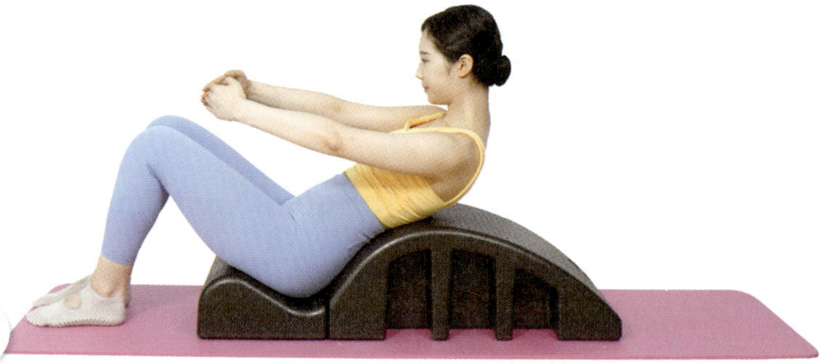

20 5

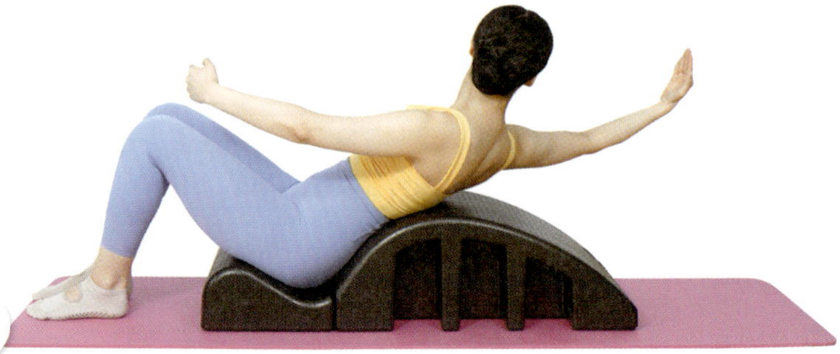

20 6

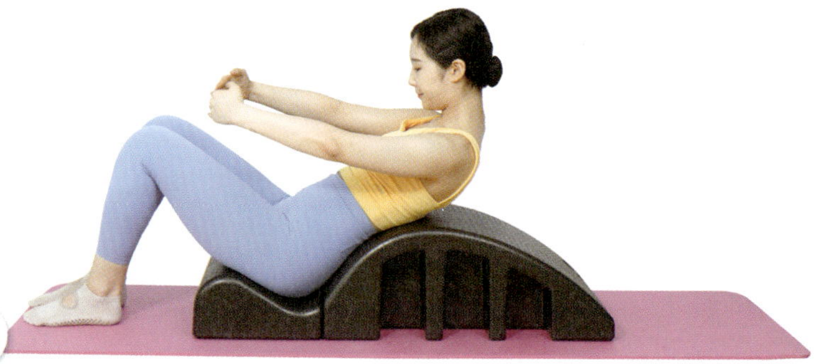

20 7

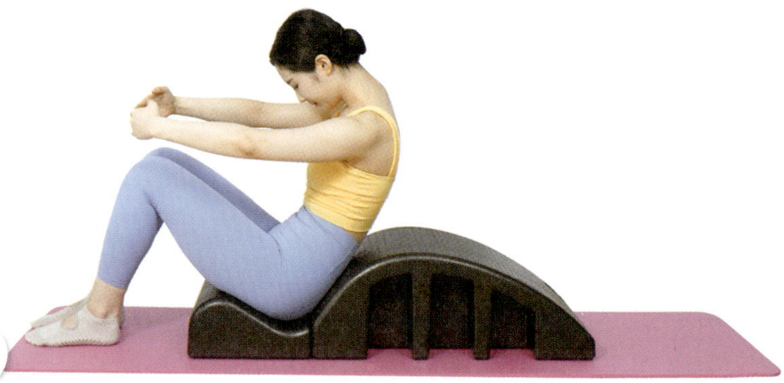

20 8

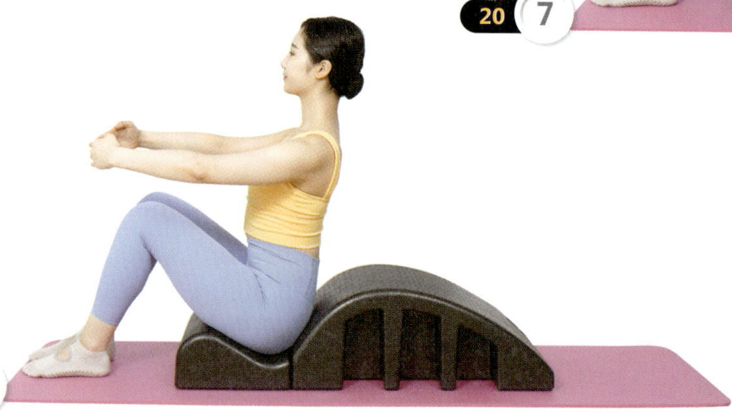

21 런지 Lunge

- 스파인코렉터 아치 위에 무릎을 굽혀 한쪽 발을 올려놓고, 반대쪽 다리는 무릎을 굽혀 매트 위에 놓는다.
- 숨을 내쉬면서 굽힌 무릎과 몸통을 앞으로 밀면서 스트레칭한다.
- 숨을 들이마시면서 자세를 유지한다.
- 숨을 내쉬면서 시작 자세로 돌아온다.
- 5회 반복한다.

대상 근육

- 코어근육
- 엉덩관절 폄근 및 굽힘근
- 무릎관절 폄근 및 굽힘근
- 넙다리네갈래근, 넙다리뒤근

주의 사항

- 척추 중립을 유지한다.
- 자세 정렬을 확인한다.

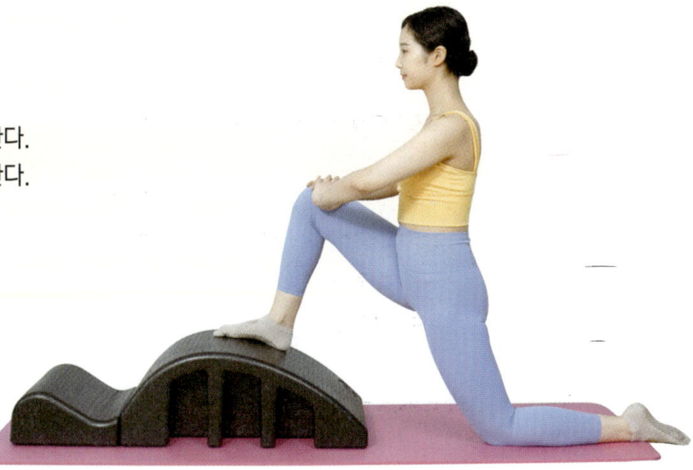

21 1

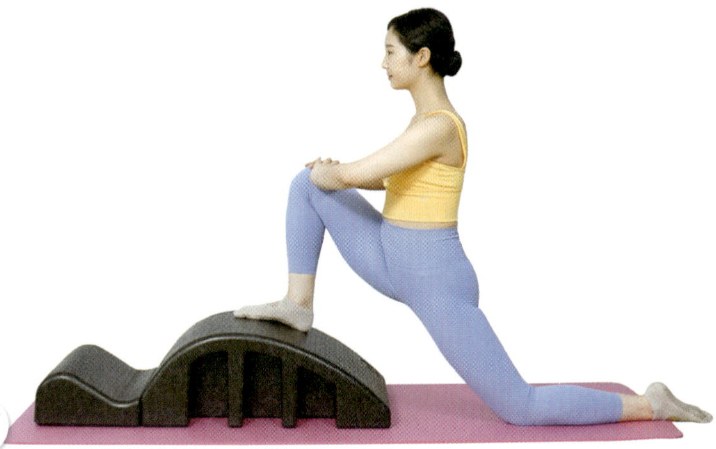

21 2

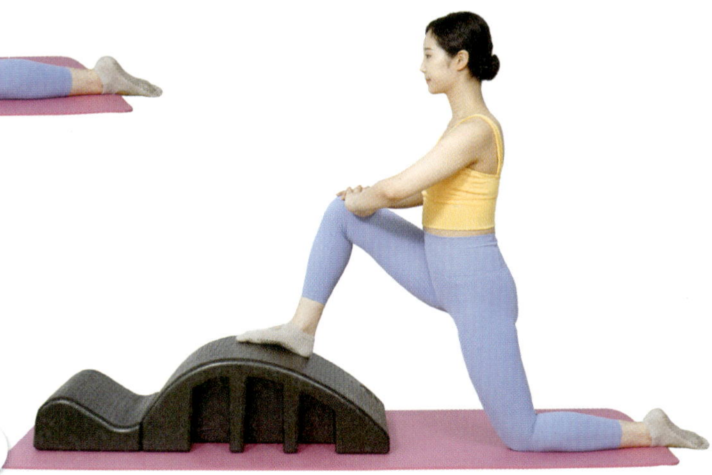

21 3

22 티저 Teaser

POSE 1

- 스파인코렉터 스텝 위에 정렬된 자세로 앉아 다리는 아치 위에 둔다.
- 숨을 내쉬면서 양팔을 가슴 앞으로 뻗고 다리를 들어 올리면서 V자세를 한다.
- 5회 반복한다.
- 숨을 들이마시면서 시작 자세로 돌아온다.

POSE 2

- 스파인코렉터 스텝 위에 무릎을 굽혀 양손으로 무릎을 잡고 앉는다.
- 숨을 내쉬면서 양팔을 가슴 앞으로 뻗고 다리를 들어 올려 V자세를 한다.
- 5회 반복한다.
- 숨을 들이마시면서 시작 자세로 돌아온다.

POSE 3

- 스파인코렉터 스텝 위에 무릎을 굽혀 양손으로 무릎을 잡고 앉는다.
- 숨을 들이마시고 내쉬면서 양팔을 가슴 앞으로 뻗고 다리를 들어 올려 V자세를 한다.
- 숨을 들이마시고 내쉬면서 팔을 머리 위로 들어 올리고, 척추를 아치에 기대어 분절하며 굴려 내려가면서 다리를 내리고, 팔은 머리 위로 내린다.
- 숨을 들이마시고 내쉬면서 팔을 올리며 척추를 분절하여 올라오고, 다리를 들어 올려 V자세를 한다.
- 3회 반복한다.
- 숨을 들이마시면서 시작 자세로 돌아온다.

대상 근육

- 코어근육
- 엉덩관절 폄근 및 굽힘근
- 팔의 근육들

주의 사항

- 중립 척추를 유지한다.
- V자세를 유지한다.

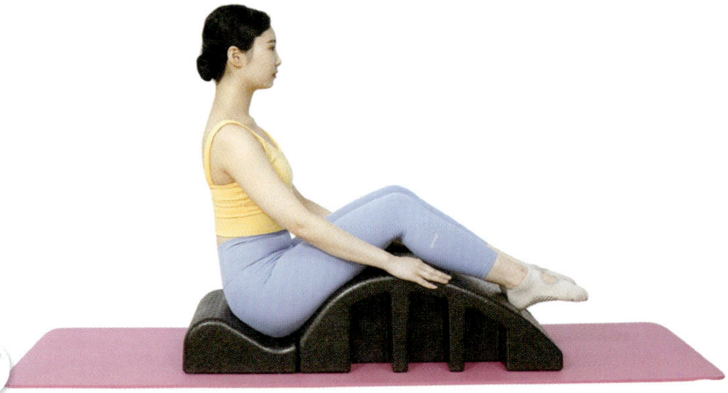

POSE 1 ①

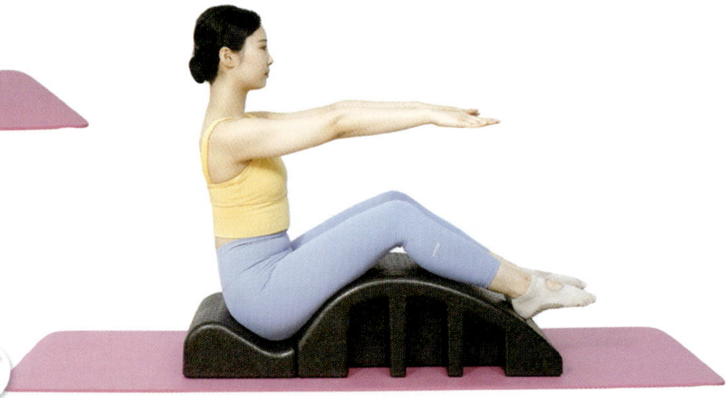

POSE 1 ②

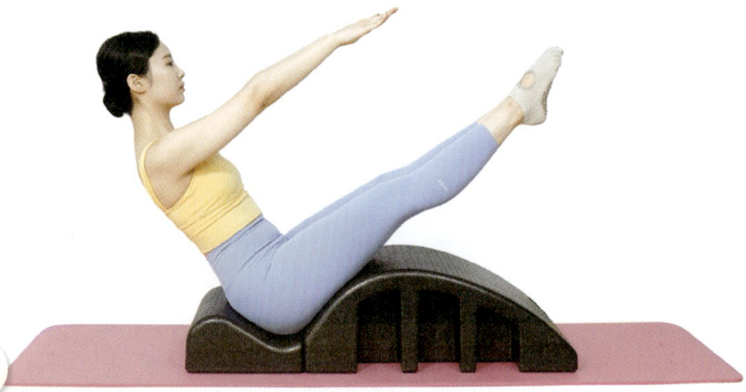

POSE 1 ③

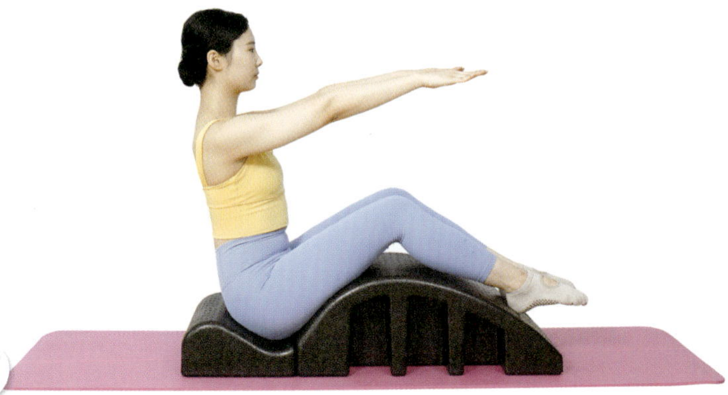

POSE 1 ④

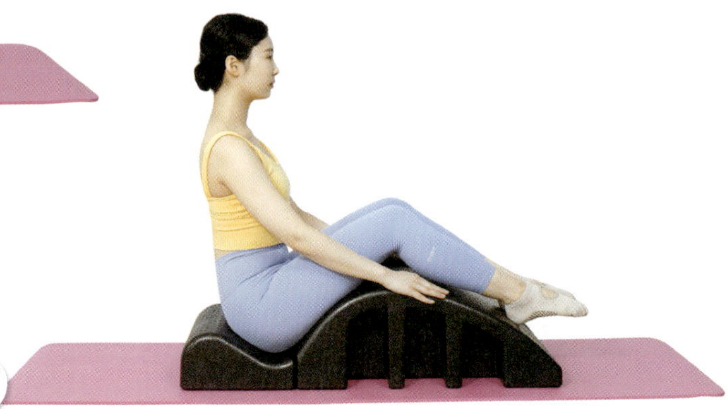

POSE 1 ⑤

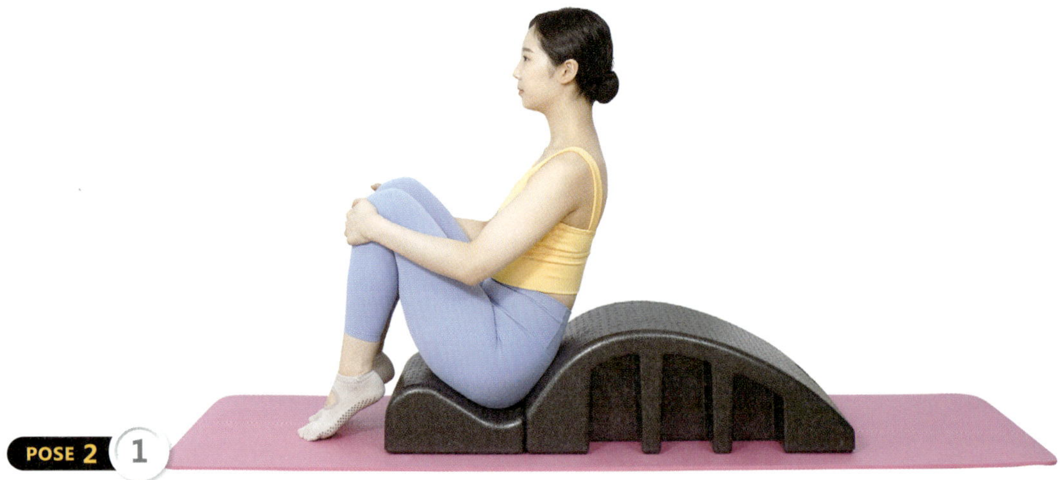
POSE 2
1

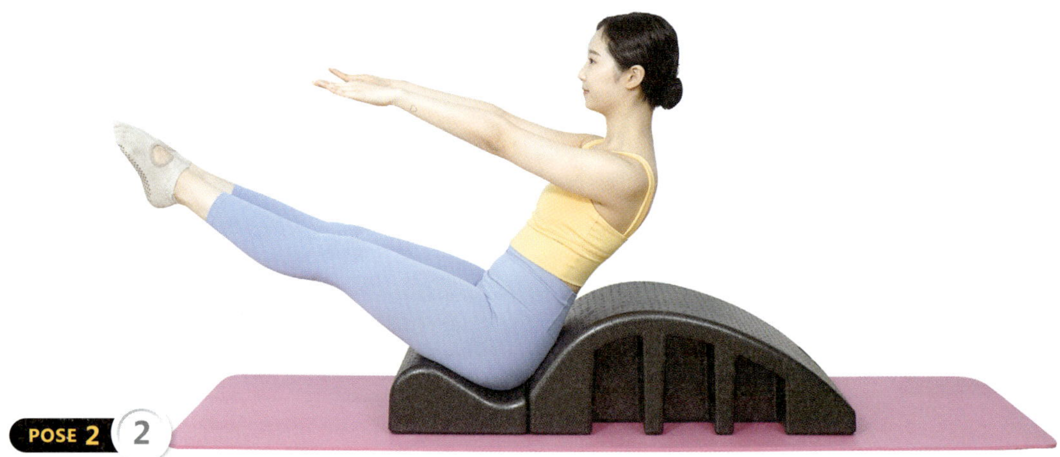
POSE 2
2

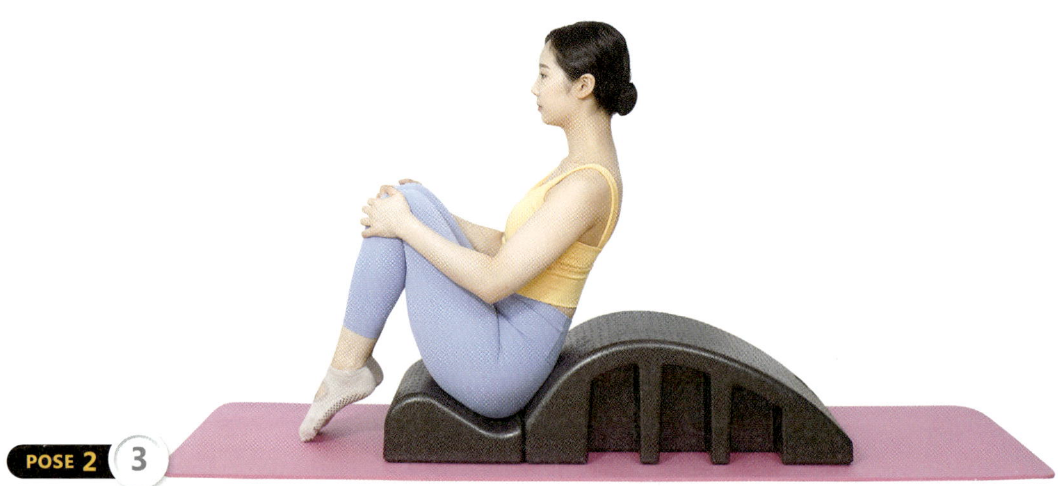
POSE 2
3

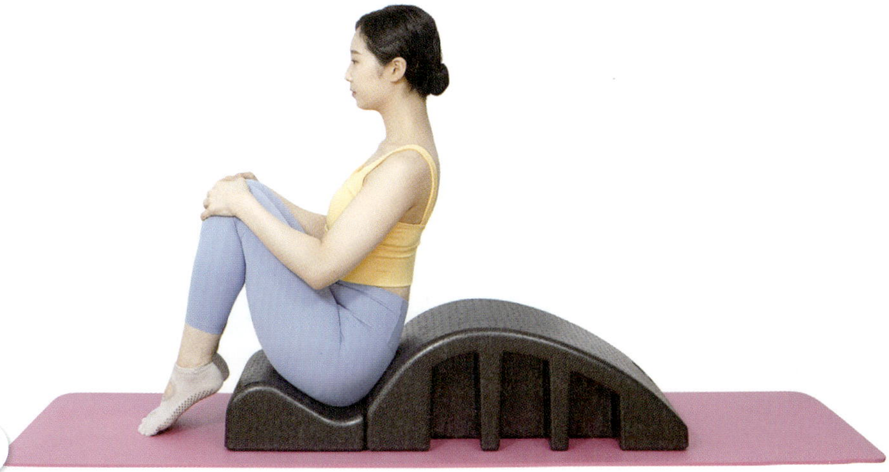

POSE 3 1

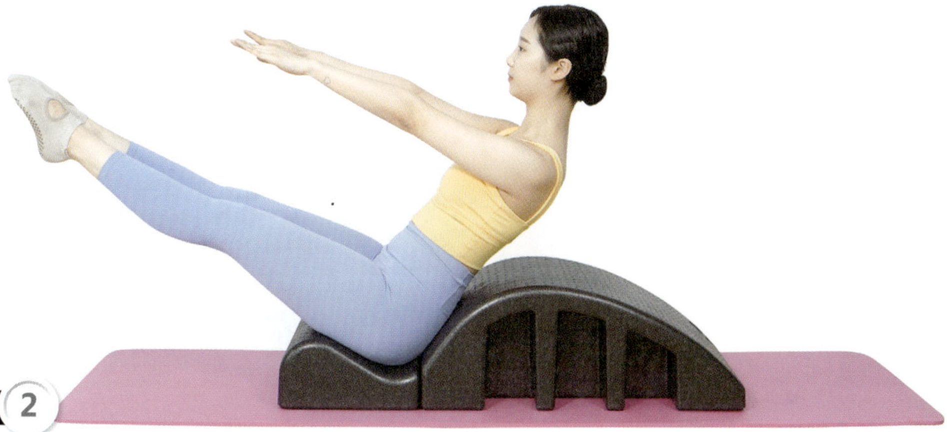

POSE 3 2

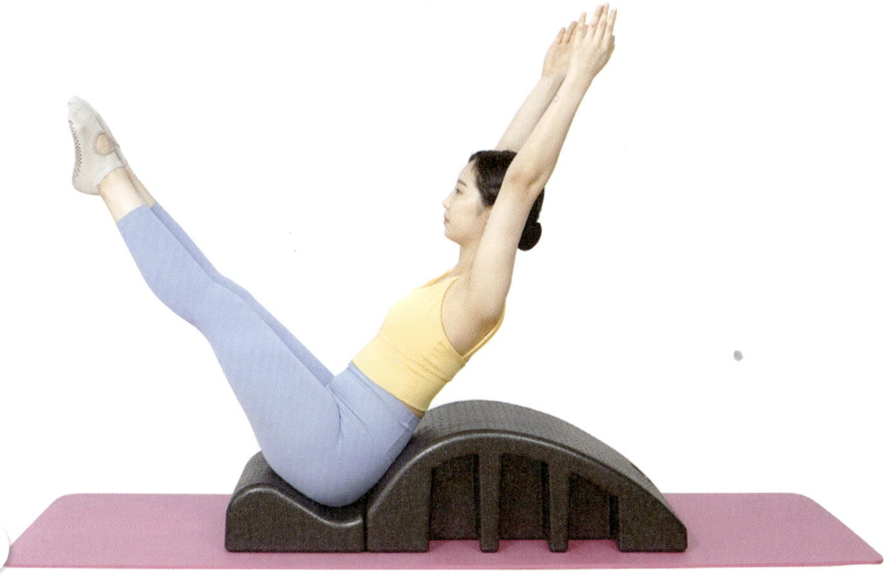

POSE 3 3

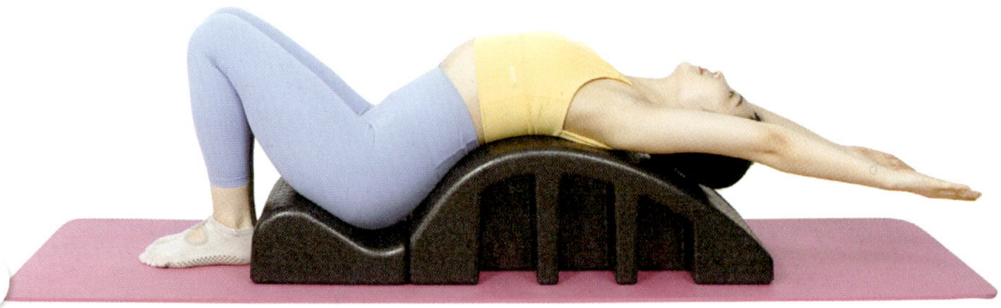

POSE 3 4

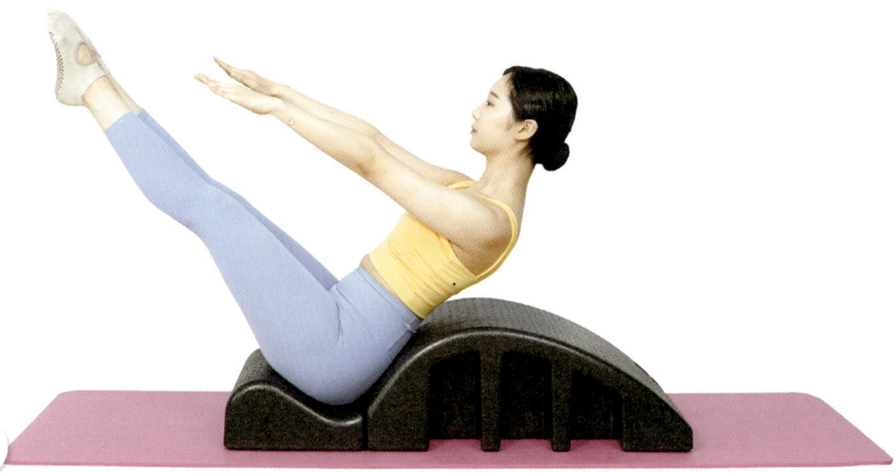

POSE 3 5

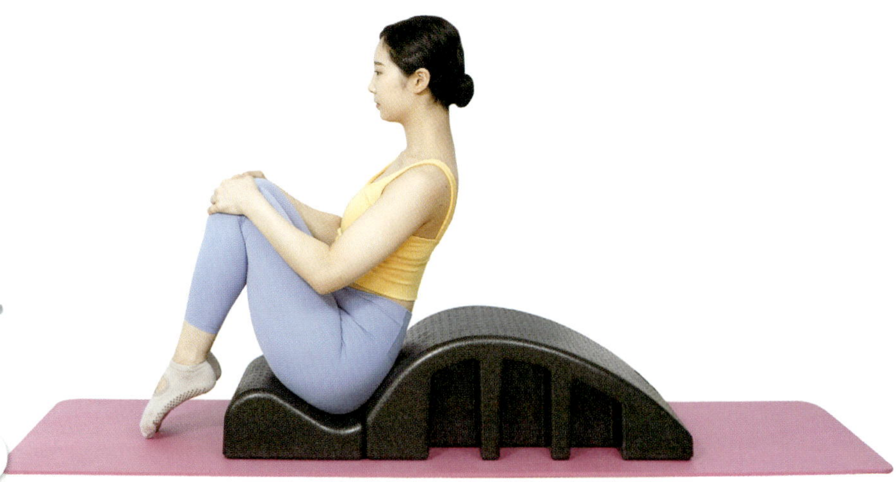

POSE 3 6

23 레그 써클 Leg circle

- 스파인코렉터 아치에 등을 대고 스텝 위에 무릎을 굽혀 앉아 양손은 스파인코렉터 옆을 잡는다.
- 숨을 내쉬면서 다리를 위로 올려 원을 그리면서 내린다.
- 숨을 들이마시면서 자세를 유지한다.
- 숨을 내쉬면서 다리를 들어 올린다.
- 5회 반복한다. 시작 자세로 돌아온다.

대상 근육

- 코어근육
- 엉덩관절 폄근 및 굽힘근
- 엉덩관절 벌림근 및 모음근
- 엉덩관절 돌림근

주의 사항

- 중립 척추를 유지한다.
- 코어의 안정성을 확보한다.
- 무릎관절의 폄을 유지한다.

23 1

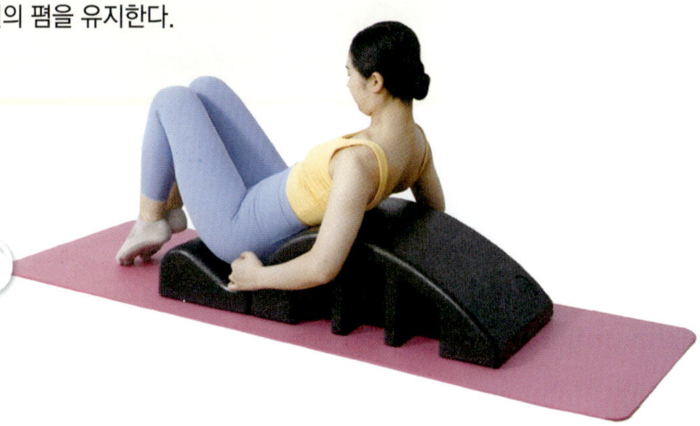

23 2

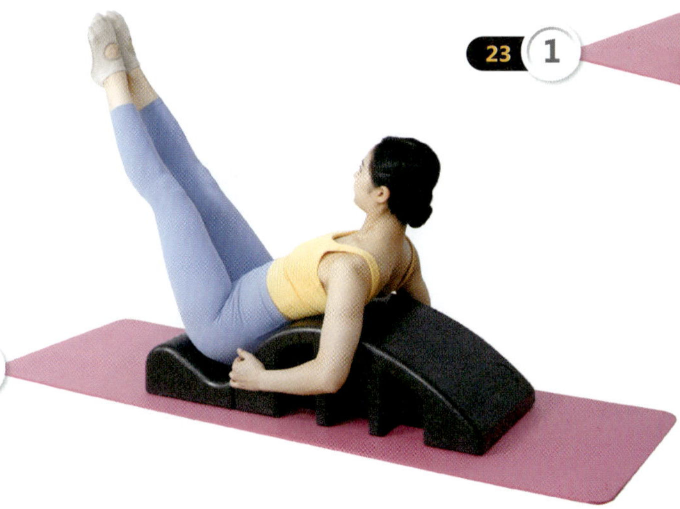

23 3

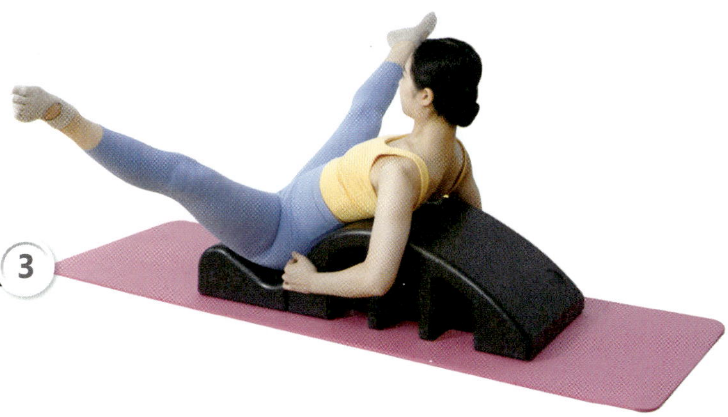

23 4

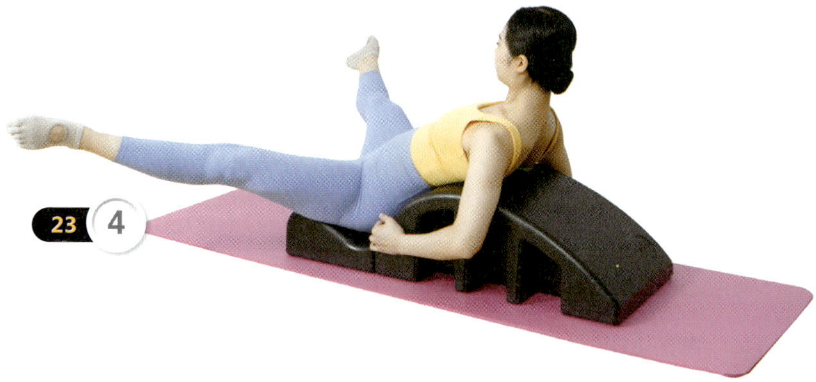

23 5

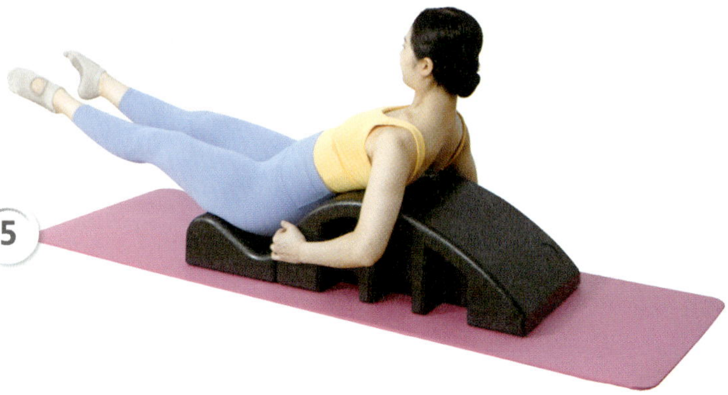

23 6

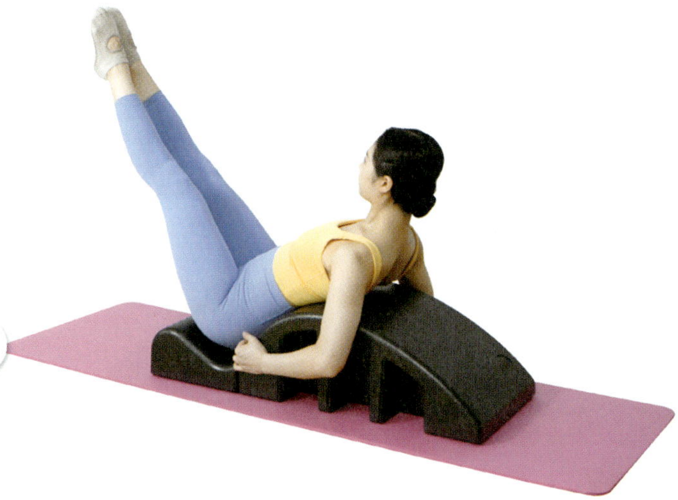

23 7

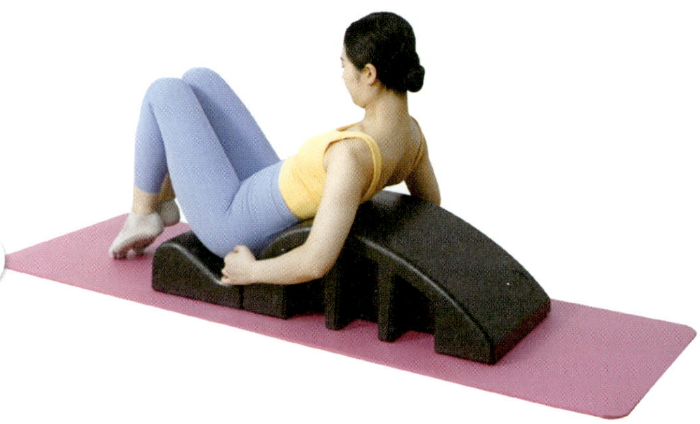

24 시팅 시져 Sitting scissor

- 스파인코렉터 아치 상단에 앉아 양팔을 펴 스텝 위를 짚고 다리를 V자세로 들어 올린다.
- 숨을 내쉬면서 다리를 교차시킨다.
- 10회 반복한다. 시작 자세로 돌아온다.

대상 근육

- 코어근육
- 배곧은근
- 배바깥빗근
- 배속빗근
- 척추세움근
- 엉덩관절 폄근 및 굽힘근

주의 사항

- 골반의 안정성(자세 유지)과 엉덩관절의 가동성을 강조한다.

24 1

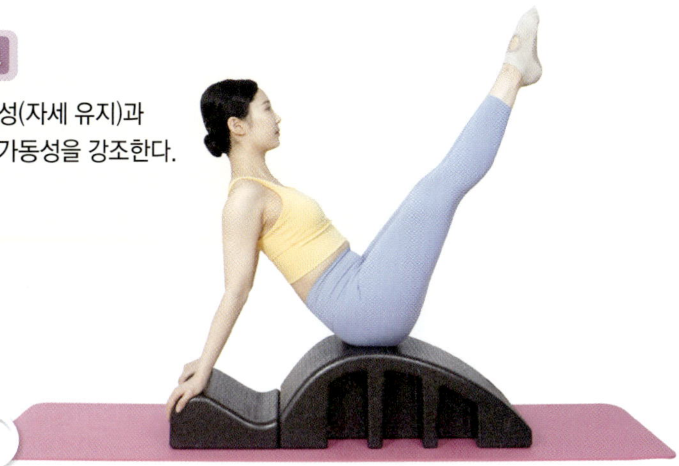

24 2

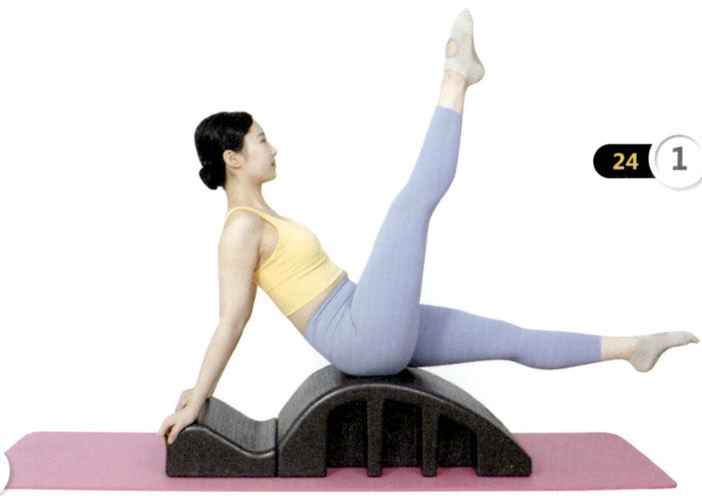

24 3

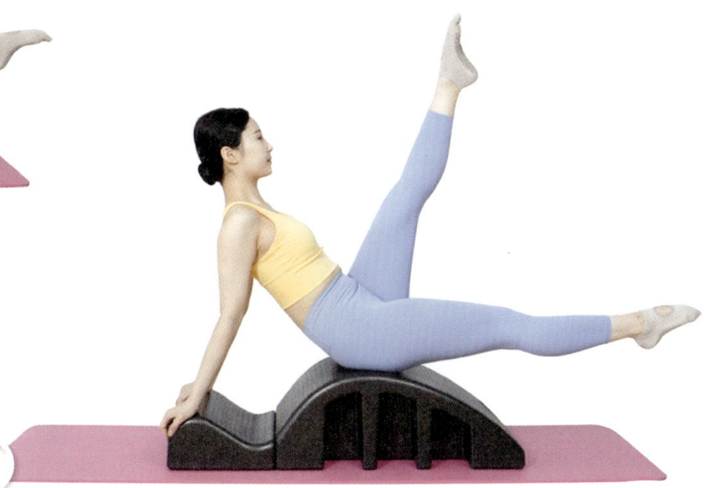

24 4

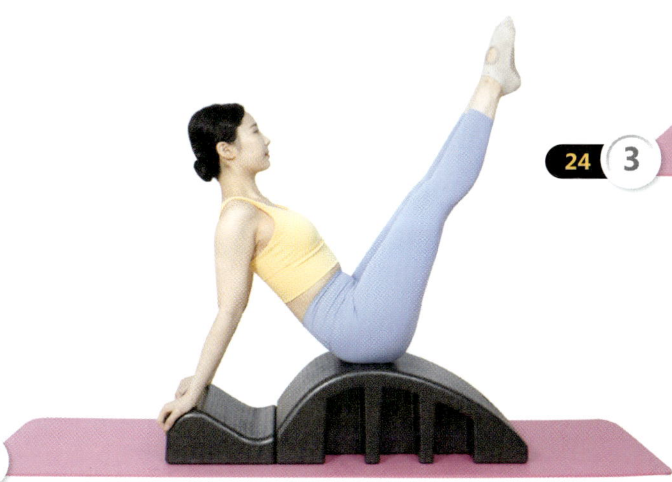

25 바이시클 Bicycle

- 스파인코렉터 아치 상단에 앉아 양팔을 펴 스텝 위를 짚고 다리를 V자세로 들어 올린다.
- 숨을 내쉬면서 엉덩관절과 무릎관절을 굽힘하여 자전거 타듯이 다리를 움직인다.
- 10회 반복한다. 반대 방향도 실시한다.

대상 근육

- 코어근육
- 배곧은근
- 배바깥빗근
- 배속빗근
- 척추세움근
- 엉덩관절 폄근 및 굽힘근
- 무릎관절 폄근 및 굽힘근

주의 사항

- 골반의 안정성(자세 유지)과 엉덩관절의 가동성을 강조한다.

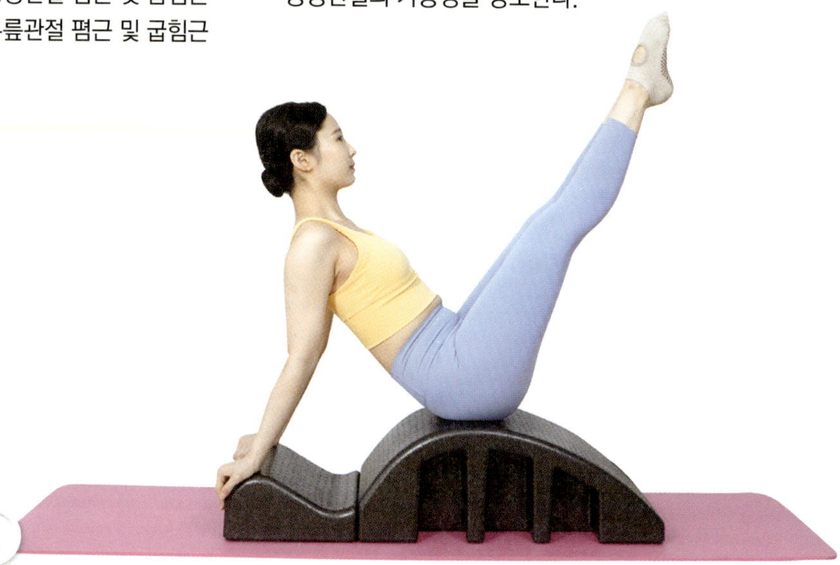

25 1

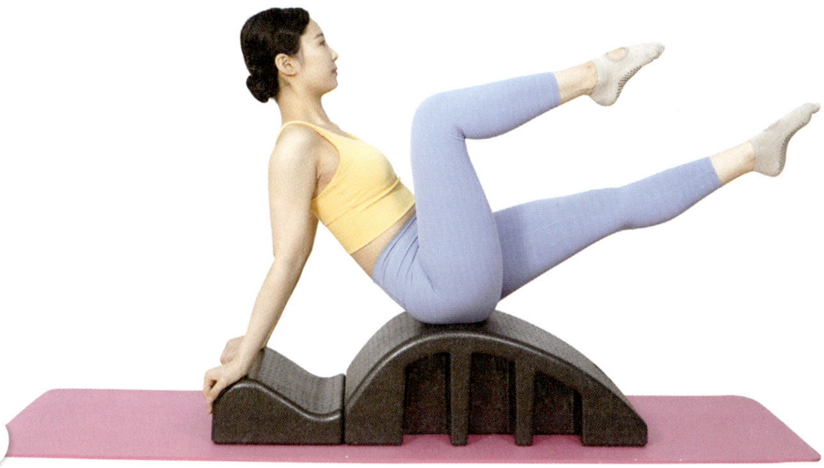

25 2

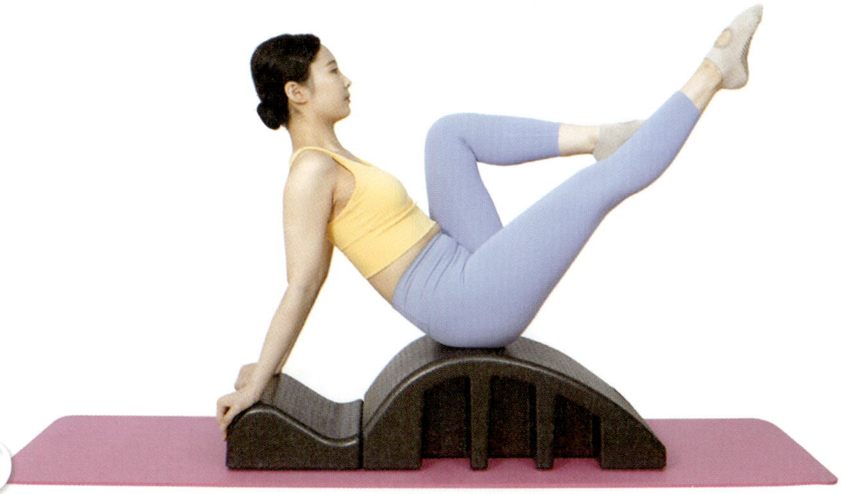

25 3

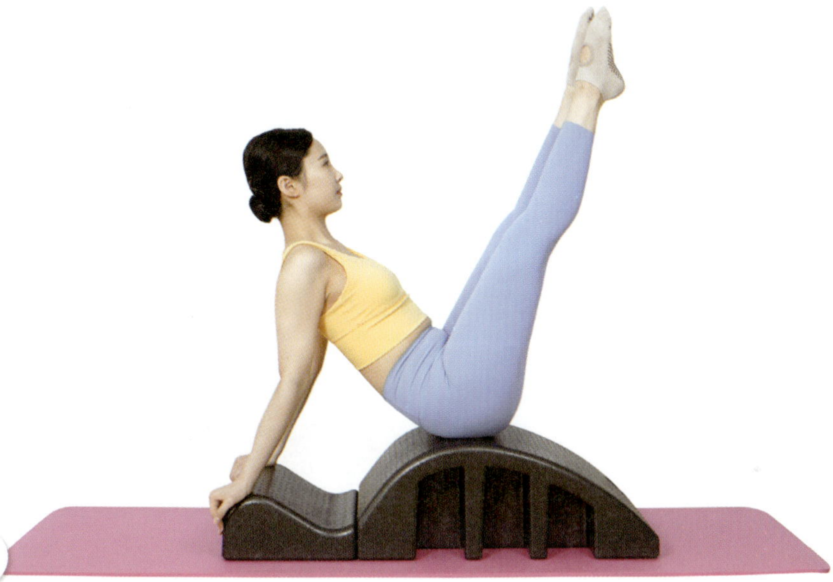

25 4

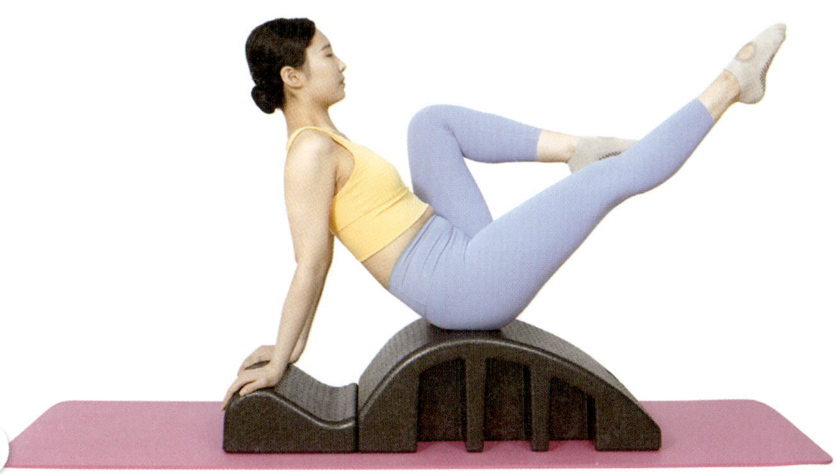

25 5

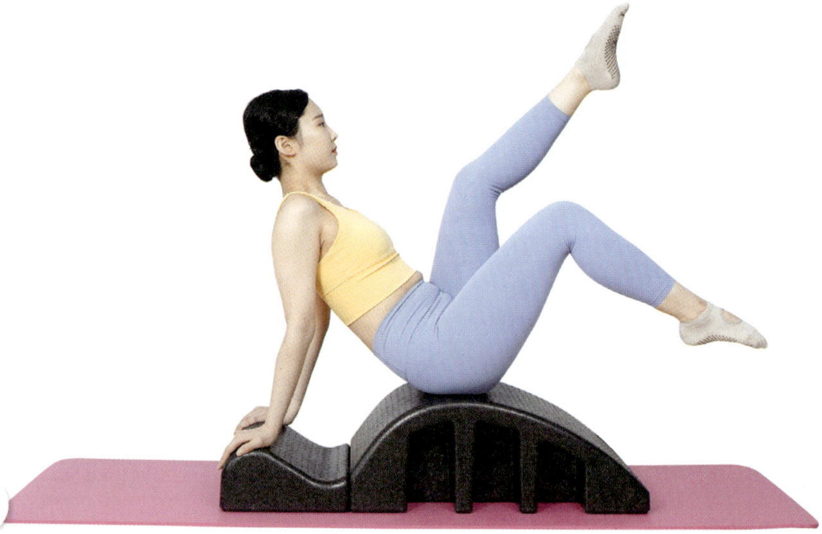

25 6

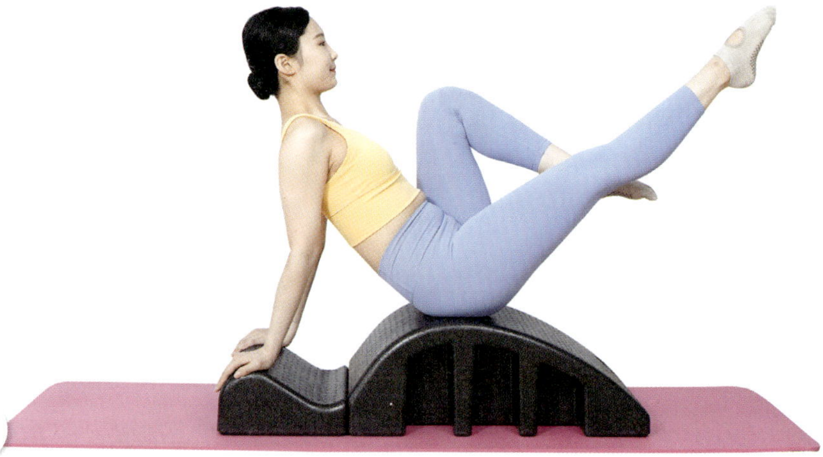

25 7

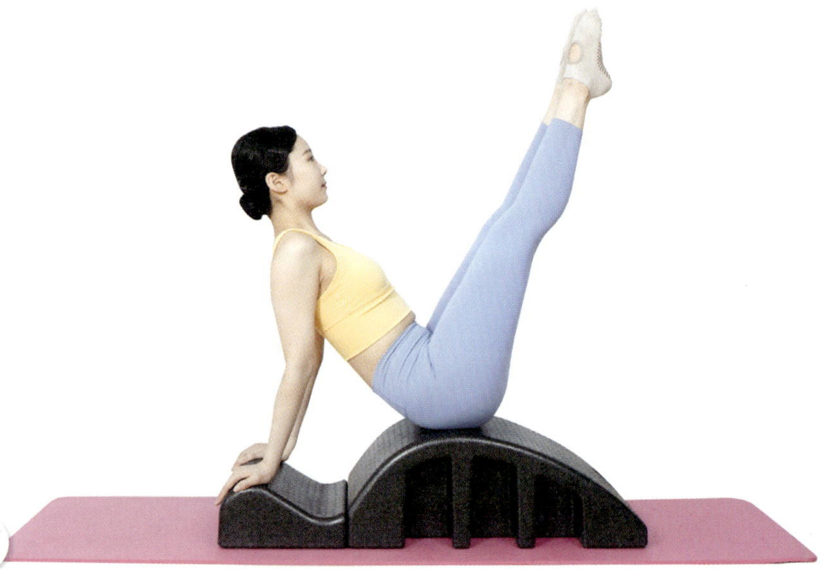

25 8

26 시팅 로워 앤 리프트 Sitting lower & lift

- 스파인코렉터 아치 상단에 앉아 양팔을 펴 스텝 위를 짚고 다리를 V자세로 들어 올린다.
- 숨을 내쉬면서 중립 척추를 유지하고 다리를 내린다. 숨을 들이마시면서 자세를 유지한다.
- 숨을 내쉬면서 다리를 들어 올려 시작 자세로 돌아온다.
- 5회 반복한다.

대상 근육

- 코어근육
- 배곧은근
- 배바깥빗근
- 배속빗근
- 척추세움근
- 엉덩관절 폄근 및 굽힘근

주의 사항

- 골반의 안정성(자세 유지)과 엉덩관절의 가동성을 강조한다.

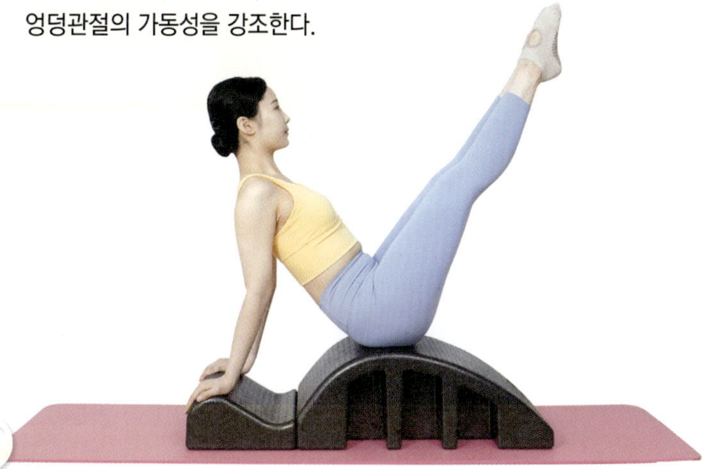

26 1

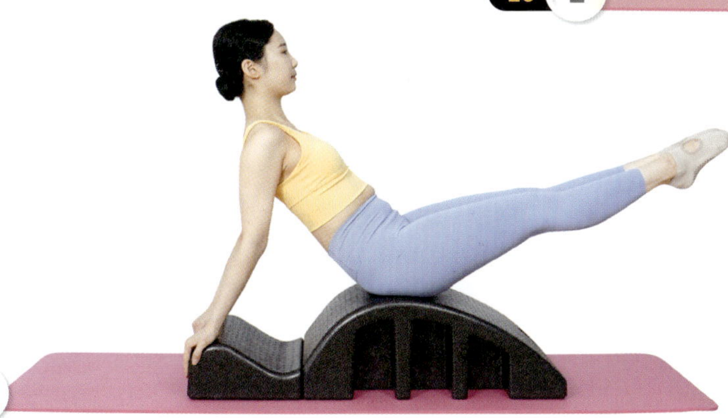

26 2

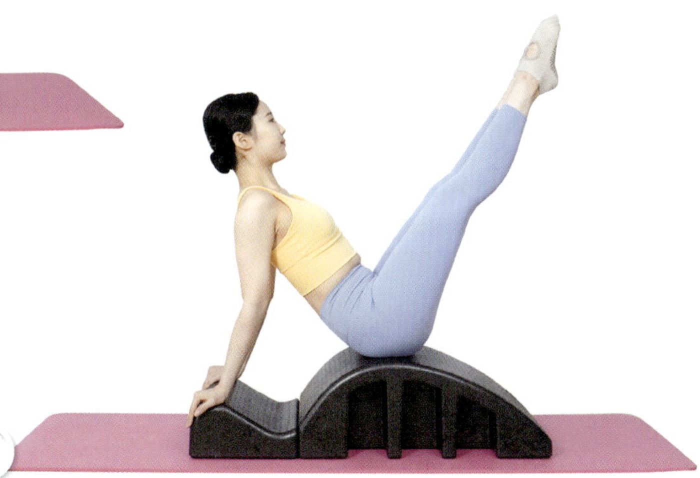

26 3

27 시팅 레그 써클 Sitting leg circle

- 스파인코렉터 아치 상단에 앉아 양팔을 펴 스텝 위를 짚고 다리를 V자세로 들어 올린다.
- 숨을 내쉬면서 양다리를 바깥쪽으로 벌리며 원을 그려 시작 자세로 돌아온다.
- 5회 반복한다. 반대 방향도 실시한다.

대상 근육

- 코어근육
- 배곧은근
- 배바깥빗근
- 배속빗근
- 척추세움근
- 엉덩관절 굽힘근/폄근/벌림근/모음근

주의 사항

- 골반의 안정성(자세 유지)과 엉덩관절의 가동성을 강조한다.
- 코어를 제어한다.

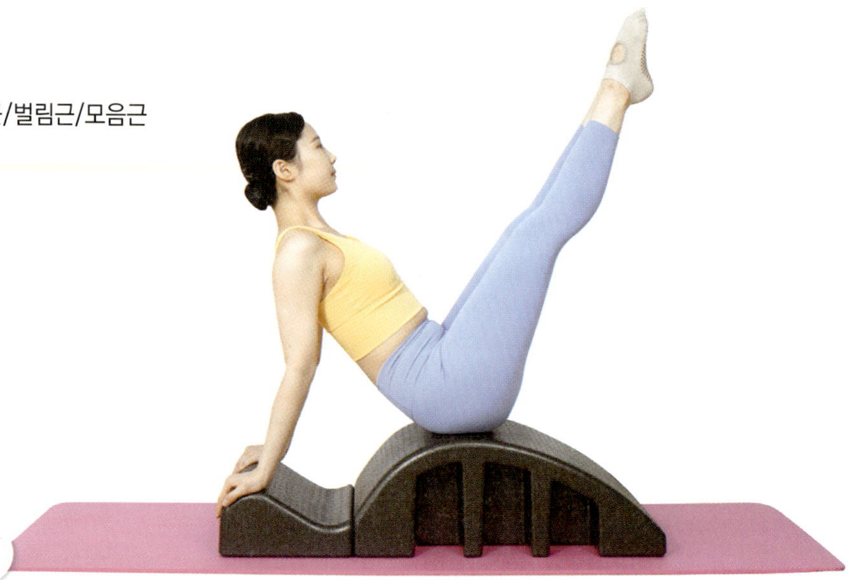

27 1

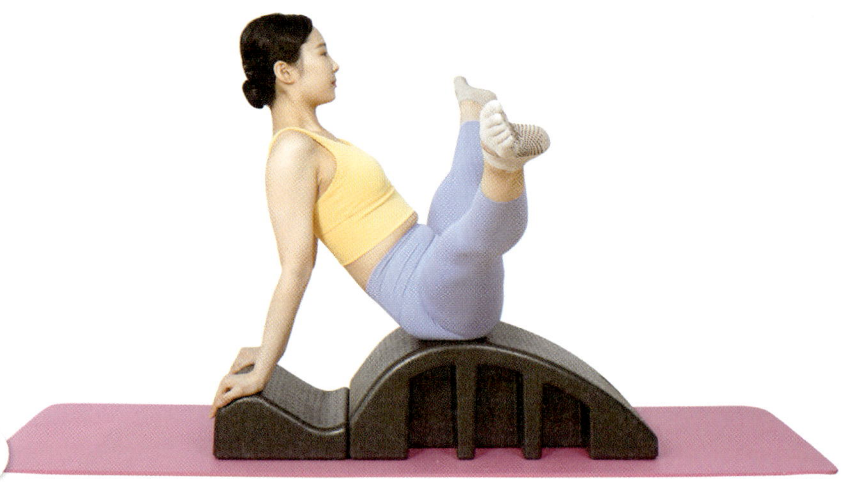

27 2

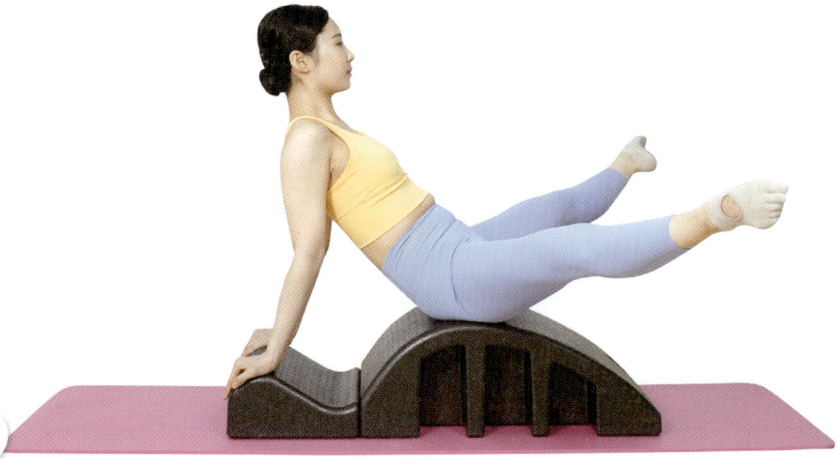

27 3

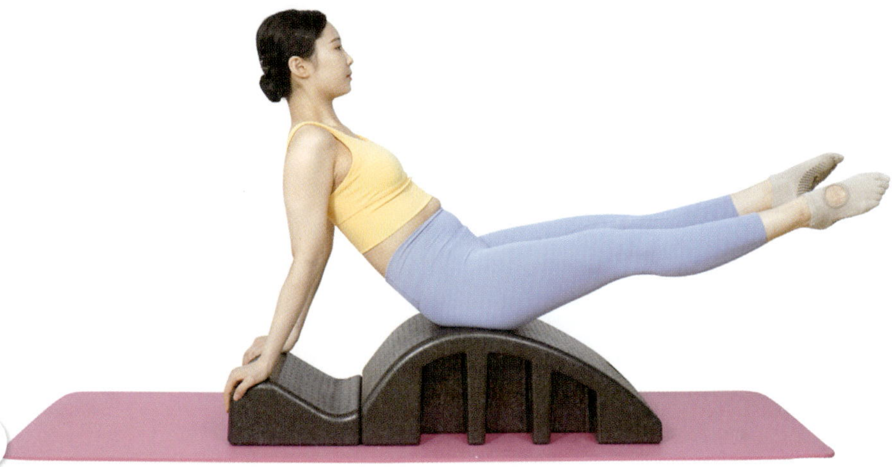

27 4

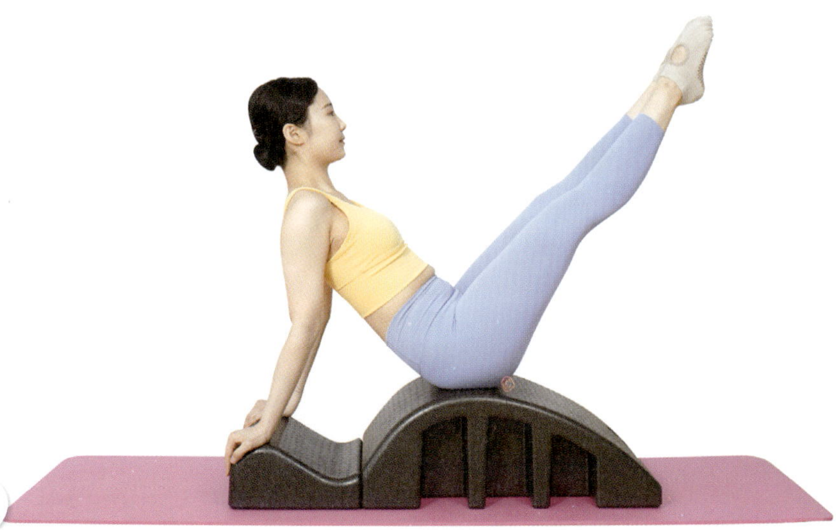

27 5

28 시팅 힙 트위스트 Sitting hip twist

- 스파인코렉터 아치 상단에 앉아 양팔을 펴 스텝 위를 짚고 다리를 V자세로 들어 올린다.
- 숨을 내쉬면서 엉덩이를 비틀어 양다리로 원을 그리면서 시작 자세로 돌아온다.
- 5회 반복한다. 반대 방향도 실시한다.

대상 근육

- 코어근육
- 배곧은근
- 배바깥빗근
- 배속빗근
- 척추세움근
- 엉덩관절 폄근 및 굽힘근

주의 사항

- 골반과 안정성을 강조한다(골반의 돌림을 피한다).
- 코어를 제어한다.

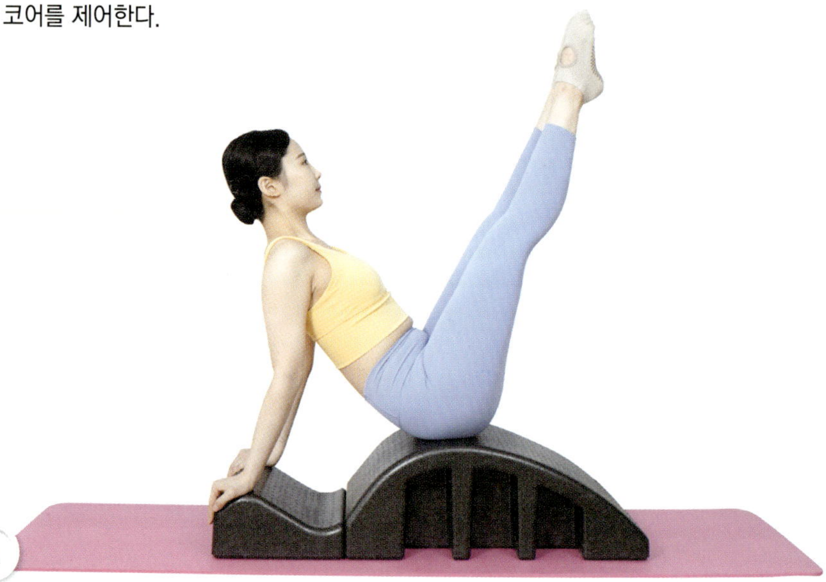

28 1

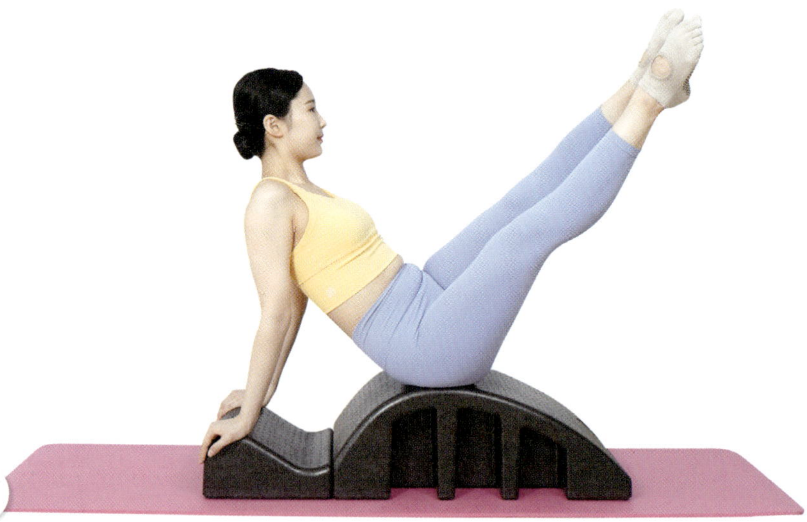

28 2

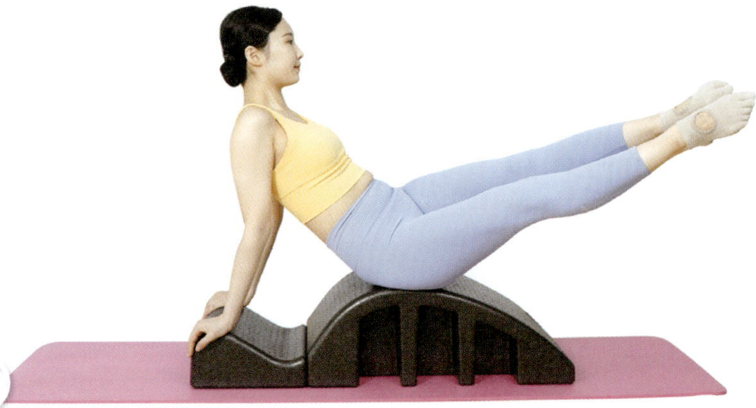

28 3

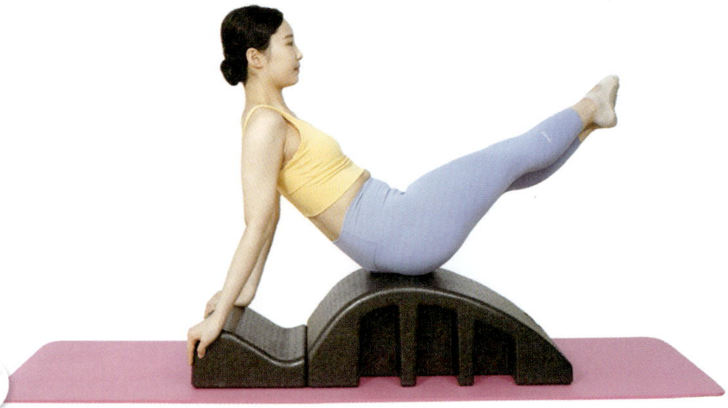

28 4

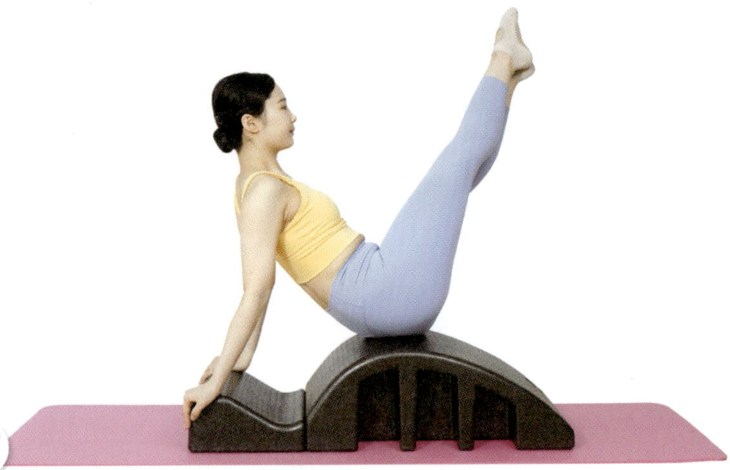

28 5

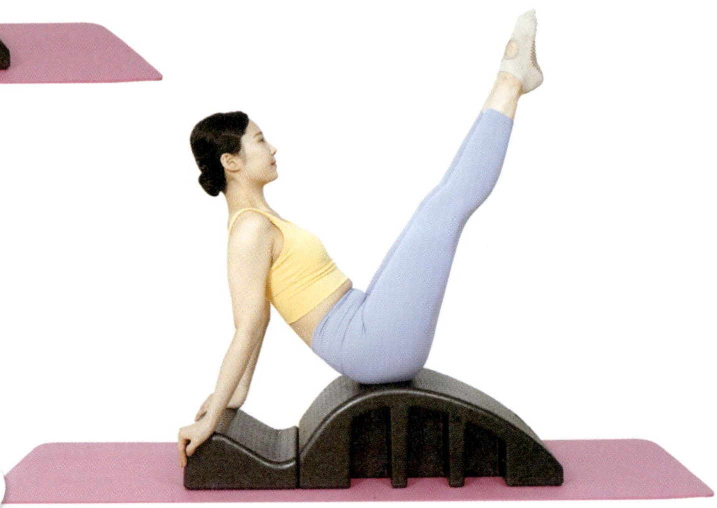

28 6

29 밸런스 Balnace

- 스파인코렉터 아치에 골반과 등을 대고 눕는다.
- 숨을 내쉬면서 다리와 상체를 들어 올려 아치 위에 V자세로 앉는다.
- 숨을 들이마시면서 자세를 유지한다.
- 숨을 내쉬면서 시작 자세로 돌아온다.
- 5회 반복한다.

대상 근육

- 코어근육
- 엉덩관절 폄근 및 굽힘근

주의 사항

- 중립 척추를 유지한다.
- 코어를 제어한다.

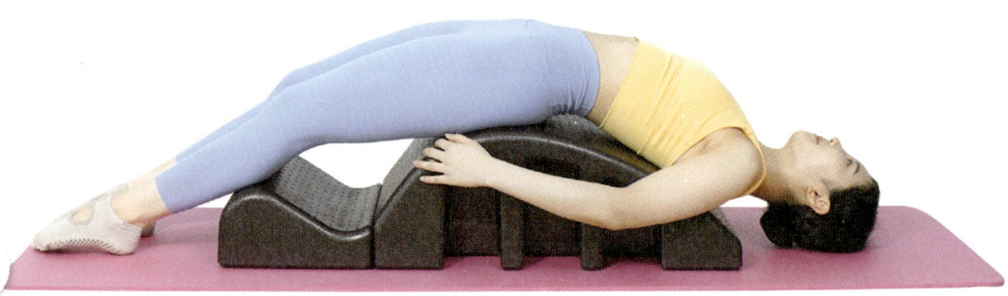

29 1

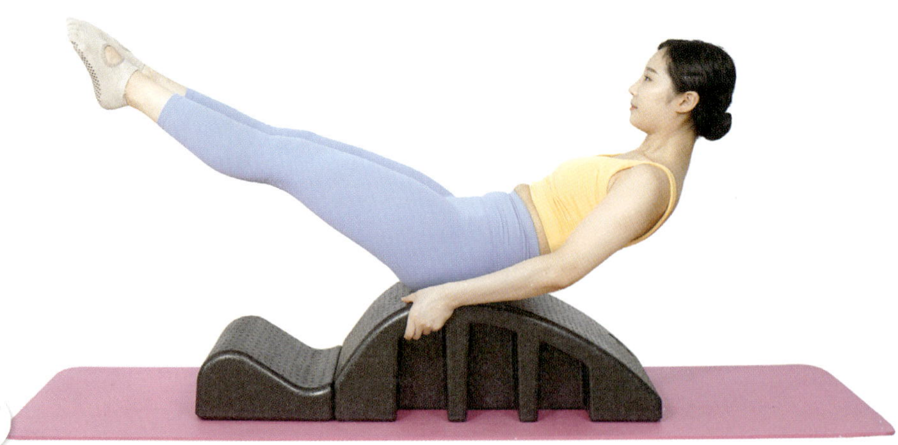

29 2

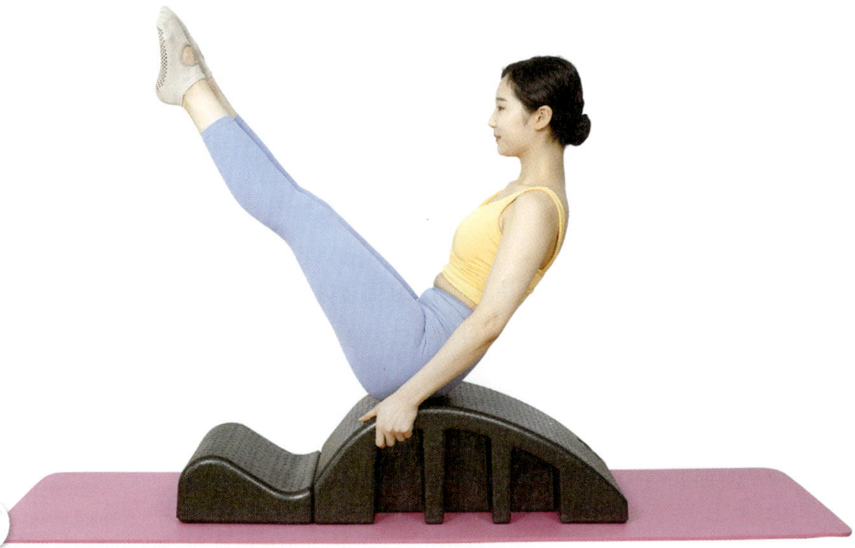

29 3

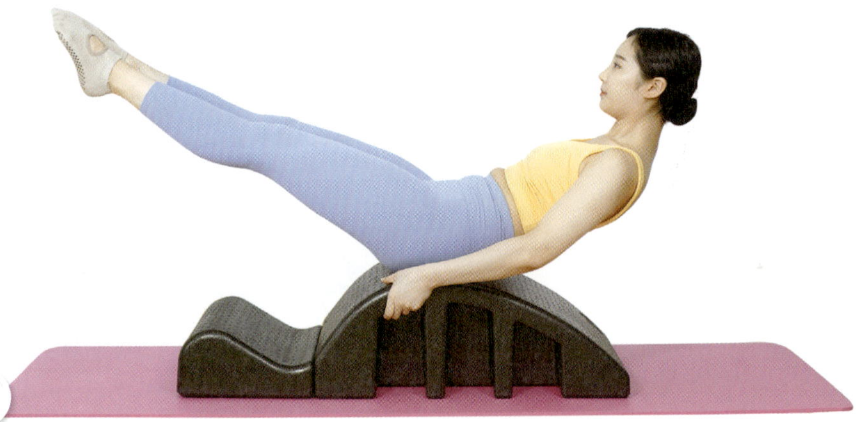

29 4

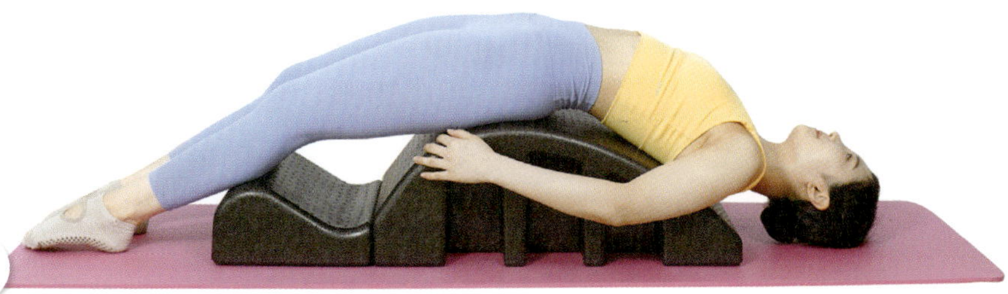

29 5

30 수파인 시저 Supine scissor

- 스파인코렉터의 반대쪽에 누워 양쪽 다리를 90°로 들어 올린다(머리와 어깨는 매트에 지지하고, 척추는 아치에 지지한다).
- 숨을 내쉬면서 다리를 교차시키고 시작 자세로 돌아온다.
- 10회 반복한다.

대상 근육

- 코어근육
- 배곧은근
- 배바깥빗근
- 배속빗근
- 척추세움근
- 엉덩관절 폄근 및 굽힘근

주의 사항

- 골반의 안정성과 다리의 폄을 강조한다.
- 엉덩관절의 굴곡과 폄의 가동성을 확인한다.
- 목과 어깨의 긴장을 피한다.
- 다리는 직선으로 유지한다(무릎의 굽힘을 피한다).

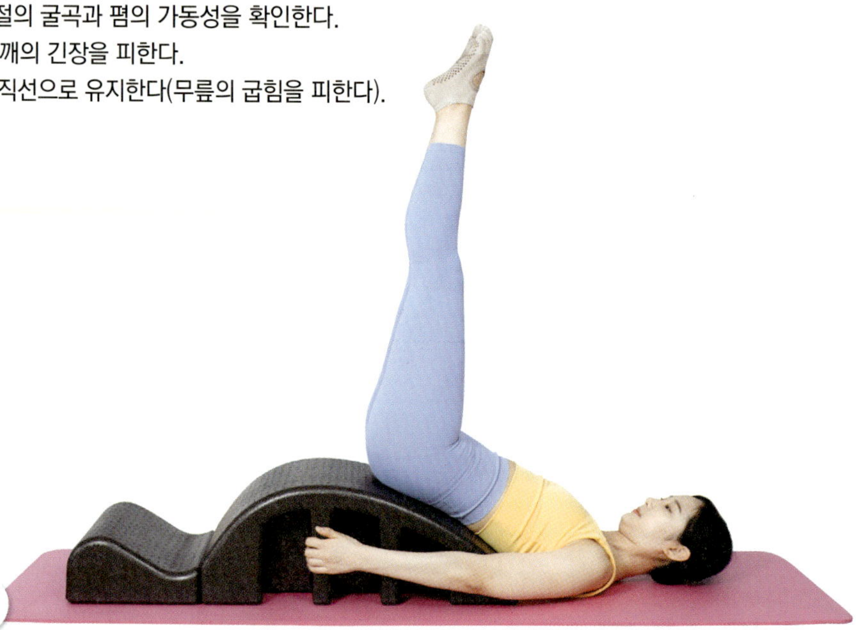

30 1

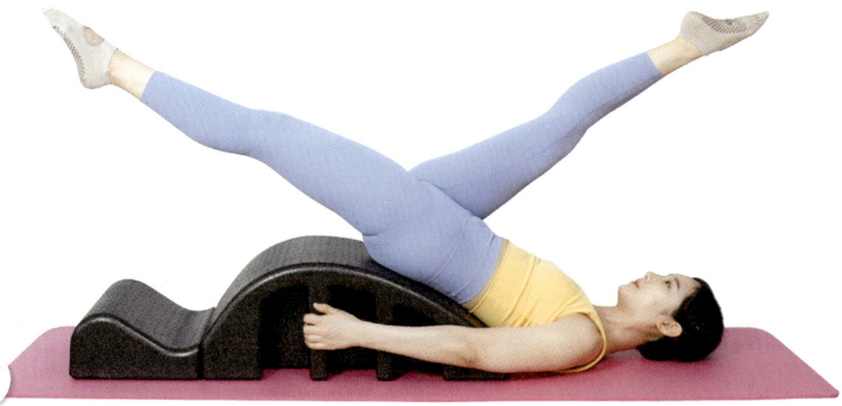

30 2

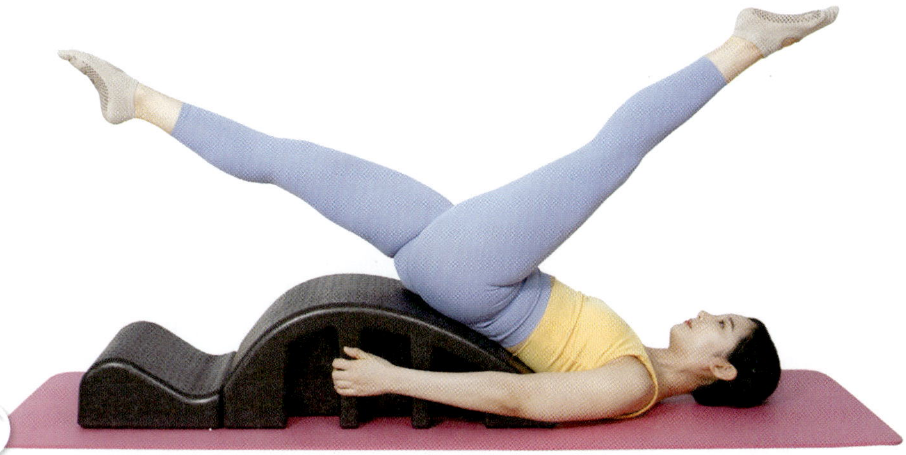

30 3

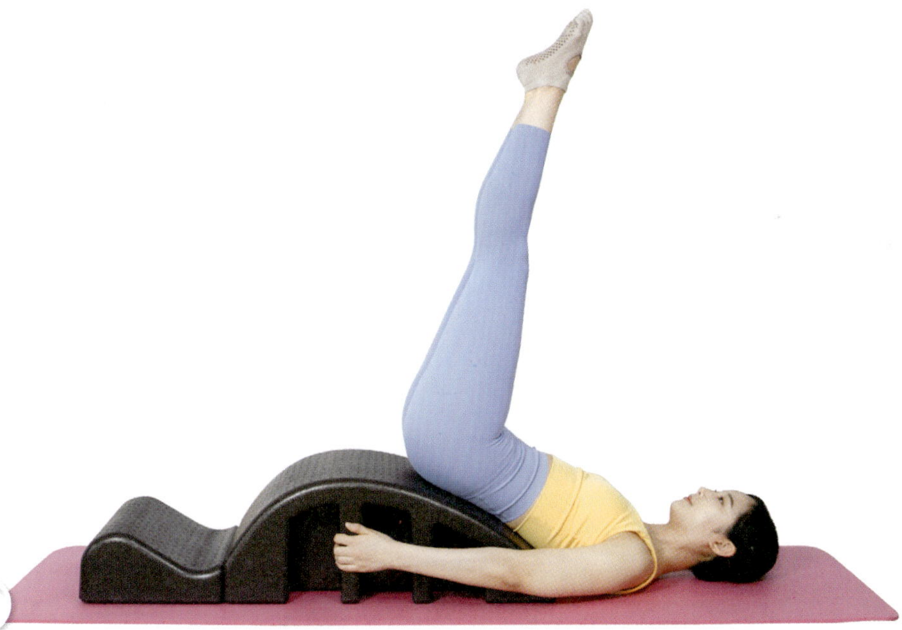

30 4

31 수파인 바이시클 Supine bicylce

- 스파인코렉터의 반대쪽에 누워 양쪽 다리를 90°로 들어 올린다(머리와 어깨는 매트에 지지하고, 척추는 아치에 지지한다).
- 숨을 내쉬면서 엉덩관절과 무릎관절을 굽힘하여 자전거 타듯이 다리를 움직인다.
- 10회 반복한다. 반대 방향도 실시한다.

대상 근육

- 코어근육
- 배곧은근
- 배바깥빗근
- 배속빗근
- 척추세움근
- 엉덩관절 폄근 및 굽힘근
- 무릎관절 폄근 및 굽힘근

주의 사항

- 골반의 안정성과 다리의 폄을 강조한다.
- 엉덩관절의 굴곡과 폄의 가동성을 확인한다.
- 목과 어깨의 긴장을 피한다.

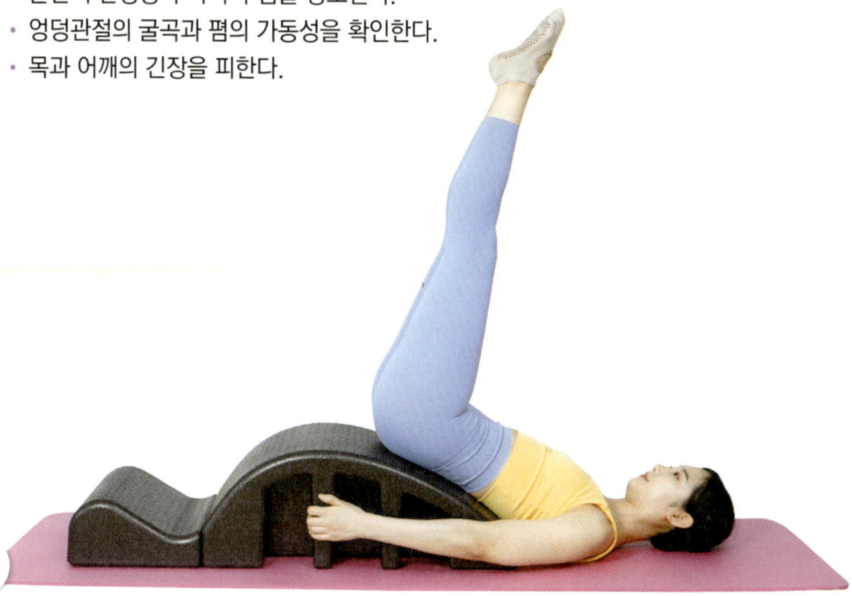

31 1

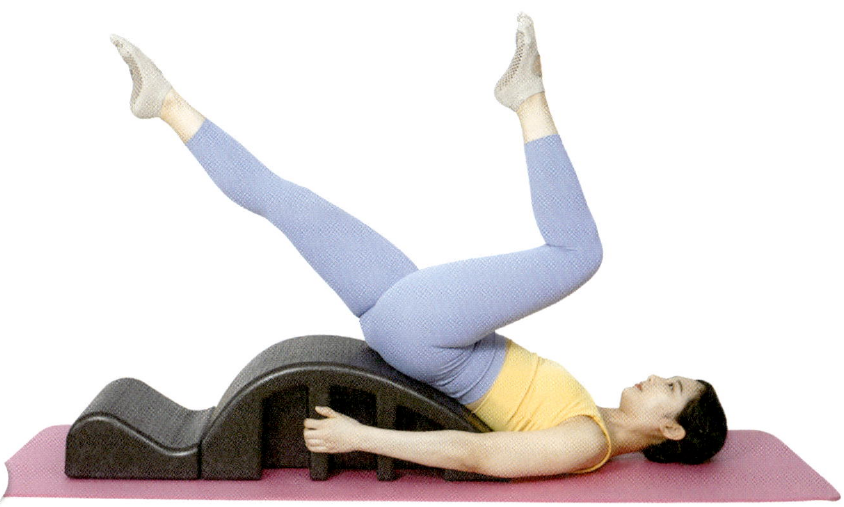

31 2

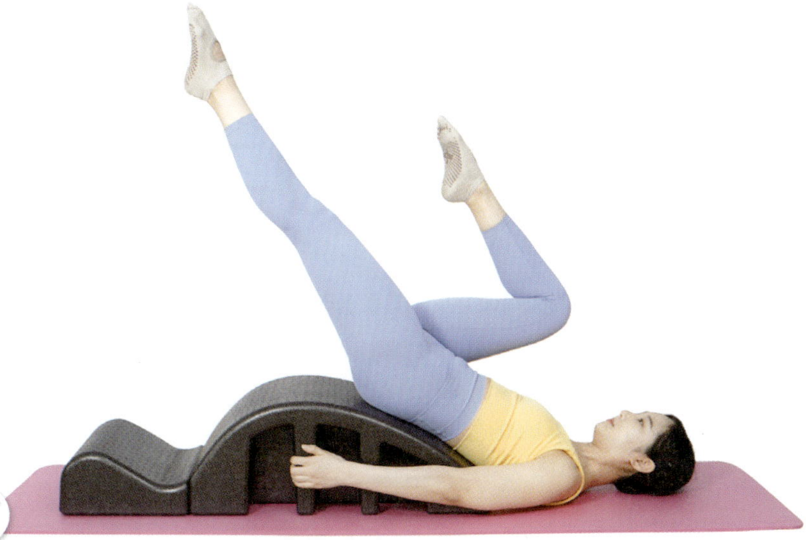

31 3

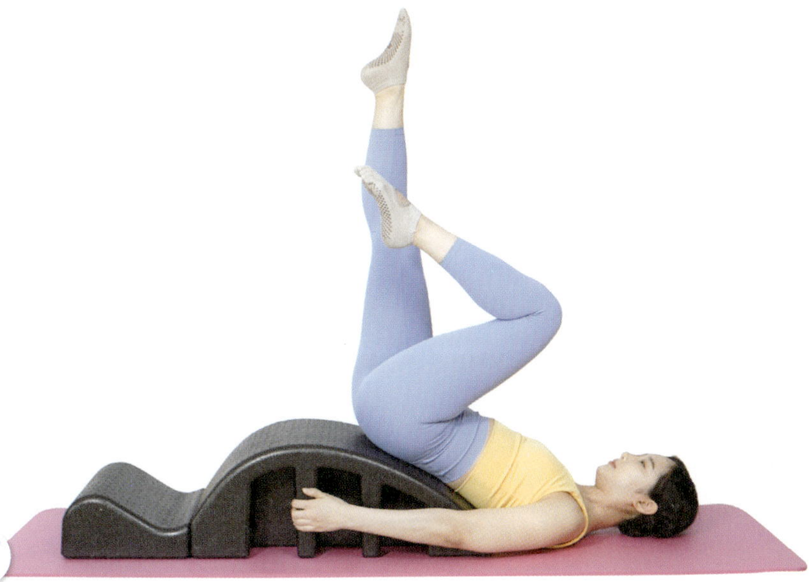

31 4

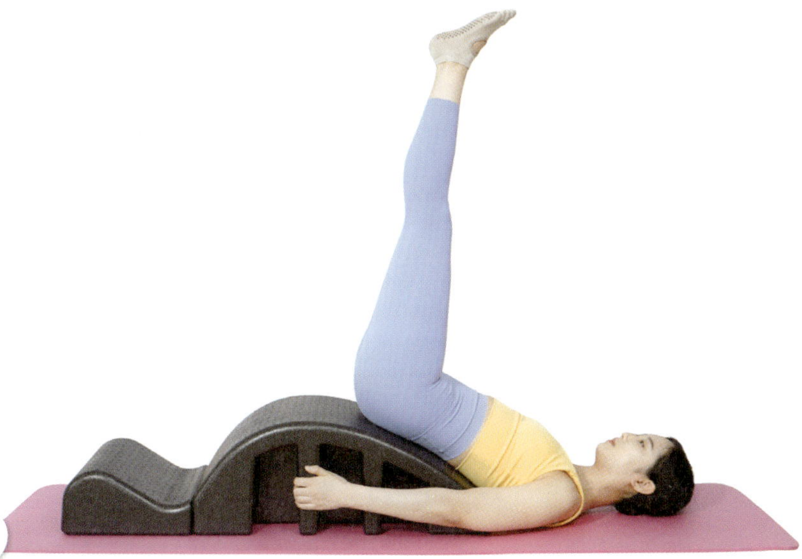

31 5

32 수파인 레그 써클 Supine leg circle

- 스파인코렉터의 반대쪽에 누워 다리를 들어 대각선 자세를 한다(머리와 어깨는 매트에 지지하고, 척추는 아치에 지지한다).
- 숨을 내쉬면서 다리를 들어 올려 원을 그리면서 내려간다.
- 숨을 들이마시면서 자세를 유지한다.
- 숨을 내쉬면서 다리로 원을 그리면서 머리 위쪽으로 올라온다.
- 10회 반복한다. 시작 자세로 돌아온다.

대상 근육

- 코어근육
- 엉덩관절 폄근 및 굽힘근
- 엉덩관절 벌림근 및 모음근
- 엉덩관절 돌림근

주의 사항

- 코어의 안정성을 유지한다.
- 중립 척추를 유지한다.

32 1

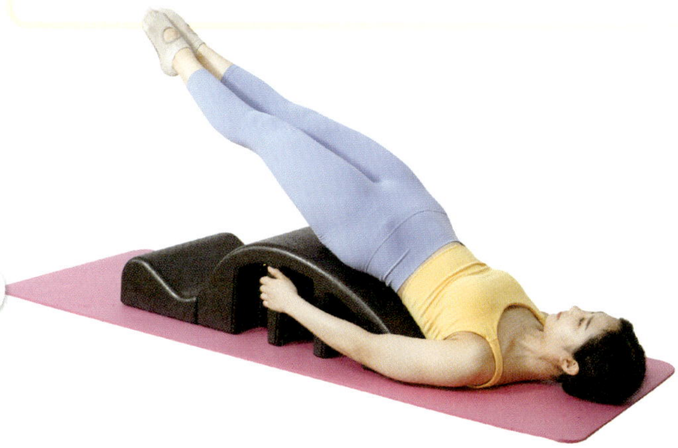

32 2

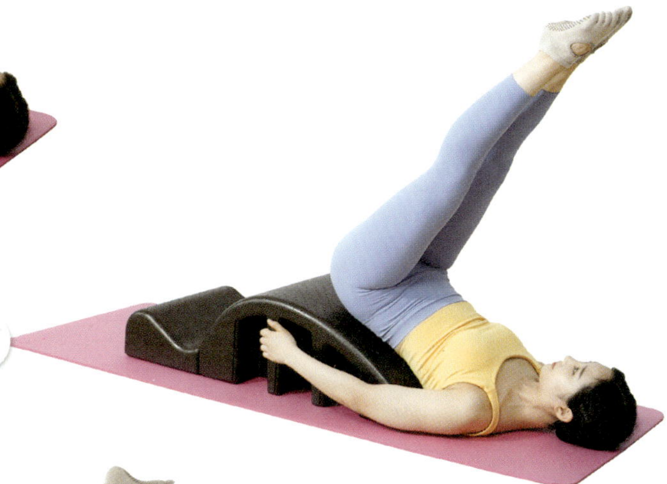

32 3

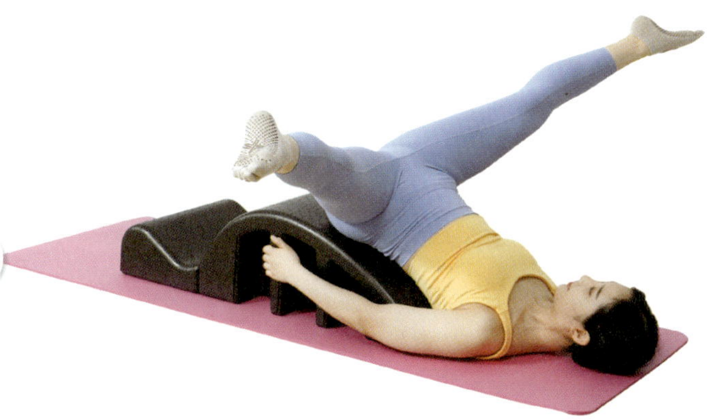

32 4

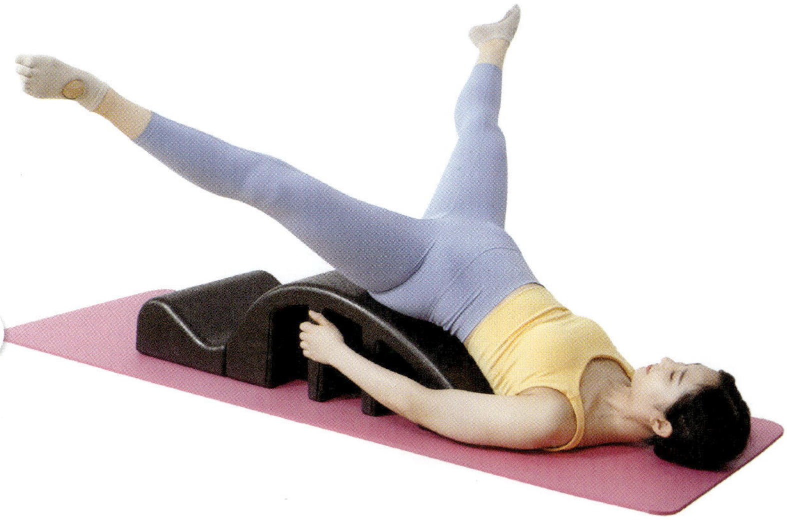

32 5

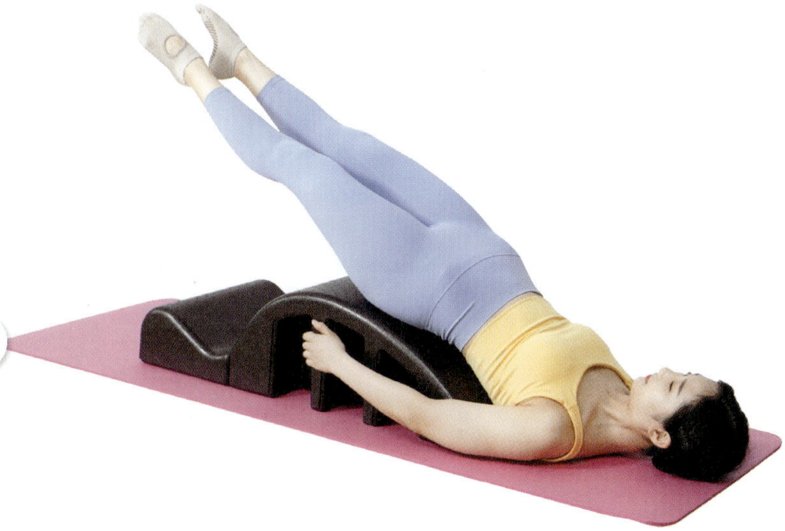

32 6

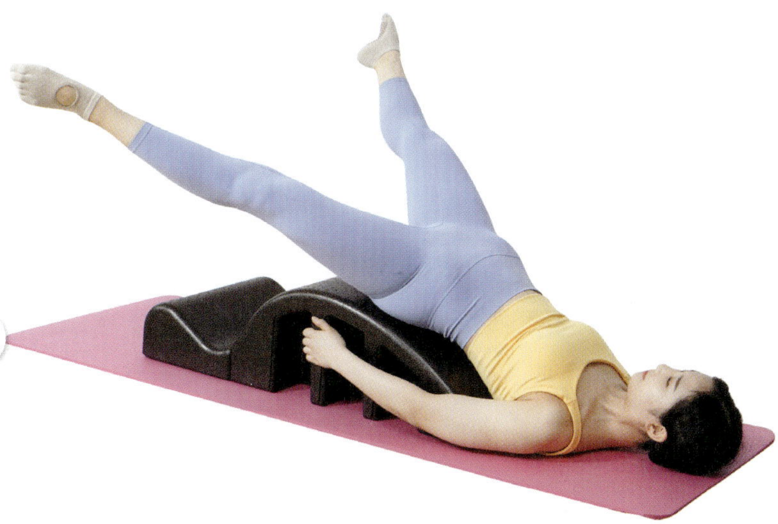

32 7

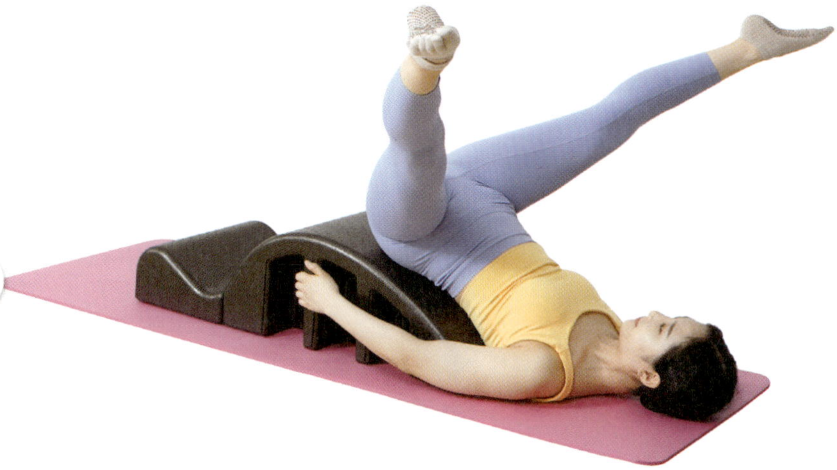

32 8

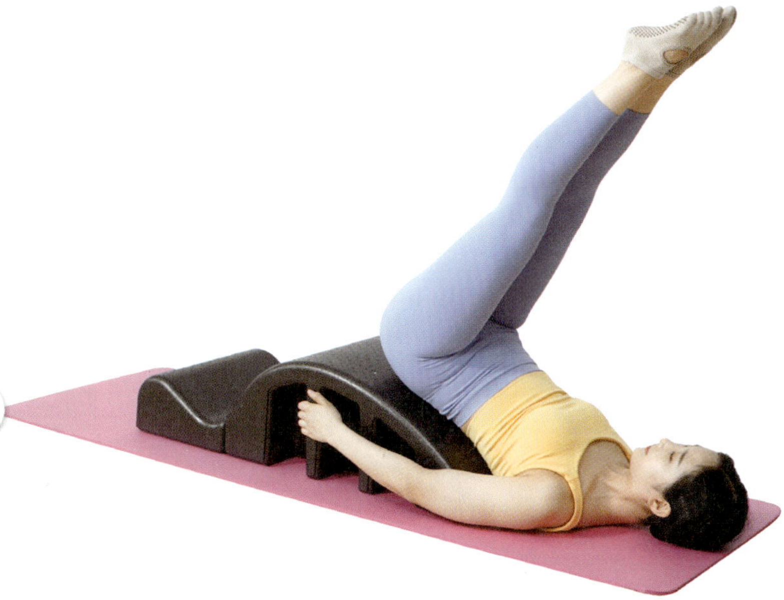

32 9

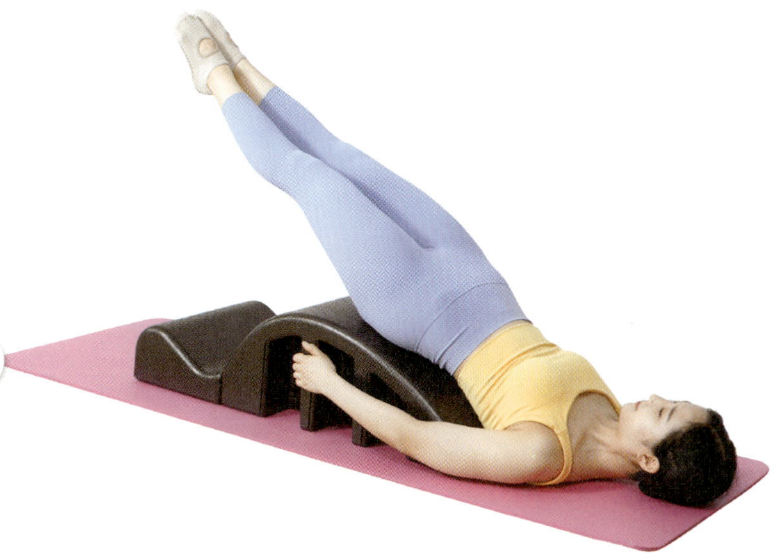

33 콕스크루 Corkscrew

- 스파인코렉터의 반대쪽에 누워 양쪽 다리를 90°로 들어 올린다(머리와 어깨는 매트에 지지하고, 척추는 아치에 지지한다).
- 숨을 내쉬면서 다리를 들어 올리고(70°), 숨을 들이마시면서 자세를 유지한다.
- 숨을 내쉬면서 엉덩이를 S자 모양으로 돌림하면서 시작 자세로 돌아온다.
- 3회 반복한다.

대상 근육

- 코어근육
- 엉덩관절 폄근 및 굽힘근
- 척추돌림근

주의 사항

- 코어의 안정성을 유지한다.
- 중립 척추를 유지한다.
- 코어를 제어한다.

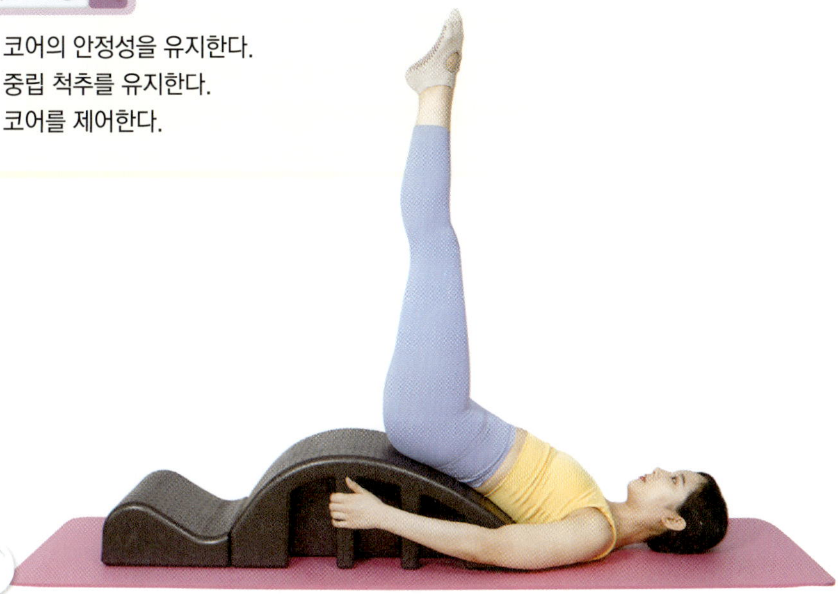

33 1

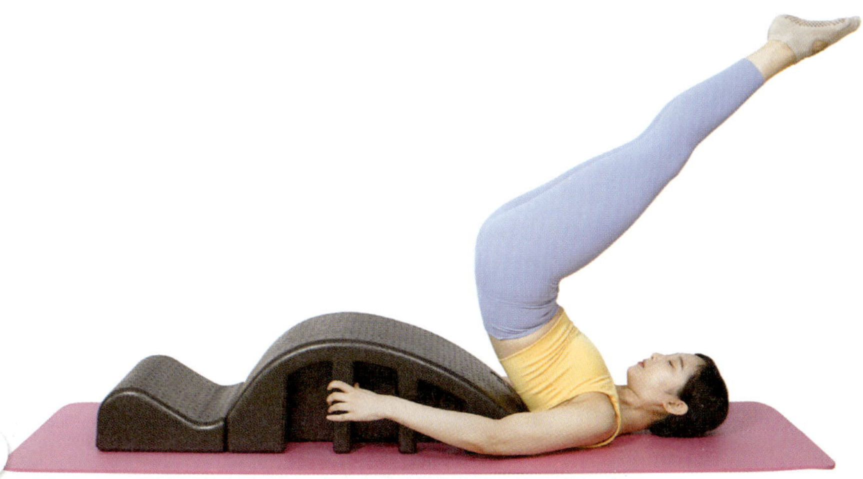

33 2

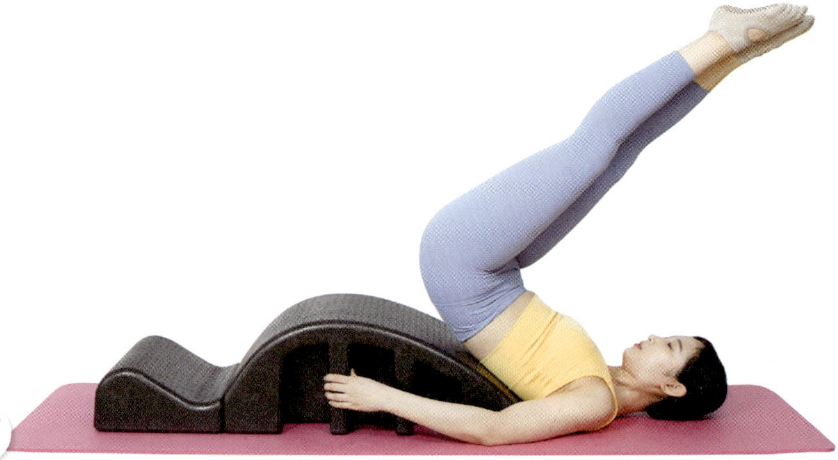
33 3

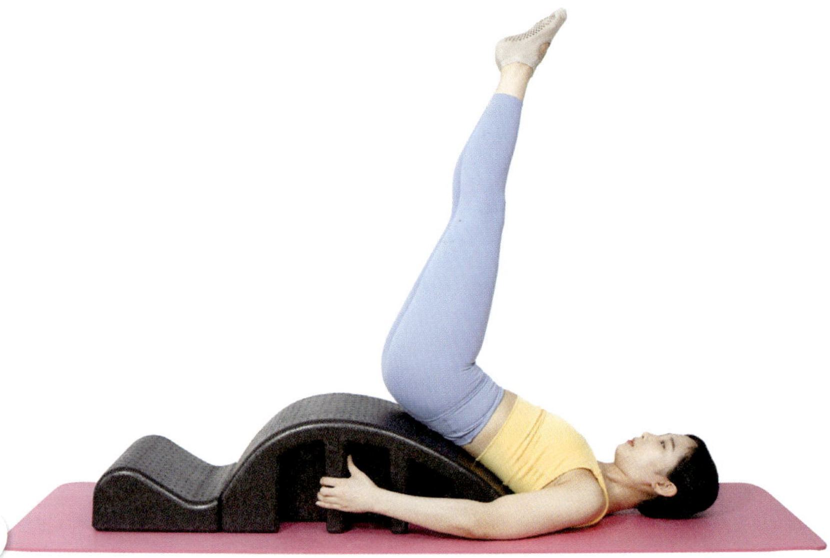
33 4

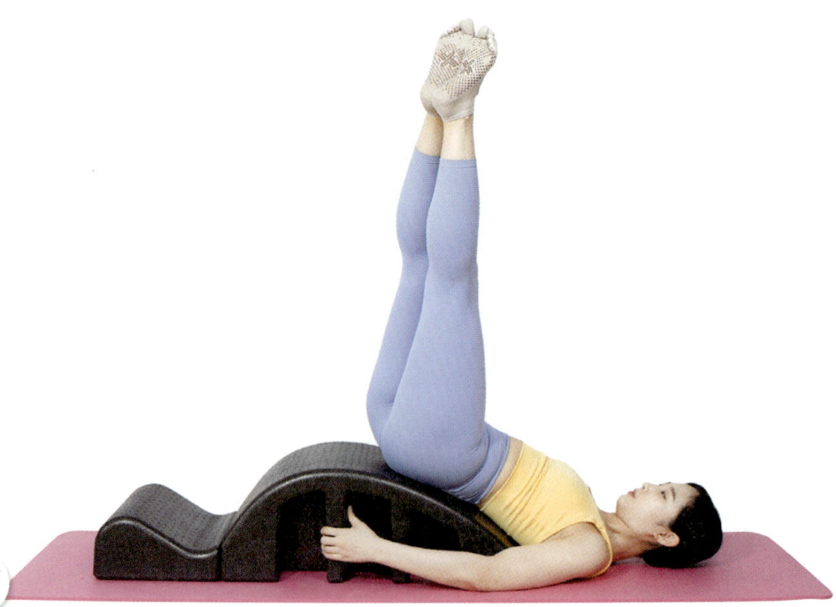
33 5

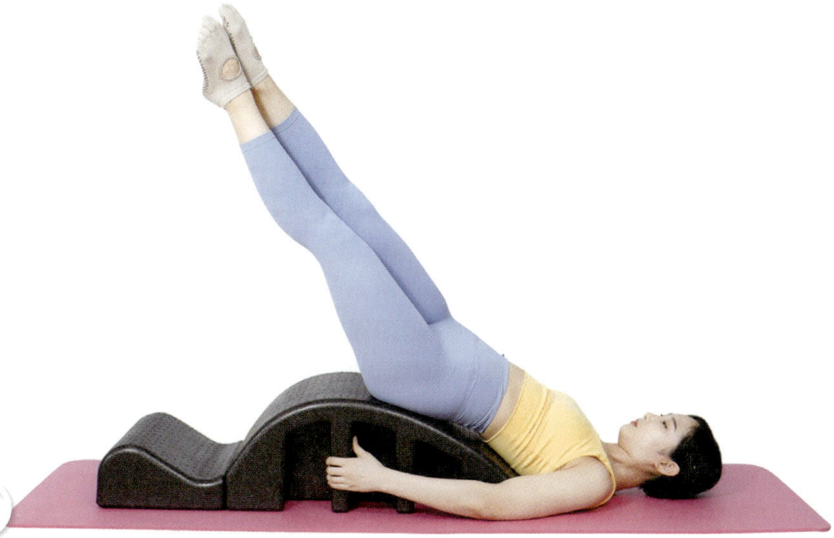

33 6

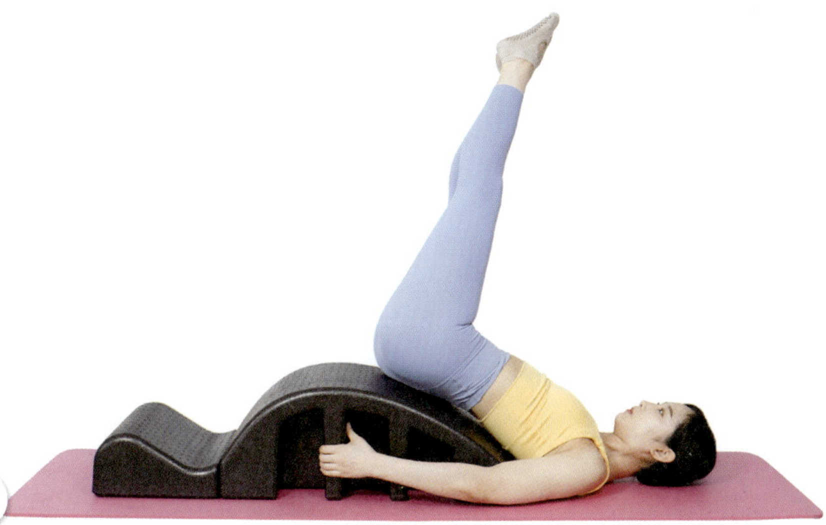

33 7

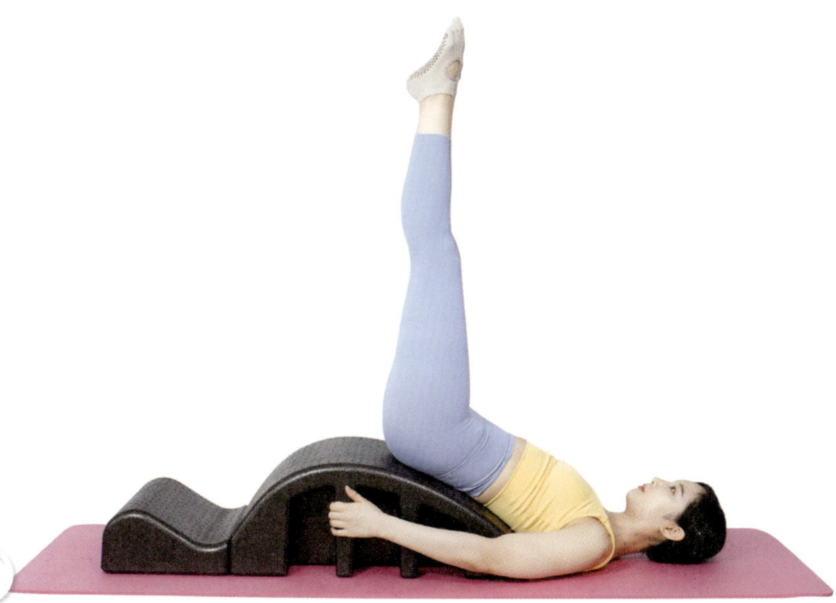

33 8

34 수파인 윈드밀 레그 Supine windmill leg

- 스파인코렉터의 반대쪽에 누워 양쪽 다리를 90°로 들어 올린다(머리와 어깨는 매트에 지지하고, 척추는 아치에 지지한다).
- 숨을 내쉬면서 다리를 교차시키고, 원을 그리면서 시작 자세로 돌아온다.
- 5회 반복한다. 반대 방향도 실시한다.

대상 근육

- 코어근육
- 배곧은근
- 배바깥빗근
- 배속빗근
- 척추세움근
- 엉덩관절 폄근 및 굽힘근
- 엉덩관절 벌림근 및 모음근

주의 사항

- 등뼈와 골반의 안정성과 다리의 폄을 강조한다.

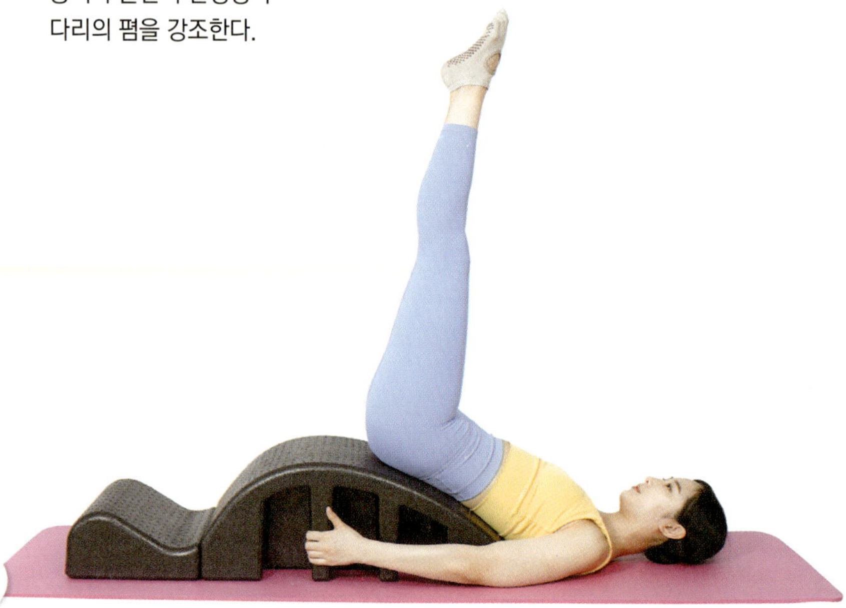

34 1

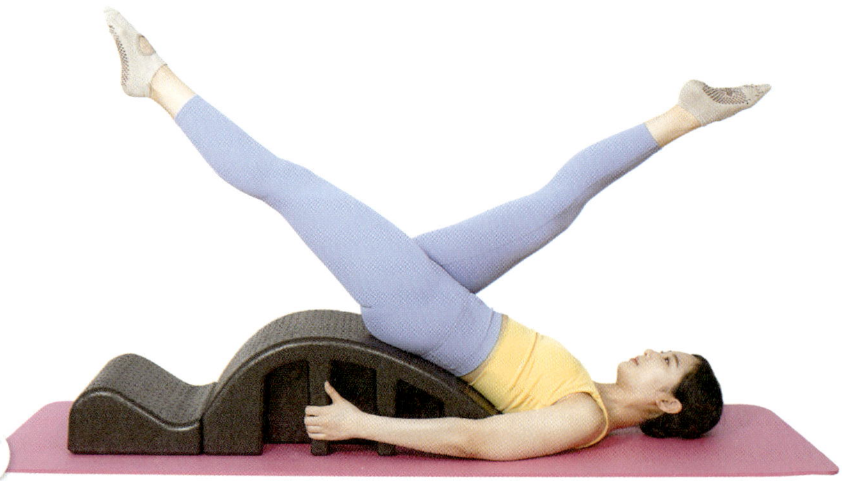

34 2

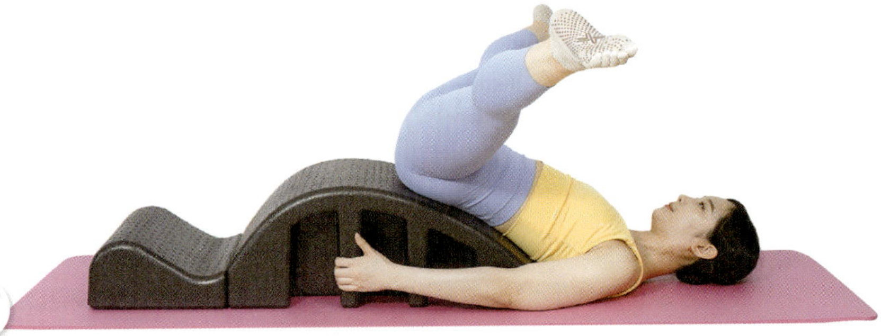

34 3

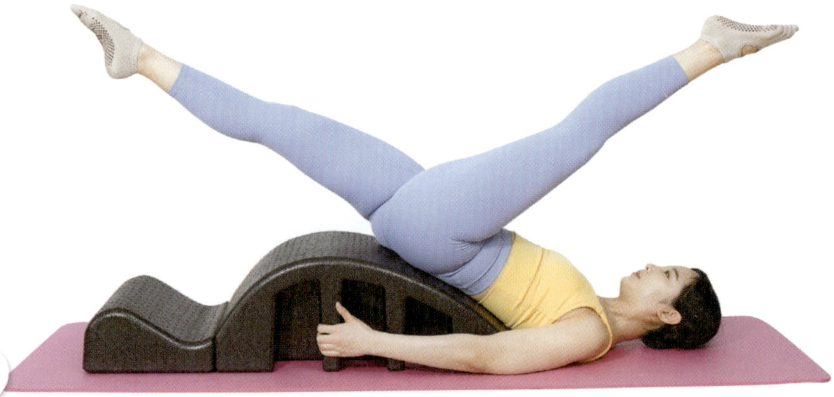

34 4

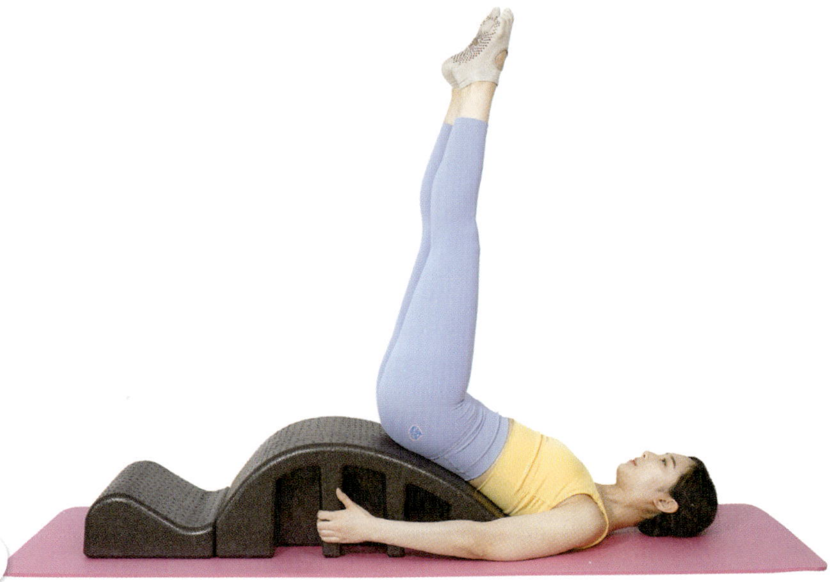

34 5

35 수파인 로워 앤 리프트 Supine lower & lift

- 스파인코렉터의 반대쪽에 누워 양쪽 다리를 90°로 들어 올린다(머리와 어깨는 매트에 지지하고, 척추는 아치에 지지한다).
- 숨을 내쉬면서 다리를 내리고 발끝과 가슴을 대각선으로 유지한다.
- 숨을 들이마시면서 자세를 유지한다.
- 숨을 내쉬면서 발등굽힘하며 시작 자세로 돌아온다.
- 5회 반복한다.

대상 근육

- 코어근육
- 배곧은근
- 배바깥빗근
- 배속빗근
- 척추세움근
- 엉덩관절 폄근 및 굽힘근

주의 사항

- 등뼈와 골반의 안정성과 다리의 폄을 강조한다.

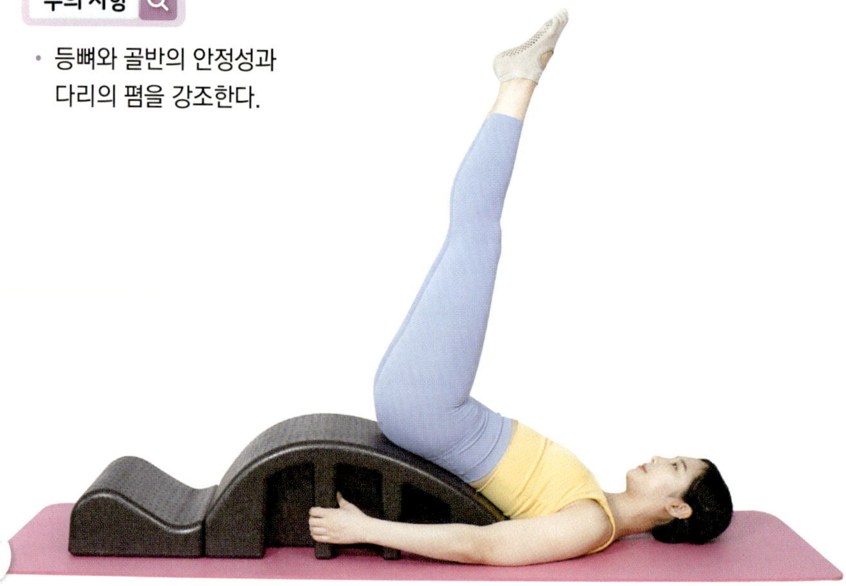

35 1

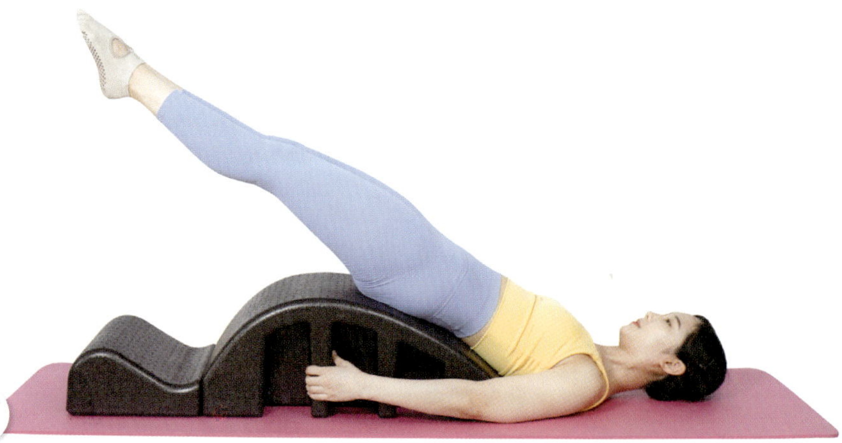

35 2

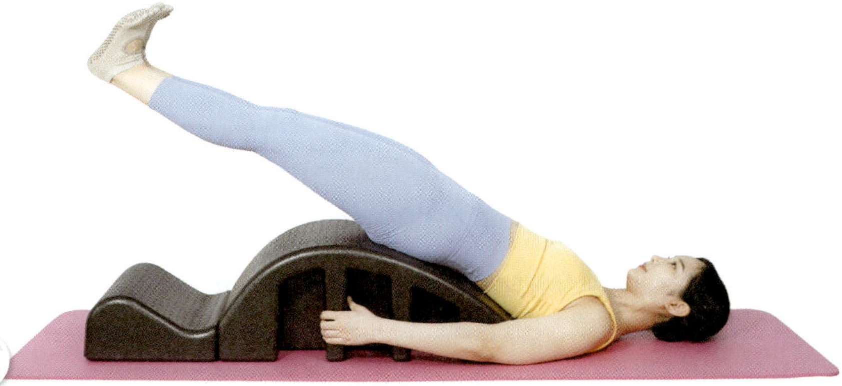

35 3

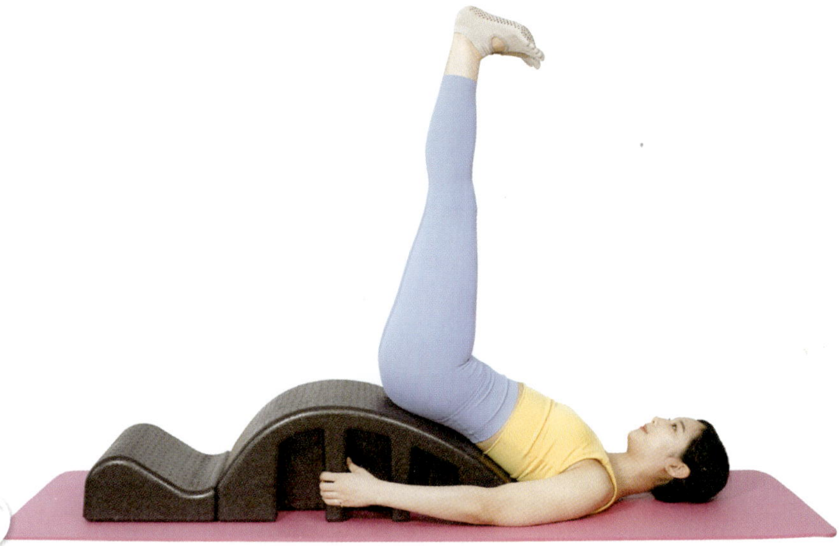

35 4

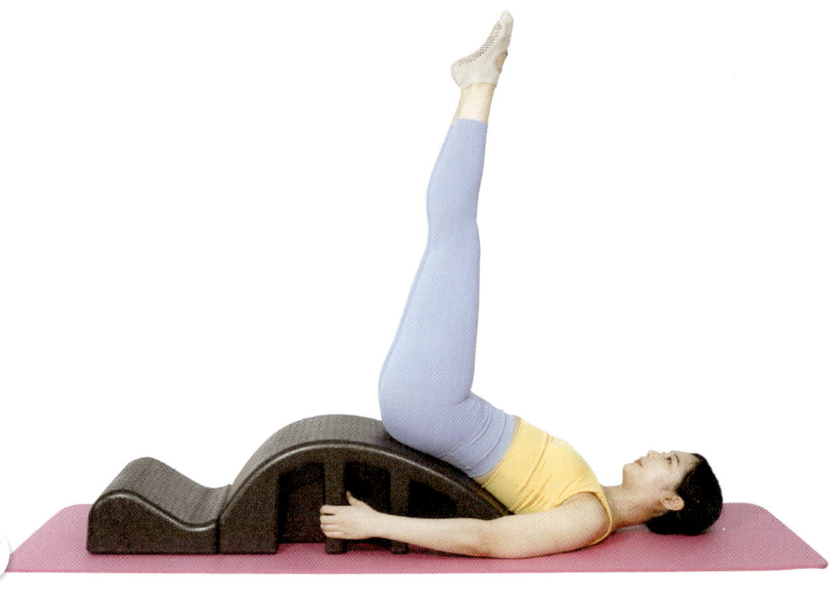

35 5

36 수파인 익스텐디드 프로그 Supine extended frog

- 스파인코렉터의 반대쪽에 누워 양쪽 다리를 90°로 들어 올린다(머리와 어깨는 매트에 지지하고, 척추는 아치에 지지한다).
- 숨을 들이마시면서 프로그 자세를 취한다.
- 숨을 내쉬면서 발바닥굽힘하여 다리를 벌리고 대각선으로 무릎을 편한다.
- 숨을 들이마시면서 다리를 붙인다.
- 숨을 내쉬면서 시작 자세로 돌아온다.

대상 근육

- 코어근육
- 배곧은근
- 배바깥빗근
- 배속빗근
- 척추세움근
- 엉덩관절 폄근 및 굽힘근
- 엉덩관절 돌림근
- 무릎관절 폄근 및 굽힘근

주의 사항

- 등뼈와 골반의 안정성과 다리의 폄을 강조한다.

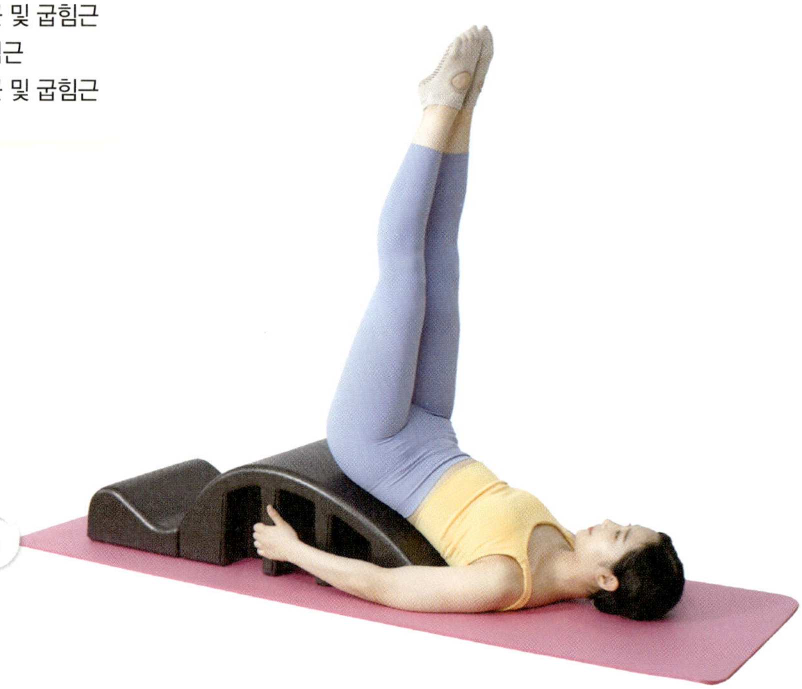

36 1

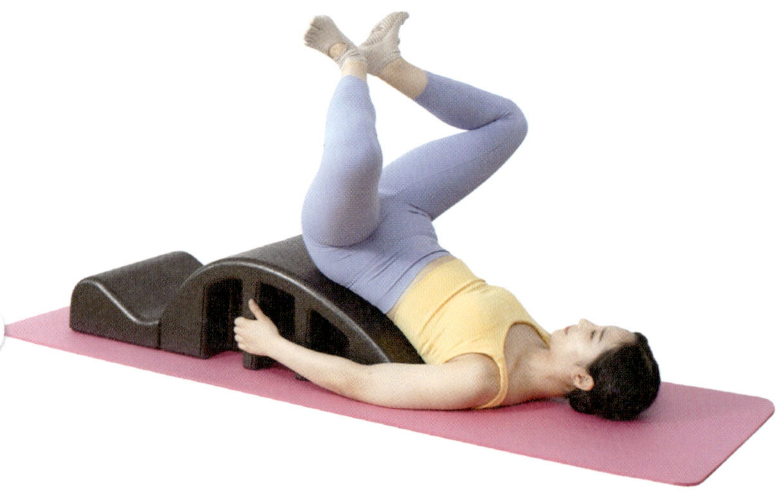

36 2

36 3

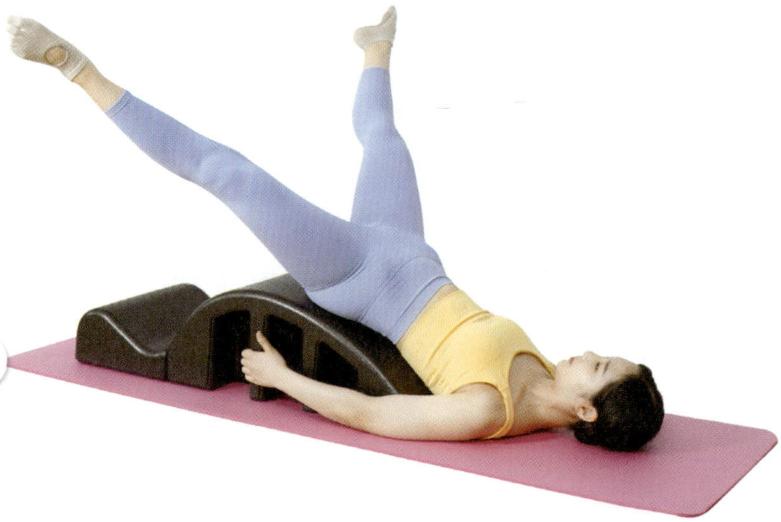

36 4

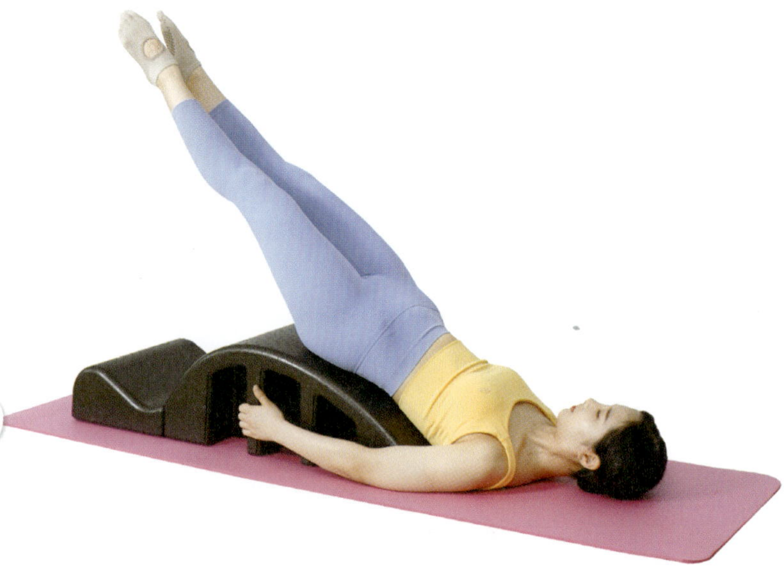

36 5

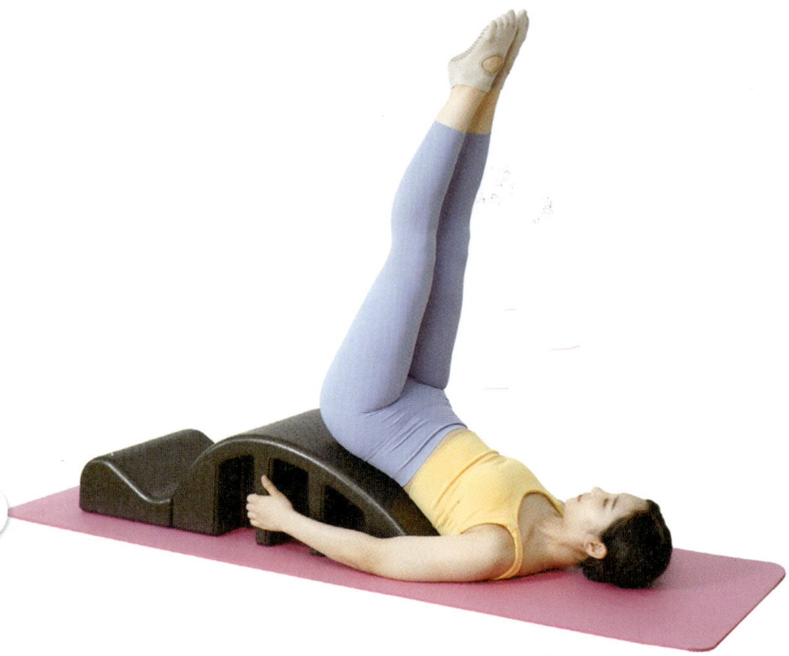

37 오블리크 캔-캔 Oblique can-cans

- 스파인코렉터의 반대쪽에 누워 양쪽 다리를 90°로 들어 올린다(머리와 어깨는 매트에 지지하고, 척추는 아치에 지지한다).
- 숨을 들이마시면서 무릎을 굽혀 엉덩이를 반돌림하고, 숨을 내쉬면서 무릎을 편다.
- 숨을 들이마시면서 무릎을 굽힘하여 중립 자세로 돌아온다.
- 반대 방향도 실시한다. 5회 반복한다.
- 시작 자세로 돌아온다.

대상 근육

- 코어근육
- 배곧은근
- 배바깥빗근
- 배속빗근
- 척추세움근
- 엉덩관절 폄근 및 굽힘근
- 무릎관절 폄근 및 굽힘근

주의 사항

- 등뼈와 골반의 안정성과 다리의 폄을 강조한다.
- 척추의 관절 분절화를 확인한다.
- 스파인코렉터를 잡은 팔에 과도한 힘을 주지 않으며 코어를 제어한다.

37 1

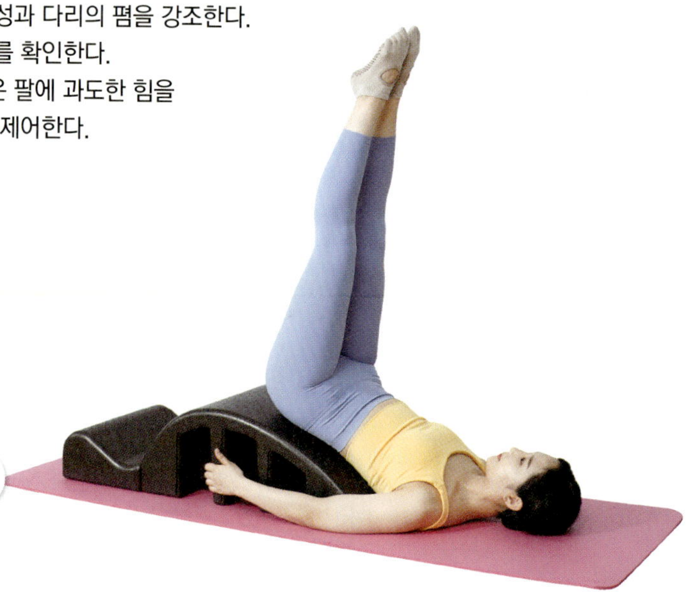

37 2

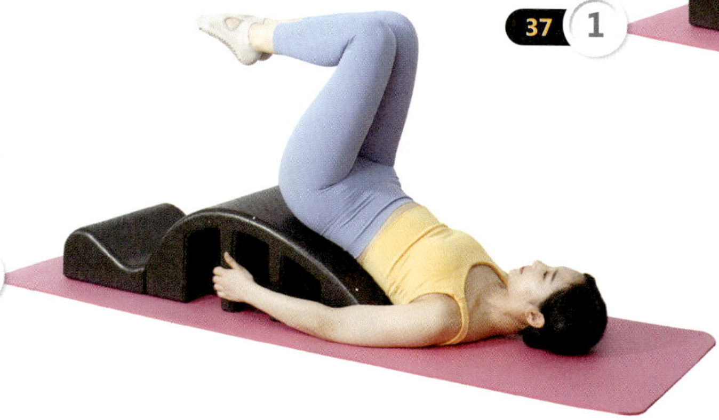

37 3

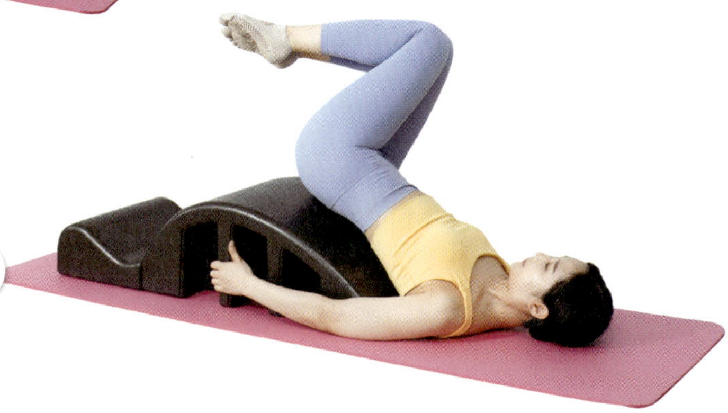

37 4

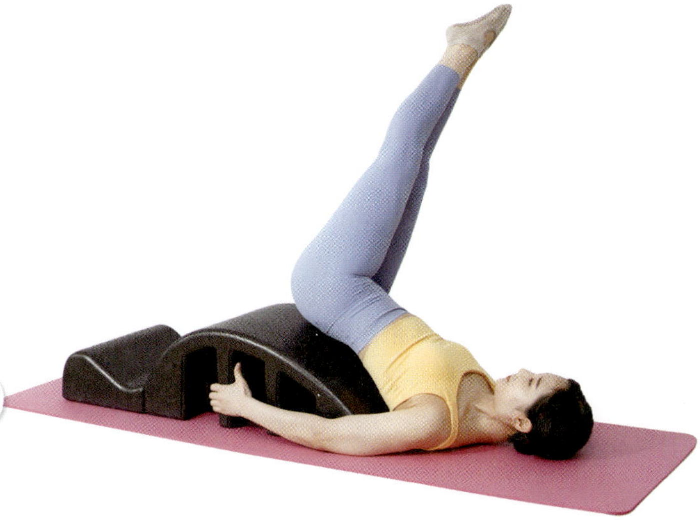

37 5

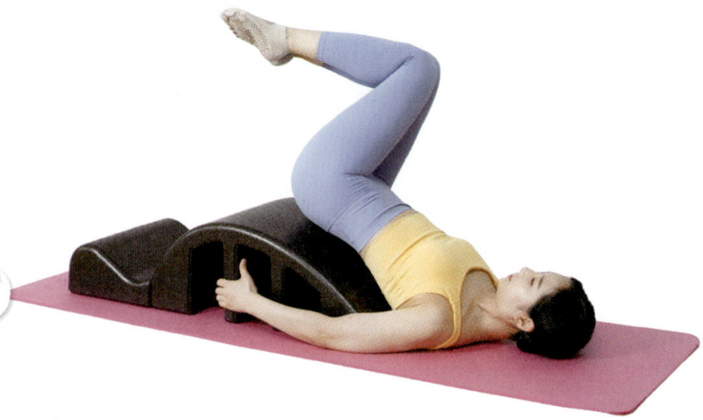

37 6

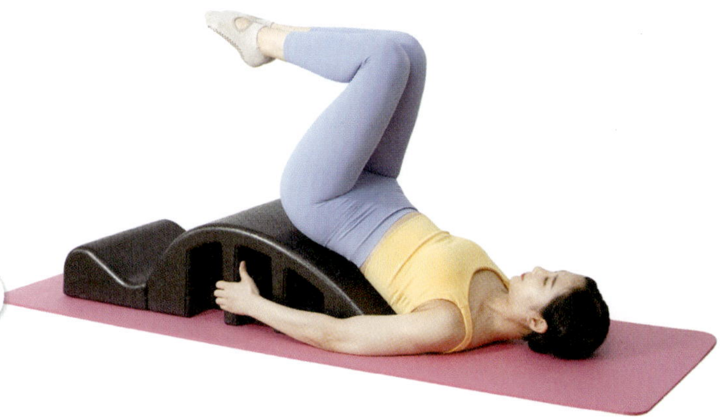

37 7

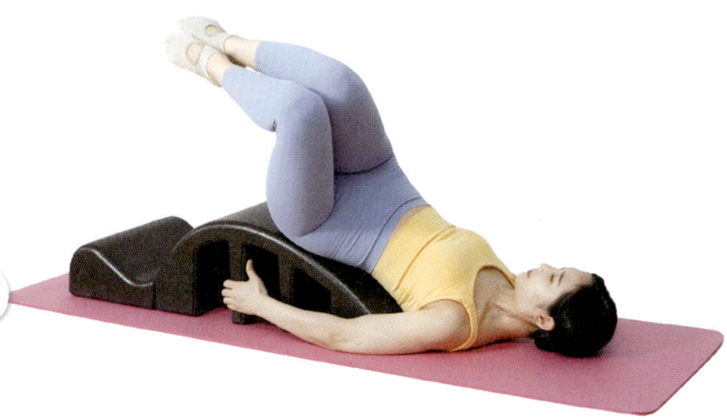

37 8

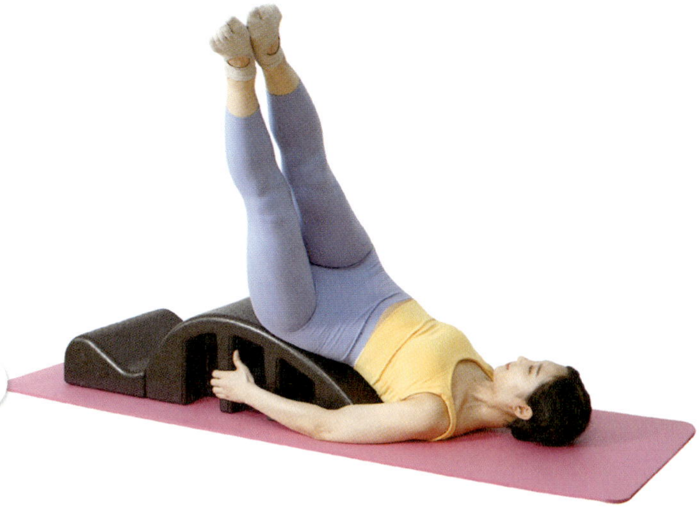

37 9

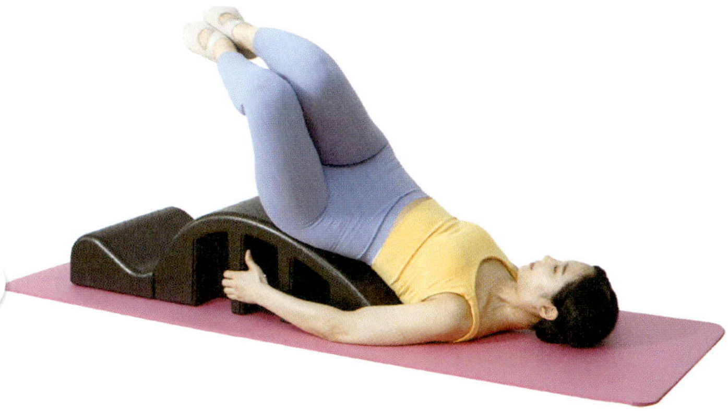

37 10

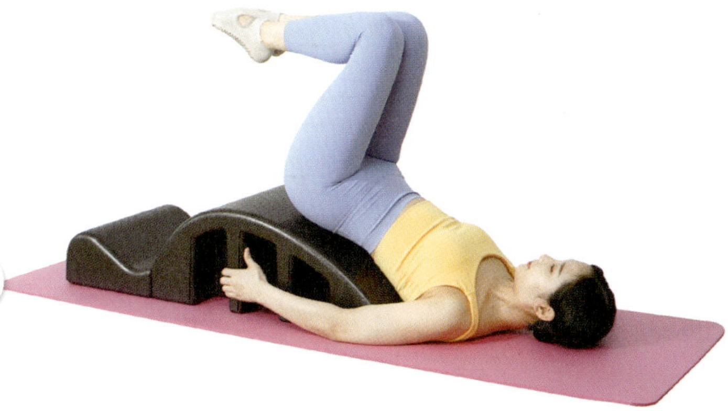

37 11

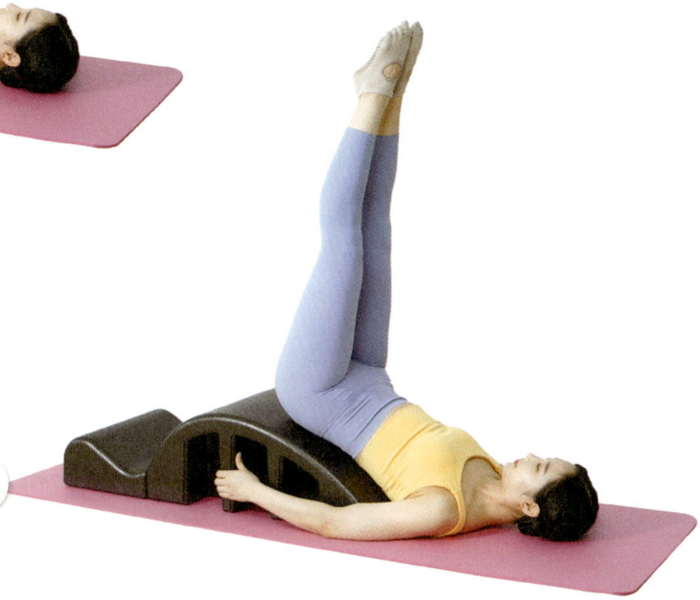

38 스파인 롤 Spine rolls

- 스파인코렉터의 반대쪽에 누워 다리를 대각선으로 펴서 눕는다(머리와 어깨는 매트에 지지하고, 척추는 아치에 지지한다).
- 엉덩관절을 굽힘하여 다리를 머리 뒤로 넘겨 발을 바닥에 닿게 한다.
- 숨을 내쉬면서 다리를 벌려 원을 그리면서 시작 자세로 돌아온다.
- 5회 반복한다.

대상 근육

- 코어근육
- 배곧은근
- 배바깥빗근
- 배속빗근
- 척추세움근
- 엉덩관절 폄근 및 굽힘근
- 엉덩관절 벌림근 및 모음근

주의 사항

- 등뼈와 골반의 안정성을 확인한다.
- 다리의 폄을 강조한다.
- 척추의 관절 분절화를 확인한다.
- 복부의 움직임을 강조한다.

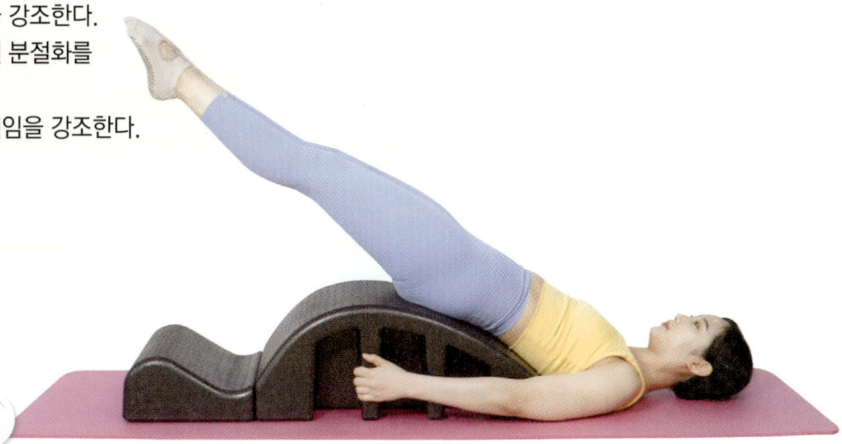

38 1

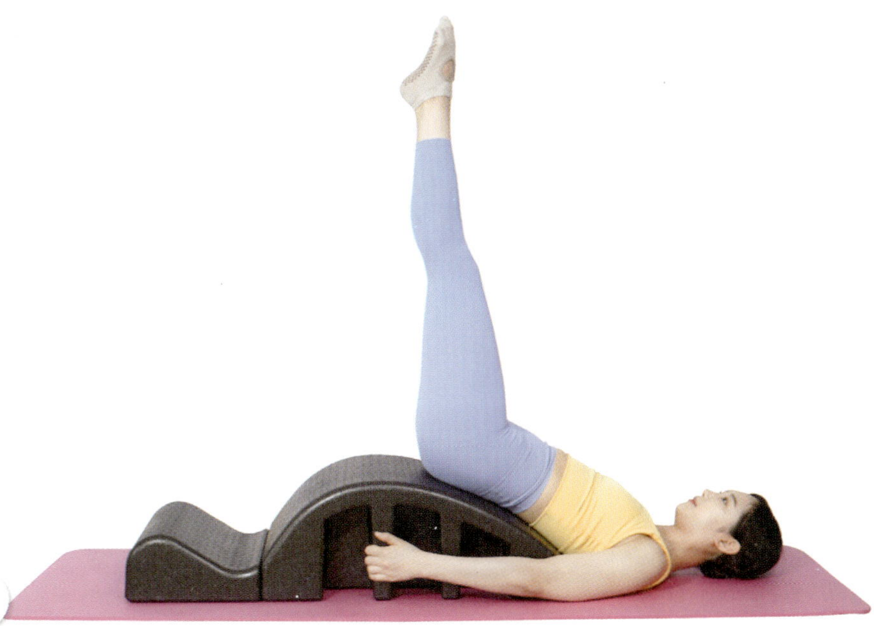

38 2

38 3

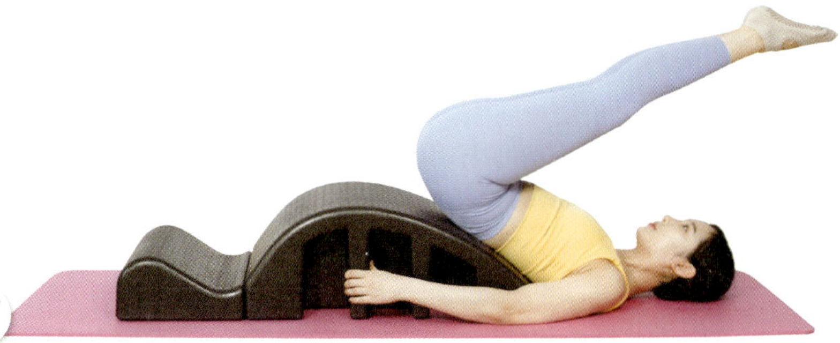

38 4

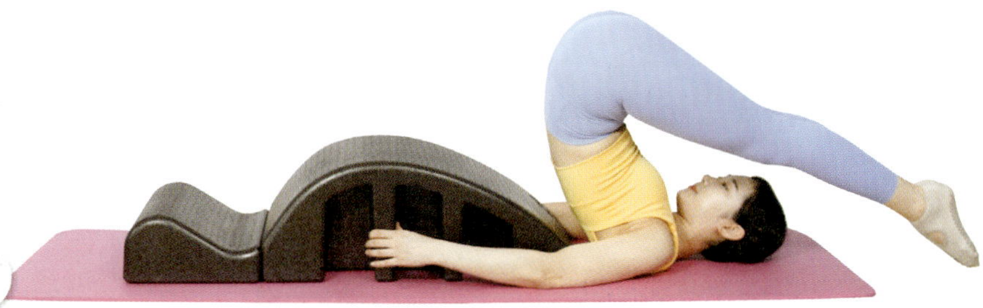

38 5

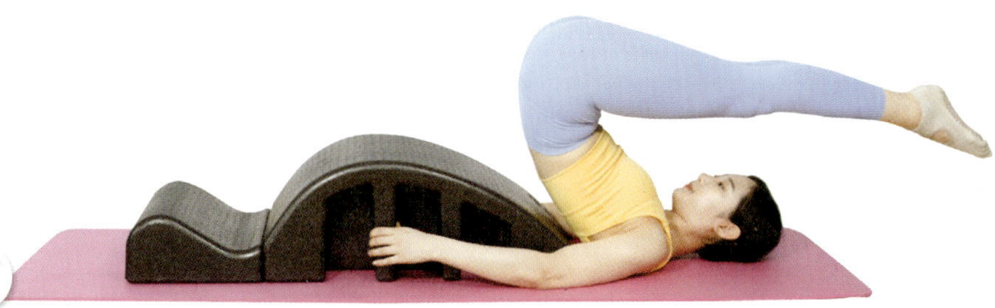

38 6

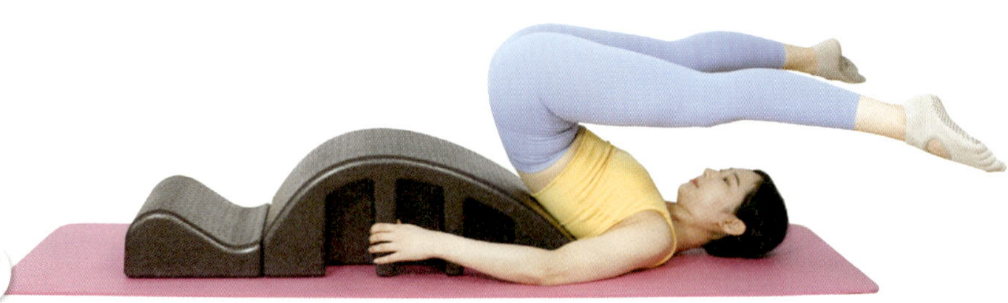

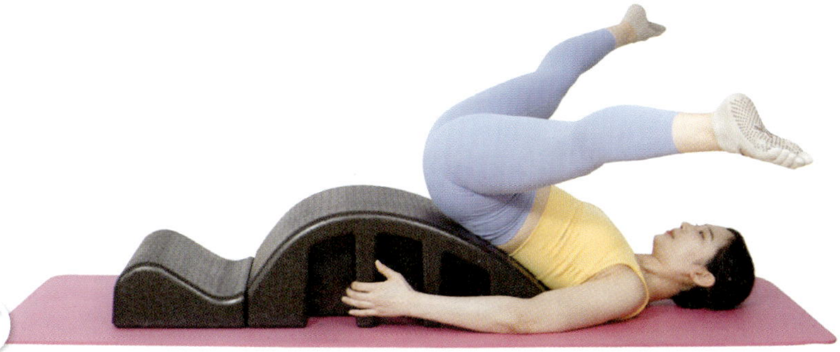
38 7

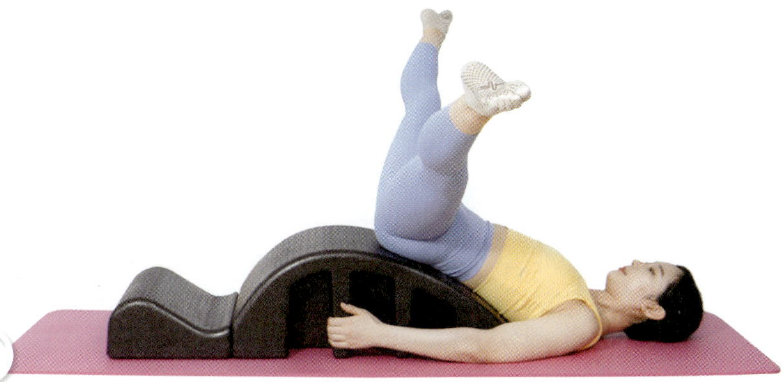
38 8

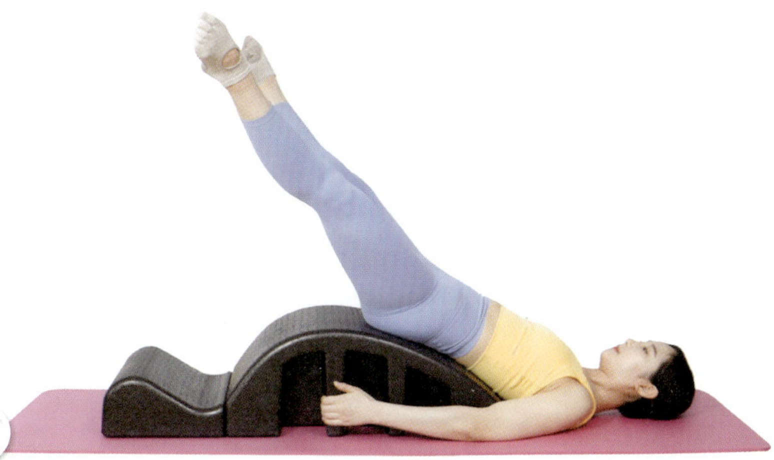
38 9

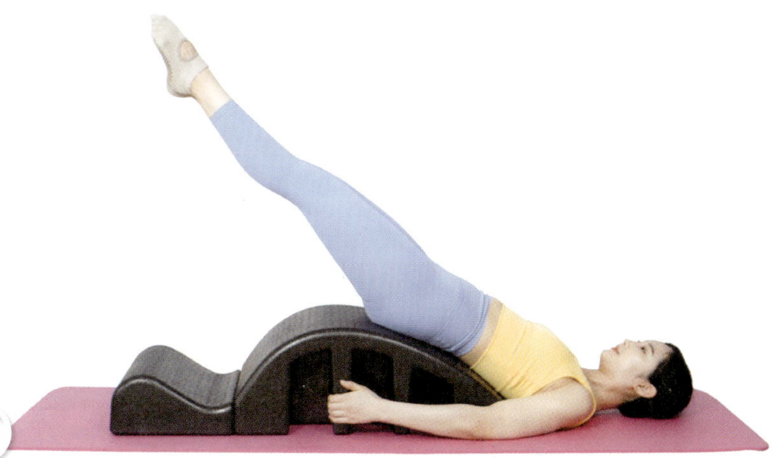
38 10

39 숄더 브릿지 Shoulder bridge

- 양발을 스텝 위에 놓고 정렬하여 스파인코렉터 아치 위에 눕는다(브릿지 자세).
- 숨을 들이마시고 내쉬면서 다리를 들어 올려 무릎을 편다.
- 숨을 들이마시고 내쉬면서 발등굽힘하여 다리를 내린다.
- 숨을 들이마시고 내쉬면서 발바닥굽힘하여 다리를 올린다.
- 숨을 들이마시고 내쉬면서 무릎굽힘하여 시작 자세로 돌아온다.
- 5회 반복한다. 반대 방향도 실시한다.

대상 근육

- 코어근육
- 척추세움근
- 엉덩관절 폄근 및 굽힘근
- 무릎관절 폄근 및 굽힘근

주의 사항

- 등뼈와 골반의 안정성과 다리의 폄을 강조한다.
- 다리 움직임의 협응력과 가동성을 확인한다.
- 자세 유지를 강조한다.

39 1

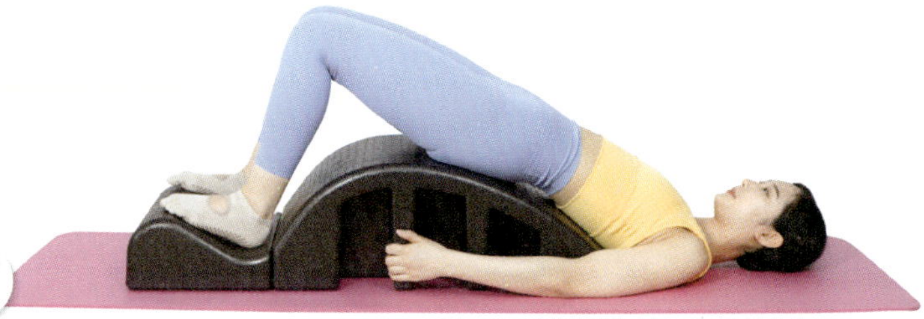

39 2

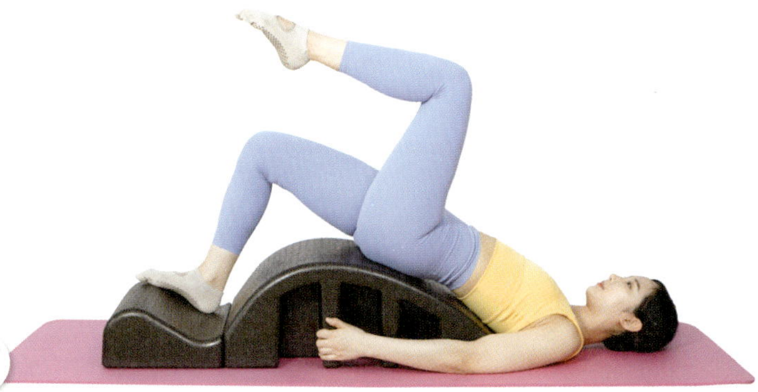

39 3

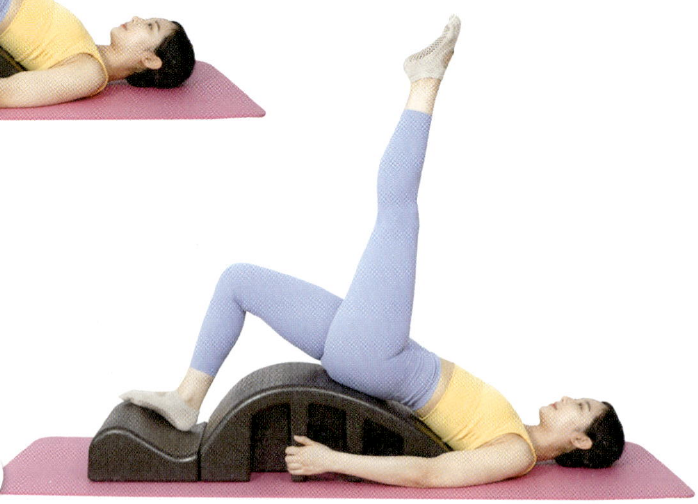

39 4

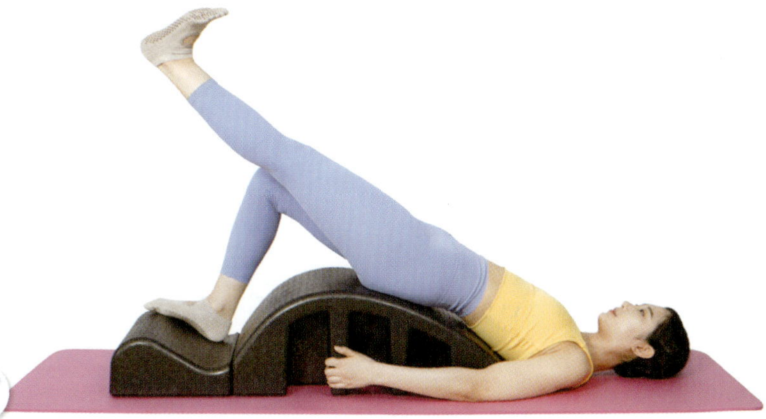

39 5

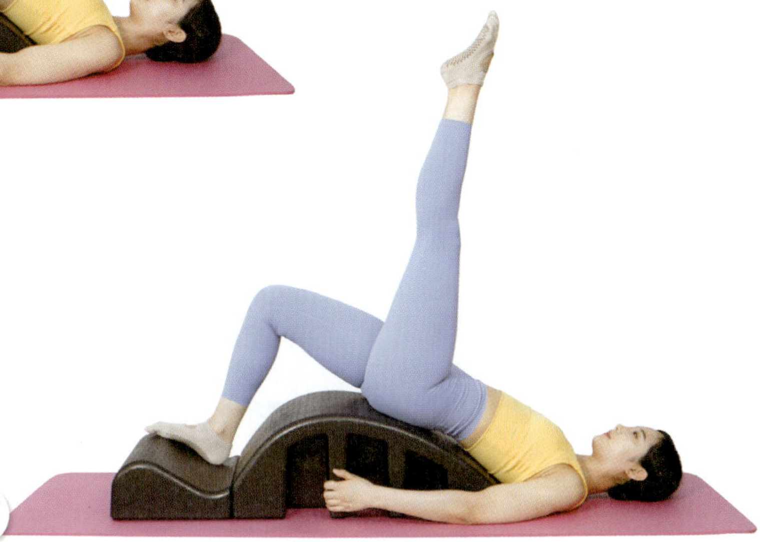

39 6

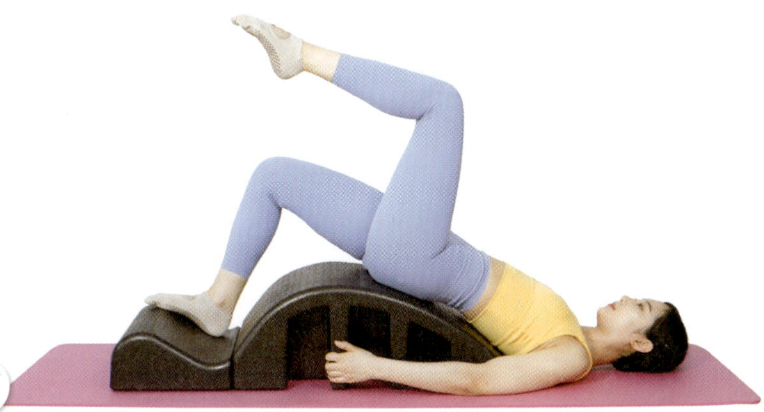

39 7

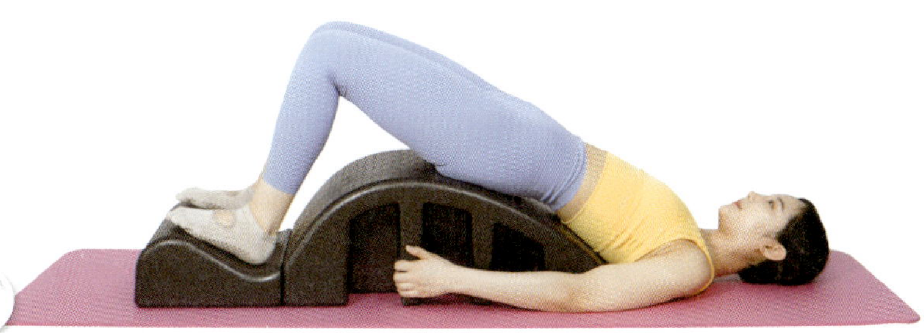

40 롤 오버 브릿지 Roll over bridge

- 스파인코렉터의 반대쪽에 누워 다리를 대각선으로 펴서 눕는다(머리와 어깨는 매트에 지지하고, 척추는 아치에 지지한다).
- 숨을 내쉬면서 다리를 머리 뒤로 넘겨 바닥과 수평을 이룬다.
- 숨을 들이마시면서 자세를 유지한다.
- 숨을 내쉬면서 다리를 벌려 원을 그리며 시작 자세로 돌아온다.
- 다리를 멀리 뻗어 등을 폄하여 유지하고 시작 자세로 돌아온다.

대상 근육

- 코어근육
- 척추세움근
- 엉덩관절 폄근 및 굽힘근
- 무릎관절 폄근 및 굽힘근

주의 사항

- 등뼈와 골반의 안정성과 흉부의 폄을 강조한다.
- 목의 문제점을 가진 고객은 주의한다.
- 척추관절의 분절성과 연속된 움직임을 강조한다.
- 목뼈가 아닌 흉부의 상부로 분절한다.

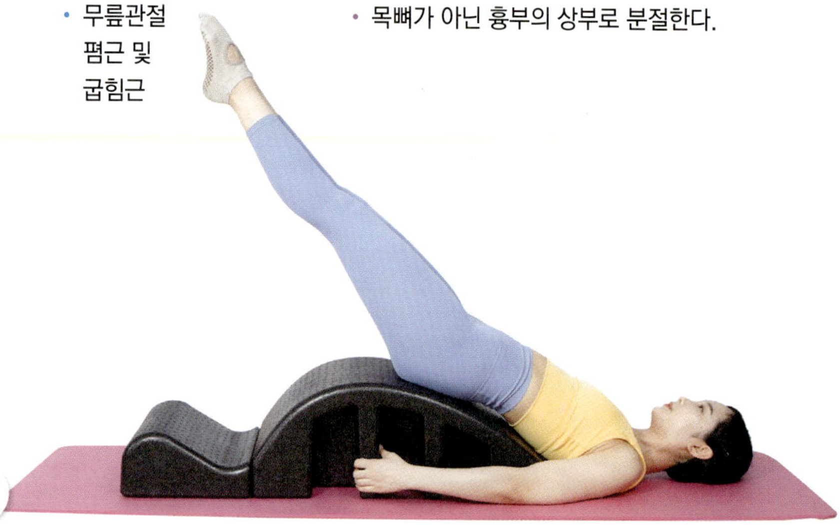

40 1

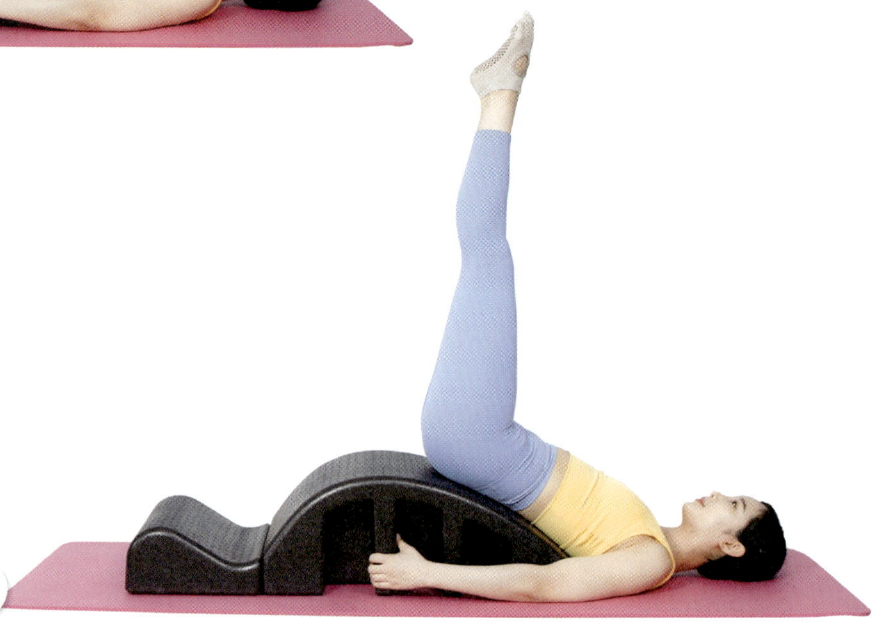

40 2

40 3

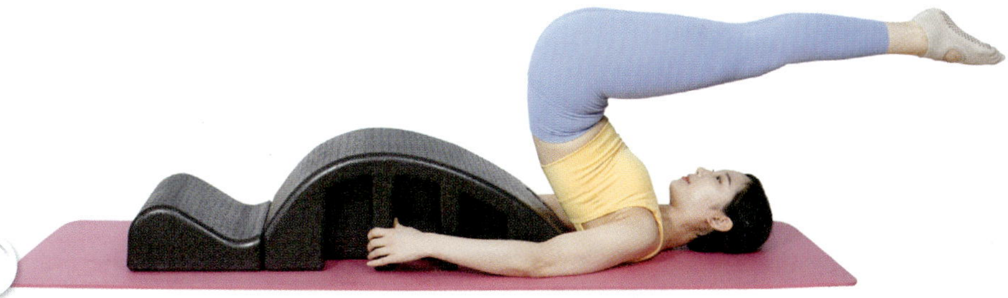

40 4

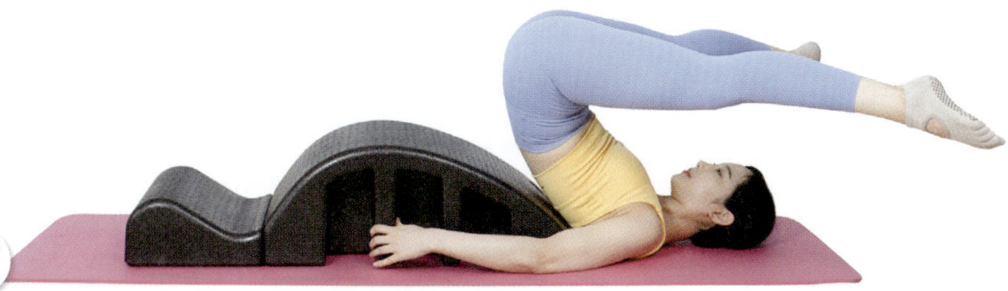

40 5

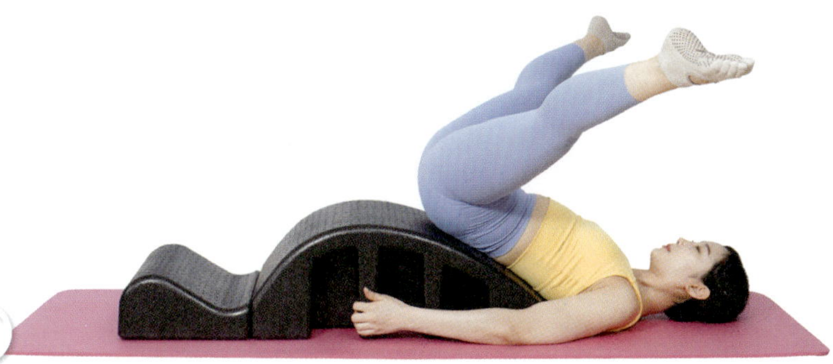

40 6

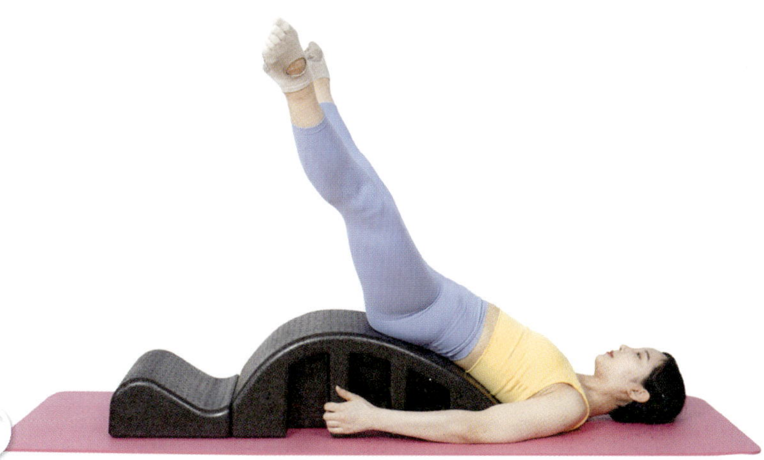

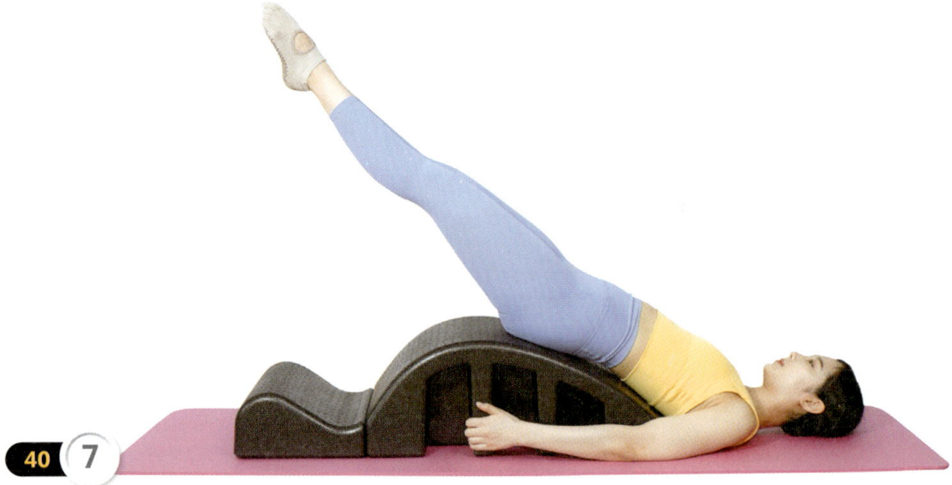
40 7

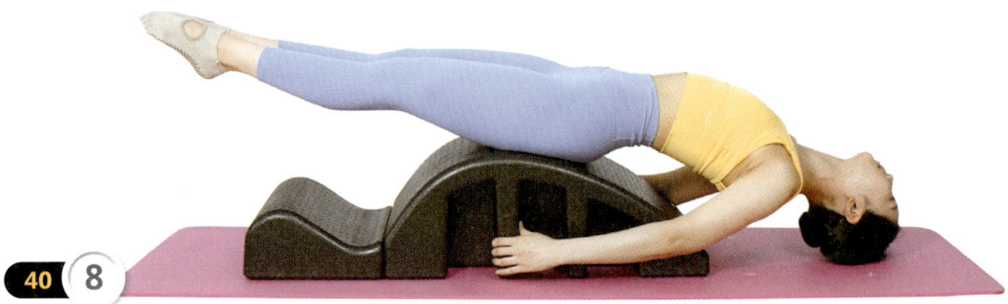
40 8

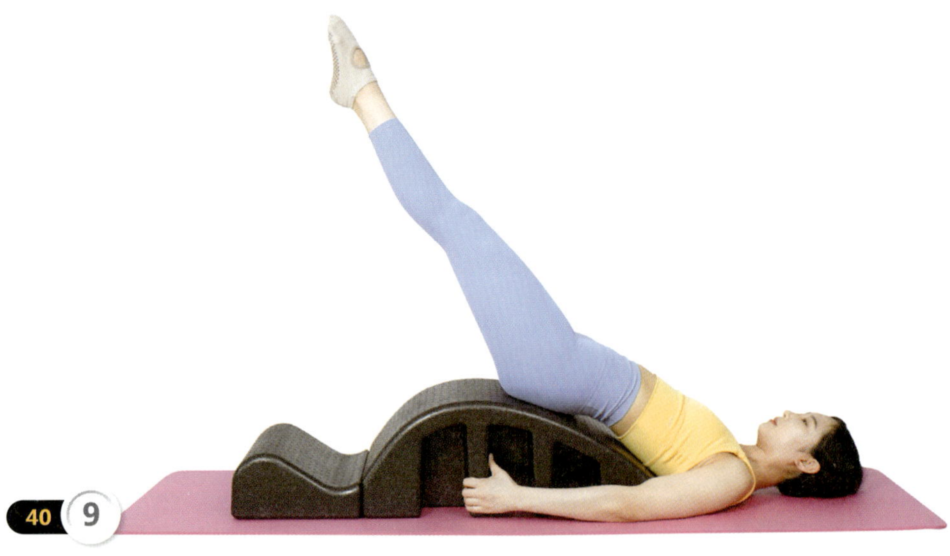
40 9

41 프론 싱글 레그 리프트 Prone single leg lift

- 스파인코렉터 아치 위에 엎드린다(양팔은 팔꿈치굽힘 자세를 취한다).
- 숨을 내쉬면서 한쪽 다리를 발바닥굽힘 자세로 골반 높이까지 들어 올린다.
- 숨을 들이마시면서 다리를 내리고, 숨을 내쉬면서 반대쪽 다리를 발바닥굽힘 자세로 골반 높이까지 들어 올린다.
- 숨을 들이마시면서 다리를 내리고 시작 자세로 돌아온다.
- 8회 반복한다.

대상 근육

- 코어근육
- 척추세움근
- 엉덩관절 폄근

주의 사항

- 등뼈와 골반의 안정성과 엉덩관절의 분리를 강조한다.

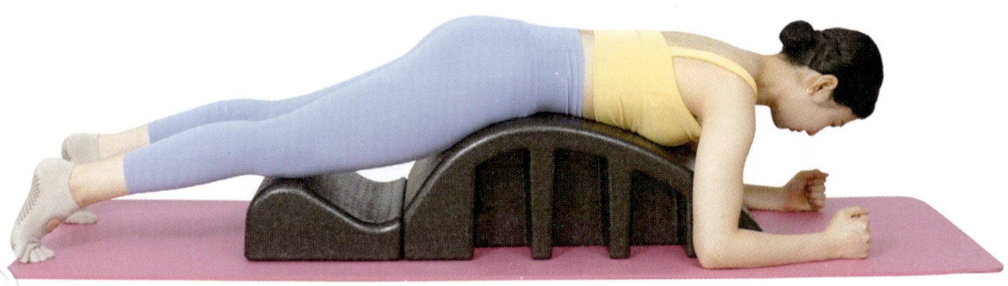

41 1

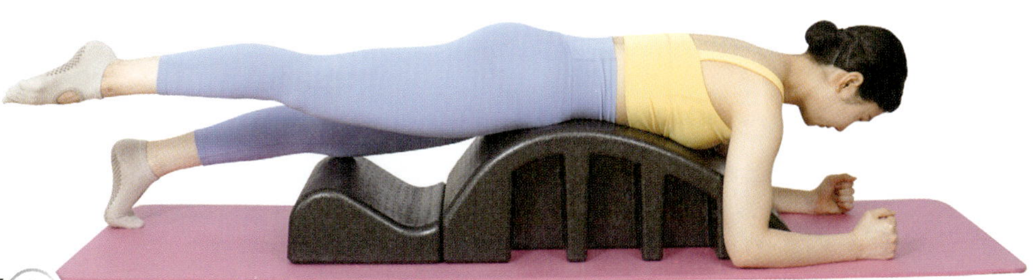

41 2

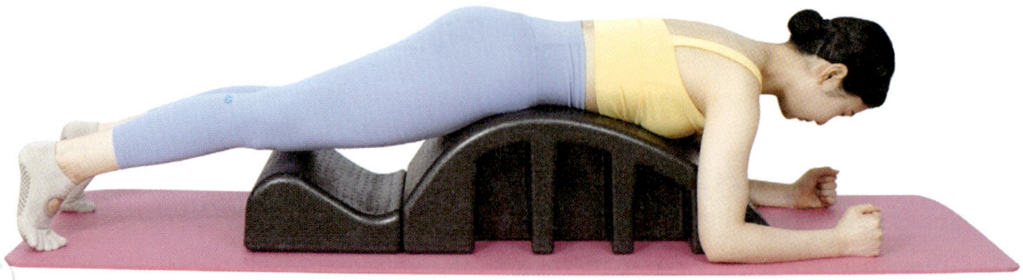

41 3

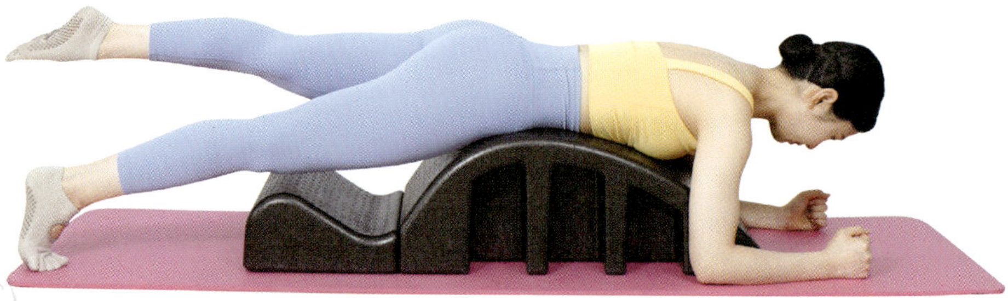

41 4

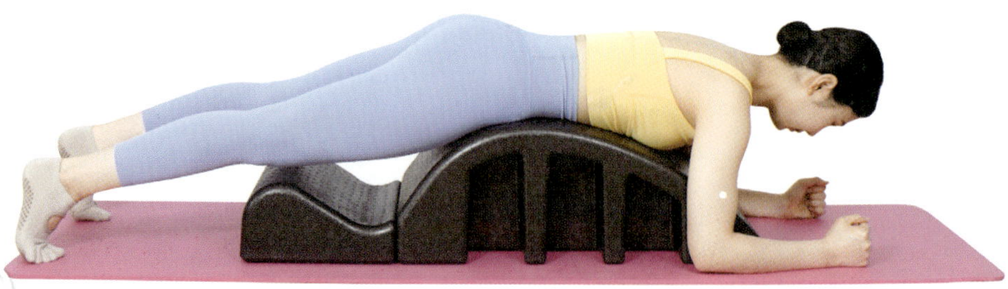

41 5

42 프론 로워 앤 리프트 Prone lower & lift

- 스파인코렉터 아치 위에 엎드린다(양팔은 팔꿈치굽힘 자세를 취한다).
- 숨을 내쉬면서 다리를 들어 올리고, 숨을 들이마시면서 자세를 유지한다.
- 숨을 내쉬면서 다리를 내리면서 시작 자세로 돌아온다.
- 10회 반복한다.

대상 근육

- 코어근육
- 어깨관절 안정근
- 척추세움근
- 엉덩관절 폄근

주의 사항

- 등뼈와 골반의 안정성과 엉덩관절의 분리를 강조한다(볼기근 강조).
- 목과 어깨의 긴장을 피한다.

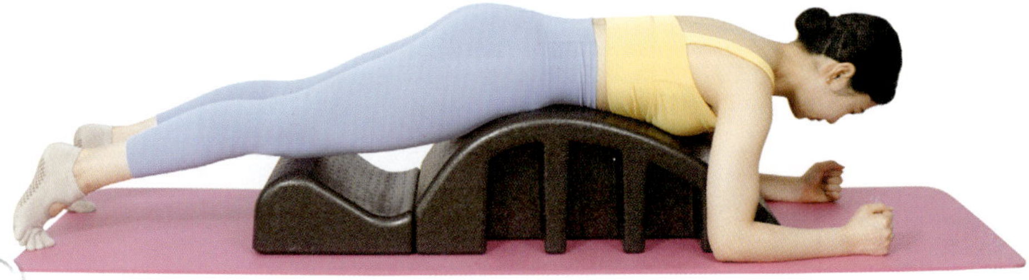

42 1

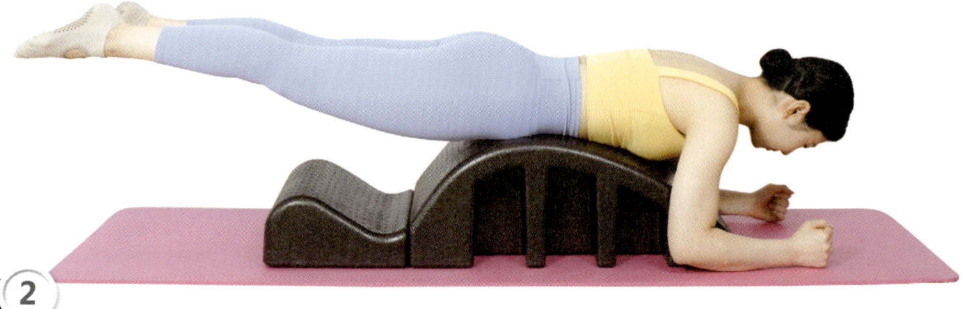

42 2

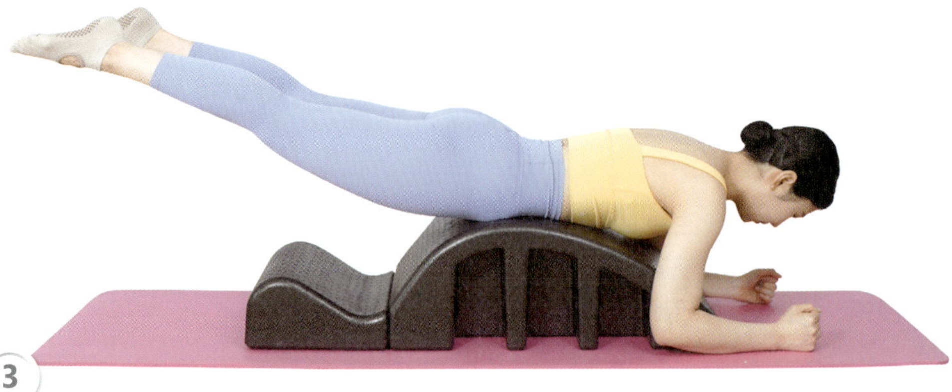

42 3

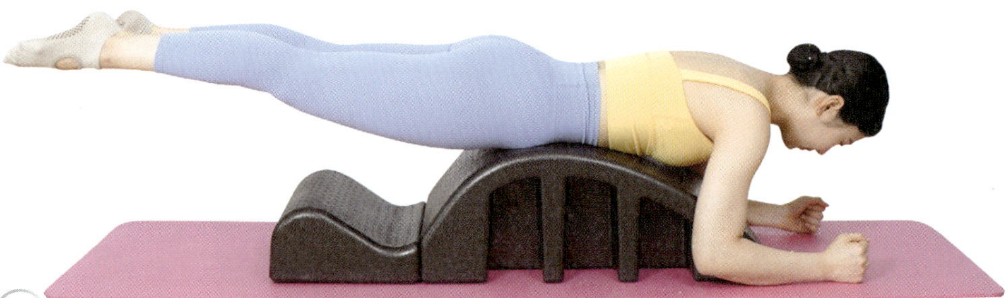

42 4

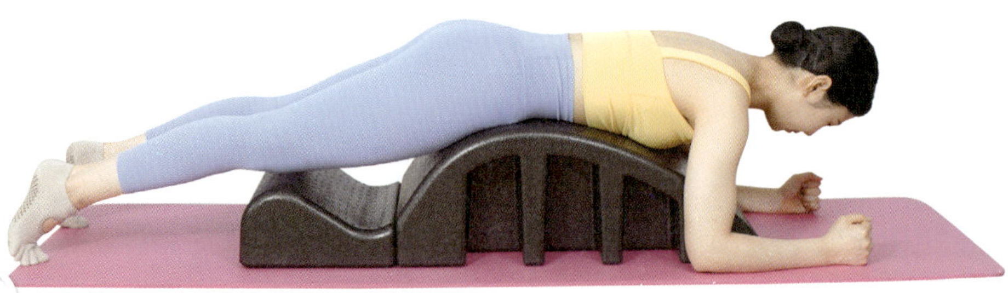

42 5

43 프론 레그 써클 Prone leg circle

- 스파인코렉터 아치 위에 엎드려 다리를 골반 높이로 유지한다(양팔은 팔꿈치굽힘 자세를 취한다).
- 숨을 내쉬면서 다리를 들어 올려 원을 그리며 시작 자세로 돌아온다.
- 10회 반복한다. 반대 방향도 실시한다.

대상 근육

- 코어근육
- 어깨관절 안정근
- 척추세움근
- 엉덩관절 폄근
- 엉덩관절 벌림근 및 모음근

주의 사항

- 등뼈와 골반의 안정성과 엉덩관절의 분리를 강조한다(볼기근 강조).
- 목과 어깨의 긴장을 피한다.

43 1

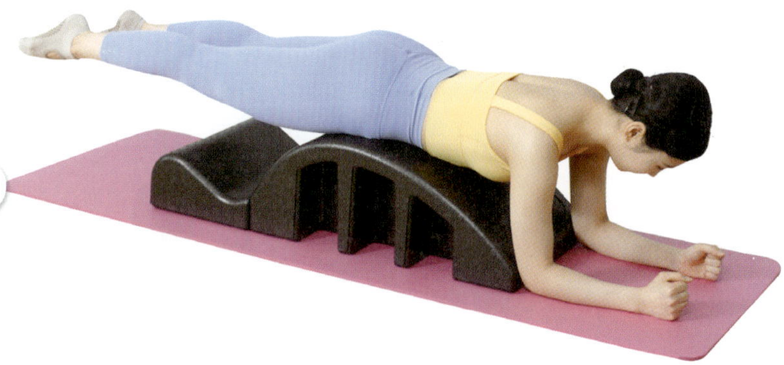

43 2

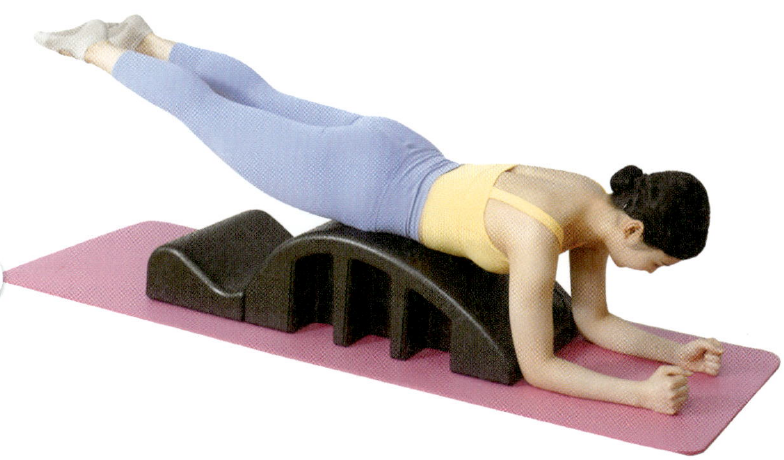

43 3

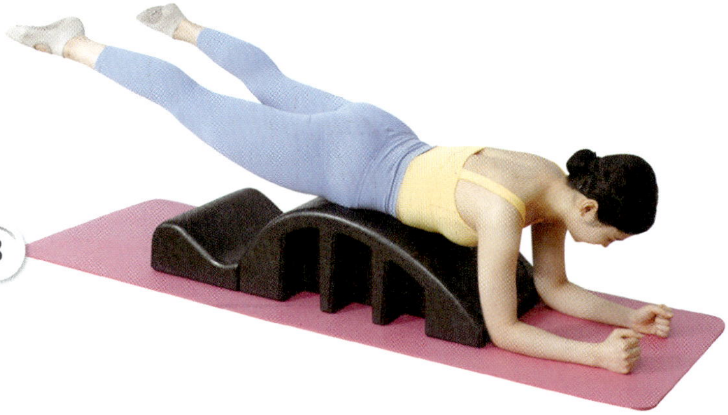

43 4

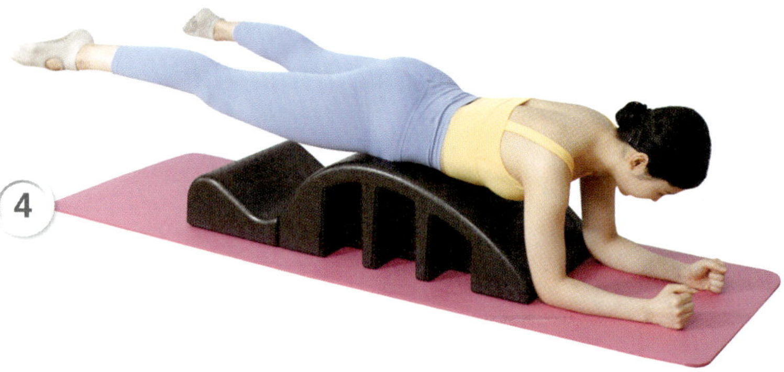

43 5

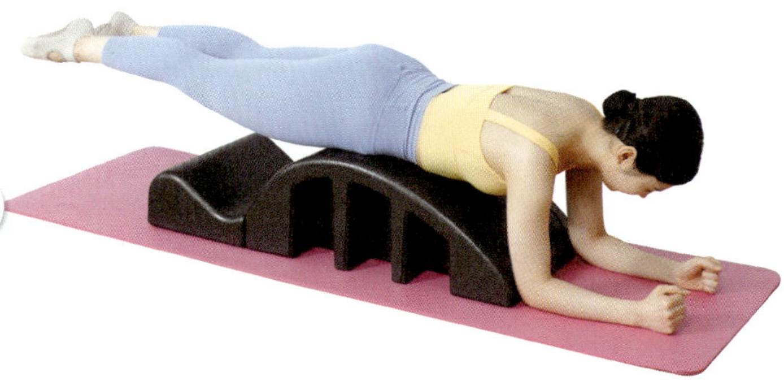

43 6

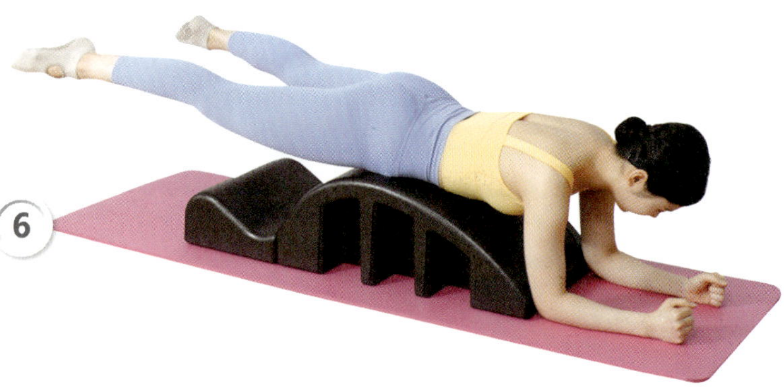

43 7

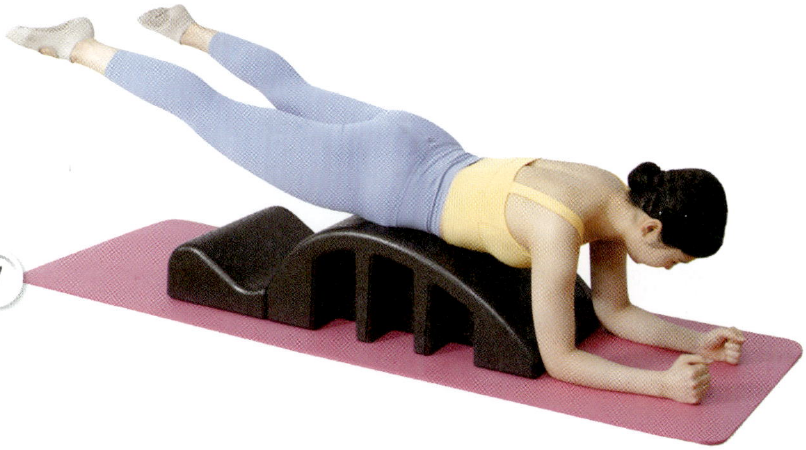

43 8

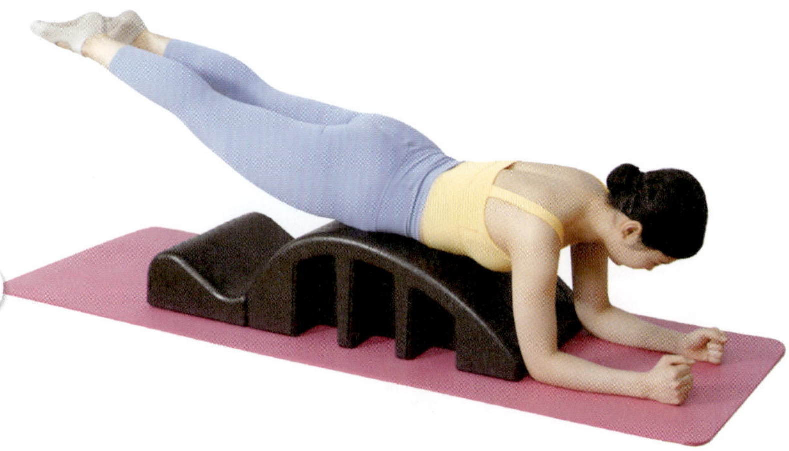

43 9

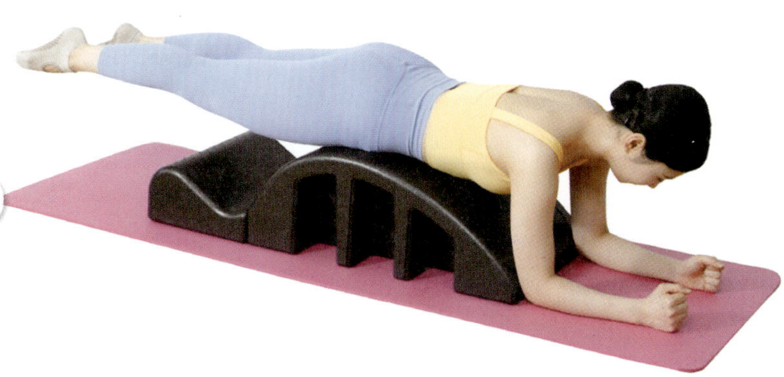

44 프론 시저 Prone scissor

- 스파인코렉터 아치 위에 엎드려 다리를 골반 높이로 유지한다(양팔은 팔꿈치굽힘 자세를 취한다).
- 숨을 내쉬면서 양방향으로 다리를 교차시켜 시작 자세로 돌아온다.
- 5회 반복한다.

대상 근육

- 코어근육
- 어깨관절 안정근
- 척추세움근
- 엉덩관절 폄근 및 굽힘근
- 엉덩관절 벌림근 및 모음근

주의 사항

- 등뼈와 골반의 안정성과 엉덩관절의 분리를 강조한다(볼기근 강조).
- 목과 어깨의 긴장을 피한다.

44 1

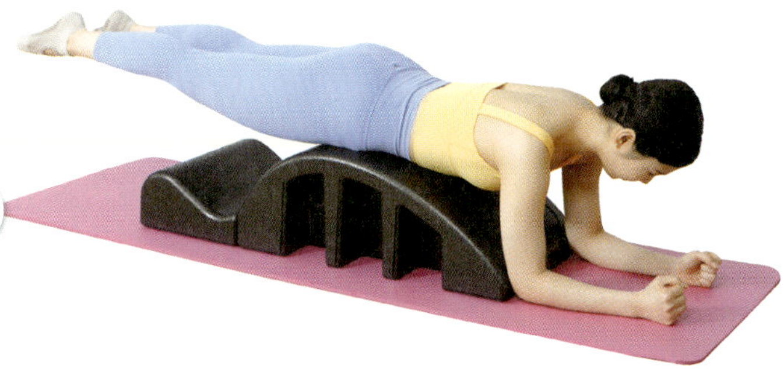

44 2

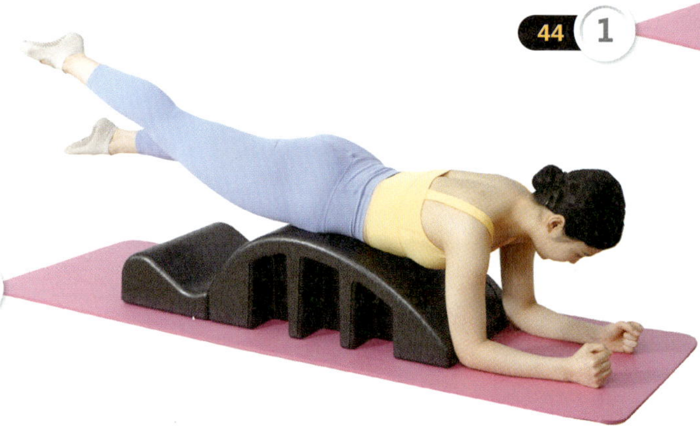

44 3

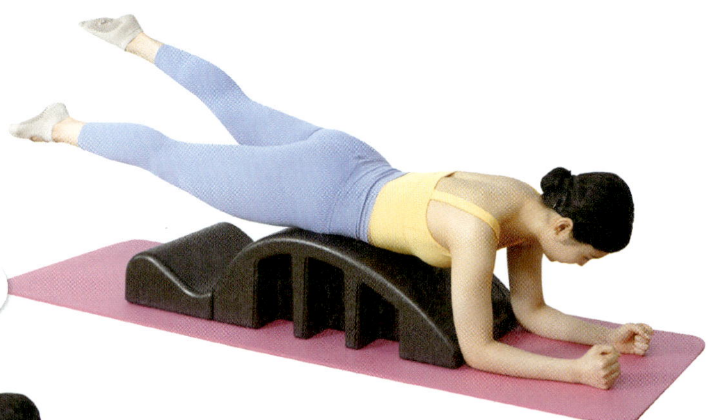

44 4

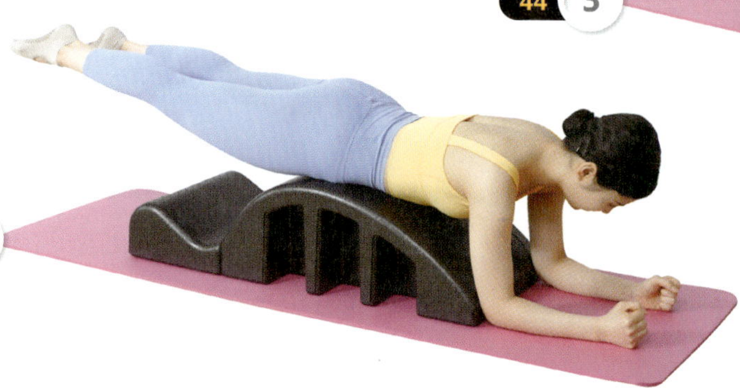

45 프론 비트 Prone beat

- 스파인코렉터 아치 위에 엎드려 다리를 골반 높이로 유지한다(양팔은 팔꿈치굽힘 자세를 취한다).
- 발등굽힘하여 내쉬는 호흡에 맞춰 뒤꿈치를 세 번 부딪친다.
- 발바닥굽힘하여 내쉬는 호흡에 맞춰 엄지발가락을 세 번 부딪친다.
- 3회 반복한다.
- 숨을 들이마시면서 시작 자세로 돌아온다.

대상 근육

- 코어근육
- 척추세움근
- 엉덩관절 폄근
- 엉덩관절 벌림근 및 모음근

주의 사항

- 등뼈와 골반의 안정성을 유지한다(자세 유지).
- 엉덩관절의 분리를 강조한다(벌림과 모음).
- 머리와 어깨의 긴장을 피한다.
- 모음을 최대한 강조한다.
- 다리의 일정한 높이를 유지한다.

45 1

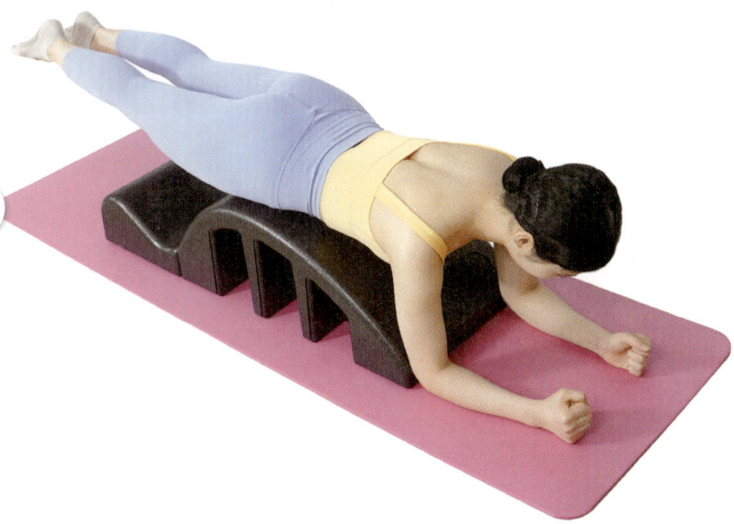

45 2

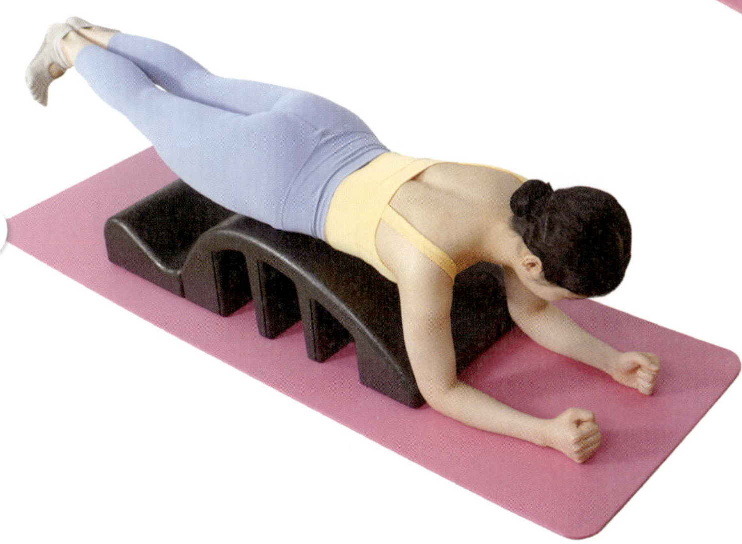

45 3

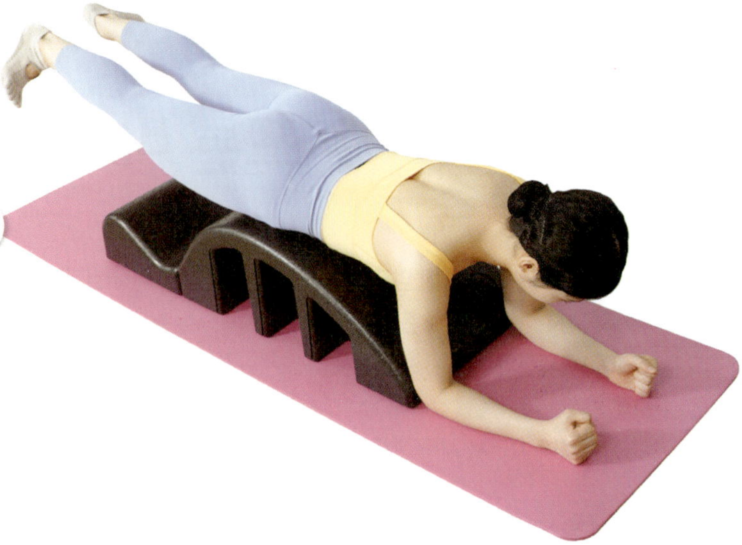

45 4

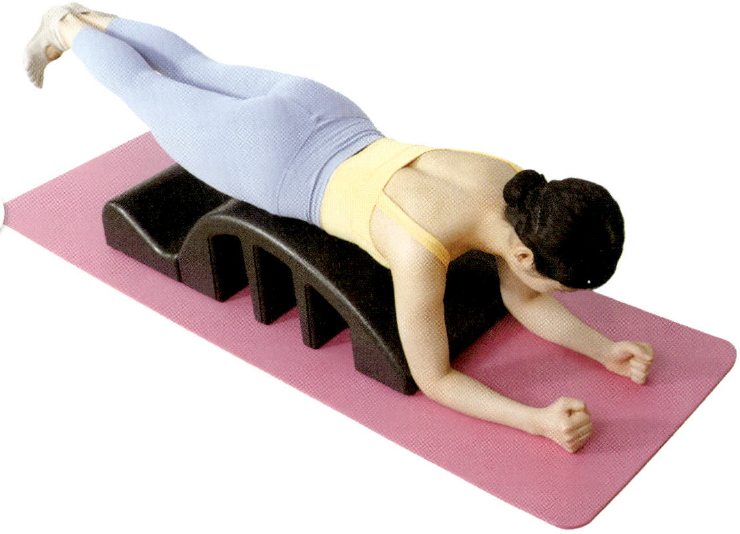

45 5

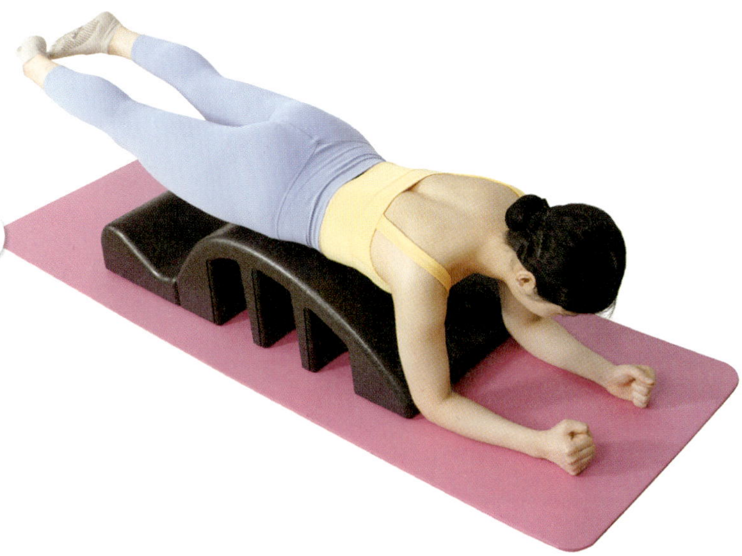

45 6

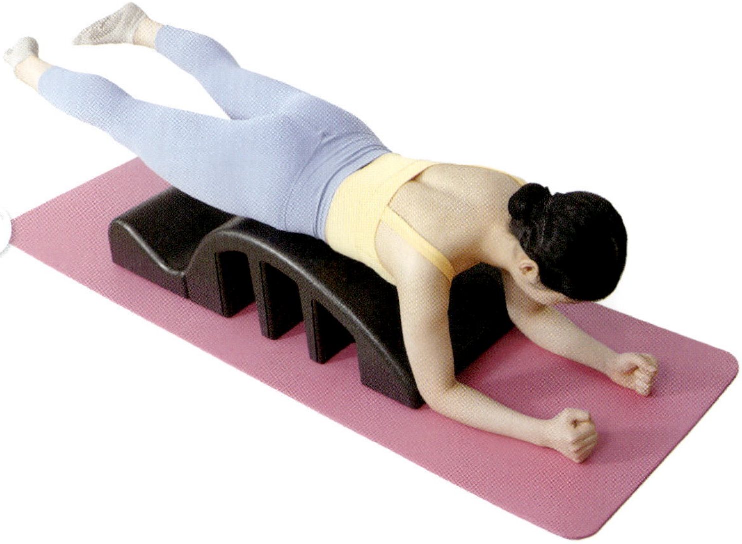

45 7

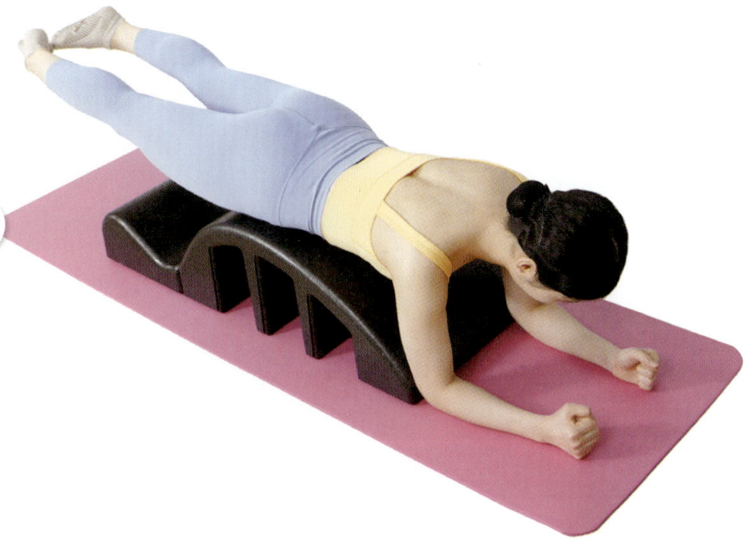

45 8

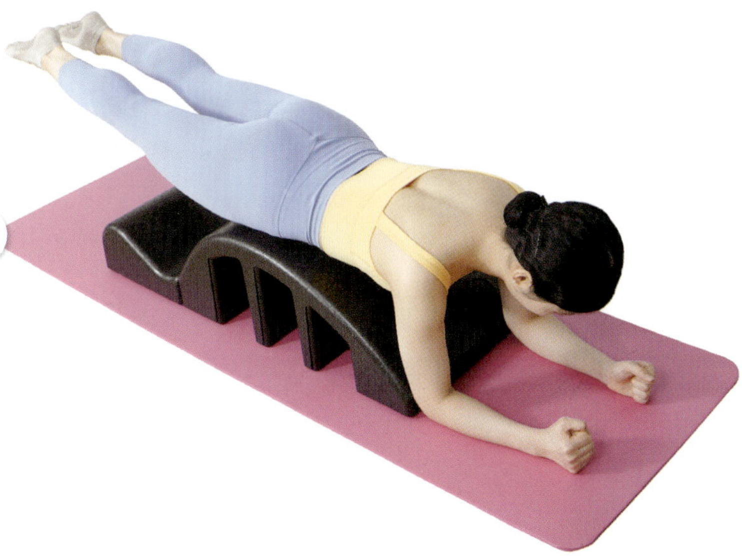

46 스완 다이브 Swan dive

- 스파인코렉터 아치 위에 엎드려 양팔을 펴고 스완 자세를 한다.
- 숨을 들이마시면서 몸을 앞으로 굽혀 롤링하고, 숨을 내쉬면서 시작 자세로 돌아온다.
- 5회 반복한다.

대상 근육

- 코어근육
- 척추세움근
- 척추폄근
- 엉덩관절 폄근
- 어깨관절 안정근

주의 사항

- 허리뼈와 목뼈의 과다폄을 피한다.
- 코어의 힘을 사용하여 몸을 높이 들어준다.

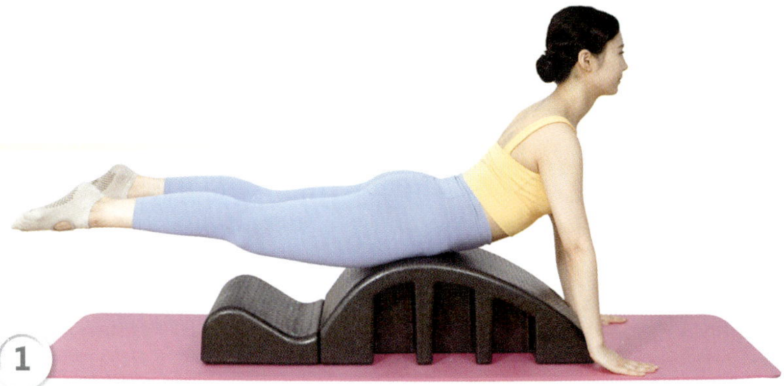
46 1

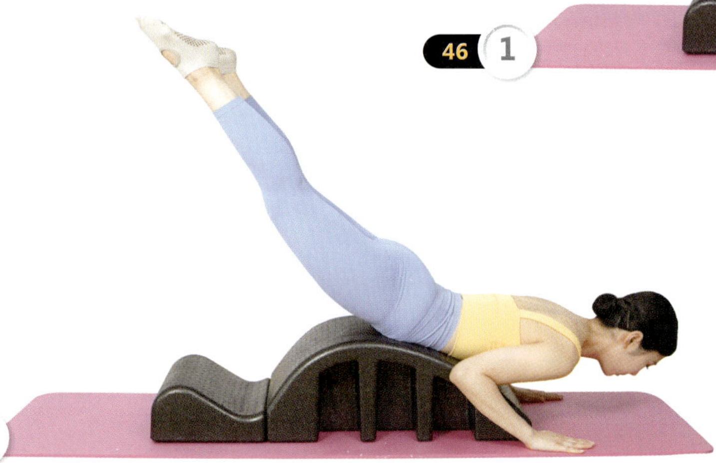
46 2

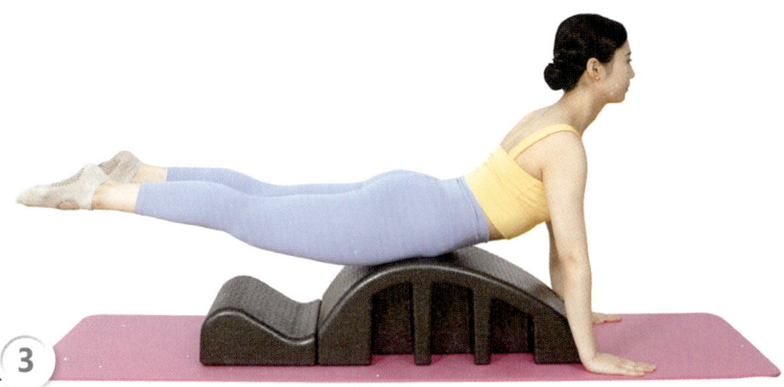
46 3

47 그래스호퍼 Grasshopper

- 스파인코렉터 아치 위에 엎드려 양팔을 펴고 스완 자세를 한다.
- 몸통을 기울여 무릎을 굽히고 다리를 세 번 교차시킨다.
- 무릎을 펴하고 롤링하여 시작 자세로 돌아온다.
- 5회 반복한다.

대상 근육

- 코어근육
- 척추세움근
- 척추폄근
- 엉덩관절 폄근
- 무릎관절 폄근 및 굽힘근

주의 사항

- 허리뼈와 목뼈의 과다폄을 피한다.
- 다리를 펴면서 늘임을 강조한다.

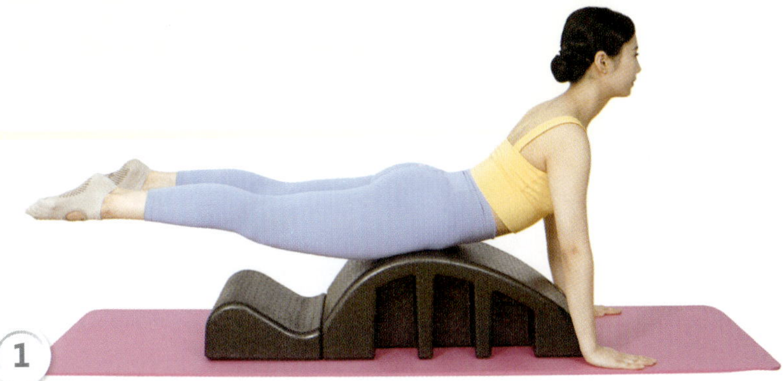

47 1

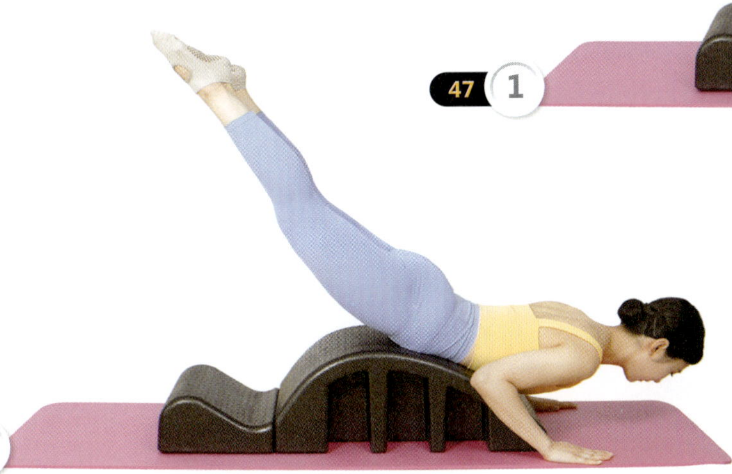

47 2

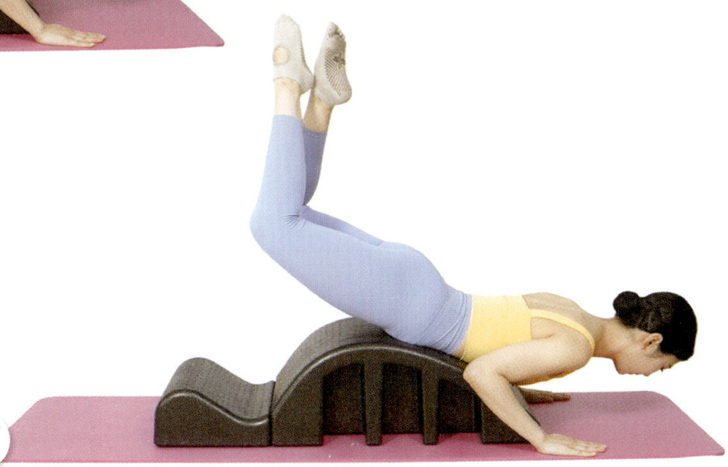

47 3

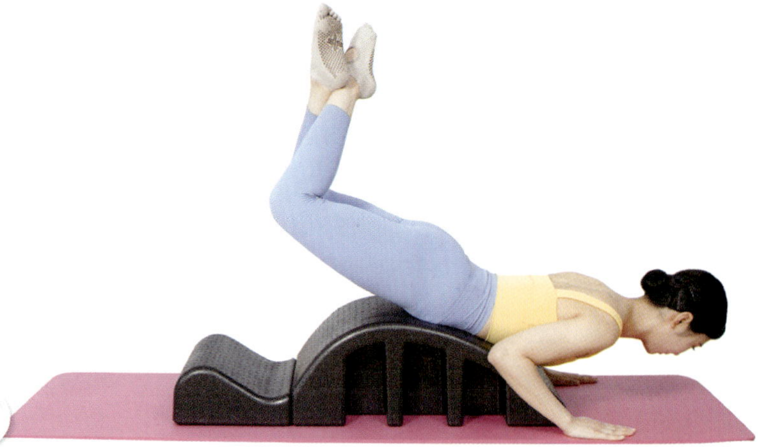

47 4

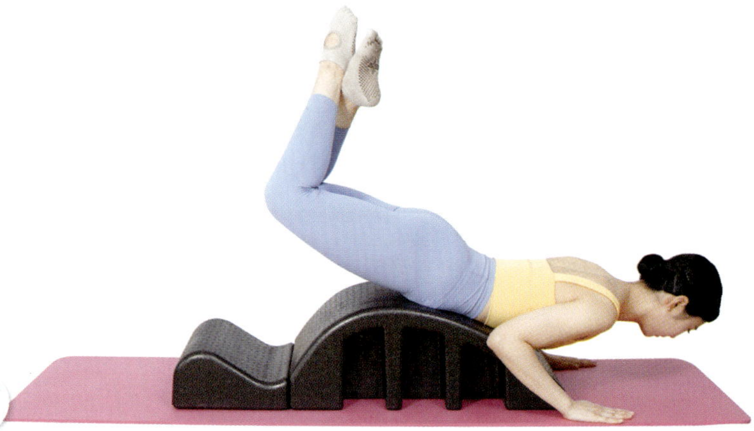

47 5

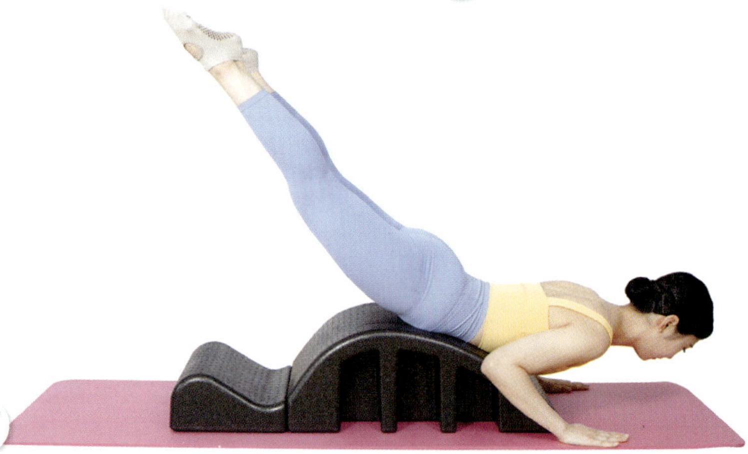

47 6

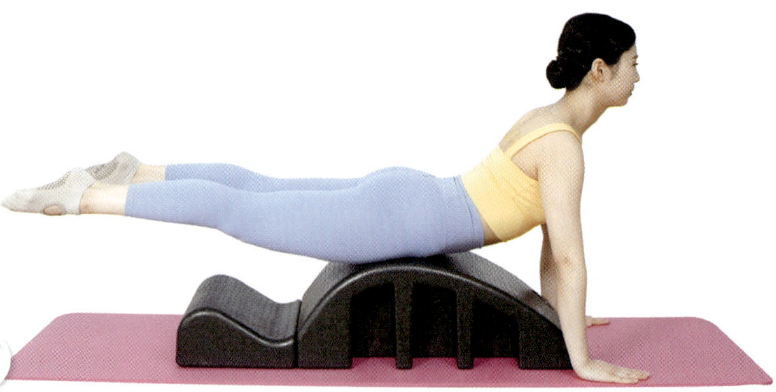

47 7

48 스위밍 Swimming

- 스파인코렉터 아치 위에 편안하게 엎드린다(상체와 하체를 균등하게 위치시킨다).
- 숨을 들이마시고 내쉬면서 팔과 다리를 수평하게 들어 올린다.
- 숨을 들이마시고 내쉬면서 신체의 균형을 잡아 반대쪽 팔과 다리를 교대로 들어 올린다.
- 숨을 들이마시고 내쉬면서 시작 자세로 돌아온다.
- 5회 반복한다.

대상 근육

- 코어근육
- 척추세움근
- 엉덩관절 폄근
- 어깨관절 폄근

주의 사항

- 허리뼈와 목뼈의 과다폄을 피한다.

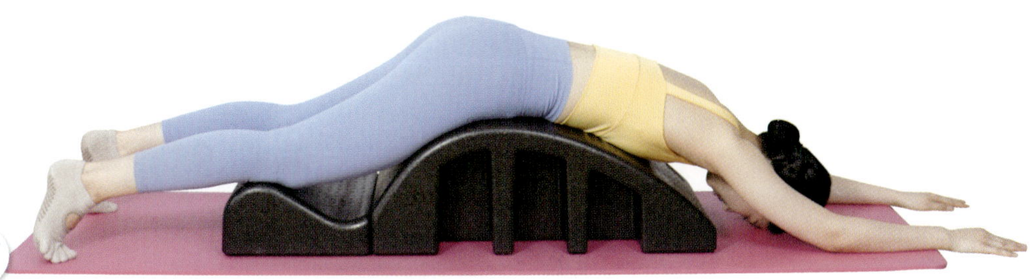

48 1

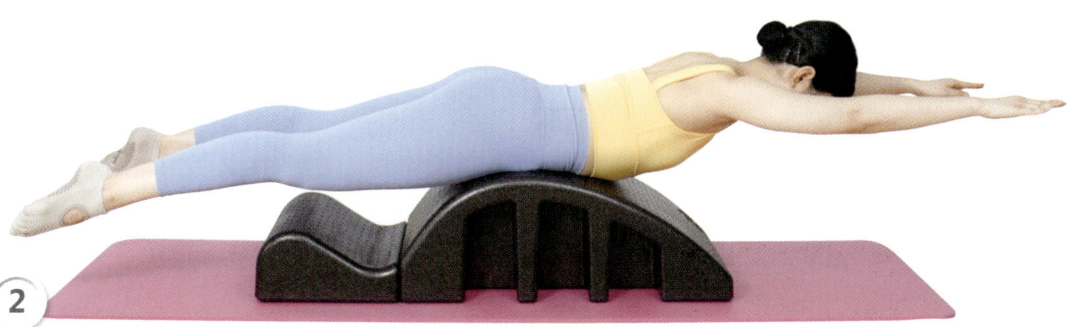

48 2

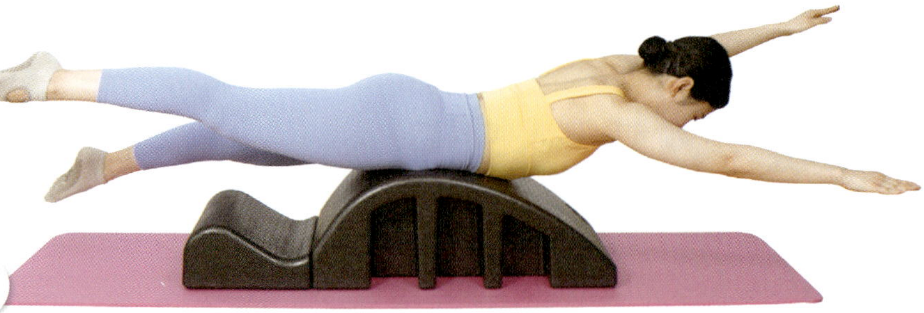

48 3

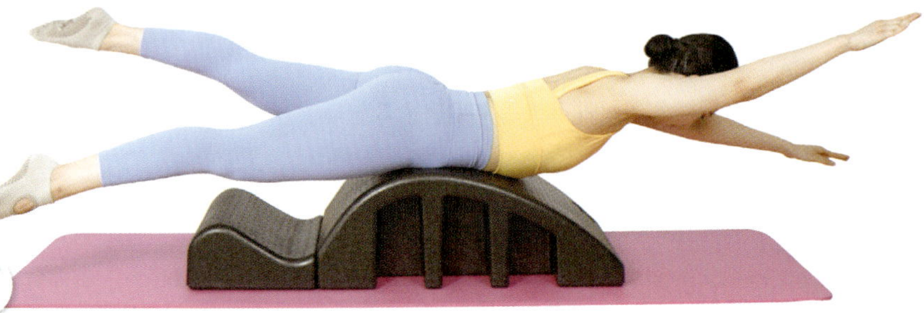

48 4

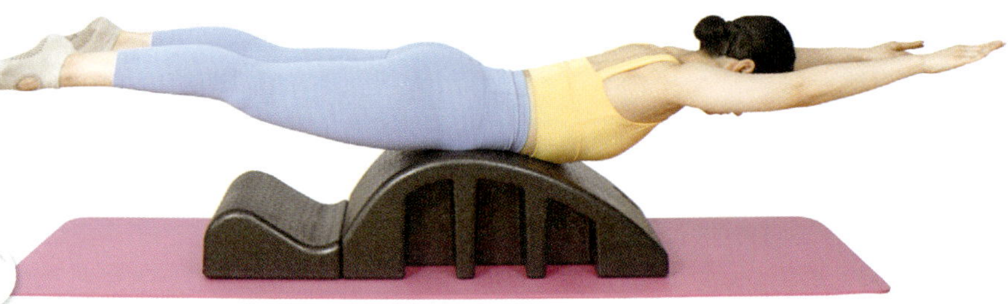

48 5

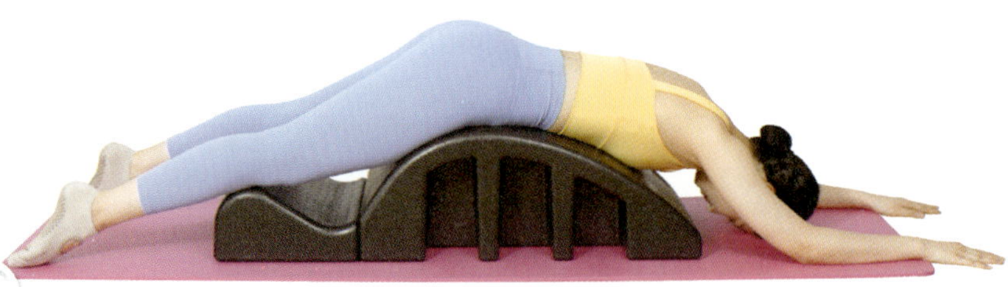

48 6

49 스파이널 익스텐션 Spinal extension

- 스파인코렉터 아치 위에 편안하게 엎드리고 양손은 이마에 댄다(상체와 하체를 균등하게 위치시킨다).
- 숨을 내쉬면서 상체를 들어 올려 대각선을 유지한다.
- 숨을 들이마시면서 자세를 유지한다.
- 숨을 내쉬면서 시작 자세로 돌아온다.

대상 근육

- 코어근육
- 척추세움근
- 척추폄근
- 엉덩관절 폄근

주의 사항

- 허리뼈와 목뼈의 과다폄을 피한다.
- 등뼈의 상부를 폄한다.

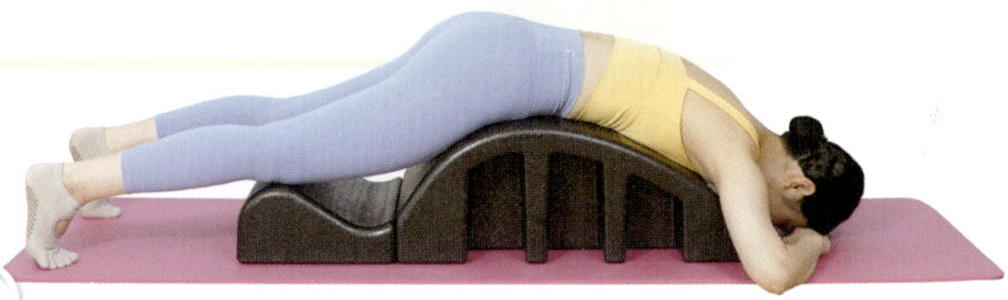

49 1

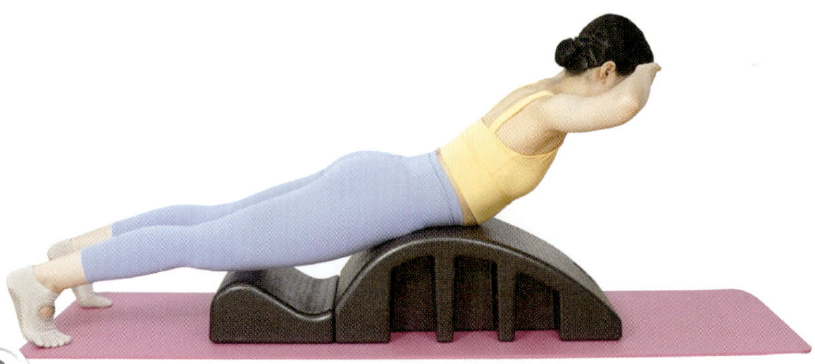

49 2

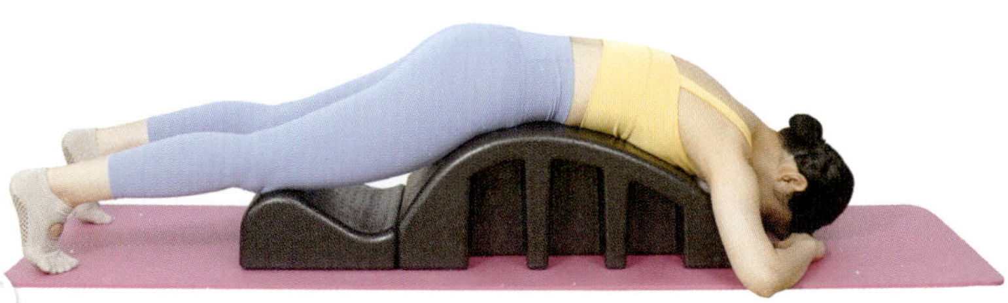

49 3

50 로테이션 프론 Rotation prone

- 스파인코렉터 아치 위에 편안하게 엎드리고 양손은 이마에 댄다(상체와 하체를 균등하게 위치시킨다).
- 숨을 내쉬면서 상체를 들어 올려 대각선을 유지한다.
- 숨을 들이마시면서 자세를 유지한다.
- 숨을 내쉬면서 몸통을 돌림한다.
- 숨을 들이마시면서 중립 자세로 돌아온다.
- 숨을 내쉬면서 반대 방향으로 몸통을 돌림한다.
- 숨을 들이마시면서 중립 자세로 돌아와 숨을 내쉬면서 시작 자세로 돌아온다.
- 5회 반복한다.

대상 근육

- 코어근육
- 척추세움근
- 척추돌림근
- 엉덩관절 폄근

주의 사항

- 허리뼈와 목뼈의 과다폄을 피한다.
- 돌림을 강조한다
(어깨관절의 움직임을 피한다).

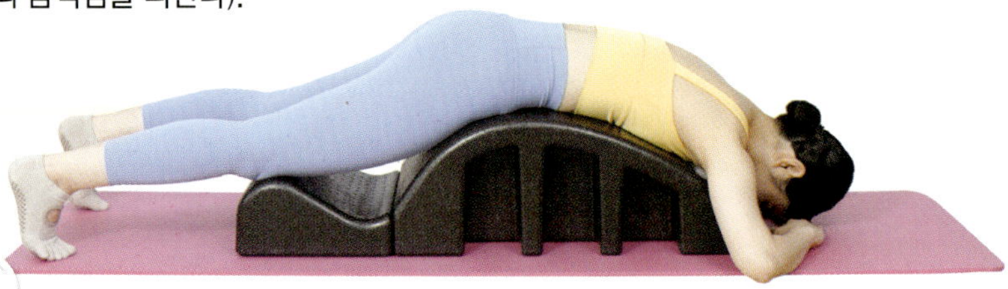

50 1

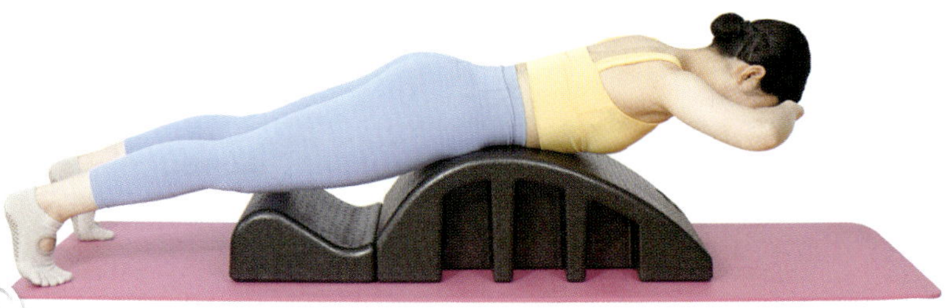

50 2

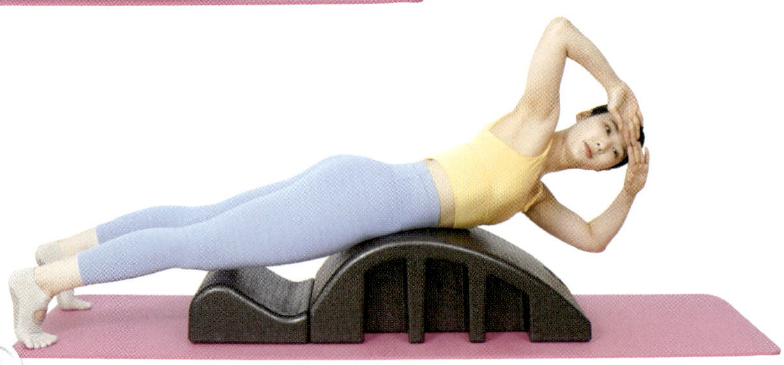

50 3

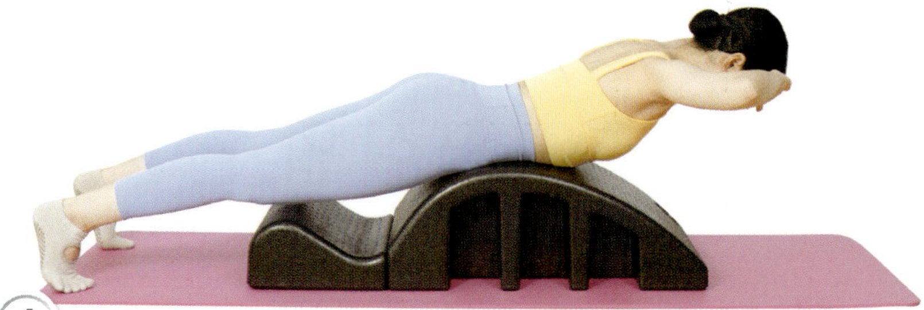

50 4

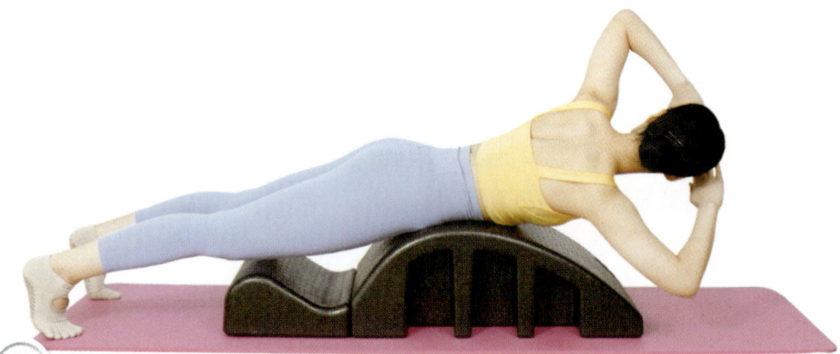

50 5

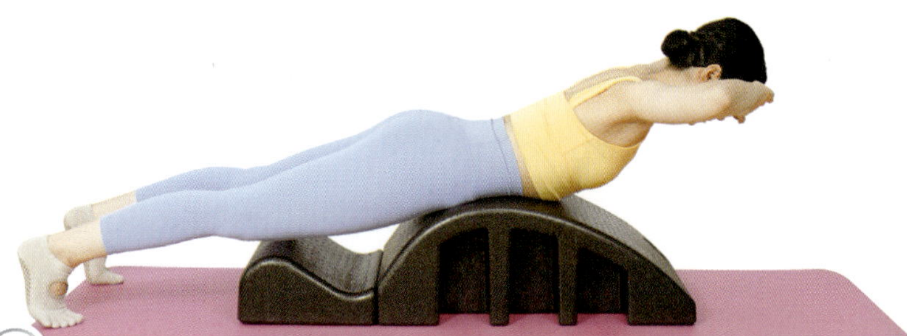

50 6

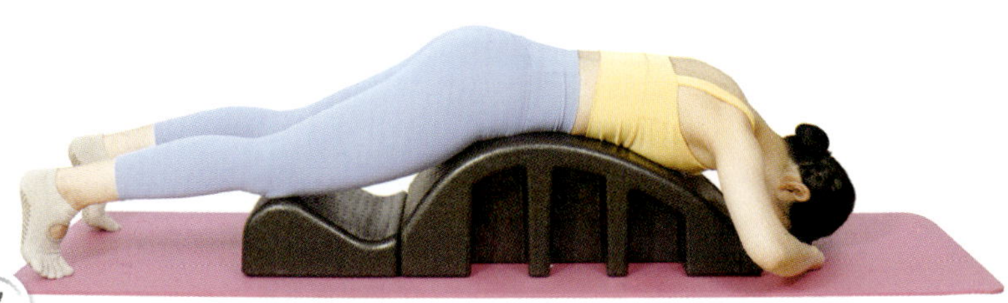

50 7

51 푸쉬 업 Push up

- 스파인코렉터 아치 위에 양손을 놓고 대각선 자세를 취한다.
- 숨을 들이마시면서 팔을 굽힘하고, 숨을 내쉬면서 팔을 펴하여 시작 자세로 돌아온다.
- 10회 반복한다.

변형: 무릎을 꿇고 실시한다.

대상 근육

- 코어근육
- 어깨관절 안정근
- 팔꿉관절 폄근 및 굽힘근
- 엉덩관절 폄근
- 척추세움근

주의 사항

- 몸의 무너짐을 피한다(신체의 안정성을 강조한다).
- 척추와 골반의 중립을 유지한다.

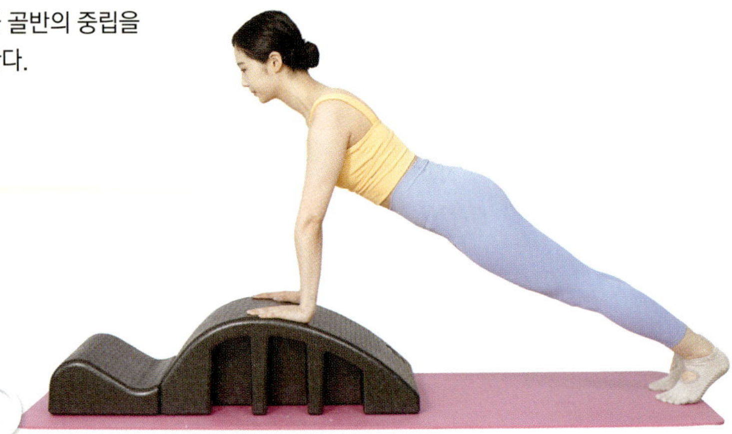

51 1

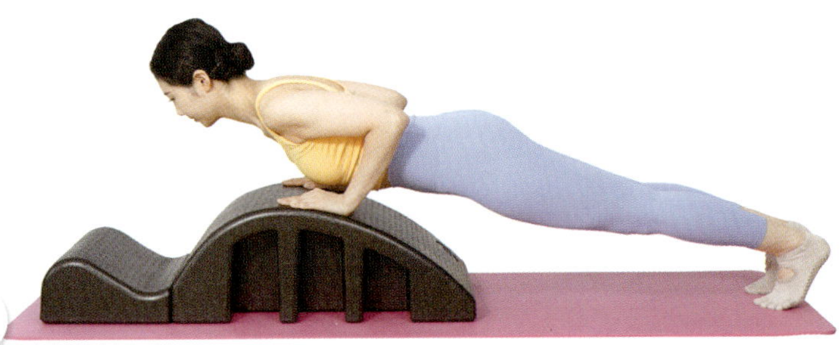

51 2

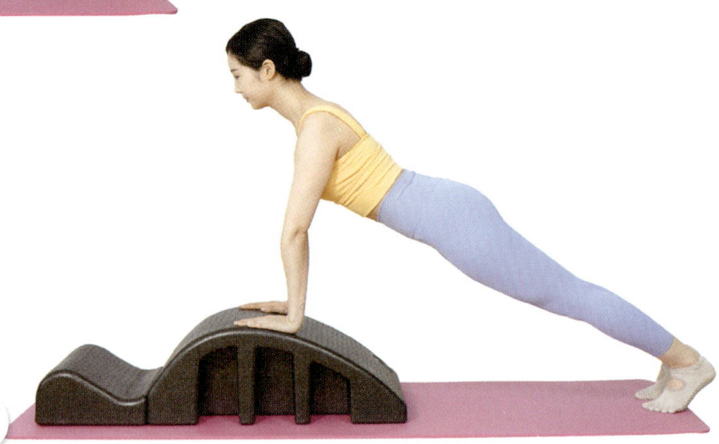

51 3

52 레그 풀 프론트 Leg pull front

- 스파인코렉터 아치 위에 양손을 놓고 대각선 자세를 취한다.
- 숨을 내쉬면서 발바닥굽힘하고 한쪽 다리를 뒤로 들어 올린다.
- 숨을 들이마시면서 발등굽힘하여 다리를 내린다.
- 숨을 내쉬면서 발바닥굽힘하여 반대쪽 다리를 뒤로 들어 올린다.
- 숨을 들이마시면서 발등굽힘하여 다리를 내려놓으며 시작 자세로 돌아온다.
- 5회 반복한다. 반대 방향도 실시한다.

대상 근육

- 코어근육
- 팔의 근육들(안정근)
- 엉덩관절 폄근 및 굽힘근

주의 사항

- 몸의 무너짐 피한다(신체의 안정성을 강조한다).
- 척추와 골반의 중립을 유지한다.

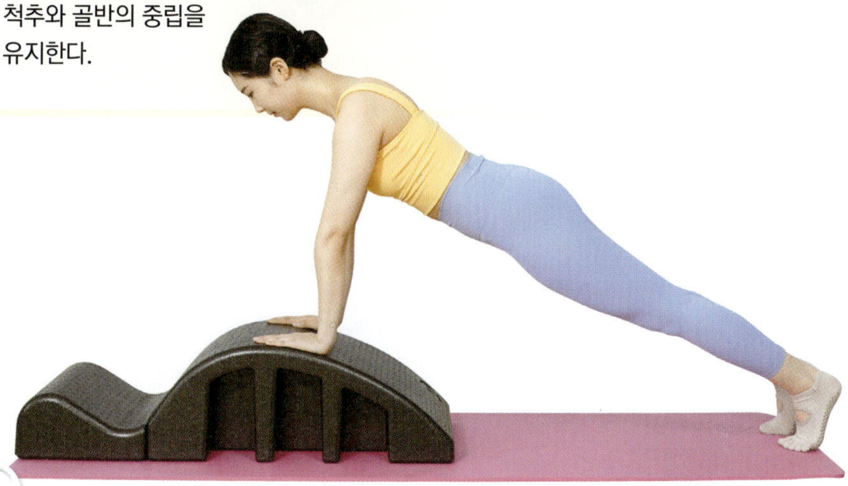

52 1

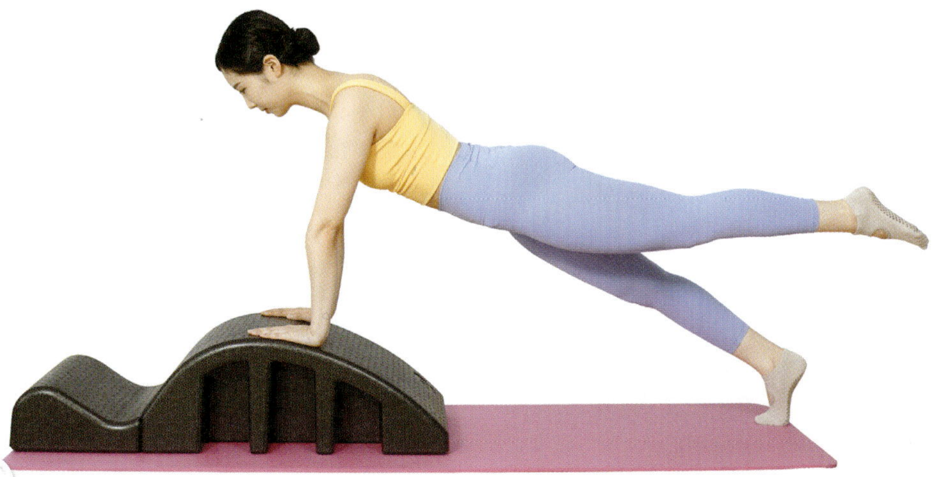

52 2

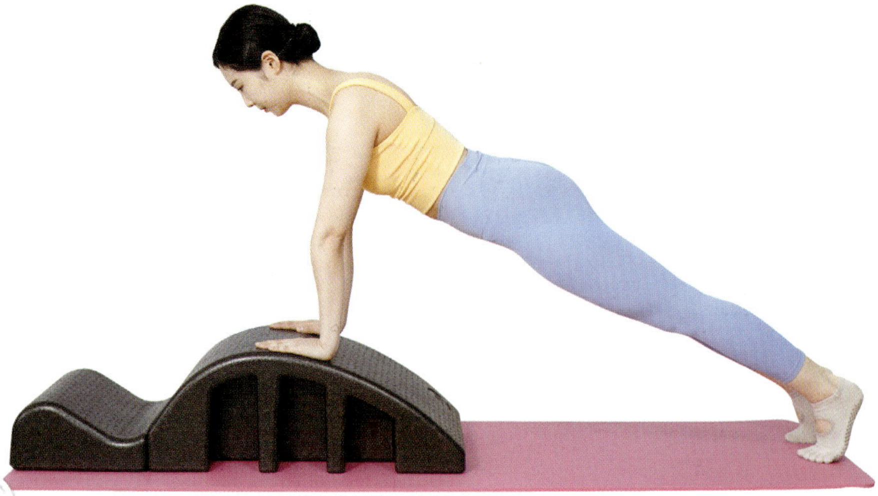

52 3

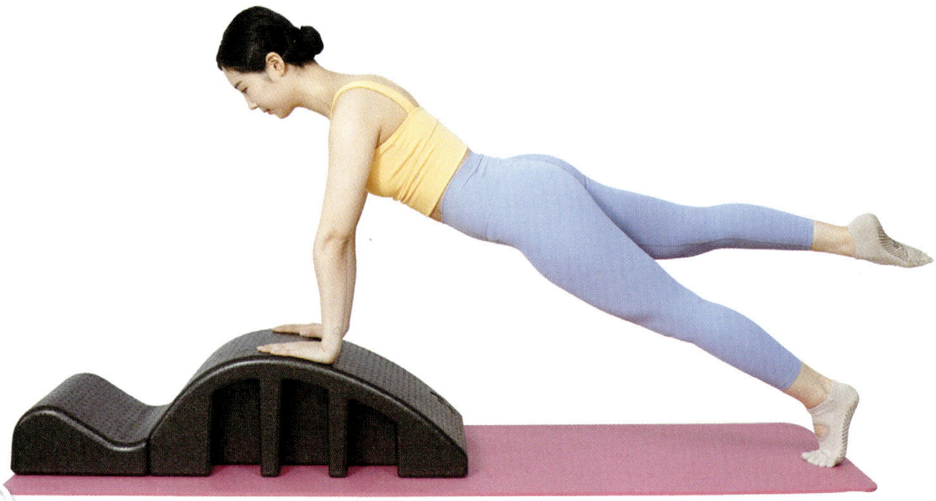

52 4

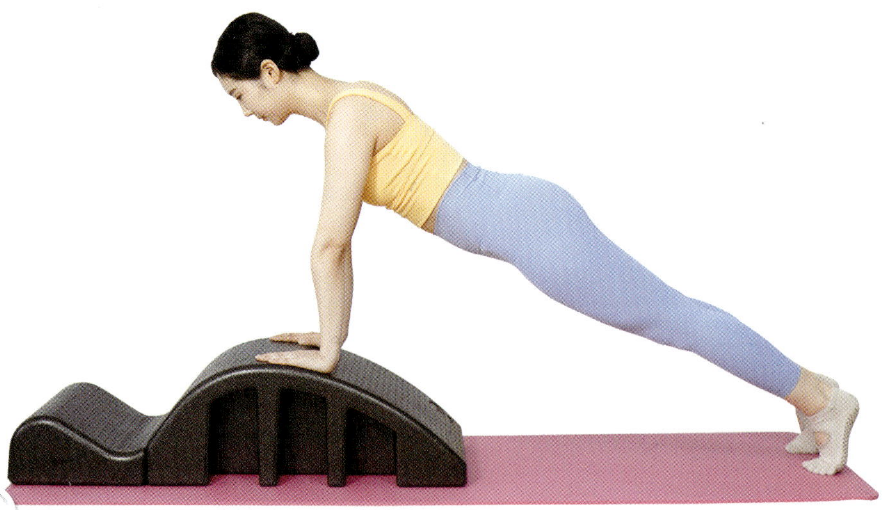

52 5

53 레그 풀 백 Leg pull back

- 신체를 천장 방향으로 향하게 하고, 스파인코렉터 아치 위에 양손을 놓고 대각선 자세를 취한다.
- 숨을 내쉬면서 발바닥굽힘하여 한쪽 다리를 들어 올리고, 숨을 들이마시면서 다리를 내린다.
- 반대 방향도 실시한다. 5회 반복한다.
- 숨을 내쉬면서 시작 자세로 돌아온다.

대상 근육

- 코어근육
- 팔의 근육들(안정근)
- 엉덩관절 폄근 및 굽힘근

주의 사항

- 몸의 무너짐 피한다(신체의 안정성을 강조한다).
- 척추와 골반의 중립을 유지한다.

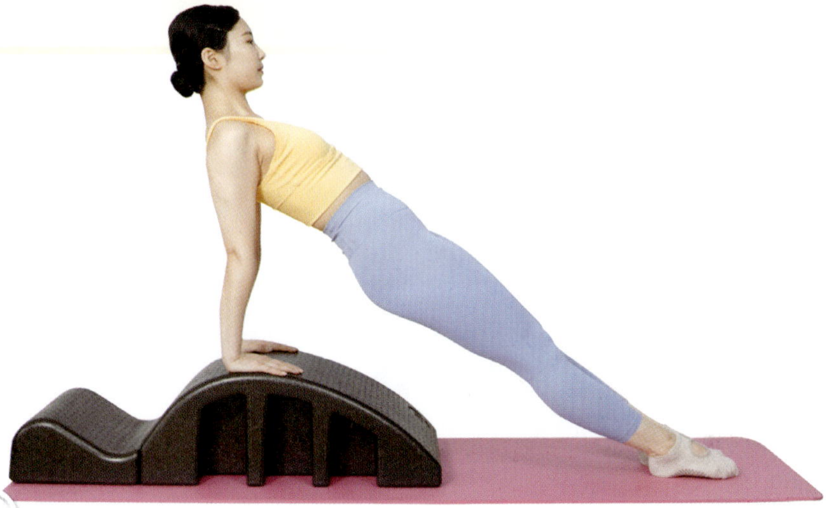

53 1

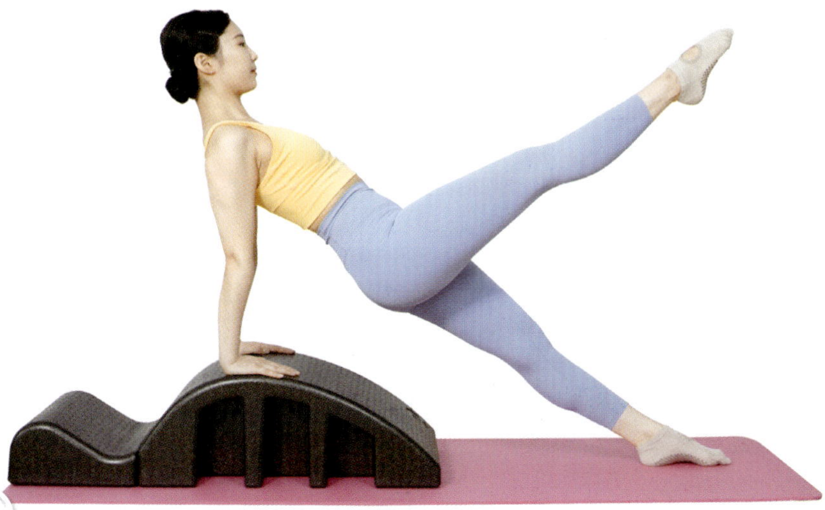

53 2

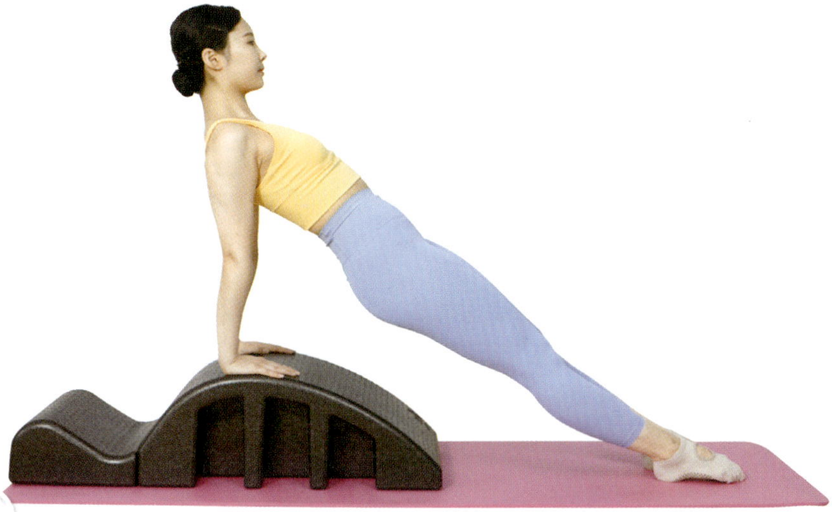

53 3

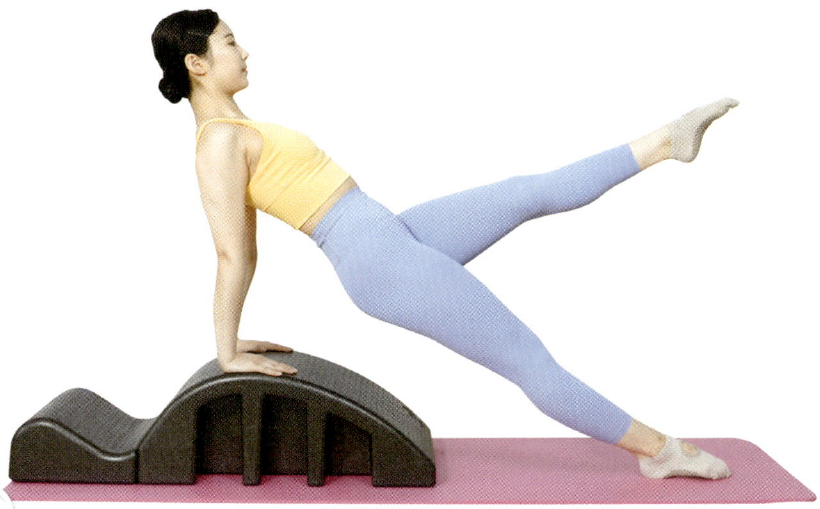

53 4

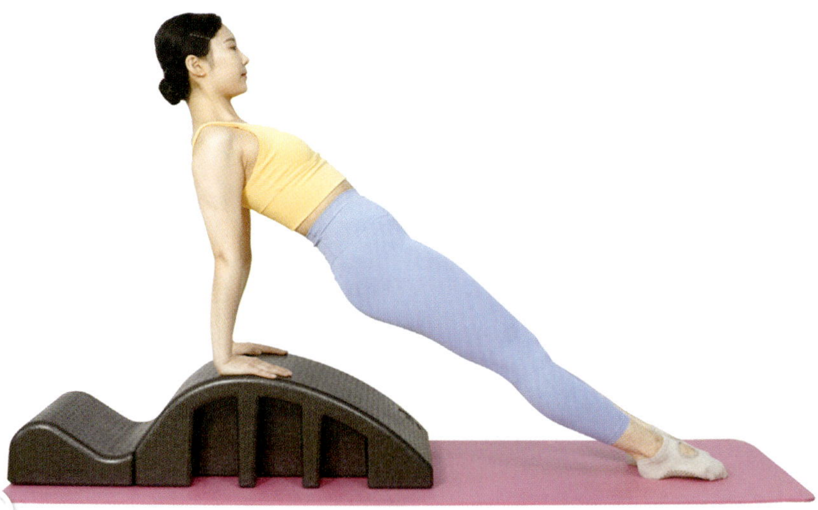

53 5

참고문헌

ARCBARREL

Catherine W. P-i-l-a-t-e-s Instructor Manual Baby Arc Levels 1-5. Gardners Books, 2011.

Ellie H. Ellie Herman's Pilates Arc & Barrels. Ellie Herman Books, 2010.

Moira M, Beth E. Stott Pilates Complete Arc Barrel. Merrithew International Incorporated, 2013.

SPINE CORRECTOR

Catherine W. P-i-l-a-t-e-s Instructor Manual Spine Corrector Levels 1-5. Gardners Books, 2011.

Deborah L. The PMA Pilates Certification Exam Study Guide. Pilates Method Alliance, 2014.

Ellie H. Ellie Herman's Pilates Arc & Barrels. Ellie Herman Books, 2010.

Moira M, Beth E. Stott Pilates Complete Spine Corrector. Merrithew International Incorporated, 2012.